实用甲状腺疾病诊疗

——甲状腺炎

主编　殷德涛

郑州大学出版社

图书在版编目(CIP)数据

实用甲状腺疾病诊疗. 甲状腺炎 / 殷德涛主编. 郑州 : 郑州大学出版社, 2024. 12. -- ISBN 978-7-5773-0875-3

Ⅰ. R581

中国国家版本馆 CIP 数据核字第 20244MS059 号

实用甲状腺疾病诊疗——甲状腺炎

SHIYONG JIAZHUANGXIAN JIBING ZHENLIAO——JIAZHUANGXIANYAN

策划编辑	张　霞	封面设计	苏永生
责任编辑	刘　莉	版式设计	苏永生
责任校对	吕笑娟	责任监制	朱亚君

出版发行	郑州大学出版社	地　　址	郑州市大学路 40 号(450052)
出 版 人	卢纪富	网　　址	http://www.zzup.cn
经　　销	全国新华书店	发行电话	0371-66966070
印　　刷	河南瑞之光印刷股份有限公司		
开　　本	850 mm×1 168 mm　1 / 16		
印　　张	17	字　　数	448 千字
版　　次	2024 年 12 月第 1 版	印　　次	2024 年 12 月第 1 次印刷

书　　号	ISBN 978-7-5773-0875-3	定　　价	198.00 元

主编简介

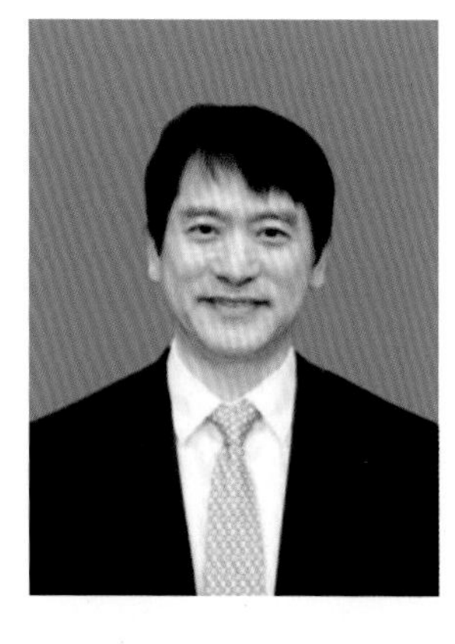

殷德涛，男，中共党员，国家级知名专家；现任郑州大学第一附属医院甲状腺乳腺血管外科学部副主任、甲状腺外科主任、河南省甲状腺癌多学科诊疗工程研究中心主任、河南省甲状腺癌医学重点实验室主任；留美博士后，主任医师、二级教授，全日制博士研究生导师，“河南省高层次领军人才（B类人才）”；郑州市青年联合会副主席，河南省青年联合会常委；中国医师协会外科学分会甲状腺外科医师委员会（CTA）委员；中国研究型医院学会甲状腺疾病专业委员会常务委员，青委会副主委；中国医疗保健国际交流促进会甲状腺专业委员会常委，青委会副主委；中国抗癌协会康复会乳腺甲状腺肿瘤分会副主任委员；中国抗癌协会甲状腺肿瘤分会委员；中国中西医结合学会理事；河南省中西医结合学会甲状腺疾病分会主任委员；河南省药理学会甲状腺药理专业委员会主任委员；河南省医学会甲状腺疾病分会副主任委员；河南省医学会临床流行病学与循证医学分会副主任委员等。*Thyroid*、*Clinical and Translational Medicine*、*Endocrine*、*Cancer Management and Research*、*Cancer Letters*、*Archives of Medical Research*、*Onco Targets and Therapy* 杂志特约审稿人；《中国普通外科杂志》《西安交通大学学报（医学版）》《郑州大学学报（医学版）》《医学与哲学杂志》《中国医学伦理学杂志》《河南医学研究》《中华医学杂志》《中华实验外科杂志》《中华内分泌外科杂志》《国际外科学杂志》编委及通信编委。

主持国家自然科学基金项目1项、省部级重大专项20余项，以第一作者或通信作者发表SCI论文40余篇、中文核心期刊100多篇，主编论著3部，获河南省科学技术进步奖二等奖3项（第一完成人）、河南省科学技术进步奖三等奖1项（第二完成人）、中华医学科技奖三等奖1项（第四完成人）、湖北省科学技术进步奖一等奖1项（第四完成人）。获河南省优秀专家、河南省学术技术带头人、河南省优秀教师、河南省“五四青年奖章”、河南省青年科技专家、河南省高校省级青年骨干教师等荣誉20余项。

师从我国著名普通外科专家王庆兆教授。擅长甲状腺肿瘤特别是甲状腺恶性肿瘤的诊断及治疗，甲状腺功能亢进症、桥本甲状腺炎、甲状腺肿、甲状旁腺疾病、颈部包块、颈部瘘管、慢性肾衰竭继发甲状旁腺功能亢进症等疾病的诊断及治疗。率领团队常规开展各种复杂、晚期甲状腺癌根治术及颈部淋巴结清扫术，超声引导下甲状腺结节细针穿刺细胞学检查及基因检测，甲状腺良性肿瘤消融技术，各种入路的颈部无瘢痕腔镜甲状腺手术（经口腔、经腋窝、经乳晕等）。

作者名单

主　编　殷德涛

副主编　唐艺峰　罗定存　武晓泓　徐　栋
董凤芹　陆元志　李红强　殷珂宇

编　委　（以姓氏笔画排序）

马润声　郑州大学第一附属医院
王勇飞　郑州大学第一附属医院
甘丹卉　暨南大学附属第一医院
左道宏　郑州大学第一附属医院
阮　磊　浙江省肿瘤医院
苌群刚　郑州大学第一附属医院
杜　新　郑州大学第一附属医院
杜公博　郑州大学第一附属医院
李红强　郑州大学第一附属医院
李晓英　浙江大学医学院附属儿童医院
宋　梅　浙江省肿瘤医院
张　煜　杭州市第一人民医院
陆元志　暨南大学附属第一医院
陈羽荧　杭州市第一人民医院
武晓泓　浙江省人民医院
易贺庆　浙江省肿瘤医院
罗定存　杭州市第一人民医院
周玲燕　浙江省肿瘤医院
项　阳　浙江大学医学院附属第一医院
胡诗倩　浙江省人民医院
柳　桢　郑州大学第一附属医院
姚　岚　郑州大学第一附属医院
徐　栋　浙江省肿瘤医院
徐唯玮　浙江大学医学院附属第一医院
殷珂宇　兰州大学基础医学院
殷德涛　郑州大学第一附属医院
唐艺峰　郑州大学第一附属医院
董凤芹　浙江大学医学院附属第一医院
傅晓丹　杭州市第一人民医院

内容提要

本书延续了《实用甲状腺疾病诊疗——甲状腺结节细针穿刺活检术》《实用甲状腺疾病诊疗——甲亢篇》《实用甲状腺疾病诊疗——甲状腺结节》系列专著的特点，打破了传统讲"病"的模式，由浅入深地阐述了甲状腺炎的生理病理基础、鉴别诊断、病理学特点和陷阱及临床处理，层层递进、首尾呼应。

本书从临床实践出发，力求用简明的语言、以问答的形式，将真实的病例、临床的思维和经验及多学科协作(MDT)的思想融合一体，介绍了甲状腺炎相关的形态、生理、免疫及遗传的基础、影像学特点、细胞和组织学病理特点、临床鉴别及处理，构建了甲状腺炎的诊疗框架，体现了世界观和方法论的哲学思想，旨在解决临床工作中的常见问题，尤其是与肿瘤的鉴别及合并肿瘤性疾病的处理要点等，普及甲状腺炎的规范化诊治。相信本书会对甲状腺外科医师、头颈外科医师、内分泌及代谢医师、医学生等有所帮助，也可作为患者预防、治疗和护理的参考用书。

序

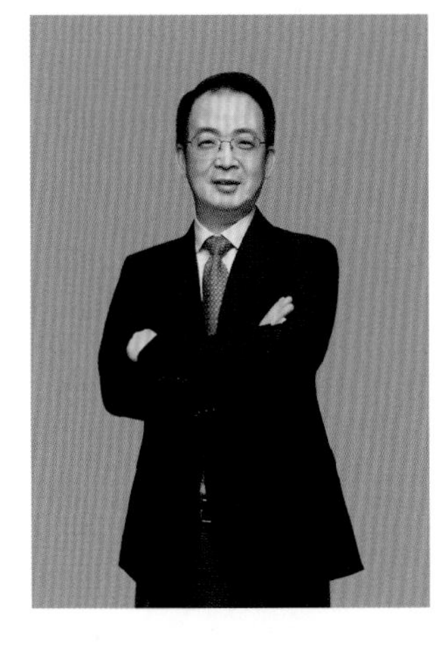

甲状腺作为人体最大的内分泌器官，其作用广泛且复杂，通过多种方式调节并影响人体的生理功能，如新陈代谢、生长发育、情绪状态，对人体心血管系统、神经内分泌系统等也有重要影响。甲状腺的健康对于维持人体的正常生理功能至关重要。近年来，甲状腺疾病的发病率呈现明显的上升态势，尤其甲状腺炎的发病率越来越高。因此，对于甲状腺炎病因的系统化分析、规范化诊断和治疗应引起临床医生的广泛重视。

甲状腺炎的发病机制是多方面的，包括遗传、环境、自身免疫等多种因素，同时在性别、年龄、地区等因素中存在差异化表现。甲状腺炎是一系列炎性疾病的总称，包括了桥本甲状腺炎（慢性淋巴细胞性甲状腺炎）、亚急性甲状腺炎、产后甲状腺炎、化脓性甲状腺炎等。鉴于不同的疾病有其自身的发病机制和临床表现，同时在实验室检查、检验及临床表现中又有相似和交叉的特点，因此需要临床医生，尤其是甲状腺外科、内分泌科医生掌握甲状腺不同炎性疾病的发病原因、疾病特点，并据此做出恰当诊断，制订合理的治疗方案。对于甲状腺炎规范化的诊治知识的系统化阐述显得尤为重要。

除了对疾病做出规范化的诊治策略外，预防是最经济、最有效的健康策略。古人说，“上工治未病，不治已病”“良医者，常治无病之病，故无病”。对于疾病更要坚定不移地坚持预防为主的方针，坚持防治结合、联防联控、群防群控。很多甲状腺炎都有其自身的发病原因，尤其是环境、饮食、不良生活习惯等方面，因此，详细了解不同疾病的发病机制及预防措施非常必要。

殷德涛教授主编的这本《实用甲状腺疾病诊疗——甲状腺炎》，是“实用甲状腺疾病诊疗”系列丛书的最新著作，是国内内分泌及代谢科、甲状腺外科、病理科等科室知名专家共同撰写的一部专业性、实践性、科普性强的著作。内容延续了本系列丛书反响较好的问答的形式，以简明生动的语言图文并茂地梳理了众多疾病概念和特点。书中引用大量真实病例资料，重现了平时临床工作的思维、经验及多学科协作的思想。书中系统化地构建了甲状腺炎知识框架体系，具有很强的实用性、科普性。相信此部新书能为甲状腺疾病诊疗事业的发展添砖加瓦！

中国医师协会外科分会甲状腺外科医师委员会主任委员

中国研究型医院学会甲状腺疾病专业委员会主任委员

中华医学会外科学分会疝与腹壁外科学组副组长

中国医师协会科学普及分会副会长

中国人民解放军总医院普外医学部甲状腺疝外科主任

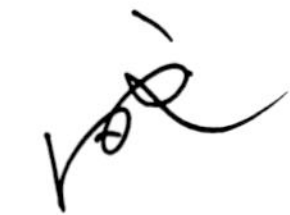

2024 年 8 月

前 言

近年来，随着公众对甲状腺疾病认识的提升，越来越多的人开始关注甲状腺炎的预防和治疗。这促使广大医疗同仁不断创新服务模式，提升服务质量，以满足患者的多元化需求。随着医疗技术的不断发展，甲状腺炎的诊疗技术也在不断进步。例如，通过血液检查、超声波检查、甲状腺功能测试及放射性核素扫描和组织活检等手段，医生可以更准确地诊断甲状腺炎及其类型，并制订个性化的治疗方案。

甲状腺炎在临床上十分常见，是一组由不同原因引起的甲状腺炎性疾病，其共同特征是甲状腺滤泡结构被破坏，但病因、病理特点、临床表现、治疗方法及预后差别很大。因甲状腺炎发病原因复杂，而且不同类型间可发生相互转化，导致其命名相对混乱，分类比较困难。梳理甲状腺炎的分类及各种病因的特点尤为重要。甲状腺炎的鉴别诊断及处理体现了哲学中世界观和方法论在医学中的应用，只有对甲状腺炎做出病因的鉴别，才能采取有针对性的治疗。

“实用甲状腺疾病诊疗”这套图书目前已经陆续出版了《实用甲状腺疾病诊疗——甲状腺结节细针穿刺活检术》《实用甲状腺疾病诊疗——甲亢篇》《实用甲状腺疾病诊疗——甲状腺结节》三部，这部《实用甲状腺疾病诊疗——甲状腺炎》由活跃在全国一线的甲状腺外科、内分泌与代谢科、病理科及超声科等专家编写而成。全书延续了前三本书的特点，打破了传统讲“病”的模式，由浅入深地阐述了甲状腺炎的生理病理基础、鉴别诊断、病理学特点和陷阱及临床处理，层层递进、首尾呼应。

本书从临床实际出发，力求用简明的语言、以问答的形式，将真实的病例、临床的思维和经验及 MDT 的思想融合一体，介绍了甲状腺炎相关的形态、生理、免疫及遗传的基础、影像学特点、细胞和组织学病理特点及临床鉴别及处理，构建了甲状腺炎的框架，体现了世界观和方法论的哲学思想，旨在解决临床工作中的常见问题，尤其是与肿瘤的鉴别及合并肿瘤性疾病的处理要点等，普及甲状腺炎的规范化诊治。希望对甲状腺外科医师、头颈外科医师、内分泌及代谢医师、医学生等有所帮助，同时也衷心欢迎各位读者多提宝贵意见。

殷德涛
2024 年 8 月于郑州

目 录

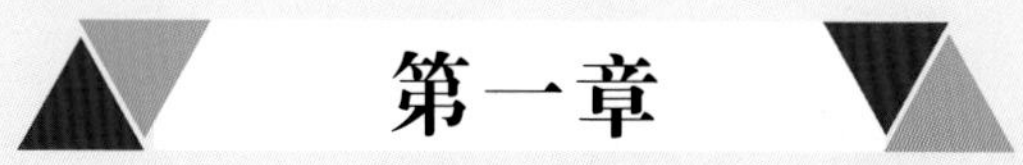

第一章

甲状腺的形态学

甲状腺是人体中重要的内分泌腺体,有丰富的血液供应;分泌的甲状腺激素在人体的生长发育及物质代谢中起重要作用,并对人体各器官、各系统的功能均有影响。本章着重从甲状腺胚胎发生、组织结构、解剖3个方面进行总结阐述,对读者深入学习、理解甲状腺疾病的病因、诊断、治疗有重要的帮助。

第一节　甲状腺的胚胎发生

1 甲状腺是如何发生发育的?

哺乳动物成熟甲状腺起源于两个不同的胚胎学结构,因此具有双重内分泌功能。生成甲状腺球蛋白的滤泡细胞起源于原咽(甲状腺原基)内胚层的一小群细胞;生成降钙素的滤泡旁细胞(又称C细胞)是后鳃体神经嵴起源细胞。后鳃体起源于第四对咽囊的一过性胚胎结构。甲状腺原基和后鳃体从原始位置移行至气管前,融合成定义中的甲状腺。甲状腺滤泡起源于甲状腺原基细胞,而C细胞则分散在滤泡间隙内。甲状腺的发生开始于胚胎第3周,有2个来源:①原始咽底部的内胚层细胞增生并下陷形成甲状腺憩室,以后继续下降形成管状组织,称为甲状舌管。管的上端连接舌盲孔,下端降至甲状软骨的前方发育成甲状腺峡部及左、右叶。约第5或第6周,甲状舌管退化,甲状腺与舌盲孔间的联系消失。②后鳃体的腹侧细胞延长伸入甲状腺侧叶的原基,形成C细胞。C细胞属于神经外胚叶来源。

人类约在胚胎期第3周,胚长2 mm时,即由第一对咽囊之间(咽底壁)的内胚层向下凹陷形成甲状腺囊,并迅速向下伸展至颈部前方,构成一团实体细胞。它与舌相连的狭管叫作甲状舌管。胚胎形成纵行管道(即原肠),又分前肠、中肠、后肠。前肠继续分化成咽至十二指肠胆总管开口以上的消化管,颌下腺、舌下腺、肝、胆道、胰腺,喉以下的呼吸道,以及胸腺、甲状腺、甲状旁腺等。甲状腺起源于联合突和奇结节之间的内胚层组织增生。胚胎期第3周,原始肠管最终分化产生各器官的原基,包括甲状腺原基。目前研究发现,滤泡细胞是由前肠分化而来的,故内胚层前肠细胞被认为是滤泡细胞的前体。

于胚胎期第6周,甲状舌管即逐渐退化消失。但其开口处仍残留一孔,称为盲孔。甲状腺细胞团很快形成上皮板,至胚胎期第7周构成新月状并分成两叶,横列于气管两侧。上皮细胞聚集,出现连接复合体。甲状腺滤泡于胚胎期第8周开始出现。细胞间有小腔且相互愈合形成滤泡腔。首先出现原始滤泡,它仅由2个细胞组成,以后由原始滤泡进一步发展,形成多数细胞构成的一层滤泡上皮所围成的次级滤泡,腔内含有胶质。

至胚胎期第3个月,滤泡腔内出现胶状物质,表示滤泡上皮已有分泌功能。胎儿甲状腺功能的发挥始于胚胎期10~11周,此时在甲状腺内即可检出甲状腺素(T_4)、三碘甲腺原氨酸(T_3),之后胎儿的血液中可测出T_4、T_3及促甲状腺激素(TSH)。T_4、TSH不能通过胎盘,胎儿依靠自身的甲状腺提供甲状腺激素。其甲状腺受自身TSH的调节而不受母体TSH的影响。大约在人类胚胎期第10周,

滤泡细胞前体完成了分化，成为有功能的成熟细胞；在胚胎期第 10 ~ 11 周，甲状腺器官完成最后的滤泡增殖、膨胀，形成成熟的甲状腺。滤泡从胚胎期第 12 ~ 13 周开始有吸收碘产生甲状腺激素的能力。

人类建立典型的甲状腺组织学结构需数周，分为 3 期：胶质前期、胶质生成期和滤泡生成期，分别对应妊娠第 7 ~ 10 周、第 10 ~ 11 周和第 11 周后。胶质前期，细胞内小微管将胶质物质聚集成形。这些小微管扩大同时胶质组织自身移至细胞外间隙。最后阶段，即滤泡生成期，原始滤泡清晰可见，胎儿甲状腺浓缩碘并合成甲状腺激素。人们普遍认为 C 细胞前体来源于神经嵴细胞，早期位于第四对咽囊腹侧。神经嵴细胞最早位于神经外胚层与非神经外胚层交界处。细胞经历上皮-间质移行，从神经管脱层，移行至各区域并分化成多种细胞类型（表 1-1）。

表 1-1　甲状腺胚胎发育阶段及形态

人类胚胎发育阶段	形态	意义
E20 ~ E22	甲状腺原基	原肠胚的形成改变胚胎整体结构，将其转换成复杂的三维结构。前肠是原始肠管最前端部分。前肠内胚层产生许多细胞谱系，形成甲状腺、胸腺、肺、胃、肝脏和胰腺等上皮成分。甲状腺特化的形态发生表现为原咽腹壁侧中线处内胚层增厚，出现甲状腺基板（人类 E22），甲状腺基板在第一咽弓尾部形成单节结。此时甲状腺基板细胞也叫作甲状腺滤泡细胞前体，包括所有发育中仍未合成甲状腺激素的甲状腺细胞
E24	甲状腺形态发生的早期阶段：出芽（甲状腺小芽），游走	甲状腺基板首先呈现出多层上皮，紧接着出芽，外翻形成咽部基板，侵入周围间叶细胞成为近主动脉囊的内胚层。随后甲状腺小芽表现为烧瓶样结构，即甲状舌管通过一条细细的索条连接咽部基底形成一过性的狭小通道。当腺体到达最终位置时，气管旁的两叶扩张，E15 ~ E16 时甲状腺呈现其特定形状。甲状腺器官生成最后阶段，腺体体积增大。甲状腺发育与第三咽弓动脉相关，参与邻近成熟甲状腺侧叶的颈动脉血管形成。脊椎动物产降钙素细胞起源于后鳃体，后鳃体是除胎盘哺乳动物外所有脊椎动物中特定的器官，是加入胚胎甲状腺小芽内侧的一过性结构
E30 ~ E40	甲状腺腺体增大	人类胚胎甲状腺原基发育的早期阶段表现为 E26 时小芽侵入间质，几天内原基迁移，连接到 E37 时消失的甲状舌管咽。在此期间，甲状腺小芽转变为双叶状。发育中的甲状腺与后鳃体在胚胎期第 6 周融合，并在第 7 周到达气管前。人类胚胎甲状腺滤泡细胞前体转位到近喉部位置的过程持续大约 4 周
E60 ~ E70	甲状腺滤泡形成并开始表达 Tg、TPO、TSHR、NIS 等	当甲状腺始基到达喉旁位置时，甲状腺滤泡细胞前体完成其功能性分化。但甲状腺滤泡细胞到达气管前并非其功能性分化的必备条件。其功能性分化由一系列甲状腺激素合成必需蛋白的表达所标记，如 Tg、TPO、TSHR、NIS 等。人类甲状腺滤泡细胞功能性分化需 3 周左右。发育中的甲状腺到达气管前部后，E48 时甲状腺滤泡细胞表达 Tg 和 TSHR，可在第 10 周检测到 T_4 合成。功能性分化的同时，甲状腺形成其特殊的组织学结构——滤泡结构，出生时，甲状腺可合成、释放甲状腺激素，出生后充分激活生长调节及下丘脑-垂体轴功能

注：E20 即 embryonic day 20（胚胎期第 20 天），E15、E16、E22、E24、E26、E30、E37、E40、E460、E70 同理；Tg＝甲状腺球蛋白，TPO＝甲状腺过氧化物酶、TSHR＝促甲状腺激素受体、NIS＝钠碘同向转运体。

如果胚胎期发育不正常,可引起甲状腺位置异常,即甲状腺出现于颈前部以外的地方,称为异位甲状腺。如果甲状腺部分或全部未下降而停留在舌咽部,即形成舌甲状腺。舌甲状腺为最常见的异位甲状腺,约占异位甲状腺的90%。如果甲状腺位于胸骨后,则称为胸骨后甲状腺。在正常甲状腺部位有甲状腺,同时存在异位甲状腺,此异位甲状腺称为副甲状腺。如果正常甲状腺部位无甲状腺,则异位的甲状腺称为迷走甲状腺。人类的迷走甲状腺可上起舌部,下达横膈。

新生儿最常见的内分泌疾病——先天性甲状腺功能减退症(CH),85%的病例是由于甲状腺发育不全(thyroid dysgenesis,TD)。TD这一名词表示异位或发育不良伴甲状腺缺失(甲状腺器官发育不全或甲状腺功能缺失)。TD是甲状腺腺体器官形成过程中畸形的结果,发育异常和/或甲状腺始基分化异常可致甲状腺缺失或发育不良;甲状腺前体细胞的迁移异常可导致异位甲状腺。先天性甲状腺功能减退症是由不同原因引起的胚胎期甲状腺发育和功能异常,造成甲状腺激素分泌不足的一组综合症状。甲状腺形态和功能的发育是在各种基因或转录因子参与下完成的,相关的几个重要基因包括甲状腺转录因子、成对盒基因8、生长因子超家族(又称为成纤维细胞生长因子家族)、同源盒基因3等。

第二节　甲状腺的组织结构

2　什么是甲状腺滤泡?

甲状腺表面包有薄层结缔组织被膜,被膜结缔组织伸入腺体实质,将其分为许多大小不等的小叶,每个小叶内含 20～40 个甲状腺滤泡和许多滤泡旁细胞。围成滤泡的上皮细胞主要是滤泡细胞,也有少量的滤泡旁细胞。血管、神经和淋巴管经过小叶间结缔组织而进出腺体。甲状腺滤泡是甲状腺的基本结构和功能单位,甲状腺腺体是由球状的滤泡紧密堆积而成。滤泡大小不一,同一腺体内滤泡直径相差很大,平均直径约为 200 μm。滤泡由单层上皮细胞即甲状腺滤泡细胞(thyroid follicular cell,TFC)组成,周围有滤泡间细胞外基质和毛细血管网,其围绕形成密闭腔。滤泡内充满胶质,胶质是滤泡细胞的分泌物,即甲状腺球蛋白(thyroglobulin,Tg),它是一种糖蛋白,过碘酸希夫(PAS)反应阳性。胶质的性质与含量随生理功能状态和饮食中含碘量、环境温度、营养状况的变化而变化,甲状腺不同部位的滤泡胶质也有差异。功能较低的滤泡,含多而黏稠的胶质,显强嗜酸性;功能旺盛的滤泡,腔小,含少量稀薄的胶质,呈弱嗜酸性。

滤泡表面被覆一层低立方形滤泡上皮,其形态规则,细胞界限清楚,有时穿刺导致细胞胞界融合成合体细胞状。细胞胞质较丰富,染淡蓝色,可有蓝色的颗粒。细胞核较小,呈圆形、卵圆形,有时呈低柱状和梭形。核膜光滑,核染色质细腻,核仁不明显。有时细胞涂片上滤泡细胞呈裸核状,与淋巴细胞非常相似,但淋巴细胞的细胞核致密、浓染可与之鉴别。

滤泡细胞因功能不同而有形态变化。当甲状腺功能正常时,在甲状腺静止期滤泡细胞体积较小,处于功能期的滤泡细胞较大,有时甚至比正常大 1 倍。当滤泡细胞发生变性时,胞质会出现空泡,并可转化成吞噬细胞,胞质内可吞噬含铁血黄素、脂质空泡等,转变成组织细胞样细胞。当滤泡细胞胞质内出现大量的线粒体时,细胞出现嗜酸性变,并丧失合成甲状腺激素的功能,表现为胞体变大,胞质嗜酸性,染成淡红色,细胞核也增大,有时出现小核仁。当这些细胞成片出现时,要注意与甲状腺癌细胞鉴别。这些细胞多出现在桥本甲状腺炎、甲状腺肿和嗜酸细胞腺瘤中。除了成片的嗜酸细胞外,还有其他的细胞背景,再结合临床资料,是可以鉴别的,偶尔也出现在甲状腺乳头状癌中。此时,就要注意寻找核内包涵体,不能确诊时,千万不能勉强诊断,否则,有可能出现误诊。

滤泡旁细胞,又称 C 细胞,是甲状腺内另一种内分泌细胞,数量少,成群存在于滤泡间或单个散在于滤泡细胞之间,细胞顶端不达滤泡腔。尽管叫作滤泡旁细胞,但不是所有的滤泡旁细胞都位于滤泡细胞和基底膜之间(真正滤泡旁),也有的位于滤泡间或在滤泡内。和滤泡细胞不同的是,滤泡旁细胞远离滤泡腔并且富含线粒体。滤泡旁细胞作为单个细胞散布,或者在由滤泡细胞和滤泡旁细胞组成的复杂结构中分布。滤泡旁细胞富含分泌颗粒,因此又称为基底部含颗粒细胞。滤泡旁细胞分泌降钙素,它是一种多肽激素,其主要作用是抑制破骨细胞的活动而增强成骨作用,使钙盐沉着于骨质内,并抑制肾和胃肠道对钙的直接或间接吸收,使血钙降低。应用免疫组织化学方法研究证明,分泌颗粒中除含有降钙素外,还含有生长抑素,它可能与抑制甲状腺激素和降钙素的分泌有关。

干细胞是未分化细胞,能够自我更新和分化成一种或多种功能的细胞。"成体"干细胞,通常称为"祖细胞",只能分化为它们所在的器官特异性的细胞型。以往的数据似乎表明,甲状腺的再生可能是甲状腺干/祖细胞替换被破坏的滤泡细胞池而增殖和分化的结果。然而,我们目前缺乏甲状腺干细胞存在的确凿证据,不知道这些细胞的生理学和病理学作用。一些器官有"成体"干细胞,其在疾病或损伤后的修复中起着关键作用。

3 什么是甲状腺滤泡间质?

甲状腺纤维囊即真被膜深入腺实质将腺体分为大小不等的小叶。血管、神经和淋巴管经过小叶间结缔组织进出腺体。每一小叶内有 20~40 个滤泡。滤泡周围由结缔组织构成间质。甲状腺滤泡间质是存在于滤泡间的疏松结缔组织,其中含丰富的有孔毛细血管。血管铸型扫描电镜标本可见每一滤泡均被单独的篮状毛细血管网所包绕,相邻血管网之间偶见吻合支,提示每一滤泡的功能独立于其他滤泡,而同一滤泡中的全部细胞,其功能是同步的。毛细淋巴管在间质中形成疏松的网,从甲状腺引流的淋巴液,其激素水平百倍于静脉血,所以淋巴也是甲状腺输出激素的一个重要的途径。甲状腺滤泡间质的神经纤维数量不多,但有 3 种纤维,即交感、副交感、肽能神经纤维。滤泡细胞分泌 T_4 和 T_3 主要受下丘脑-垂体-甲状腺轴的激素调节,神经调节不占重要地位。

第三节　甲状腺的解剖特点

甲状腺有哪些解剖学特点?

甲状腺是人体较大的内分泌器官之一。Galen(130—210 年)首次在他的文章中描述了甲状腺。由于这个腺体邻近甲状软骨,Thomas Whorton(1614—1673 年)将其命名为“甲状腺”。甲状腺在希腊语中叫作“thyreòs”,是盾的意思;在德语中叫作“schilddrüse”,意思是盾牌腺体。

人类的甲状腺形似蝴蝶,位于颈前下方软组织内(颈部表面解剖标志见图 1-1 和图 1-2),紧贴甲状软骨和气管软骨环的前面和两侧,呈棕褐色,略呈“H”形,分左右 2 个侧叶,每叶形状像 1 个尖端向上的锥体,中间连接部分为峡部。甲状腺每叶长 2.5 ~ 4.0 cm,宽 1.5 ~ 2.0 cm,厚 1.0 ~ 1.5 cm,贴附喉下部和气管上部的侧面,上端达甲状软骨中部,下端抵第 6 气管环,有时下极可伸至胸骨后,称为胸骨后甲状腺。甲状腺峡部横过第 2 ~ 4 气管软骨环的前面,其宽窄因人而异。少数人在峡部有个舌状的向上突起,称为锥状叶,大小各异,位置多偏向左,长者可达舌骨。这是胚胎初期甲状腺舌导管的残余。小块游离的甲状腺组织可出现于两侧叶或峡部之间,即副甲状腺。甲状腺的大小和重量随着年龄的增长而增加。新生儿甲状腺重量约 1.5 g,成人甲状腺重量为 15 ~ 20 g,女性甲状腺比男性略大,老年人甲状腺轻微缩小。正常情况下,甲状腺不能被看到,也不易被摸到。

在甲状腺表面共有两层被膜。甲状腺表面由结缔组织构成的纤维囊包裹,称为真被膜。纤维囊的纤维束伸入甲状腺实质内,将实质分隔为若干小叶。真被膜的外面还包有一层假被膜,由颈深筋膜的内脏筋膜脏层构成。真被膜和假被膜之间填充以疏松结缔组织,其中含有静脉丛及甲状旁腺。假被膜在侧叶内侧和峡部后面,与甲状软骨、环状软骨和气管软骨环的软骨膜愈着,形成甲状腺带(又名甲状腺悬韧带),将甲状腺固定在气管表面。因此当吞咽时,甲状腺可随喉上、下移动,可借以鉴定此区肿块与甲状腺的关系。

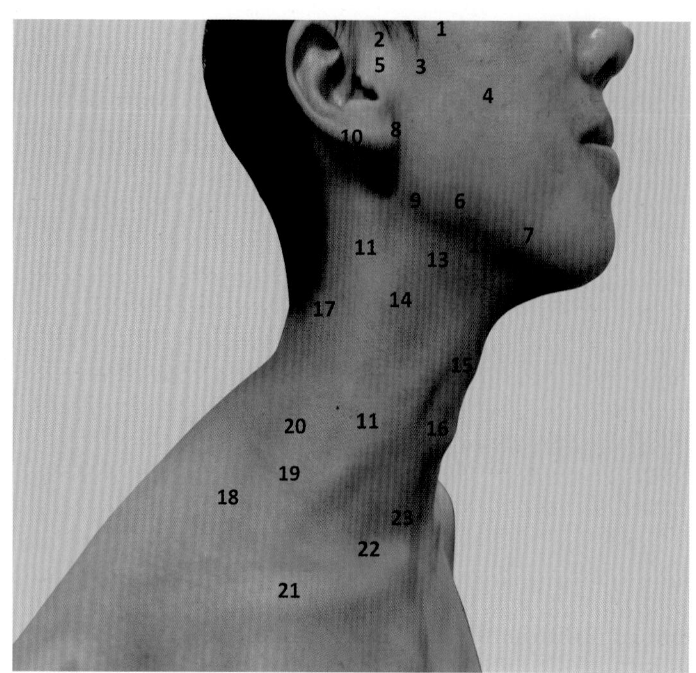

1—颞骨颧突；2—耳颞神经和颞浅动脉起始部；3—下颌小头；4—腮腺导管；5—外耳道；6—下颌角；7—面动脉；8—寰椎横突；9—腮腺下极；10—乳突尖；11—胸锁乳突肌；12—下颌下腺；13—舌骨大角尖端；14—颈动脉叉；15—喉结；16—环状软骨；17—副神经（周围支）行经处；18—斜方肌和副神经（周围支）入口；19—肩胛舌骨肌下腹；20—颈外静脉；21—锁骨；22—胸锁乳突肌（锁骨头）；23—胸锁乳突肌（胸骨头）。

图 1–1　颈部表面解剖标志（侧面）

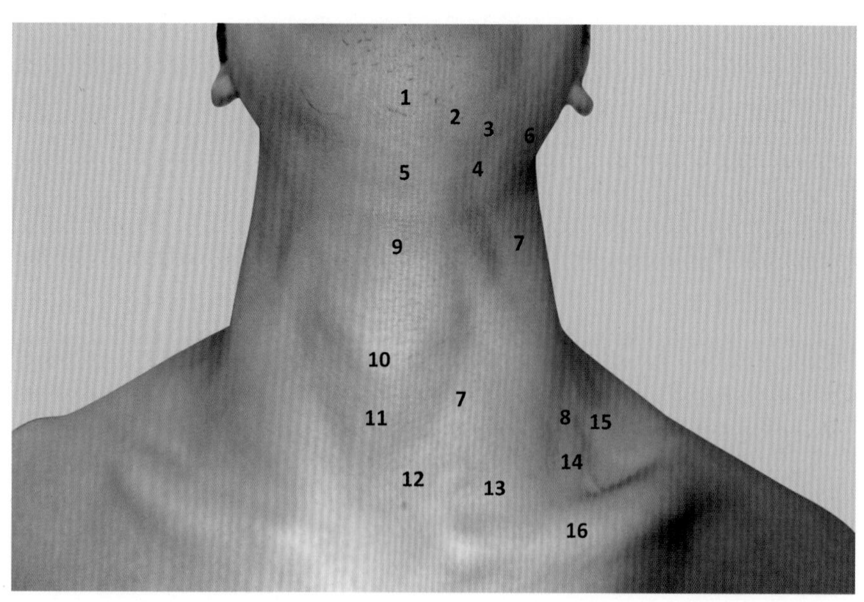

1—颏隆凸；2—下颌骨下缘；3—面动脉；4—下颌下腺；5—舌骨；6—下颌角；7—胸锁乳突肌；8—颈外静脉；9—喉结；10—环状软骨；11—甲状腺峡部；12—胸锁乳突肌（胸骨头）；13—胸锁乳突肌（锁骨头）；4—肩胛舌骨肌下腹；15—斜方肌前缘；16—锁骨。

图 1–2　颈部表面解剖标志（正面）

甲状旁腺为2对扁圆形小体，直径为0.6～0.8 cm，呈棕黄色或淡红色，上、下各1对，位于甲状腺侧叶的后面，真、假被膜之间，有时可位于甲状腺实质内或被膜外气管周围的结缔组织中。上甲状旁腺多位于甲状腺侧叶上、中交界处的后方；下甲状旁腺多位于侧叶下1/3的后方（图1–3）。

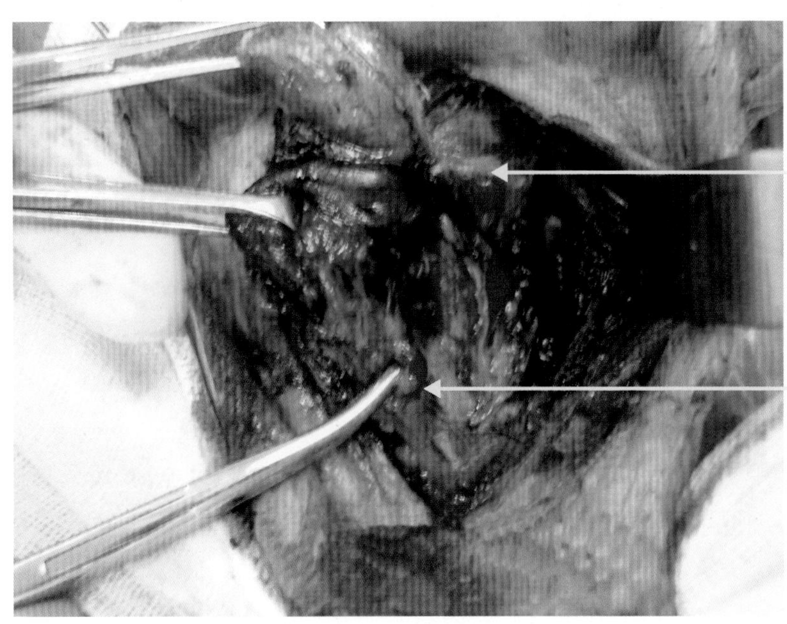

图1–3　术中左侧上、下甲状旁腺

甲状腺的毗邻关系较复杂。前面由浅入深的层次是皮肤、皮下组织、颈深筋膜浅层、舌骨下肌群、内脏筋膜壁层和脏层。后面与喉、气管、咽、食管及喉返神经相邻。后外侧有颈动脉鞘及其内含物、颈交感干。当甲状腺肿大时，可压迫气管和食管，严重时可致气管软骨环软化，引起呼吸、吞咽困难；如压迫喉返神经，可引起声音嘶哑；甲状腺癌时，可压迫交感干，出现霍纳综合征，以及颈总动脉搏动向外移位等症状。

正常人甲状腺存在一定的变异，其中以出现锥状叶最常见。锥状叶是一个附属叶，附着在甲状腺峡部的上部，向上方如指状突出，约15%的人有锥状叶。锥状叶来源于甲状舌管退化不完全，甲状舌管尾部被保留下来并继续生长。锥状叶通常在正中线侧方，以左侧更多见。其他的变异与导管萎缩的缺陷有关。一些情况下，整个甲状舌管成为连接舌盲孔和喉的上皮索。另一些情况下，残余的导管沿着下降的导管形成单个或多个囊肿。残留的甲状舌管还可以分化为甲状腺组织和甲状腺副叶。甲状腺副叶的存在就是异常的，还有一种发育缺陷会形成异位甲状腺。另一个常见的解剖变异（约5%的人存在）是甲状腺没有发育完整，包括峡部的缺失或侧叶的缺失。

5　与甲状腺的血管、神经相关的解剖标志有哪些？

甲状腺是位于颈部的一个内分泌腺体，前面观为“H”形，横截面呈马蹄形，凹陷处覆盖颈段气管,两侧覆盖喉和食管。甲状腺外有薄层纤维性的甲状腺假被膜,侧方延伸成蒂附着于颈部血管神经束。甲状腺假被膜是血管鞘的一部分并独立于颈筋膜外层和中层,甲状腺假被膜的深面是甲状腺真被膜,甲状腺真被膜是腺体实质的一部分且包被腺体的表层血管。

手术是治疗甲状腺癌及症状型甲状腺良性结节等的标准治疗方式,但甲状腺与其毗邻重要组织器官解剖紧密且变异较大,术中易损伤血管、喉上神经、喉返神经、甲状旁腺及胸导管等,导致术后出血、呼吸困难、窒息、呛咳、发声障碍、全身麻木及切口感染等并发症,严重影响患者生活质量甚至导致死亡。功能保护性甲状腺外科强调治疗甲状腺疾病的同时,尽可能保护甲状腺自身及周围毗邻组织器官的生理功能。

据估计,全身血液大约每小时可在甲状腺通过一次。甲状腺的血液供应主要来自两侧的甲状腺上动脉和甲状腺下动脉,有时还有甲状腺最下动脉。甲状腺上动脉是颈外动脉在颈部的第一个分支,偶见发自颈内动脉或颈总动脉;甲状腺下动脉发自锁骨下动脉的甲状颈干,有时直接发自锁骨下动脉;甲状腺最下动脉发自无名动脉,偶有发自主动脉弓或颈总动脉。甲状腺的血管还与食管、喉、气管等的血管相吻合。甲状腺内有丰富的静脉网,它们在腺体的前面形成静脉丛,然后汇集成甲状腺上、中、下静脉。甲状腺上动脉沿喉侧下行,到达甲状腺上极时,分成前、后分支进入腺体的前面、背面。甲状腺下动脉呈弓形横过颈总动脉的后方,再分支进入甲状腺的背面。甲状腺表面丰富的静脉网汇成上、中、下静脉干,上静脉干伴行甲状腺上动脉,汇至颈内静脉;中静脉干常单行,横过颈总动脉的前方,亦汇至颈内静脉,该静脉壁薄、短粗,是较危险的不可忽视的血管;下静脉干数目较多,在气管前汇至无名静脉。在腺体下面,有起于主动脉弓的甲状腺最下动脉和注入左无名静脉的甲状腺奇静脉丛,亦是较危险的易被忽视的血管。

甲状腺的神经由交感、副交感、肽能神经纤维支配,很少有神经纤维进入腺体。交感、副交感神经纤维延伸到整个滤泡组织,主要是颈上和颈下交感神经节的节后纤维,沿动脉而行,随血管进入甲状腺内,形成甲状腺上丛和下丛。自神经丛发出的分支进入腺体实质后分布于毛细血管周围及滤泡周围。交感神经来自颈中节,伴甲状腺上动脉入腺体,其功能是使血管收缩。副交感神经纤维来自迷走神经,经喉返神经及喉上神经分布于腺体。喉返神经由甲状腺附近经过,并无纤维支配甲状腺。喉上神经是迷走神经的分支,沿咽侧壁下行,于舌骨大角处分为内、外两支。

调节声音的重要神经是喉返神经和喉上神经外支,两者均为迷走神经的分支。喉返神经支配除环甲肌以外的所有喉头内肌肉,调节声带运动。一侧麻痹就会发生声音嘶哑或者失音;双侧麻痹则因声带固定于正中位而出现窒息。喉上神经外支分布于环甲肌,调节声带的紧张度。如麻痹则发不出高音与强音,难以长时间说话。声音的变化或异常,对术后生活质量产生重大影响,因此颈部手术时对这两条神经的小心保护异常重要。

寻找喉返神经有一定的诀窍,而且喉返神经存在各种各样的解剖学变异,对这些变异心中有数,就不会落入陷阱,保证手术安全。进行喉返神经周围操作时,即使已经确认神经,对其周围的索状物亦不可轻易切断。

喉返神经是迷走神经的分支。左喉返神经绕主动脉弓至其后方,右喉返神经绕右锁骨下动脉至其后方,两者均在气管食管沟上行,至咽下缩肌下缘、环甲关节后方进入喉内,称为喉下神经(inferior laryngeal nerve)。其运动纤维支配除环甲肌以外的所有喉肌,感觉纤维分布于声门裂以下的喉黏膜。左喉返神经行程较长、位置深,多在甲状腺下动脉后方与其交叉;右喉返神经行程较短、位置较浅，多在甲状腺下动脉前方与其交叉或穿行于该动脉的两个分支之间。甲状腺下动脉与喉返神经的相交部位约在侧叶中、下 1/3 交界处的后方。两喉返神经入喉前通常经过环甲关节后方，故甲状软骨下角可作为显露喉返神经的标志。

喉返神经右支绕过锁骨下动脉，左支绕过主动脉弓，向上走行，发出数支支配气管与食管，于环状软骨下缘进入喉头。喉返神经进入喉头的部位是环状软骨下端，左右侧无差异，但走行方向左右略有不同。由于右侧神经绕锁骨下动脉上行，左侧绕主动脉弓后折回，故右侧走行偏背侧，即右侧在气管稍后方食管的侧面斜向行走，左边基本上在气管食管沟间沿其行走。要利索、简单地找到喉返神经，可以甲状腺下动脉为标志，喉返神经位于甲状腺下动脉进入甲状腺处的附近。寻找喉返神经前，先辨认甲状腺下动脉是一条捷径。需要注意的是，有些看似无益的操作，却是确认喉返神经或甲状旁腺的重要准备工作。比如并非所有病例均有甲状腺中静脉；剥离层面过深进入甲状腺实质或甲状腺中静脉出血，均会染红创面组织，以致无法看清良好的剥离层面。展露颈总动脉、游离甲状腺时，尽可能沿头尾方向剥离显露颈总动脉前面，此处无危险的结构。显露颈总动脉后，甲状腺的游离就很容易。

甲状腺下动脉起自锁骨下动脉发出的甲状颈干，上行经颈总动脉内侧进入甲状腺。翻转甲状腺，用拉钩将颈总动脉轻轻向外侧牵引，在颈总动脉后方走向甲状腺的条索状物（搏动性）即为甲状腺下动脉。它多位于甲状腺中部，但也可偏上极或下极进入甲状腺。

微微绷紧甲状腺下动脉，用手向内侧稍偏头侧方向牵引甲状腺，并用拉钩向外侧牵引颈总动脉。向 3 个方向适度牵引，辨认喉返神经就变得容易。邻近甲状腺下动脉入甲状腺处，自背侧向腹侧探查朝甲状腺斜行的索状物。以直血管钳沿着与喉返神经平行的方向将该疑为喉返神经的索状物自周围结缔组织剥离。一旦确认喉返神经，即以小儿用弯血管钳或蚊式钳于喉返神经表面沿神经操作，显露神经的头、尾侧。要注意，沿喉返神经走行方向适度绷紧，寻找较容易。颈部手术的关键是避免出血。一旦出血，首先应尝试压迫止血，慌乱钳夹止血会增加神经损伤的危险。压迫数分钟后出血大多可以停止。如果术野被血液染红，可姑且以生理盐水冲洗，待解剖关系能清晰辨认时再恢复操作。良好的心态是保护喉返神经的关键。

寻找喉返神经困难时，将环状软骨、气管、食管置于术野正中，反复、仔细、彻底探查所有的部位。喉返神经和甲状腺下动脉的位置关系：右侧喉返神经可位于甲状腺下动脉的上方、下方或从动脉分叉中穿过，三者比例基本相同。左侧喉返神经大多在动脉的下方走行。喉返神经周围的操作中如出现出血，压迫止血无效时，用粗丝线双重牵引甲状腺下动脉，血流短时间阻断，可以使视野无血。

确定喉返神经后，需要确定是主干还是分支。忽视分支的存在，误判为单一神经，就有损伤喉返神经主干的危险。这种分支形态下所见后支有时无法辨别是否为真的后支，应予以保留。另外，喉返神经可与颈神经丛的颈袢之间存在交通支。有时可见喉返神经在高位分叉，以分支形态进入喉头。尤其是观察到喉返神经于甲状腺下动脉位置稍高处分成两支，与喉返神经前支、后支同样分布于喉头附近（无食管支、气管支、与交感神经的交通支等）。这种分支形态称为喉返神经近位喉头外分支。

左、右喉返神经的走行有一定差别，但有一定的模式，因此神经的确认较容易，但其走行偶尔也有解剖学异常或变异。根据正常解剖学，喉返神经并非单一神经纤维，而是包含数条分支。喉返神经(喉下神经)是运动、感觉的混合神经,通常在环甲肌附近分为前、后支,分布于喉内肌肉。前支(ramus anterior)分布于喉头黏膜、声带裂、甲杓肌、环杓侧肌。后支(ramus posterior)分布于环杓后肌、横杓肌、斜杓肌。后支的一部分与喉上神经内支(感觉神经)形成有名的 Galenn 吻合。喉返神经在途中分出食管支、气管支,也可见与交感神经的吻合支。交感神经干和心脏神经上支形成甲状腺动脉神经丛即甲状腺袢(ansa thyroidea),成为复杂的神经网。

喉不返神经(图 1-4)发生率为 0.2%~1.2%。右侧大多由于右锁骨下动脉起始异常,作为主动脉的第 4 分支从左侧发出,这种情况下由于右侧绕行的锁骨下动脉不存在,喉返神经直接到达喉头。左侧起始异常的原因是内脏异位、主动脉弓右侧重叠,左侧喉不返神经非常罕见(发生率约 0.004%)。颈部手术时,了解喉返神经可能存在走行异常(喉不返神经)非常重要。喉不返神经大多发生在右侧。如存在主动脉、锁骨下动脉变异,则左侧也需注意。最重要的喉返神经走行异常是由于右锁骨下动脉起始异常,即迷走锁骨下动脉(aberrant right subclavian artery,ARSCA),以致喉返神经(喉下神经)直接从迷走神经发出,形成喉不返神经。

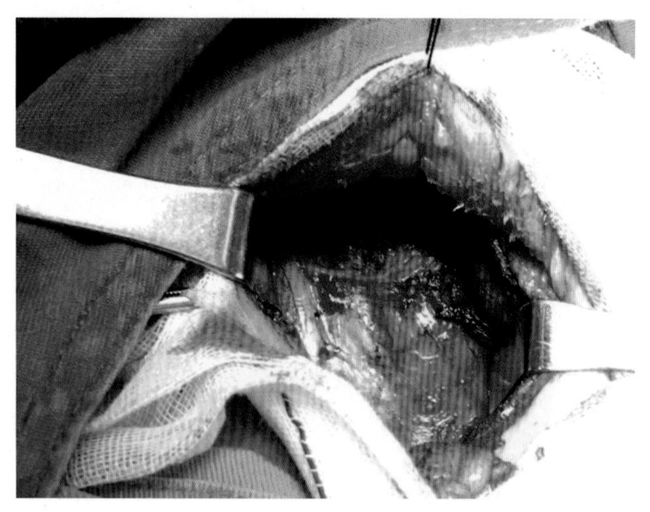

图 1-4　术中喉不返神经

如果术前未能诊断这个变异,则手术操作引起损伤的可能性增加。右锁骨下动脉起始异常是指其于第 3 胸椎水平作为第 4 分支由主动脉弓后面发出,于食管后方从左向右斜行向上。这个起始异常伴随右喉下神经不经右锁骨下动脉折回而是从迷走神经直接发出。右锁骨下动脉起始异常的影像学主要体现在纵隔增强 CT(或者 MRI),可见 ARSCA 作为主动脉的第 4 分支走行于食管后方。行颈胸部 CT 检查时,应考虑到 ARSCA 的可能。另外,超声如能确认右颈总动脉与右锁骨下动脉是右头臂干发出的分支,即可排除 ARSCA。如果存在 ARSCA,则见不到这样的正常分支,右颈总动脉与右锁骨下动脉始终并行。但颈部伸展困难的病例或高度动脉硬化病例,因锁骨下动脉与颈总动脉明显扭曲,即使存在 ARSCA,颈部超声亦可能诊断困难,结合纵隔 CT 检查较为妥当。

根据喉返神经自迷走神经发出的高度,将喉不返神经分为 1 型和 2 型。1 型为在甲状腺下动脉高度自迷走神经发出分支并沿着气管上行,2 型为在甲状腺上极高度从迷走神经发出并直接进入喉头。1 型神经沿甲状腺下动脉于气管右侧上行,神经损伤的危险性较低。2 型在处理甲状腺上静脉时易被切断，务必引起注意。如术前确认为喉不返神经，术中首先暴露右迷走神经主干，再确认其分支，则可安全、迅速地进行手术。

游离甲状腺向正中牵引，确认甲状腺下动脉时，甲状腺下动脉头侧、上动脉尾侧的椎前结缔组织内，如果有从上外侧走向甲状腺的索状物，就应该考虑是否为喉不返神经。该部位在解剖学上不会有其他结构，因此在探查喉返神经的通常走行前，见到这样的索状物即可知道可能存在喉不返神经。然而，有时喉不返神经可能下降至甲状腺下动脉附近，未确认神经前暂不处理甲状腺下动脉较为安全。如果术前超声检查确认有头臂干缺如，就能明确锁骨下动脉存在起始异常，预先认识到存在喉不返神经，这是一种无创、有效的方法。

喉返神经于甲状腺后方沿气管食管沟上行，必然在环状软骨-气管-食管的交界处入喉。该交界点是重要的解剖标志，但难以触及。不过，与该交界点相接的甲状软骨下角容易被触及，因此甲状软骨下角可作为识别喉返神经入喉处的简便标志。喉不返神经于甲状软骨下缘高度自迷走神经发出，直接入喉。如气管食管沟内未找到喉返神经，则应考虑存在喉不返神经的可能，并于环状软骨-气管-食管的交界处寻找，由于喉不返神经亦必定经此处入喉，故不难找到。

确认喉返神经的标志有 Berry 韧带、Zuckerkandl 结节及甲状软骨下角，熟悉 Berry 韧带、Zuckerkandl 结节与喉返神经的关系，沿甲状腺被膜小心剥离，显露、确认喉返神经，以避免喉返神经损伤。

1888 年，Berry 报道有坚韧的韧带将甲状腺叶的后内方固定于环状软骨与气管背面，该韧带的后外侧紧挨着喉返神经，甲状腺手术中该韧带的处理非常重要。Thompson 报道 25% 的喉返神经从 Berry 韧带的内侧（气管旁）通过，Berlin 报道 10% 的喉返神经从甲状腺的当中通过。出现差异的原因可能是将 Berry 韧带周围粘连紧密的纤维组织误认为韧带。务必牢记：Berry 韧带是将甲状腺背面紧紧固定于环状软骨与气管前面的韧带。

1902 年 Zuckerkandl 在其甲状旁腺研究论文中报道了甲状腺背面的解剖，认为甲状腺后侧存在着结节。Zuckerkandl 结节与喉返神经的位置关系即喉返神经前外侧覆盖有肿大的结节样突起。行腺叶切除时，于 Zuckerkandl 结节外后侧剥离，将结节向前方翻转，即可发现喉返神经。偶尔可见喉返神经于 Zuckerkandl 结节外侧通过。此时神经易被发现，但 Zuckerkandl 结节剥离较困难。游离神经并向后方牵开，剥离 Zuckerkandl 结节并将其牵向前方，即可暴露其与气管间的 Berry 韧带。

在喉返神经和甲状腺下动脉交叉处，可发现甲状旁腺，保护甲状旁腺的先决条件是术中识别，需师承并接受长期严格的专科训练。临床上有很多术中辅助识别方法，如染色剂着色［纳米碳（图 1-5）］或示踪用盐酸米托蒽醌注射液负染：将纳米碳混悬液注射入甲状腺后，进入淋巴管网使甲状腺组织及周围淋巴结染黑，甲状旁腺因缺乏淋巴管网不被染色，通过色差负染效应可被识别；复合液注射于组织间隙后，局部 pH 值发生改变，使其逐渐析出纳米结晶，通过内皮细胞间隙和内皮细胞的吞噬作用进入毛细淋巴管，然后通过淋巴引流作用富集于区域淋巴结，并暂时滞留于淋巴结中，将淋巴结染成蓝色，发挥淋巴结示踪作用。荧光成像：术中将吲哚菁绿等荧光剂注射入外周静脉，其经血液循环到甲状旁腺，激发出绿色荧光，术者可清楚直观地定位甲状旁腺。自体荧光成像：甲状旁腺组织在近红外光下表现出增强的自体荧光，识别率可>90%，无须注射造影剂。

甲状旁腺一般有 4 个。下甲状旁腺通常更大，大小和柠檬籽相近，呈棕色。正常情况下，切除甲状腺时必须保留正常的神经和甲状旁腺。甲状旁腺通过分泌甲状旁腺激素调控钙和磷的代谢。甲状旁腺功能减退导致手足抽搐，替代疗法必须同时补充钙和维生素 D。正确的做法是辨认甲状旁腺，并将其与血管蒂一起保留。无法保留（如腺内型甲状旁腺）（图 1-6）或经评估后血供差的甲状旁腺，可用手术刀将其切成小块之后重新埋入胸锁乳突肌中。

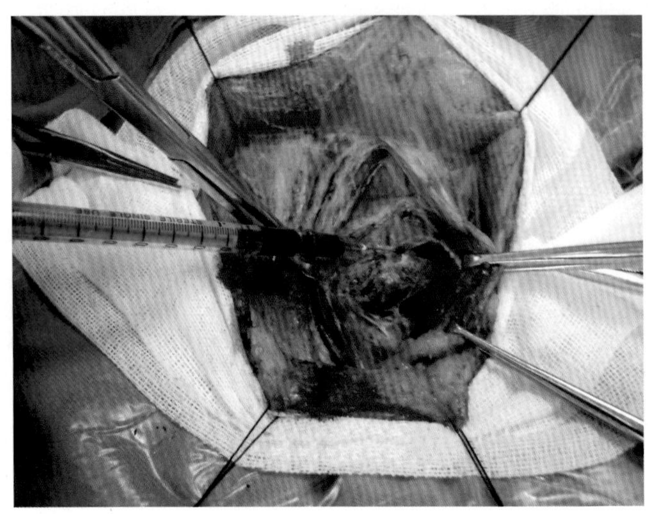

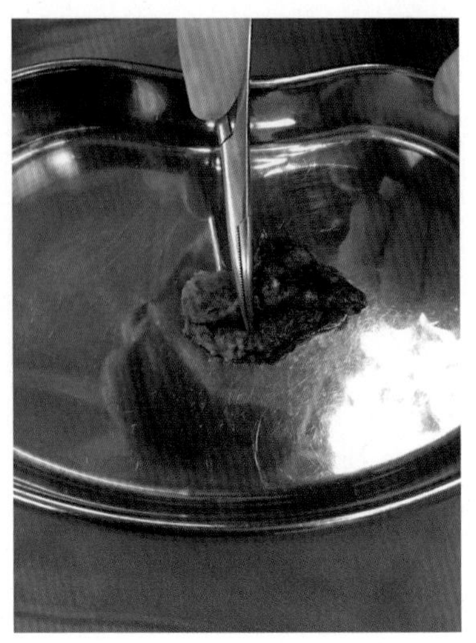

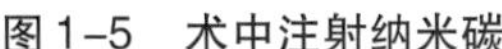

图 1-5　术中注射纳米碳

图 1-6　腺内型甲状旁腺

喉上神经为迷走神经的颈部分支，内支司声门裂以上的喉黏膜感觉，属感觉神经，损伤后患者喉黏膜感觉丧失，可发生误咽而引起呛咳。喉上神经内支解剖位置较高，甲状腺手术不易损伤内支。喉上神经外支支配环甲肌、环咽肌和咽下缩肌，属运动神经，损伤后患者环甲肌麻痹，引起声带松弛，导致声调降低、高音发声困难及发声疲劳。外支与甲状腺上极解剖位置较近且变异大，术中容易被损伤。喉上神经外支损伤后缺乏特异性临床表现，需要喉肌电图等检查评估，但国内尚不能常规开展此项检查，因此，喉上神经损伤发生率被临床普遍低估。

喉上神经外支走行于甲状腺和环甲肌之间（即环甲间隙），支配环甲肌。保护神经的视野暴露要点是小心打开环甲间隙，将甲状腺上极向外下牵引（图 1-7）。喉上神经外支也可以被肌肉包绕，虽然并非每次均能对其予以确认，但确认上行浮现于咽下缩肌/环甲肌的外支并不难。甲状腺上动脉和喉上神经外支的关系有两者交叉或者两者紧贴在一起，这两种情况下处理血管时发生神经损伤的危险性增高。如神经走行于咽下缩肌内，则难以确认。在临床实践中，辨别和结扎甲状腺上血管蒂后分离腺体。甲状腺上动脉是颈外动脉的分支，最初平行于舌骨大角走行，然后下降到同侧的甲状腺，向上发出喉上动脉后向下走行并分为 3 个分支：内侧支，最大且沿着甲状腺上缘走行；后支；外侧支，环甲动脉从此处出现，贯穿同名的环甲膜。在甲状腺手术中，必须从喉上动脉下方结扎甲状腺上极，最重要的是结扎时不应损伤喉上神经的外支。处理甲状腺上极血管时，从内向外打开环甲间隙，紧贴甲状腺进行，则神经损伤的概率较低。操作时须避免出血，逐一小心处理。

甲状腺滤泡周围有丰富的淋巴毛细血管网，与小叶间结缔组织的淋巴管相通。甲状腺恶性肿瘤容易发生淋巴结转移，因此，掌握甲状腺淋巴结分布对外科术中清扫淋巴结及术后分期有着重要作用。淋巴结分区在一定程度上可以认为是一种语言，存在的目的是使临床医生更好地进行交流。

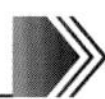

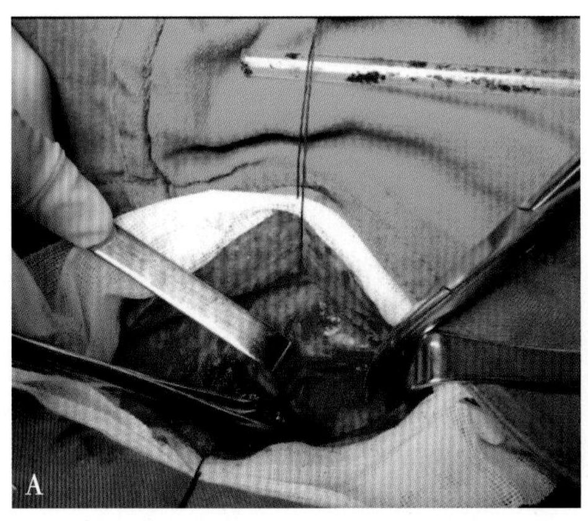
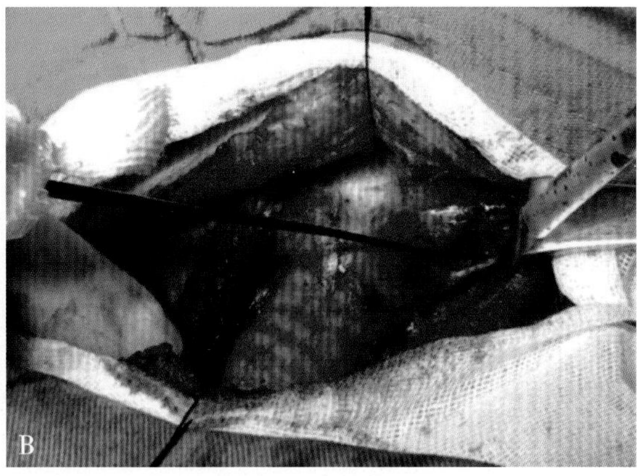

A. 术中打开环甲间隙，暴露喉上神经（切除腺体前）；B. 术中显露喉上神经（切除腺体后）。

图 1-7　术中显露喉上神经

目前的淋巴结分区没有统一，多种分区方案在教科书及文献中同时存在。临床医生不能机械地对淋巴结分区方法进行理解，必须意识到分区的解剖标志只是为了在不同临床情况、面对不同介质进行辨别而采用的，肿瘤并不会按此标志进行一站一站的转移。在临床应用中，临床医生应根据应用场景与对象选择淋巴结分区方法。

参考文献

[1] PATEL K N, YIP L, LUBITZ C C, et al. The American Association of Endocrine Surgeons Guidelines for the definitive surgical management of thyroid disease in adults[J]. Ann Surg, 2020, 271(3): e21-e93.

[2] PASCADI MAGLIANO M, DI LAURO R, ZANNINI M, et al. Pax8 has a key role in thyroid cell differentiation[J]. Proc Natl Acad Sci U S A, 2000, 97(24): 13144-13149.

[3] FAGMAN H, LIAO J, WESTERLUND J, et al. The 22q11 deletion syndrome candidate gene Tbx1 determines thyroid size and positioning[J]. Hum Mol Genet, 2007, 16(3): 276-285.

[4] DE FELICE M, POSTIGLIONE M P, DI LAURO R. Minireview: thyrotropin receptor signaling in development and differentiation of the thyroid gland: insights from mouse models and human diseases[J]. Endocrinology, 2004, 145(9): 4062-4067.

[5] TRUEBA S S, AUGÉ J, MATTEI G, et al. PAX8, TITF1, and FOXE1 gene expression patterns during human development: new insights into human thyroid development and thyroid dysgenesis-associated malformations[J]. J Clin Endocrinol Metab, 2005, 90(1): 455-462.

[6] KANAI-AZUMA M, KANAI Y, GAD J M, et al. Depletion of definitive gut endoderm in Sox17-null mutant mice[J]. Development, 2002, 129(10): 2367-2379.

[7] WEISSEL M. Highlights in thyroidology: a historical vignette[J]. Wien Klin Wochenschr, 2014, 126(9/10): 311-319.

[8] 袁芊芊,贺青卿,田文,等. 功能保护性甲状腺外科:技术难点与对策[J]. 中国实用外科杂志,2024,44(6):625-629.

[9] 中华医学会内分泌学分会,中华医学会外科学分会甲状腺及代谢外科学组,中国抗癌协会头颈肿瘤专业委员会,等. 甲状腺结节和分化型甲状腺癌诊治指南(第二版)[J]. 中华内分泌代谢杂志,2023,39(3):181-226.

[10] 王强修,陈海燕. 甲状腺疾病诊断治疗学[M]. 上海:第二军医大学出版社,2015.

[11] 余飞,林岩松. 甲状腺疾病的核医学诊断与治疗[M]. 北京:人民卫生出版社,2022.

[12] 小原孝男. 内分泌外科[M]. 2 版. 董家鸿,译. 北京:人民卫生出版社,2011.

[13] 张木勋,吴亚群. 甲状腺疾病诊疗学[M]. 北京:中国医药科技出版社,2006.

[14] 滕卫平,单忠艳. 甲状腺学[M]. 沈阳:辽宁科学技术出版社,2021.

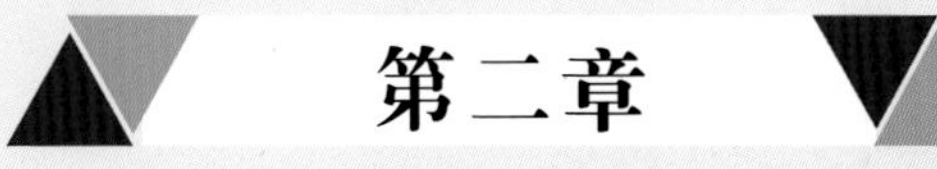

第二章

甲状腺的生理功能与甲状腺激素

生理学知识有助于人们理解健康状态下的生命活动，揭示疾病发生发展的机制，为疾病预防、诊断和治疗提供依据。

第一节　甲状腺的生理功能

6 甲状腺有哪些生理功能？

甲状腺的主要生理功能是合成和分泌甲状腺激素(thyroid hormone,TH)及降钙素(calcitonin,CT)。甲状腺具有从血液循环中摄取无机碘及合成、贮存、分泌甲状腺激素的能力。甲状腺组织是由大小不等的滤泡及滤泡间组织组成,其滤泡腔内充满胶状物质,主要为甲状腺球蛋白(thyroglobulin,Tg)。滤泡是甲状腺合成甲状腺激素的场所,也是贮存、分泌甲状腺激素的功能单位。甲状腺滤泡细胞即甲状腺细胞(thyrocyte),从血液循环中摄取无机碘并合成和分泌甲状腺激素。甲状腺激素主要发挥调节体内的各种代谢并影响机体的生长和发育的作用。除甲状腺滤泡细胞外,甲状腺还含有另一种内分泌细胞,即滤泡旁细胞(parafollicular cell)。滤泡旁细胞由于着色浅,也称为明亮细胞(clear cell),简称 C 细胞。C 细胞富含分泌颗粒,内含降钙素,降钙素具有抑制骨吸收、降低血钙、调节骨代谢的作用。

7 甲状腺的功能是如何调节的？

(一)甲状腺激素分泌的调节

甲状腺激素的分泌受下丘脑-垂体-甲状腺之间的反馈性调节即下丘脑-腺垂体-甲状腺轴(hypothalamus-pituitary-thyroid axis)的调节、甲状腺的自身调节及激素合成的底物——碘的作用调节,还受神经调节、免疫调节和多种其他激素或内、外环境变化的影响。这些综合调节因素的协调,使机体能够维持甲状腺功能的相对稳定并适应内、外环境变化(图 2-1)。

1. 下丘脑-腺垂体-甲状腺轴的调节　在下丘脑-腺垂体-甲状腺轴调节系统中,下丘脑释放的促甲状腺激素释放激素(thyrotropin-releasing hormone,TRH)通过垂体门脉系统被运输到腺垂体并刺激腺垂体的促甲状腺细胞分泌促甲状腺激素(thyroid-stimulating hormone,TSH),TSH 刺激甲状腺腺体的增生及甲状腺激素的合成与分泌。而当血液中游离的甲状腺激素达到一定水平时,又通过负反馈机制抑制 TSH 和 TRH 的分泌。

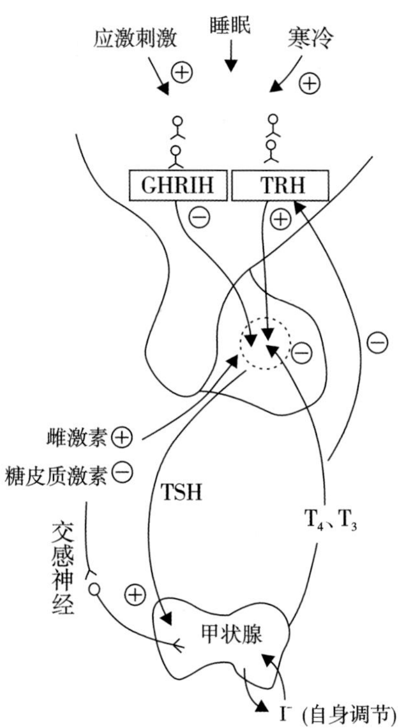

GHRIH＝生长激素释放抑制激素；TRH＝促甲状腺激素释放激素；TSH＝促甲状腺激素；T_4＝甲状腺素；T_3＝三碘甲腺原氨酸。

图 2-1　滤泡细胞分泌甲状腺激素的调节

(1)下丘脑对腺垂体的调节　下丘脑室旁核及视前区肽能神经元合成并脉冲性分泌 TRH，TRH 通过垂体门脉系统被运至腺垂体。下丘脑广泛的上行和下行神经通路联系，使 TRH 神经元能够接受神经系统其他部位传来的信息，将环境刺激与 TRH 神经元的活动联系起来，并借 TRH 神经元与腺垂体建立神经-体液调节的联系。如在寒冷条件下，寒冷刺激的信号传入中枢神经系统，同时传递到下丘脑的体温调节中枢及与其相邻近的 TRH 神经元，可促进 TRH 释放，进而使腺垂体分泌 TSH 增加，血中甲状腺激素水平升高；而在饥饿状态下，瘦素水平降低，导致其对 TRH 分泌的刺激减少，抑制甲状腺激素分泌，最终通过抑制能量消耗，以维持机体的能量平衡；糖皮质激素可明显抑制下丘脑 TRH 的释放，血 TSH 的下降主要就是由于糖皮质激素可增强下丘脑生长抑素能神经和多巴胺能神经对 TRH 的抑制作用；某些细胞因子，如白细胞介素(interleukin，IL)(如 IL-1、IL-6)、肿瘤坏死因子(tumor necrosis factor，TNF)等可促进去甲肾上腺素的释放，间接兴奋 TRH 神经元；而 5-羟色胺(5-hydroxytryptamine，5-HT)、生长激素、多巴胺、阿片样肽等则具有抑制 TRH 神经元的作用。

TRH 作用于腺垂体 TSH 细胞，通过与 TRH 受体结合引起 TSH 爆发性释放，同时促进 TSH 的合成，使 TSH 能持久释放。此外，TRH 还促进 TSH 的糖基化，保证 TSH 有完整的生物活性。因此，TRH 可以从量和质两方面调节 TSH 分泌。

(2)垂体对甲状腺的调节　TSH 是直接调节甲状腺形态和功能的关键激素。TSH 是腺垂体 TSH 细胞合成的糖蛋白激素。TSH 在 TRH 的影响下，也呈脉冲样分泌，同时具有日周期变化——在睡眠后开始升高，午夜达高峰，日间降低。TSH 通过与甲状腺滤泡细胞上的 TSH 受体结合，发挥促进甲状腺激素合成、分泌及维持甲状腺滤泡细胞生长发育的作用。TSH 通过促进 *NIS* 基因、*Tg* 基因、*TPO* 基因的表达来促进甲状腺激素合成，通过促进吞饮和水解酶活性来促进甲状腺激素分泌。TSH 可促进甲状腺滤泡细胞增殖，使腺体增大，还能使血管分布改变，供血量增加，还可保护滤泡细胞，使之不易凋亡。TSH 的分泌主要受下丘脑分泌的 TRH 的刺激作用及外周血甲状腺激素水平对 TSH 的反馈抑制作用的双重调控。正常情况下，以甲状腺激素的反馈抑制效应占优势。TSH 的分泌还受到其他一些因素的调节：如外科手术或重症创伤等应激刺激可引起生长抑素分泌，使 TSH 释放减少；下丘脑分泌的生长抑素也可减少或阻滞 TSH 的合成与释放；雌激素可增强 TSH 细胞对 TRH 的敏感性，生长激素和糖皮质激素则可抑制 TSH 细胞对 TRH 的敏感性。

（3）甲状腺激素的反馈调节　甲状腺激素的反馈调节包括甲状腺激素对腺垂体分泌 TSH 的反馈调节及对下丘脑分泌 TRH 的反馈调节。血中甲状腺激素水平对腺垂体的 TSH 存在着经常性负反馈调节作用。当甲状腺激素水平升高时，甲状腺激素与 TSH 细胞核特异性受体的结合量增多，产生“抑制性蛋白”。“抑制性蛋白”一方面抑制 TSH 合成、分泌相关基因转录，使 TSH 合成与释放减少；另一方面下调 TSH 细胞上 TRH 受体数量，使该细胞对 TRH 的反应性降低。由于 TSH 细胞中甲状腺激素受体对 T_3 亲和力高，T_3 对腺垂体 TSH 合成与分泌的反馈抑制作用较强。血中甲状腺激素水平升高时也可以直接抑制下丘脑 TRH 前体原基因的转录，进而抑制 TRH 合成。所以血中甲状腺激素水平升高，可负反馈抑制下丘脑 TRH 及腺垂体 TSH 的合成与分泌，从而降低甲状腺合成与分泌甲状腺激素，以保持血中甲状腺激素水平相对稳定。相反，血中甲状腺激素水平长期降低则对下丘脑及腺垂体的负反馈抑制减弱，下丘脑分泌 TRH 和垂体分泌 TSH 增加，从而增加甲状腺合成与分泌甲状腺激素。

2. 甲状腺的自身调节　甲状腺具有能根据血碘的水平通过自身调节来改变碘的摄取及甲状腺激素合成和分泌的能力，这种调节作用在去除垂体的动物中仍可以得到验证，其意义在于随时缓冲甲状腺激素合成和分泌量的波动。血碘开始升高时，可诱导碘的活化和甲状腺激素合成；但当血碘升高到一定水平（10 mmol/L）后，反而抑制碘活化过程，使甲状腺激素合成减少。这种过量碘抑制甲状腺激素合成的效应称为碘阻滞效应（Wolff-Chaikoff effect）。这是甲状腺固有的一种保护性反应，目的是防止摄入大量碘时的毒性作用。过量碘对甲状腺的抑制效应并不能长久持续，血碘水平持续升高一段时间（10～15 d）后，由于甲状腺激素的合成原料碘的增加，甲状腺激素的合成再次增加——碘阻滞的脱逸现象。当血碘水平降低时，甲状腺碘捕获机制和利用率增强，即使缺乏 TSH，甲状腺激素合成也会增多，以代偿碘的缺乏。在血碘充足时，甲状腺产生的 T_4 与 T_3 的比例为 20∶1。当缺碘时，可因 3-单碘酪氨酸（3-monoiodotyrosine，MIT）/3，5-双碘酪氨酸（diiodotyrosine，DIT）升高使 T_3 比例升高，而碘过多时比例下降。另外，在甲状腺激素的合成过程中，还有 NIS、Tg 之间的相互自动调节参与。

3. 甲状腺功能的神经调节　甲状腺功能受交感、副交感神经纤维的双重支配。甲状腺内分布有交感、副交感神经纤维末梢，而且滤泡膜上也含有 α、β 肾上腺素受体和 M 胆碱受体，电刺激交感神经和副交感神经可分别促进和抑制甲状腺激素的分泌。神经调节和下丘脑-腺垂体-甲状腺轴调节相互协调。下丘脑-腺垂体-甲状腺轴的主要作用是维持各级激素效应的稳态；交感神经-甲状腺轴调节作用的意义则是在内、外环境发生急剧变化时能够确保应激状况下对高水平甲状腺激素的需求；副交感神经-甲状腺轴可能在甲状腺激素分泌过多时进行抗衡性调节。

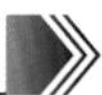

4. **甲状腺功能的免疫调节**　甲状腺功能受免疫系统的调节。甲状腺滤泡细胞的细胞膜上存在许多免疫活性物质和细胞因子的受体，因而许多免疫活性物质可影响甲状腺的功能。许多甲状腺自身免疫性抗体的产生与一些自身免疫性甲状腺病（autoimmune thyroid disease，AITD）的发生密切相关。甲状腺自身抗体主要有甲状腺球蛋白抗体（thyroglobulin antibody，TgAb）、甲状腺过氧化物酶抗体（thyroid peroxidase antibody，TPOAb）和促甲状腺激素受体抗体（thyroid stimulating hormone receptor antibody，TRAb）等。TRAb 有刺激性抗体（TSI）和阻滞性抗体（TBAb）。

除上述调节途径外，降钙素和降钙素基因相关肽、某些生长因子（如胰岛素样生长因子-1）及前列腺素等，也都可以影响甲状腺细胞的生长及激素的合成和分泌。

（二）降钙素分泌的调节

降钙素能直接作用于破骨细胞，抑制骨吸收，并有促进骨形成的作用。降钙素可快速降低血钙，血钙升高可刺激降钙素的分泌。降钙素半衰期只有数分钟。胃泌素和其他胃肠道激素也显示具有刺激降钙素分泌的作用。降钙素受体还在中枢神经、肝、肾和胃肠道细胞表达，降钙素与之结合后发挥骨骼外作用。除了血钙水平外，雌激素、孕激素和维生素 D 水平也与降钙素的分泌有关（图 2-2）。

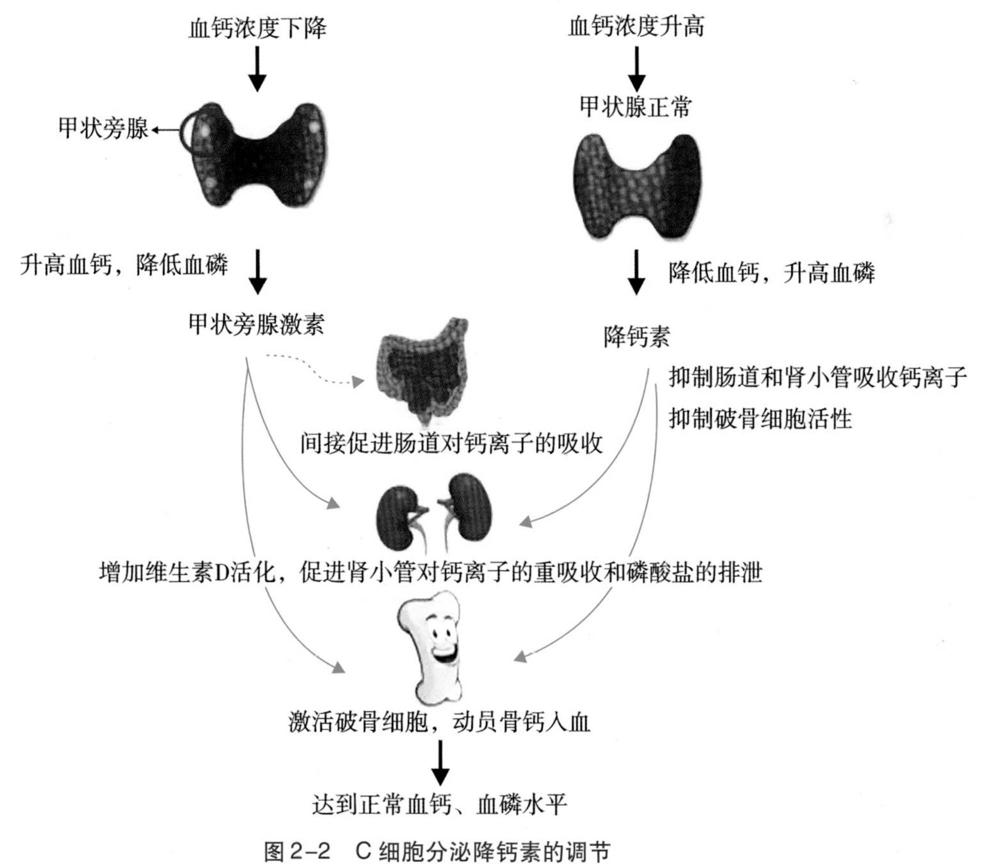

图 2-2　C 细胞分泌降钙素的调节

第二节　甲状腺激素

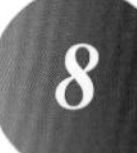

甲状腺激素是如何合成、释放、运输和降解的?

(一)甲状腺激素的合成

甲状腺激素的合成包括甲状腺球蛋白(thyroglobulin,Tg)的合成、加工及分泌,甲状腺对血液中碘化物的摄取,碘的氧化,酪氨酸的有机碘化,以及碘化酪氨酸的耦联等几个步骤。

1. 甲状腺球蛋白的合成、加工及分泌　甲状腺球蛋白作为一种分泌性蛋白质,其生物合成遵循分泌性蛋白质合成的一般规律。首先甲状腺滤泡细胞从血液中摄取氨基酸,在粗面内质网合成甲状腺球蛋白的前体,继而在高尔基复合体进行糖基化、磷酸化等化学修饰,进一步浓缩并在远侧高尔基体网络形成分泌囊泡,囊泡内含有大量成熟但未碘化的甲状腺球蛋白,再以胞吐方式排放到滤泡腔内贮存。

2. 甲状腺对血液中碘化物的摄取　体内的碘来自食物和水,以无机碘化物的形式由小肠吸收,只要每天碘摄入量不低于 100 ~ 150 μg,就不会影响甲状腺的功能。

甲状腺从血液中捕获碘的能力非常强,正常血清中碘化物的浓度只有 0.3 ~ 0.5 μg/100 mL,甲状腺内碘的浓度比血清中碘的浓度高 20 ~ 40 倍,甲状腺功能亢进时甚至可高出数百倍。因腺体内碘的浓度远高于血清中碘的浓度,而且细胞内侧负电性较细胞外强,故碘进入甲状腺是逆浓度差和逆电位差进行的,是一种主动转运的过程。一般认为,在滤泡上皮的底部存在一种主动转运装置——碘泵,它是一个以载体为中介的需要能量的装置,与钠钾 ATP 酶系统相联系。

许多药物和离子可以通过不同方式抑制碘的主动转运,如过氯酸盐(ClO_4^-)、硫氰酸盐(SCN^-)等阴离子可与 I^- 竞争碘泵(载体);缺氧、氰化物及 2,4-二硝基酚则阻碍 ATP 形成;哇巴因(ouabain)可抑制钠钾 ATP 酶的活性。

在一般情况下,甲状腺摄取碘的能力可以反映甲状腺功能的动态变化:在甲状腺功能亢进时,甲状腺摄取碘的速度加快;在甲状腺功能减退时则相反。但食物含碘量对甲状腺的摄碘率影响很大。例如,给动物喂养无碘食物 1 周后,甲状腺摄取碘的能力增强 10 ~ 20 倍;反之,当摄入含碘丰富的食物后,甲状腺摄取碘的能力显著降低,此时甲状腺的摄碘率并不能反映平时的甲状腺功能高低。

甲状腺的强大聚碘能力是用 ^{131}I 测定甲状腺功能和治疗甲状腺功能亢进症(简称甲亢)的理论基础。当甲亢患者用 ^{131}I 制剂后,^{131}I 便被浓集在滤泡内,由于 ^{131}I 不断产生 β 射线,破坏部分甲状腺

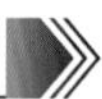

细胞，从而达到治疗的目的。

有一种先天性甲状腺肿的患者，其甲状腺聚碘能力较低，这种缺陷可能是参与碘进入细胞的碘泵发生障碍所致。

甲状腺激素的正常合成需要碘的供给量为60~75 μg/d，若供给量低于50 μg/d，将不能保障甲状腺激素的正常合成。碘在人体内的含量约为0.5 mg/kg，其中大部分存在于甲状腺组织中。通常以尿碘中位数（MUI）反映碘营养状态，MUI在100~200 μg/L是最适宜的碘营养状态，MUI<100 μg/L为碘缺乏，MUI>200 μg/L为碘超量。碘缺乏和碘超量均可导致甲状腺疾病，胎儿期及出生后0~2岁碘缺乏会导致胎儿发育不良、流产、早产、死胎、智力下降、生长发育障碍等，严重者可引起克汀病。成年人长期碘缺乏会引起单纯性甲状腺肿、甲状腺结节等。碘超量则可引起甲状腺炎、格雷夫斯病（Graves disease）等。

3.碘的氧化　浓聚在甲状腺滤泡细胞内的无机碘（iodine$^-$，I^-），必须先转化为"活性碘"（iodine^0，I^0）然后才能使甲状腺球蛋白中的酪氨酸残基进行碘化。I^-的活化是一种氧化过程，需要H_2O_2为氧化剂，并受甲状腺过氧化物酶（thyroid peroxidase，TPO）催化。碘的氧化是在细胞顶端的微绒毛处进行的。

$$2\ I^- + 2\ H_2O_2 \xrightarrow{TPO} I_2^0 + O_2 + 2\ H_2O$$

TPO的底物H_2O_2来自线粒体的生物氧化过程。H_2O_2的形成依赖于还原型辅酶Ⅱ（triphosphopyridine nucleotide，NADPH）-细胞色素C还原酶的活性，并受细胞中Ca^{2+}的调节。H_2O_2的形成是碘的活化和酪氨酸碘化的限速步骤。

某些先天性甲状腺肿患者，在细胞内可能缺乏过氧化酶，或缺乏足量的H_2O_2，致使碘无法活化而导致甲状腺功能不足。

4.酪氨酸的有机碘化　活化的碘形成后在甲状腺滤泡细胞顶部微绒毛附近的滤泡腔内与初生甲状腺球蛋白分子上的某些酪氨酸残基结合生成3-单碘酪氨酸（3-monoiodotyrosine，MIT）和3,5-双碘酪氨酸（diiodotyrosine，DIT），这一过程称为碘的有机化。它也是在TPO催化下进行的。碘化作用首先发生在酪氨酸的3位碳上，生成MIT，然后MIT进一步在5位碳上碘化形成DIT。

5.碘化酪氨酸的耦联　经有机碘化作用后形成的MIT与DIT都不具有生物活性，必须互相耦联成T_4或T_3才具有生物活性。正常甲状腺合成的MIT和DIT有一定的比例（M/D=7∶6），一个MIT和一个DIT缩合成三碘甲腺原氨酸（triiodothyronine，T_3），两个DIT则缩合为甲状腺素（tetraiodothyronine，T_4）。T_3、T_4也有一定的比例，当缺碘时，甲状腺碘化程度降低，合成的MIT增多，而DIT则相对减少（M/D=9∶4），因此，形成的T_3增多，而T_4则相对减少，这也是身体应付缺碘的一种适应机制。

已知在同一甲状腺球蛋白分子内的DIT和MIT可缩合成下列3种化合物。

DIT+DIT→alanine（丙氨酸）+3,5,3′,5′-tetraiodothyronine（T_4）

MIT+DIT→alanine+3,5,3′-triiodothyronine（T_3）

DIT+MIT→Alanine+3,3′,5′-triiodothyronine（rT_3，即反T_3）

碘化酪氨酸的耦合过程也是一个由TPO催化的氧化过程。

（二）甲状腺激素的释放

合成的甲状腺激素仍然连接在甲状腺球蛋白的分子上并以甲状腺球蛋白的形式贮存在滤泡腔

内。在大多数动物中，贮存的甲状腺激素可供 1 ~ 3 个月之需。当腺体受到 TSH 刺激后，滤泡细胞顶端向滤胞腔中伸出伪足，把滤胞腔中的胶质胞饮于细胞内，并形成含有甲状腺球蛋白的小囊，小囊向细胞的基底部移动，并与溶酶体融合，于是甲状腺球蛋白被溶酶体中的蛋白酶水解，产生游离的 MIT、DIT 并经过耦合产生 T_4 及少量 T_3、T_2和反 T_3（rT_3）。这些低分子物质经扩散作用，从溶酶体内扩散到胞液中。由于甲状腺球蛋白的水解，细胞内局部 T_4、T_3 水平升高，有利于甲状腺激素从细胞的基底部进入血液。正常成人每日分泌 50 ~ 150 μg 甲状腺激素。正常甲状腺释放的激素主要是 T_4，而 T_3 很少，正常人甲状腺静脉中 T_4 水平约为 T_3 的 25 倍。人体内的 T_3（包括 rT_3）主要来自 T_4 在外周组织中的脱碘，少数 rT_3 也可能在甲状腺中形成并分泌到血液中。细胞内产生的 MIT 和 DIT，经脱碘酶的作用，在细胞内迅速脱碘，脱去的碘和酪氨酸可以再用来合成甲状腺激素，这样碘就在滤泡内构成循环。这一循环对腺体节省碘具有重要意义。一旦 MIT 和 DIT 进入血液，便会从尿中排出，此时即使食物中并不缺乏碘，仍可因体内碘丧失过多而形成缺碘性甲状腺肿。

脱碘酶具有高度特异性，所以 T_4 和 T_3 在滤泡内不被脱碘。脱碘时有电子传递体系的参与，包括 NADPH、非血红素铁蛋白和黄素酶。

大剂量的碘化物可抑制甲状腺激素的释放，可能是由于高浓度 I^- 对蛋白水解酶系起抑制作用，从而阻碍甲状腺球蛋白的水解和甲状腺激素的释放。不过在经过 2 周后，这种作用逐渐消失，这是因为过量碘对蛋白水解酶系的抑制效应并不能长久持续，血碘水平持续升高即甲状腺激素的合成原料碘的增加，甲状腺激素的合成再次增加。总之，从甲状腺的摄碘到甲状腺激素的分泌包括许多过程，这些过程能被一些因素兴奋或抑制（图 2-3）。

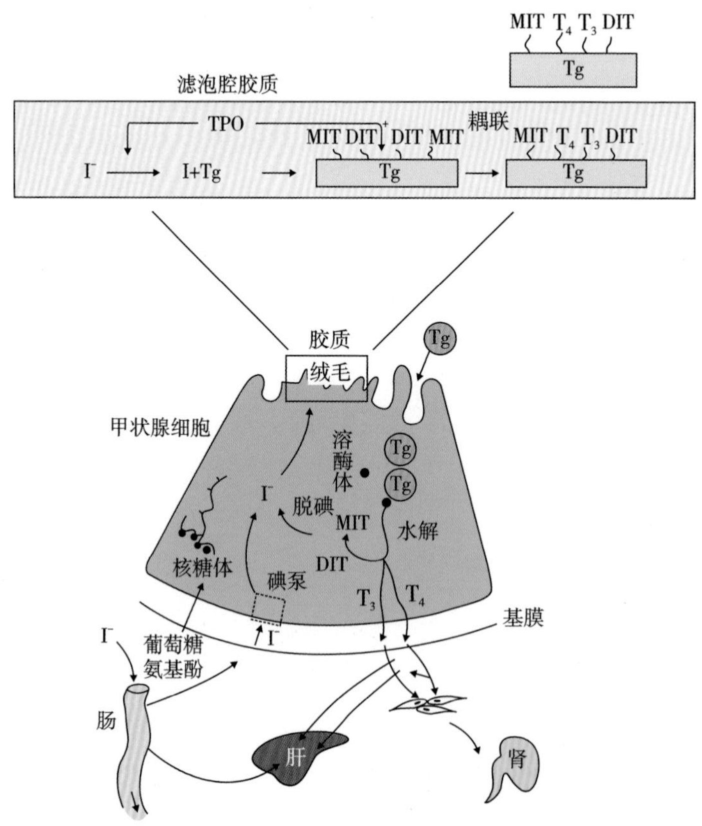

图 2-3　甲状腺激素的合成

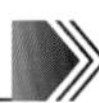

（三）甲状腺激素的运输

血浆中游离的甲状腺激素很少，绝大部分甲状腺激素与血浆中的蛋白质结合，结合量占血液循环总量的99.5%以上。血浆中有3种蛋白质可与甲状腺激素进行特异性结合，即甲状腺素结合球蛋白（thyroxine－binding globulin，TBG）、甲状腺素结合前白蛋白（thyroxine－binding prealbumin，TBPA）和白蛋白（albumin，ALB）。TBG和TBPA都有能与甲状腺激素结合的位点，在正常生理情况下血浆中T_4有60%与TBG结合，30%与TBPA结合，其余的10%与ALB结合。T_3主要与TBG结合（由于T_3水平低，其结合量仅为T_4的3%），其次为ALB，与TBPA结合者甚少。T_4、T_3主要以结合状态存在，游离状态的T_4与T_3极其微量。游离T_4（free T_4，FT_4）占血液循环T_4总量的0.02%～0.03%，游离T_3（free T_3，FT_3）约为血液循环中T_3总量的0.2%～0.3%，这表明T_3与血浆蛋白的结合力比T_4与血浆蛋白的结合力弱。游离甲状腺激素与结合甲状腺激素之间维持一定平衡，当游离甲状腺激素进入组织细胞以后，结合的部分就可有一些游离出来。女性妊娠时，血浆总T_4（totle T_4，TT_4）和总T_3（totle T_3，TT_3）含量明显增高，但并无甲状腺功能亢进的症状，这是因为妊娠时的雌激素升高使TBG水平增加，而FT_4和FT_3可无明显增加。

甲状腺激素与TBG等血浆蛋白的结合，不仅有利于缓冲血液中激素水平的变化，保持血液中游离激素水平的相对稳定，防止过多的甲状腺激素通过毛细血管壁进入组织细胞，而且可以防止T_4与T_3迅速从肾小球滤过而在尿中丢失；此外，还可作为血液中甲状腺激素的贮存库，从而保证机体能及时而稳定地向组织细胞提供足够的游离甲状腺激素。

T_4和T_3还与肝、肾、肌肉等组织的蛋白质结合，也是确保血中甲状腺激素相对稳定的重要因素。当FT_3、FT_4用尽，TT_3和TT_4脱掉蛋白又变成游离状态，保证机体游离的甲状腺激素水平在一个相对恒定的数值内。

（四）甲状腺激素的降解

T_4的半衰期为6～7 d，T_3的半衰期不足2 d。成人甲状腺外T_4的每日清除率为总量的10%，即每天清除80～100 μg，这与甲状腺每日的分泌量相仿。T_3的每日清除率为总量的60%，为30～35 μg，也与每日生成的量相仿。T_4在代谢过程中，在外环5位上脱碘形成T_3，而在内环5位上脱碘则形成rT_3。正常情况下，约有40%的T_4转变为T_3，约55%的T_4转变为rT_3。因为T_3的生物活性比T_4大3～5倍，所以认为T_4主要通过T_3发挥生理作用。甚至有人提出T_4是T_3的激素前体，而T_3才是真正有活性的激素。据估计甲状腺激素的生物活性至少有2/3是由T_3完成的。血浆中的T_3除一部分来自甲状腺（每日分泌的T_3仅4 μg）外，大部分是在周围组织由T_4脱碘（每日有27 μg）而来。因此甲状腺全切除的患者，在服用T_4之后，血液循环中的T_3可以达到正常水平，甚至轻度升高。rT_3绝大部分（95%～98%）系T_4脱碘而形成，可能仅有2%～5%由甲状腺分泌。rT_3的生物活性仅为T_4的1/2，在体液或细胞中很快衰变，不起生物作用，因此T_4转为rT_3可认为是灭活过程。有人认为T_4脱碘成T_3或rT_3的比例可能对调节细胞中活性甲状腺激素的水平有重要意义。

肝脏中有一种蛋白质与甲状腺激素的结合力很强，当血液流经肝脏时，有1/3的甲状腺激素（T_4、T_3）被肝细胞摄取。在肝细胞内T_4或T_3分子上的羟基与葡萄糖醛酸或硫酸结合，然后以结合激素的方式被排入胆汁中。但每日由粪排出的甲状腺激素量，只占全部代谢量的1/5。这表明从胆汁排出的甲状腺激素，又有一部分被重吸收，形成甲状腺激素的肠肝循环。

甲状腺激素还可以经过脱氨、脱羧和脱碘失去生物活性，其中最重要的方式是脱碘。大多数组织中都含有脱碘酶，脱下的碘除可再供甲状腺利用外，一部分从尿中排出。还有一小部分甲状腺激素直接从尿排出。

9 甲状腺激素有哪些生理功能？

甲状腺激素在体内有广泛的生理作用，其中最主要的是促进组织氧化及产热作用。此外，甲状腺激素对人体的生长、发育，对神经系统、心血管系统的功能状态及某些物质代谢也起着一定的调节或促进作用（表2-1）。

表2-1 甲状腺激素的生理功能及具体作用

生理功能	具体作用
促进组织氧化及产热作用	增加基础代谢率，促进几乎所有组织细胞的氧消耗量增加，但脑组织、睾丸、精囊、前列腺、卵巢、子宫、胃平滑肌、脾、胸腺、淋巴结除外。抑制垂体促甲状腺激素的合成与分泌
对物质代谢的作用	影响糖、脂肪、蛋白质的代谢。促进小肠对葡萄糖和半乳糖的吸收，增加糖原合成，降低血糖。影响脂肪代谢的各个方面，包括合成、动员和降解。对蛋白质合成、代谢有促进作用
对生长发育的作用	促进生长、发育和成熟。与生长激素起协同作用。影响骨与神经系统的发育。加速细胞分裂。促进细胞形态上的分化、软骨骨化、大脑皮质的成熟
对神经系统的作用	影响中枢神经系统的发育及功能。缺乏时导致脑发育障碍、智力低下。不足时导致心理活动迟钝、记忆力减退、感觉迟钝。过多时增加大脑皮质的兴奋性，引起神经过敏或精神失常
对其他器官系统的作用	对心血管系统：增加心肌耗氧量，增强心肌收缩力，加快心率。对胃肠道：增加消化腺分泌和消化管运动，增加糖的吸收。对肌肉：稍微增加可使肌肉反应有力，过多时导致肌肉消瘦、软弱无力。对乳汁分泌：促进乳汁分泌

（一）促进组织氧化及产热作用

基础代谢率（BMR）是人在基础状态下的产热量，它是判定氧化代谢与产热量的临床指标，是根据耗氧量计算出来的，因为耗氧量直接反映了产热量。在耗氧量增加的同时，二氧化碳排出量也增加。临床研究证明，1 mg甲状腺素（相当于1 g甲状腺干粉）可使二氧化碳总排出量增加400 g，基础代谢率增加2.8%。

用离体组织进行实验，证明甲状腺激素可以使人体几乎所有组织细胞的耗氧量增加，但脑组织、睾丸、精囊、前列腺、卵巢、子宫、胃平滑肌、脾、胸腺、淋巴结则除外。而对于脑垂体，甲状腺激素则抑制氧耗，这可能是其反馈抑制垂体TSH的合成与分泌作用的反应。

人体一次注入甲状腺激素后，起先有一个潜伏期（6～7 h），接着基础代谢率增高，2～3 d 达到最高值，并持续 6 d 至几周。T_3 的作用快而强烈，但一般认为维持时间较短。

甲状腺激素的产热作用，不能完全以线粒体中氧化磷酸化脱耦联去解释，因为 T_4 水平相当高才能发生脱耦联，且有些实验未能证实有脱耦联作用。动物实验发现，甲状腺激素使细胞膜上钠钾 ATP 酶活性增强，能增加耗氧和产热，因而认为甲状腺的产热作用主要是通过钠钾 ATP 酶活性增加而实现的。

甲状腺激素产热效应的生理意义在于使人体能量代谢维持在一定水平，调节人体的体温稳定。当外界温度降低时（如入冬时），甲状腺激素分泌增加，产热增多，可保持体温不降。反之，气温升高时（如入夏时），甲状腺激素分泌减少，使产热减低，可保证体温不受外界温度增高的影响。临床实践证明，注射甲状腺激素后的生热效应幅度与人体甲状腺激素原始分泌水平有关，与注射前的氧化代谢水平也有关。原始水平低者，升高幅度大；原始水平高者，升高幅度很小。具体表现在甲状腺功能减退症（简称甲减）患者对甲状腺激素的敏感度很高，而原先代谢率高者，对甲状腺激素的反应甚弱。

此外，人体内还有一些内分泌激素，如生长激素、肾上腺皮质或肾上腺髓质激素等亦具有不同程度促进产热的作用，它们是与甲状腺激素起协同作用的激素。因此，当脑垂体功能丧失时，不仅甲状腺失去了垂体的促进作用，其他内分泌激素亦大为减少，往往比单纯甲减患者产热作用的减弱更显著。

（二）对物质代谢的作用

在促进氧化代谢与产热效应的基础上，甲状腺激素对物质代谢有显著的影响。

1. 对糖代谢的作用

（1）甲状腺激素可以使小肠磷酸激酶活性增加，促进葡萄糖磷酸化，从而增加肠黏膜吸收葡萄糖，使血糖升高。

（2）甲状腺激素促进糖的分解代谢，加速脂肪、肌肉等外周组织对葡萄糖的摄取和利用，因而甲状腺激素也有降低血糖的作用。

（3）甲状腺激素对糖原合成的影响因剂量的大小而呈现双向作用。在胰岛素存在的条件下，小剂量甲状腺激素促进糖原合成，而大剂量甲状腺激素则促进糖原分解。

（4）肾上腺素具有促进肝糖原分解和升高血糖的作用，当甲状腺激素过多时，肾上腺素的这些作用更明显。

所以一些甲亢患者可能出现高血糖及葡萄糖耐量曲线增高，尤其是餐后血糖迅速升高。但是，一般甲亢患者空腹血糖水平仍可维持在正常范围内。

2. 对脂肪代谢的作用 甲状腺激素影响脂肪代谢的各个方面，包括脂肪的合成、动员和降解，一般是降解作用大于合成作用。

（1）血浆胆固醇及磷脂 甲状腺激素一方面可以促进肝脏对胆固醇的降解，并加速胆固醇从胆汁中排出（粪便），使血胆固醇降低；另一方面，甲状腺激素又可促进胆固醇的合成。在甲状腺功能亢进时，甲状腺激素过多对胆固醇降解和排泄的促进作用超过其对胆固醇合成的促进作用，因而血胆固醇降低，体脂减少。而在甲状腺功能减退时，胆固醇合成减弱，但降解和排泄受阻更显著，因而血胆固醇升高。在黏液性水肿患者中，血胆固醇可达 400～700 mg/dL。

(2)血浆脂肪酸　甲状腺激素增加脂肪组织中的脂肪分解,因此甲状腺激素升高时血浆游离脂肪酸增加。同时甲状腺激素对一些有溶脂效应的激素,如儿茶酚胺、生长激素、糖皮质激素和胰高血糖素等具有促进或允许作用。在甲状腺功能亢进时,不仅游离脂肪酸动员增多,而且血中脂肪酸半衰期缩短,说明脂肪的动员、利用和消耗都加速,故患者的体重迅速减轻。

当甲状腺激素减少时,胆固醇、磷脂和甘油三酯在血浆中的水平升高,常常引起脂肪在肝中沉积而导致脂肪肝。长期甲状腺功能减退常可并发严重的动脉粥样硬化,就是由循环血液中脂类的大量增加导致。

3. 对蛋白质代谢的作用　生理剂量的甲状腺素对蛋白质合成、代谢有促进作用。甲状腺功能减退时,患者体内甲状腺激素减少,蛋白质合成率比正常人低,从尿中排出的氮量增加。本病如发生在幼儿,其生长即停滞,如给这种患儿连续应用小剂量甲状腺激素,其尿中氨量渐见减少,蛋白质合成率增高,生长也受到刺激。但大剂量的甲状腺激素则促进蛋白质的分解,引起负氮平衡。在这种情况下,如果进食量不增,体内蛋白质与储存的脂肪因分解代谢亢进而减少,体重日见减轻。甲状腺功能亢进患者肌肉内蛋白分解反应有时是很严重的,可出现明显的肌肉无力、肌酸尿,有人称此为甲状腺中毒性肌病。由于蛋白质分解,尿中钾的排出亦增加,尿中尿酸排泄增多。此外,骨骼蛋白的动员,导致高钙血症和尿钙增加,可呈现某种程度的骨质疏松。

4. 对水及电解质代谢的影响　甲状腺激素具有利尿作用,黏液性水肿患者或正常人注射了甲状腺激素都可引起利尿反应。甲状腺激素缺乏时,由于大量的黏蛋白沉积在组织间隙,吸附了一部分水及盐,使水盐潴留在组织间隙,伴有血浆容量减少。另外,因为也有大量黏蛋白沉积在皮下,可使皮肤发生特征性的黏液性水肿。在给予甲状腺激素治疗后,皮下及组织间隙中沉积的蛋白质被排泄或氧化,同时排出大量的水、盐及含氮物质。关于黏蛋白沉积与动员的机制,以及甲状腺激素在此过程中所起的作用,目前还不十分清楚。黏液性水肿患者组织液增加及血浆容量减少的另一个因素是毛细血管通透性增加。在给予甲状腺激素后,毛细血管通透性恢复正常。

甲状腺激素过多时,可增加钠钾 ATP 酶活性,导致细胞外钾进入细胞,因而可伴有低钾血症,从而引起乏力和肌肉麻痹。

甲状腺激素使骨溶解加速,使血钙增多,尿中钙、磷排出量增多,可引起骨质疏松和钙磷代谢紊乱。

5. 对维生素代谢的影响　甲状腺激素过多或过少都会影响维生素的代谢而造成相对维生素缺乏症。当甲状腺激素过多时,由于代谢亢进,机体对许多维生素的需要量增加,所以常出现 B 族维生素、维生素 C、维生素 A、维生素 D、维生素 E 的缺乏。甲状腺激素过多还可引起辅酶的缺乏,一方面是因为代谢亢进,辅酶消耗增加;另一方面,可能由于能量转移的缺陷,一些水溶性维生素转变为辅酶的作用受阻。当甲状腺激素过少时,由核黄素合成黄素腺嘌呤二核苷酸受阻,于是某些黄素酶的活性减弱;由于烟酸的吸收和利用出现障碍,也可出现烟酸缺乏的现象。

肝脏将胡萝卜素转换为维生素 A 时需要甲状腺激素参加,当甲状腺功能减退时,胡萝卜素不能转化而在血液内堆积(称为高胡萝卜素血症),造成皮肤发黄。这种高胡萝卜素血症患者巩膜不黄,可以与黄疸相鉴别。由于胡萝卜素→维生素 A→视黄醛的过程受阻,出现维生素 A 缺乏现象。

（三）对生长发育的作用

甲状腺激素是机体生长、发育和成熟的一个重要因素，年龄越小，甲状腺激素对生长发育的影响越明显。在人体生长过程中，甲状腺激素与生长激素起协同作用。对正在生长中的动物切除或破坏甲状腺，可使其生长完全停止。儿童甲状腺功能不全，则生长停滞，给予甲状腺激素后又可恢复生长。

从儿童甲减中所观察到的征象表明，甲状腺激素对生长发育的影响以骨、神经系统最严重。这种患儿骨骺骨化中心出现的时间比实际年龄延迟若干年，即骨龄比年龄幼稚得多，骨骺闭合甚晚。另外，甲状腺激素不仅促进生长，而且对各组织的分化和成熟也是必需的。如幼童缺乏甲状腺激素时，除身材短小外，姿态与外形均停留在幼童阶段。

甲状腺激素对两栖类动物变态的影响，更能说明其对生长及组织分化、成熟的作用。例如破坏蝌蚪的甲状腺，蝌蚪的发育就停顿，不能变态成蛙。如在其生活的水中加入甲状腺激素，蝌蚪则又恢复生长，变态成蛙。如给正常的蝌蚪加用甲状腺激素，则变态会提前，但由于成熟快而变成一个侏儒蛙。甲状腺激素的上述作用，与促进氧化代谢的作用似无直接联系，因为甲状腺激素对这种动物的氧消耗量没有显著影响。

甲状腺激素有促进细胞分裂的作用。少量的甲状腺激素可以刺激动物生长，但是如果动物体内没有生长激素及胰岛素（如切除垂体或破坏胰岛），单独给予甲状腺激素则不起诱导生长的作用。据此有人认为甲状腺激素对垂体分泌生长激素起促进作用，如果缺乏甲状腺激素，生长激素的分泌也受到抑制；另有人认为甲状腺激素对于生长激素的组织效应起一种推动作用，尤其是对骨骺软骨生长有协同作用；究竟两者是怎样协同配合的还不清楚。

总之，甲状腺激素可以使细胞数量增多、体积增大，促进细胞形态上的分化；甲状腺激素促进软骨骨化，使骨化中心出现并发育，使鼻眶轮廓及牙齿发育。

（四）对神经系统的作用

甲状腺激素对中枢神经系统的发育及功能的影响非常重要，甲状腺激素对大脑皮质的成熟也有特殊作用，能促进大脑皮质的组织分化。实验性甲状腺功能减退动物的脑发育不良，大脑皮质神经元体积减小，轴突数量减少，神经纤维髓鞘形成迟缓，皮质中琥珀酸脱氢酶活力显著降低。在胚胎期或新生儿期，甲状腺激素缺乏对脑组织的损害远较其他组织严重。这种儿童不仅身材短小，更严重的是脑发育障碍，导致智力低下。如果在出生后及早开始甲状腺素治疗，患儿可有较好的效果；反之，如果不及时治疗，其智力障碍就难以逆转。如甲状腺功能减退发生于胚胎期者，智力肯定低下，皮质神经元的数量与大小均少于或小于正常儿童，髓磷脂出现得很晚，量也减少。

给予妊娠的母鼠以丙硫氧嘧啶或通过切除新生大鼠甲状腺等方法可造成实验性动物呆小症。可观察到其大脑形态学的改变，如大脑的生长和神经纤维的髓鞘形成迟缓，神经元普遍成熟延迟，许多典型的神经传导束发育延迟，大脑皮质神经元的体积减小，脑细胞轴突的发育减少，轴突和树突网的密度都降低，整个脑的体积变小，表现为学习行为的损害，如走迷宫的能力降低。甲状腺激素缺乏时，脑发育不良的原因可能和脑血管阻力增加、脑血流量减少、神经元对氧的利用不足、营养成分吸收减少等因素有关。

甲状腺激素对成年动物中枢神经系统的功能也有非常显著的影响。甲状腺激素过多,可使动物大脑皮质的兴奋性增加。甲状腺功能亢进的成年人常有烦躁不安、易激动、多言、失眠等兴奋性增强的表现,甚至可有严重的神经过敏或精神失常。相反,成年人甲状腺激素不足者,其神经系统的发育虽已完成,智力大体正常,但仍可表现为心理活动迟钝、记忆力减退、表情淡漠、思维能力低下、缺乏主动性、感觉迟钝、反应缓慢、嗜睡等。脑电图显示波平,α 波的振幅和频率降低,以至于消失。同时可合并嗅、味、听、视觉减退及周围神经的感觉异常。

甲状腺功能亢进或减退的患者腱反射的强度和时间都会发生改变。在甲状腺功能亢进的患者中还可见到一种特殊的震颤,表现为手、舌、眼睑(微闭时)轻微而有节律的震颤,虽然这些症状的确切原因不明,但可以作为评定甲状腺激素对中枢神经系统影响的较好方法。

(五)对其他器官系统的作用

1. 对心血管系统的作用

(1)对心脏的作用　目前认为甲状腺激素对心脏的作用主要是通过:①增加心肌的耗氧量;②增强儿茶酚胺对心肌的作用;③与心肌细胞膜上的甲状腺激素受体结合促进细胞内 cAMP 增多,使心跳加快、加强;④对周身代谢的兴奋作用,使组织需氧量增加,对散热的需要增加。

在甲状腺功能亢进或给予过量的甲状腺激素后,患者心率增加非常显著,心肌收缩力增强,心输出量增加。当发生甲状腺功能减退时,患者心率减慢,心肌收缩无力,心输出量降低,心电图上可见 QRS 低电压。

甲状腺功能减退时,患者心脏可扩大,而且心跳没有力量,经甲状腺激素治疗后可恢复正常。

当甲状腺激素长期显著增加时,由于蛋白质分解过多,心肌的收缩力被抑制;同时由于心脏长期负担过重,就可能导致心脏失代偿。事实证明,一些严重甲状腺毒症患者的死亡是由心力衰竭和心脏负担过重而引起的心脏失代偿。

(2)对动脉血压的作用　甲状腺激素使心输出量增加,就可能增加收缩压;甲状腺激素还可使耗氧量增加,使组织相对缺氧和产生过多的体热,又造成外周血管的扩张,这可以使舒张压趋向降低。因此,平均动脉血压通常并不改变,但由于收缩压升高 1.33 ~ 2.66 kPa(10 ~ 20 mmHg),舒张压却相对降低,因而使脉压加大。

2. 对胃肠道的作用　甲状腺激素可增加消化腺的分泌和消化管的运动,并增加肠管对糖的吸收。因此,甲状腺功能亢进时,患者可能由于消化腺的分泌和消化管运动的增强而引起饥饿和摄食增加,甚至肠蠕动过速而引起腹泻。反之,甲状腺激素不足时,胰内各种酶的含量降低,胃酸减少,胃肠道蠕动减慢,引起食欲减退、便秘甚至肠麻痹。

3. 对肌肉的作用　甲状腺激素稍微增加常可使肌肉反应有力,但甲状腺激素过多时肌肉就会变得消瘦、软弱无力。这可能是由于:①过量的甲状腺激素导致组织蛋白的过度分解,造成肌肉萎缩;②由于肌酸大量排出,肌肉中的肌酸及磷酸肌酸含量减少,造成肌肉中能源不足;③过量的甲状腺激素使线粒体中氧化过程加速,大量能量以热能方式消耗,以致肌肉收缩和维持肌张力的 ATP 形成不足。如甲减患者出现肌肉软弱无力、肌张力降低。儿童或幼小动物由于甲状腺激素的不足,肌肉的生长也受到抑制。

4. 对其他内分泌腺的影响

(1)对性腺的作用　临床与动物实验都证实,正常的生殖功能有赖于甲状腺功能的正常活动。在女性中,甲状腺功能减退或亢进可引起卵巢损伤和月经周期不规则,甚至闭经、不育。在雌性动物中,切除甲状腺后可以生殖但很易流产,即使出生,仔动物发育也不正常,而且母动物的乳量不足。甲状腺激素有促进乳汁分泌的作用。如切除乳牛的甲状腺,则产乳量下降,且乳汁脂肪含量降低。若饲以甲状腺制剂或甲状腺激素,可增加乳汁分泌量,同时乳汁脂肪含量也增多。女性甲状腺功能亢进时,也引起月经稀少或闭经。在雄性动物中,当甲状腺功能不足时,幼年动物的睾丸功能较成年动物更易受损害。动物实验证明,在妊娠或哺乳期给母动物喂以硫脲嘧啶使仔动物出现甲状腺功能减退,可导致仔动物睾丸精曲小管发生退行性变化。在呆小症患者中,睾丸、阴茎、阴囊发育不全,睾丸不下降,第二性征不出现。甲状腺功能亢进,也会引起睾丸功能活动紊乱、睾丸减轻、精子产生减少、睾酮分泌降低和阳痿等症状。

甲状腺对性腺功能的影响,可能通过 3 个途径:①改变卵巢对促性腺激素刺激的反应;②影响垂体促性腺激素的释放;③代谢方面的全身性影响。甲状腺功能减退可使女性患者卵巢产生非特异性的变化。男性甲状腺功能亢进时偶有乳腺发育,可能是肝脏对雌激素的结合及排泄障碍,使之在体内潴留;或是垂体的催乳素分泌增加所致。

(2)对肾上腺皮质的作用　人们早就发现,给动物喂饲甲状腺干粉或注射甲状腺素,可使肾上腺皮质增生。反之,如切除甲状腺,也可见到肾上腺皮质萎缩。目前认为肾上腺皮质增生是一个代偿作用,因甲状腺激素增加了机体对皮质激素的需要量所导致。动物实验表明,给肾上腺皮质切除的动物补充甲状腺激素可致死。在临床上,可以看到甲状腺功能亢进的患者皮质醇合成增加,而黏液性水肿患者皮质醇合成减少。长期的甲状腺活动过度可致肾上腺皮质功能衰竭,因此,在甲状腺功能亢进时,适当地补充一些皮质激素是有益的。

10 什么是非甲状腺性病态综合征?

在饥饿或某些疾病时,血中甲状腺激素水平会出现变化。疾病程度较轻时,只涉及血清 T_3 的降低;当进一步加重恶化时,T_3、T_4 都降低,称为非甲状腺性病态综合征(nonthyroidal illness syndrome, NTIS)、正常甲状腺功能性病态综合征(euthyroid sick syndrome, ESS)、低 T_3 综合征(low T_3 syndrome)或低 T_3/T_4 综合征(low T_3/T_4 syndrome)。近年来,一般称此种临床状态为 NTIS,因为它突出了甲状腺无器质性病变的重要特征。NTIS 有多种类型,其中以血清 T_3 降低、T_4 和 TSH 正常多见。

NTIS 是神经内分泌系统对疾病适应反应的一部分表现或严重疾病的结果,在临床上相当常见。NTIS 的变化范围大,且易受药物和疾病本身等因素的干扰,常造成诊断和治疗上的困难。NTIS 包括以下几种临床情况:①低 T_3 综合征;②低 T_3/T_4 综合征;③高 T_4 综合征;④低 TSH/T_3/T_4 综合征;⑤甲状腺激素分泌和合成的其他异常。Torre 等报道,老年患者的甲状腺功能异常占 12.6%,其中甲减占 45%,甲亢占 15.6%,低 T_3 综合征占 39.4%。各种重症疾病或消耗性疾病亦使血 TT_4 降低(低 T_3/T_4 综合征),占 ICU 患者的 30%~50%;高 T_4 综合征约占 1%。

(一)NTIS 发病机制与病因

1. 应激代偿反应引起 NTIS　引起 NTIS 的疾病和原因很多(表 2-2),临床上以高龄、营养不良、急慢性感染、肝硬化、糖尿病、尿毒症、神经性厌食、外科手术后、重症创伤、麻醉、中毒等原因常见。其发病机制未明。近年来人们对 NTIS 的发生机制有了深入了解。许多疾病可诱发下丘脑性甲减。例如营养不良时,因为瘦素对下丘脑的作用减弱而引起局部 2 型脱碘酶和 3 型脱碘酶的表达,进而使局部的 T_3 生成增多,反馈性抑制 TRH 分泌,但血清 T_3 和 T_4 的下降与此无关,后者主要是 1 型脱碘酶活性下降所致。此外,NTIS 时的甲状腺激素转运体表达上调。

表 2-2　非甲状腺性病态综合征(NTIS)的病因

病因	举例
年龄	胎儿、新生儿、老年人
营养状态	绝食、营养不良、蛋白质缺乏、糖吸收不良(数周以上)
全身性病变	发热、感染、肝硬化、糖尿病、尿毒症、急性心肌梗死、各种癌症、妊娠中毒症、神经性厌食、艾滋病等
急性应激	外科手术后、重症创伤、麻醉、中毒等
药物	硫脲类、普萘洛尔、糖皮质激素、含碘造影剂等

2. 5′-单脱碘酶活性降低和甲状腺激素代谢障碍引起 NTIS　饥饿、手术应激、应用糖皮质激素、糖尿病、严重感染等都可减弱 5′-单脱碘酶的活性。类似的情况尚见于胎儿、新生儿、老年人,营养不良、肝肾功能不全者,使用抗甲状腺药物、普萘洛尔或碘剂者等,均出现低 T_3 综合征。导致 NTIS 血清 T_3、T_4、rT_3 及 TSH 变化的因素一般与以下几种有关。

(1)5′-单脱碘酶活性降低　一些药物如糖皮质激素、普萘洛尔、胺碘酮可抑制 5′-单脱碘酶活性。细胞因子如 IL-1β、IL-6、TNF-α、γ 干扰素(IFN-γ)等亦可抑制其活性。NTIS 患者血清中含有 5′-单脱碘酶抑制物,使 T_4 向 T_3 的转化发生障碍,T_3 生成率下降;rT_3 清除延迟,而每日 rT_3 的生成率正常,故血 rT_3 升高。

(2)甲状腺激素代谢障碍　用示踪物做甲状腺激素的合成、分泌与代谢研究发现,甲状腺激素由高特异性、高亲和性和低结合力的甲状腺激素转运体(52 ~ 62 D)携带而进入靶细胞;除垂体组织外,其他组织转运每一种甲状腺激素的转运体都是专一的,但都依赖于细胞的能量供应(如细胞膜内外的钠离子梯度)。在急性疾病情况下,将 T_4 转运进入 T_3 生成细胞的能力下降,因而使血清 T_3 水平降低,导致低 T_3 综合征。

(3)组织摄取甲状腺激素受抑制　NTIS 患者血中胆红素和非酯化脂肪酸(free fatty acid,FFA)常增加,这些物质使肝脏摄取 T_4 减少,但不影响 TSH 的分泌。此外,空腹时肝细胞的 ATP 生成减少也可使 T_3 和 T_4 的摄取和外周组织的 T_3 生成下降。

(4)T_4 与血结合蛋白结合受抑制　呋塞米、非甾体抗炎药(NSAID)等可抑制 T_4 与 TBG、TBPA、ALB 结合,因此血 TT_4 下降,但 FT_4 仍正常。

(5)下丘脑-垂体-甲状腺轴功能改变　饥饿时下丘脑室旁核的 TRH mRNA 表达减少,TSH 的夜间脉冲释放减少,甚至血清 TSH 下降。予以 TRH 治疗可使血 TSH 增加。

(6)细胞因子的作用　IL-1、IL-6、TNF-α 及 IFN-γ 抑制 TSH、Tg、T_3、TBG 的合成与分泌,并下调 5′-单脱碘酶 mRNA 及 T_3 核受体的表达。注射 TNF-α、IFN-γ 或 IL-6 在几小时内会造成血 T_3 降低、rT_3 上升、TSH 下降,但 TT_4 及 FT_4 无明显变化。细胞因子和免疫因子对甲状腺激素合成与分泌的影响可以是原发因素,也可能是其他病理生理过程的继发性反应。

(二)临床存在的 NTIS 类型

NTIS 时血 T_3 降低,血 TSH 正常或降低,甲状腺功能被抑制。一些资料提示 NTIS 时 TSH 的合成、分泌、调节及其作用均有异常。当 NTIS 恢复时血 TSH 暂时增加说明在 NTIS 时 TSH 是受抑制的。这和 NTIS 时处于应激状态,伴皮质醇和儿茶酚胺升高及热能耗竭有关,可以认为是机体的一种保护性反应。

下丘脑的 TRH 主要受 T_3 的调节,其调节方式是 T_3 的 β_2 肾上腺素受体和磷酸化的 cAMP 反应元件结合蛋白(phosphorylated form of cyclic adenosine 5′-monophosphate response element binding protein,CREB)与 *TRH* 基因结合位点的竞争。NTIS 时虽然血 T_3 降低,但因下丘脑的 TRH 神经元表达的 TRH 因 CREB 的竞争和其他调节因子(regulatory factor)的作用而下调,故引起 TSH 降低。这些调节因子包括由弓状核(arcuate nucleus)分泌的黑色素刺激素 α(αMSH)、可卡因或苯丙胺调节性转录因子(cocaine-and amphetamine-regulated transcript,CART)、agouti-相关蛋白(agouti-related protein,AGRP)及神经肽 Y(NPY)。

NTIS 时,甲状腺功能改变有如下解释:①血中甲状腺激素水平降低的时间短且不严重;②临床轻度甲减诊断不敏感;③机体组织对 T_3 敏感性增加;④机体存在 T_3 以外的活性甲状腺激素(硫酸-T_3);⑤低 T_3 血症对 TSH 的影响减少;⑥NTIS 时 T_3 受体数量及亲和力增加。

1. 低 T_3 综合征　低 T_3 综合征是 NTIS 的最常见类型。在急性病变后 2~24 h 就可出现血 T_3 下降,rT_3 升高。在中等严重病情的患者中,血 TT_4 可在正常范围内。由于蛋白与激素的结合降低对 T_4 的影响甚于 T_3,故 FT_4 的比例或 FT_4 的量常增加。血 TSH 及其对 TRH 的反应一般正常。低 T_3 综合征时的血 TSH 的诊断意义不同于甲亢和甲减,NTIS 的血 TSH 波动范围可达 0.2~10.0 U/L,因此必须结合 T_3 和 T_4 测定来综合判断。若存在上述引起低 T_3 综合征的原发病因,并有 TT_3 降低、FT_3 正常或降低、血清 rT_3 升高、血清 TSH 和 TT_4 正常、FT_4 增高或正常、FT_4 指数增加,一般可诊断低 T_3 综合征。

2. 低 T_3/T_4 综合征　血 TSH 反映低 T_3 综合征的病情。患者血清 T_3 和 T_4 均降低,FT_3、FT_4 和 TSH 正常或降低。部分患者血 TBG 减少,蛋白与 T_3、T_4 的结合降低明显;部分病情严重者血 TSH 明显降低,TSH 对 TRH 的反应迟钝。血 TT_4、FT_4 和 TSH 降低提示腺垂体功能被抑制,可能与 IL-1、IL-2、IL-6、TNF-α、α 干扰素(INF-α)等对垂体的作用有关。虽然血 T_4 减少,但因疾病严重时其降解减弱,血 rT_3 仍然升高。基础疾病好转后,TSH 可升高,直至血清 T_4 和 T_3 水平恢复正常。血清 T_4 降低的幅度与患者预后有关。若患者存在严重的消耗性疾病(如肝硬化、肾功能不全、烧伤、重症感染、长期饥饿、神经性厌食、重大手术后、恶性肿瘤等),血 TT_3、TT_4、FT_3 均降低,FT_4 正常或降低。血

TSH 正常或正常低值，rT_3 正常或升高，TBG 正常或正常低值，TRH 兴奋试验正常或呈反应迟钝，可诊断为低 T_3/T_4 综合征。

3. **高 T_4 综合征** 常见于重症肝胆疾病，此时血 FT_4 和 TT_3 可能正常，FT_3 正常低值或降低，血清 rT_3 升高。用胺碘酮治疗或用含碘口服胆囊造影剂者，血清 FT_4 常升高，这些药物降低肝脏摄取 T_4 的能力并减少 T_4 向 T_3 转化，在自主性甲状腺结节患者中可诱发甲状腺功能亢进。一般剂量的口服胆囊造影剂对 T_4 的影响时间不足 24 h。对于血清 TT_4 和 FT_4 升高的 NTIS 患者（尤其是服用碘剂者），应仔细检查有无甲状腺功能亢进。因药物或疾病本身对周围 T_4 向 T_3 转化有影响，血清 T_3 正常或降低，但在疾病过程中 TT_4 可突然升高。有些患者在疾病的急性期，血 TT_4 升高、FT_4 升高或正常、TT_3 正常、FT_3 正常低值或低于正常、血清 rT_3 升高，应疑为高 T_4 综合征（在老年女性患者中较常见，大多有服用含碘药物病史），但应注意与 T_4 型甲亢相鉴别。

4. **低 $TSH/T_4/T_3$ 综合征** 无论是何种类型的 NTIS 都只在非甲状腺疾病严重时发生，一般当系统性疾病控制后自然消失。慢性重症疾病时，NTIS 的持续时间可能很长。急性重症疾病时，NTIS（特别是血 T_4 降低和 rT_3 升高的幅度）对疾病的预后判断有重要价值。在 NTIS 中，血 T_4 或 T_3 低下预示肝硬化、晚期充血性心力衰竭及其他严重的全身性疾病的死亡率增加。而血 T_4 低下同时伴显著降低的血 T_3 患者预后最差。血 T_4<38.7 nmol/L 的患者死亡率达 68%～84%。多数重度低 T_4 综合征患者于 2 周内死亡（70%），若 T_4<25.8 nmol/L，患者在 1 个月内几乎全部死亡。

（三）引起 NTIS 的常见病症

1. **肾病综合征** 甲状腺和肾脏关系密切，两者都能清除血浆碘；当甲状腺清除碘的能力降低时，肾脏能加强对碘的清除，反之亦然。慢性肾衰竭时，血浆碘和甲状腺摄碘率升高，但 TT_4 下降。事实上，这些患者的甲状腺功能正常（FT_4 正常），甲状腺摄碘率正常或升高，甲状腺对 TSH 的反应亦正常。TT_4 降低可能与下述因素有关：①大量蛋白尿使 TBG 丢失；②每天经尿排出的 T_4 和 T_3 升高；③合并垂体或甲状腺疾病，使机体丧失代偿能力。血清 rT_3 常在正常范围内，大多数患者没有甲状腺肿，偶见血 TT_4 和 TT_3 明显降低，大量蛋白尿时血清 TSH 轻度升高，可伴甲状腺肿。

2. **慢性肾衰竭** 肾衰竭对甲状腺功能有多种影响。T_4 的脱碘障碍使血 T_3 下降。正常人 T_4 向 T_3 的转化率为 37%，而肾衰竭的非透析治疗患者可下降至 13%～16%，肾移植后可上升至 34%。血清 T_4 降低，与肾功能损害的严重程度一致。T_4 向 rT_3 转化不增加，rT_3 常在正常范围或轻度增加。通常 TT_4 轻度降低或正常（偶可增高），可能是肝素抑制 T_4 与蛋白质结合的结果。慢性肾衰竭患者血 TSH 正常或不能测到，TSH 对 TRH 的反应延迟。低蛋白和低磷饮食有利于降低 TNF-α，防止 NTIS 的发生。

3. **透析** 在透析开始阶段，血清 T_4 正常，但长期接受透析后，血清 T_4、T_3 和 FT_4 均下降。有研究报道了一组 12 例血液透析长达 3 年以上的患者，其中 3 例的血 T_4 下降、TSH 上升，表现为临床型甲减。腹膜透析更易引起甲状腺功能减退，因腹膜透析更易丢失与蛋白质结合的 T_3、T_4、碘和其他小分子激素。此外还有研究报道了接受血液透析和体外循环冠状动脉旁路移植术的患者，手术中的血浆 TBG 和 TBPA 可丢失 40% 以上，同时伴血清 T_4 下降，多数患者于术后逐渐恢复。TBG 和 TBPA 下降的原因未明，手术中下降的速率很快，不能用 TSH 抑制来解释。TBG 是丝氨酸蛋白酶抑制剂（serpin）中的一种，可能是其在手术中消耗过多所致。

4. 肾移植　肾移植后，血 TBG 上升，TT_4 恢复正常，由于 T_4 向 T_3 转化正常，血清 T_3 上升，但 TSH 对 TRH 不敏感，可能是糖皮质激素治疗抑制了 TSH 对 TRH 的敏感性。

5. 肝损害　肝脏通过多种途径影响甲状腺功能：①肝脏的 T_4 脱碘降解作用减弱。②肝脏是合成 ALB、TBG 和 TBPA 的场所。因此，甲状腺激素在血液中运输也受肝脏的影响。③肝脏摄取 T_4 并释放 T_4、T_3 入血。门脉性肝硬化患者的甲状腺功能变化取决于患者肝功能的代偿程度。肝硬化患者 T_4 向 T_3 的转化率仅 15.6%，导致 TT_3 下降，FT_3 正常或轻度降低，而 rT_3 常升高。血清 TT_4 可正常或轻度下降。TBG 的变化不恒定。与其他低 T_3 或低 T_4 综合征不同的是，肝硬化的 TSH 常升高，其程度与 T_3 下降无关，临床上无甲状腺功能减退的表现。

6. 糖尿病　人们在糖尿病动物及糖尿病患者中均发现血 T_4、T_3 下降，rT_3 增加，而且 T_3 下降的程度与一些代谢物（酮体、pH 值及碳酸氢根浓度）的异常程度相关。血清 T_3/T_4 值下降，与血糖成反比，并随饮食控制和胰岛素治疗后的病情改善而上升。一般认为，血 T_3 下降与 rT_3 的上升是由于 T_4 易于向 rT_3 转化，从而 T_4 向 T_3 的转化减少。高血糖对甲状腺激素的脱碘有抑制作用，在正常人，33% 的 T_4 通过非脱碘途径降解，其余 77% 需脱碘降解，其中 35% 形成 T_3，42% 形成 rT_3；但在糖尿病时，T_4 通过非脱碘降解上升到 47%，而脱碘形成 T_3 的百分率下降至 6.8%～12%。4%～17% 的糖尿病患者易并发原发性甲减，多见于老年女性，其特点与低 T_3 或 T_4 综合征不同。血 rT_3 下降，而 TSH 升高，T_3 降低明显，甲状腺自身抗体常为阳性。糖尿病酮症酸中毒时 TSH 对 TRH 的反应消失，治疗恢复后的反应仍迟钝。血 TSH 降低影响 Tg 的水解，导致血清 T_4 下降。实验证明，糖尿病患者的 T_3 受体数目也下降，但 T_3 对组织的结合力与正常人并无差别。

7. 心肌梗死和脑血管意外　血清 T_3 和 rT_3 的变化与心肌梗死面积、并发症及谷草转氨酶（GOT）升高的程度有关，而且梗死早期和后期的甲状腺功能变化不同。在梗死最初 24～48 h 内，血 T_4 可正常、升高或降低，T_3 一般都降低，rT_3 上升。急性心肌梗死 6～7 d 后，随病情进展，血 TSH 和 T_4 上升。血 rT_3 与预后有关，有并发症的心肌梗死患者血 T_3 和 rT_3 迟迟不能恢复正常。死亡者的 rT_3 常达最高水平。除病变本身的严重程度外，热量限制及肾上腺糖皮质激素、普萘洛尔、胺碘酮、洋地黄的使用均会影响血清 T_3 和 rT_3 的水平。脑血管意外也是 NTIS 的常见病因。

8. 恶性肿瘤　恶性肿瘤通常会合并 NTIS，其原因是：①受体结合力下降；②甲状腺激素脱碘加强，因而从血中清除加快；③下丘脑和垂体对降低的 T_3、T_4 缺乏正常反应，故 TSH 不能随之上升。低 T_3 综合征需与消耗性甲状腺功能减退（consumptive hypothyroidism）相鉴别，后者的血 TSH 是升高的。乳腺癌患者血 TSH 有升高倾向，血清 T_3 下降，晚期乳腺癌和结肠癌患者血清 rT_3 升高。肺癌患者伴甲状腺功能异常者占 33%，最显著的变化为血清 T_3 下降，其预后较差。恶性淋巴瘤患者也伴有 T_3 下降。

9. 传染性疾病　传染性疾病通常合并血 T_3、T_4 下降，TSH 正常，T_3 下降的程度与体温升高的程度成正比，但患脑膜炎和伤寒时，血 TT_4 轻度上升。T_3、T_4 下降的原因可能是 TSH 对甲状腺刺激减弱，甲状腺激素分泌减少，T_4 降解加速及甲状腺激素与转运蛋白结合受抑制。严重感染时，热能供应不足也影响甲状腺功能，发热和应激均能抑制 TSH。研究发现患疟疾时，TSH 对 TRH 的反应正常，而催乳素（又称泌乳素）对 TRH 的反应增强，说明垂体贮备功能正常，但下丘脑功能有缺陷。一些无症状的人类免疫缺陷病毒（HIV）感染患者，血清 T_4 和 TBG 升高，血 T_3 正常，而 rT_3 下降，TBG

增高与 HIV 感染的进程呈正相关,而与 T_3 摄取呈负相关。与其他重症慢性疾病一样,在感染 HIV 的同性恋患者中,随着 HIV 感染的进展,甲状腺激素合成、转换及转运异常,导致血清 FT_4、FT_3 下降,TBG 无明显变化。动物实验表明,细胞因子如 IL-1β、TNF-α 可能介导这些变化,同时 IL-1β 亦可导致血 TSH 降低。艾滋病终末期患者特别是合并严重感染及消瘦的患者,血 TT_3、FT_3 明显下降甚至测不到。在临终的 HIV 感染患者中,血 TT_4、TT_3、FT_3 和 ALB 明显下降,TSH 正常或轻度受抑制。HIV 感染者约 16% 出现 NTIS,其发病机制包括下丘脑-垂体-甲状腺轴功能紊乱导致甲状腺激素合成和分泌异常,以及甲状腺激素周围转换与作用失常。甲状腺激素代谢的改变(如 T_4、T_3 及 rT_3 动力学)包括 T_4 向 T_3 的转换、rT_3 的清除及甲状腺激素向靶细胞转运的受限等。血清抑制物(非酯化脂肪酸、急性期蛋白、细胞因子等)在 NTIS 的发病中起着重要作用,例如 IL-1、TNF-α、IFN-γ 能抑制碘的有机化、甲状腺激素的释放和 TSH 的分泌。

(四)NTIS 的治疗

NTIS 代表的是机体对应激事件的一种保护性反应(protective reaction),故一般不必治疗;但是 NTIS 也有可能是机体的非适应性反应(maladaptive response),那么就有治疗的理论基础。因此,有关 NTIS 的治疗问题目前仍存在较多争论。在某些情况下,给予甲状腺素替代治疗是有益处的,如热量限制、心脏病、急性肾衰竭、脑死亡的器官捐献者或烧伤患者。在一般情况下,治疗似乎无害但也没有足够的依据证明治疗有益。慢性疾病患者可应用 TRH 改善物质代谢,恢复腺垂体 TSH 的脉冲分泌,但目前的依据仍不足。

NTIS 的突出病理生理特点是甲状腺功能被抑制,这是机体的一种自我保护性反应,有利于降低机体的基础代谢率和氧消耗。当 NTIS 恢复时,甲状腺功能可完全恢复正常。低 T_3 综合征亦常见于老年人,这些人可无急性重症并发症,其原因未明,一般不需要治疗。

有研究曾观察了 11 例严重 NTIS 患者服用左甲状腺素(levothyroxine,L-T_4),并以 12 例患者作为对照,两组死亡率无区别,研究者认为补充甲状腺激素无效。同样在婴儿呼吸窘迫综合征中,L-T_4 对降低死亡率、改善神经发育及体重没有作用,可能与患儿不能将补充的 T_4 转化为 T_3 有关,但补充 T_3 的对照试验也不能证明这一点。有人观察 142 例接受冠状动脉旁路移植术的患者,术前血 T_3 正常,手术开始 30 min 后,血 T_3 下降 40%,静脉输入 T_3 后,血 T_3 上升,术后又恢复正常。术后输入 T_3 的患者心脏指数高于对照组,周围血管阻力低于对照组,但两组心律失常的发生率和死亡率无差别。故不主张用左三碘甲腺原氨酸治疗。

但是,如果存在以下情况可以试用 L-T_4:①证明或怀疑有明显甲状腺功能减退,特别是出现甲状腺功能减退的相应临床表现,如低体温时;②血清 T_3、T_4 明显下降,而 TSH 升高时。一般考虑给予 L-T_4 25～50 μg/d,治疗中每天监测血 TSH、T_3、T_4 和 FT_4,调整剂量使血 T_3 达到正常低值。待原发疾病稳定或急性应激解除后,重新评价甲状腺功能。

第三节 甲状腺功能检查

甲状腺激素合成功能的检查有哪些?

正常情况下,甲状腺激素合成的功能受下丘脑-垂体-甲状腺轴及甲状腺自身的调节。甲状腺激素合成功能测定有助于明确病变的环节和性质,为临床诊断和治疗方案的制订提供依据。

(一)甲状腺摄^{131}I试验

1. 原理 正常甲状腺具有选择性摄取和浓聚碘的功能,且摄取碘的速度和数量与甲状腺功能状态相关。放射性核素^{131}I的生化性质和体内生物学行为与稳定性碘相同,口服后可被甲状腺滤泡细胞迅速摄取,并参与甲状腺激素的合成和释放。在体外,利用甲状腺功能探测仪测定甲状腺部位的放射性计数率,计算甲状腺摄^{131}I率(^{131}I thyroid uptake rate,亦称甲状腺摄碘率),以甲状腺摄^{131}I的数量和速度来判断甲状腺合成、释放的功能。

2. 检查方法

(1)患者准备 为避免对测定结果产生影响,测定前需停用富含碘的食物和药物、某些可影响甲状腺功能的药物和制剂(如抗甲状腺药物、甲状腺激素、肾上腺皮质激素、镇静剂、抗结核药、溴剂、X射线造影剂等),一般需要停2~6周。因摄^{131}I试验所用示踪剂放射性活度较低,近日内做过放射性核素检查者暂不宜做此项检查。

(2)具体方法 空腹口服Na^{131}I 74 kBq(注意服药后2 h方可进食),服药后2、4(或6)、24 h分别测定本底、标准源及甲状腺部位的放射性计数率,按下列公式计算出不同时间甲状腺摄^{131}I率。

$$甲状腺摄^{131}I率(\%)=\frac{甲状腺计数率-本底计数率}{标准源计数率-本底计数率}\times100\%$$

3. 结果判定 在正常生理状态下,甲状腺摄^{131}I率随时间延长而逐渐升高,一般24 h达高峰。正常值因地区、年龄、性别及测定仪器和方法的不同而有差异。所以,各地区乃至各单位应建立本地区本单位的参考值范围和诊断标准。一般情况下,儿童及青少年甲状腺摄^{131}I率高于成人,女性高于男性,但无显著性差异。食用加碘盐后,测定值一般较服用碘盐之前降低11%~28%。

4. 临床应用

(1)甲亢的诊断 在甲状腺摄^{131}I功能方面,甲亢可有两种完全不同的变化。一种是甲状腺摄^{131}I功能增强,另一种是降低。可引起甲状腺摄^{131}I功能增强的甲亢有甲状腺性甲亢、垂体性甲亢等；可引起甲状腺摄^{131}I功能降低的甲亢有碘甲亢、卵巢甲状腺肿伴甲亢、医源性甲亢等。

随着甲状腺激素水平体外分析技术的广泛应用，甲状腺摄^{131}I试验一般不作为甲亢的首选诊断方法，而更重要的价值在于研究甲状腺的碘代谢状态，包括碘的负荷情况或碘缺乏等。

（2）甲状腺毒症的鉴别诊断　甲状腺毒症为血中甲状腺激素水平增高而引起的甲亢临床表现。常见的原因有甲状腺性甲亢、甲状腺滤泡破坏（如亚急性肉芽肿性甲状腺炎、亚急性淋巴细胞性甲状腺炎、亚急性损伤性甲状腺炎、亚急性放射性甲状腺炎）等。甲状腺性甲亢患者血中激素水平增高的原因是甲状腺合成甲状腺激素的量增高，释放速率加快；其甲状腺摄^{131}I率明显增高，高峰前移。甲状腺滤泡破坏患者血中激素水平增高的原因是甲状腺滤泡大量破坏，使储存的甲状腺激素大量释放入血。由于大量释放入血的甲状腺激素可通过反馈机制抑制甲状腺功能，因此，其甲状腺摄^{131}I率明显低于正常值。

（3）甲减的辅助诊断　甲减时摄^{131}I率常低于正常值下限，且高峰延迟。早期时相的摄^{131}I率因受血碘较高等因素的影响，与正常范围交叉较大，故摄^{131}I率对于甲减的诊断准确率不如甲亢。因此，用甲状腺摄^{131}I率诊断甲减时应测定48 h或更晚的摄^{131}I率，并参考血清TSH和FT_4值等进行综合分析。

（4）甲状腺肿　单纯性甲状腺肿（如青春期甲状腺肿、地方性甲状腺肿等）患者摄^{131}I率均高于正常值，但无高峰前移，呈典型的“碘饥饿”曲线。结节性甲状腺肿，如甲状腺癌、甲状腺腺瘤、甲状腺囊肿等患者摄^{131}I率一般正常，若病变侵及范围较广时可降低。自主性功能亢进性甲状腺腺瘤患者摄^{131}I率可正常或升高。

（5）甲亢^{131}I治疗剂量的计算及疗效预测　应用^{131}I治疗甲亢时，^{131}I应在甲状腺内有足够的摄入量和停留的时间才能达到预期的临床效果。因此，在甲亢^{131}I治疗适应证的选择、剂量的计算中，测定甲状腺最高摄^{131}I率及^{131}I的有效半衰期具有非常重要意义。正常情况下，^{131}I在甲状腺内的生物半衰期平均20 d，有效半衰期为5.4～6.4 d。如果^{131}I在甲状腺内的有效半衰期太短，预示^{131}I治疗效果不理想。

（二）甲状腺激素抑制试验

1. **原理**　在正常生理情况下，甲状腺功能受垂体分泌的TSH调节。甲状腺激素抑制试验（thyroid hormone suppression test）通过给予外源性甲状腺激素，使血中的甲状腺激素水平升高，经负反馈调节作用使垂体TSH分泌减少，TSH对甲状腺正向调节作用减弱，甲状腺合成和分泌甲状腺激素的功能受抑制，导致甲状腺摄碘能力下降，摄^{131}I率明显降低。当甲状腺滤泡细胞出现功能自主性时，患者甲状腺功能不再受垂体TSH的调节，外源性甲状腺激素对摄^{131}I率不具抑制作用。

2. **检查方法**　每日以逐渐递增剂量分两次给予左三碘甲腺原氨酸（$L\text{-}T_3$）25、50、100 μg，每一剂量给药3 d，24 h甲状腺摄^{131}I率（RAIU）需以最后2 d之内完成的RAIU为准。在给药前和每个剂量结束后分别检测基础代谢率、24 h尿素氮、性激素结合球蛋白、铁蛋白、胆固醇、甘油三酯、肌酸磷酸激酶等，评价外周组织对甲状腺激素的敏感程度。

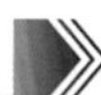

3. 临床应用

(1)甲亢的诊断和鉴别诊断　甲亢时抑制率小于 50%,或不被抑制,其诊断符合率在 95%左右。非甲亢者抑制率大于 50%。

(2)功能自主性甲状腺腺瘤的诊断　因该腺瘤本身摄碘功能不受 TSH 调节,通过对感兴趣区技术计算或图像观察可发现其增高或正常的摄 ^{131}I 功能不被抑制。

(3)突眼的鉴别诊断　内分泌性突眼摄 ^{131}I 功能多不受抑制,眼眶肿瘤所致突眼摄 ^{131}I 功能可被抑制。

(4)预测甲亢复发　抗甲亢药物治疗中,如摄 ^{131}I 率达到正常范围,表明临床治愈,停药后复发可能性小;如仍不达到正常范围,尽管 TSH 测定值已正常,临床复发的可能性仍然较大。

(三)甲状腺兴奋试验

1. 原理　正常生理情况下,垂体分泌的 TSH 可增强甲状腺摄碘的能力。甲状腺兴奋试验(thyroid stimulation test)通过注射外源性 TSH,观察注射前后甲状腺摄 ^{131}I 率的变化,判断下丘脑-垂体-甲状腺轴的功能。

2. 检查方法　先进行常规摄 ^{131}I 试验,测定24 h摄 ^{131}I 率。随后,肌内注射 TSH 10 IU,病程较长的继发性甲减患者每天 5 IU,连续注射 3 d。末次注射 24 h 后以相同条件再次行摄 ^{131}I 试验,测定 24 h 摄 ^{131}I 率,计算甲状腺兴奋值。兴奋值=第二次 24 h 摄 ^{131}I 率-第一次 24 h 摄 ^{131}I 率。

3. 临床应用

(1)鉴别诊断原发性与继发性甲减。原发性甲减病因在甲状腺本身,外源性 TSH 不能使其兴奋,其兴奋值小于 5%;而继发性甲减病因在下丘脑或垂体,因此表现为明显兴奋。

(2)了解甲减患者的甲状腺贮备功能,协助临床发现早期甲减患者,并指导 L-T_4 激素替代治疗。

4. 注意事项

(1)个别患者注射 TSH 后可出现恶心、呕吐、心悸及皮疹等过敏反应,故有过敏史者慎用。

(2)重度垂体前叶功能减退及心脏病患者慎用。

(四)过氯酸钾释放试验

1. 原理　在正常生理情况下,甲状腺摄取的无机碘离子在过氧化酶的作用下,被迅速活化并取代甲状腺球蛋白的酪氨酸残基上的氢原子,形成碘化酪氨酸。过氯酸盐具有类似卤族元素的作用,能阻止甲状腺自血液中摄取无机碘离子(I^-)并促使已进入甲状腺但还未有机化的 I^- 从甲状腺中释出。在某些甲状腺激素合成障碍性疾病中,甲状腺内过氧化酶缺乏,甲状腺内碘的有机化障碍,有较多的无机 I^- 残留于甲状腺内,被甲状腺摄取的无机 I^- 不能被有机化。此时如口服过氯酸盐,其中的 ClO_4^- 可置换甲状腺内的 I^-,使其释放入血并阻止甲状腺摄取无机 I^-。过氯酸钾排泌试验(perchlorate washout test)通过测定并比较口服过氯酸钾前后两次甲状腺摄 ^{131}I 率,计算释放率,即可判断是否存在甲状腺碘有机化障碍。

2. 检查方法　患者准备同甲状腺摄 ^{131}I 率测定。按常规甲状腺摄 ^{131}I 率测定方法测定 2 h 甲状腺摄 ^{131}I 率,然后口服过氯酸钾 400～800 mg(小儿按 10 mg/kg),1、2 h 后再次测定甲状腺摄 ^{131}I 率,并按下式计算释放率。

$$释放率(\%)=\frac{服过氯酸钾前摄^{131}I率-服过氯酸钾后摄^{131}I率}{服过氯酸钾前摄^{131}I率}\times 100\%$$

3. 临床应用

(1)先天性 TPO 缺乏和结构缺陷及耳聋-甲状腺肿综合征等致碘有机化障碍的患者本试验为阳性。

(2)在慢性淋巴细胞性甲状腺炎患者中,本试验阳性率约 67%,但对轻度慢性淋巴性甲状腺炎患者,可有假阴性。

12 血液循环中甲状腺激素的检测有哪些?

人体每天产生 80 ~ 90 μg T_4,全部由甲状腺滤泡细胞分泌;每天产生 20 ~ 30 μg T_3,其中 20% 由甲状腺分泌,80% 是 T_4 在外周组织(主要在肝脏、肾脏和脑组织)经过 5′-单脱碘酶(5′-monodeiodinase)脱碘转化而来。rT_3 的每天产生量约为 30 μg,基本上都由 T_4 在外周组织经过 5′-单脱碘酶脱碘转化而来。除了 T_4、T_3、DIT、MIT 和微量 Tg 来自甲状腺外,血液中其他含碘化合物基本上都是在外周转化而来。当 T_4 向 T_3 转化受抑制时,rT_3 生成增多。

血中的甲状腺激素绝大部分与结合蛋白结合,最主要的结合蛋白是 TBG,此外还包括亲和力较低的 TBPA 和 ALB。T_4 的 75% 与 TBG 结合,15% 与 TBPA 结合,10% 与 ALB 结合,而 T_3 则主要与 TBG 结合。FT_4 占 TT_4 的 0.02%~0.03%,FT_3 占 TT_3 的 0.2%~0.3%。只有游离甲状腺激素才能进入细胞,结合甲状腺激素可被看作是甲状腺激素的储存库。能够发挥生理作用的是 T_3,T_4 可以被看作是 T_3 的激素原。

(一)总甲状腺激素的测定

1. 测定方法

(1)TT_4 和 TT_3 的测定发展历史　20 世纪 50 年代:测定血液蛋白结合碘(PBI)的浓度(4 ~ 8 mg/dL),包括 T_4、T_3、DIT、MIT 和 Tg 中的碘及非甲状腺激素碘化蛋白中的碘,其中绝大部分是用 T_4 和 T_3 所含的碘来估计血液 TT_4 和 TT_3 的总和。此法易受食物和药物中碘的影响。

20 世纪 60 年代:待测标本中的甲状腺激素(或已知浓度的标准品)和放射性核素标记的甲状腺激素分子竞争性与有限量的结合蛋白结合,通过标准曲线查得待测定样本中甲状腺激素水平。此法的特异性和准确性都高于蛋白结合碘方法。

20 世纪 70 年代:采用竞争性放射免疫分析方法(competitive radioimmunoassay,RIA)。其原理为待测血样中的甲状腺激素与检测试剂盒中放射性核素(信号分子)标记的甲状腺激素竞争地同特异性的抗体结合。测定时需要先把结合状态的甲状腺激素解离下来,方法有抽提法、竞争性取代[如加入 8-苯胺-1-萘-磺酸(8-anilino-1-napthalene-sulphonic acid,AN)]、水杨酸盐或 TBG 灭活。在少数情况下,当血液中本来就存在激素抗体时,测定的结果会受到很大影响。

现代:采用非竞争性免疫分析(noncompetitive immunometric assay,IMA)方法。信号分子可以是放射性同位素[如免疫放射分析(immunoradiometric assay,IRMA)]及非同位素如酶[如酶联免疫吸附分析(enzyme-linked immunosorbent assay,ELISA)]、荧光(fluorescence)物质或化学发光物质[如免疫化学发光分析(immunochemiluminometric assay,ICMA)]。这些方法进一步提高了甲状腺激素测定的敏感性和特异性。

目前临床上主要使用 RIA 和 IMA 两类方法。

(2)参考范围　正常人群的甲状腺激素呈非正态分布,中位数的95%可信区间为正常参考范围。参考范围与所采用的测定方法有关,一般用 IRMA 方法测定的参考范围为:TT_4 64～154 nmol/L(5～12 μg/dL,1 μg/dL≈12.9 nmol/L),无性别和年龄的差异;TT_3 1.2～2.7 nmol/L(80～180 ng/dL,1 ng/dL≈0.015 nmol/L),老年人 TT_3 有降低趋势。

2.临床意义　血液中 TT_4、TT_3 水平主要由甲状腺功能决定,但在很大程度上受到甲状腺结合蛋白的量及其亲和力的影响,很多情况下 TT_4 和 TT_3 的异常是由结合蛋白异常所造成,如雌激素治疗和妊娠、结合蛋白的遗传性异常、异常的结合蛋白(如甲状腺激素抗体等)等(表2-3)。当结合蛋白水平异常时,FT_4 测定比 TT_4 意义更大。

表2-3　影响 TT_4 和 TT_3 测定结果的非甲状腺性因素

TBG 增多	TBG 减少	抑制 T_4 向 T_3 转化(主要在肝脏和肾脏)的因素
妊娠	雄激素和同化激素	急、慢性系统性疾病
内、外源性雌激素增多	肢端肥大症	能量缺乏(禁食、厌食、蛋白-热量营养不良)
急性和慢性活动性肝炎	肾病综合征	手术
急性间歇性肝卟啉病	低蛋白血症	新生儿
淋巴肉瘤	慢性肝病(肝硬化)	老年人
药物(海洛因、美沙酮、奋乃静、氯贝丁酯)	大剂量糖皮质激素	药物(糖皮质激素、普萘洛尔、胺碘酮、胆囊造影剂、丙硫氧嘧啶)
特发性和遗传性 TBG 增多	遗传性 TBG 减少	

(1)TT_4 的变化　TT_4 的升高或降低主要与甲状腺分泌激素的多少(甲亢或甲减)有关,也与血液中 TBG 水平的高低及其与甲状腺素的亲和力,以及是否存在异常的结合蛋白质有关。

1)TT_4 升高:①甲亢是 TT_4 升高的最主要的原因,如各种原因导致的甲状腺性甲亢和甲状腺滤泡破坏(甲状腺炎)、选择性垂体甲状腺激素抵抗等。②甲状腺功能正常的情况下也可能测得 TT_4 升高,如 TBG 水平升高、家族性异常白蛋白血症性高甲状腺激素血症(familial dysalbuminemic hyperthyroxinemia,FDH,血液中存在一种变异的与甲状腺激素亲和力增高的 ALB,是一种常染色体显性遗传性疾病)、患者血液中存在甲状腺激素抗体(内源性 T_4 抗体)。③甲减,如严重的全身性甲状腺激素抵抗。

2)TT_4 下降:①甲减是 TT_4 降低最主要的原因,如各种原因引起的甲状腺合成和分泌的甲状腺激素减少(包括原发性甲减和继发性甲减)。②甲状腺功能正常的情况下也可能测得 TT_4 下降,如 TBG 减少或与甲状腺激素的亲和力降低、T_3 轻度升高(T_3 替代治疗、碘缺乏、甲亢治疗后)。③一些特殊类型的甲亢也可表现 TT_4 下降,如摄入外源性 T_3、甲状腺 T_3 分泌增多(如 T_3 型甲亢),见表2-4。

表 2-4 甲状腺激素和相关蛋白升高及降低的因素

指标	升高的因素	降低的因素
TT_4	(1)甲亢:甲状腺性甲亢、甲状腺滤泡破坏(甲状腺炎)、选择性垂体甲状腺激素抵抗 (2)甲状腺功能正常:TBG 水平升高、家族性异常白蛋白血症性高甲状腺激素血症、血液中存在甲状腺激素抗体、L-T_4 替代治疗 (3)甲减:严重的全身性甲状腺激素抵抗	(1)甲减:原发性甲减和继发性甲减 (2)甲状腺功能正常:TBG 减少或与甲状腺激素的亲和力降低、T_3 轻度升高 (3)甲亢:摄入外源性 T_3、甲状腺 T_3 分泌增多
TT_3	(1)甲亢 (2)甲状腺功能正常:缺碘、T_3 自身抗体、甲亢治疗后、甲状腺炎 (3)甲减:T_3 自身抗体	(1)甲减 (2)甲状腺功能正常:NTIS 及其他 T_4 向 T_3 转化受阻
FT_4	(1)甲亢:甲状腺性甲亢、甲状腺滤泡破坏(甲状腺炎)、选择性垂体甲状腺激素抵抗 (2)甲状腺功能正常或减退的全身性甲状腺激素抵抗综合征 (3)甲状腺功能正常的 NTIS	(1)甲减 (2)甲状腺功能正常:NTIS 及某些药物影响,代偿性 T_3 分泌增多 (3)甲亢:T_3 型甲亢
FT_3	(1)甲亢 (2)甲状腺功能正常:缺碘、T_3 自身抗体、甲亢治疗后、甲状腺炎 (3)甲减:T_3 自身抗体	(1)甲减 (2)甲状腺功能正常:NTIS 及其他 T_4 向 T_3 转化受阻
rT_3	(1)甲亢 (2)非甲状腺疾病:如急性心肌梗死、肝硬化、糖尿病、尿毒症、恶性肿瘤、脑血管意外、心力衰竭、心内膜炎及一些发热感染性疾病等 (3)药物影响:胺碘酮、丙硫氧嘧啶、地塞米松等	(1)甲减 (2)低 T_3 综合征:因 5′-单脱碘酶活性降低 (3)慢性淋巴细胞性甲状腺炎
Tg	(1)分化型甲状腺癌 (2)亚急性甲状腺炎 (3)突眼性甲状腺肿 (4)其他良性甲状腺疾病:甲状腺瘤、囊性肿块、甲亢、桥本甲状腺炎等	甲状腺髓样癌
TBG	(1)甲减 (2)肝病:如肝硬化、肝炎等 (3)甲状腺癌 (4)格雷夫斯病 (5)先天性高 TBG 血症 (6)其他原因:如多发性骨髓瘤、结缔组织病、急性间歇性卟啉病(特别是女性)、妊娠、应用雌激素、口服避孕药、新生儿、葡萄胎,以及使用奋乃静、海洛因、美沙酮等药物	(1)甲亢 (2)某些非甲状腺疾病:如肢端肥大症、肾病综合征、严重感染、重度营养不良、未控制的重症糖尿病、恶性肿瘤、失蛋白性肠道疾病、呼吸衰竭等 (3)遗传性 TBG 缺乏症 (4)一些药物:如大剂量使用糖皮质激素及雄激素、苯妥英钠、水杨酸盐、氯丙酰胺及甲苯磺丁脲等

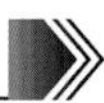

（2）TT_3 的变化　T_3 主要在外周组织由 T_4 转换而来，受影响因素比较多，除甲状腺自身功能外，其他主要影响因素包括年龄、饮食、身体其他系统疾病（如 NTIS）及药物。甲亢和甲减时 TT_3/TT_4 值都高于正常人，前者是因为甲状腺不适当分泌过多的 T_3，后者是因为外周组织 T_4 向 T_3 的转换代偿性增多，因此观察甲亢病情以测定 T_3 较敏感，而甲减以测定 T_4 较敏感。TBG 的变化对 TT_3 的影响同 TT_4，血液中存在 T_3 的抗体时 TT_3 水平也会明显升高，但这两种情况都不影响甲状腺功能。

1）TT_3 升高：①各种类型的甲亢是 TT_3 升高的主要原因（包括 T_3 型甲亢）。②甲状腺功能正常也可能表现为 TT_3 升高，如缺碘、存在 T_3 自身抗体、甲亢治疗后、甲状腺炎等。③某些类型甲减（如身体存在 T_3 自身抗体）也可以表现 TT_3 升高。

2）TT_3 降低：①各种原因导致的明显甲减是 TT_3 降低最主要的原因。②甲状腺功能正常的情况下也可能测得 TT_3 降低（如 NTIS 及其他 T_4 向 T_3 转化受阻），见表 2-4。

在垂体功能正常的情况下结合蛋白通常不会引起机体游离甲状腺激素的异常，因此不会引起代谢率的变化。大多数情况下 TT_3 的变化与 TT_4 一致。少数情况下两者相分离，如 T_3 型甲亢和 NTIS 等。TT_3 升高而 TT_4 正常或者轻度降低见于 T_3 型甲亢或 T_3 增高型甲状腺功能正常（T_3 euthyroidism），后者更多见，常见于甲减的代偿状态、碘缺乏、甲亢治疗后。

（二）游离甲状腺激素的测定

血中游离甲状腺激素和结合甲状腺激素保持动态平衡，虽然结合蛋白的改变会影响总的甲状腺激素，但对于垂体-甲状腺轴功能正常的人来说游离甲状腺激素的绝对值不会改变。血液中 T_4 比 T_3 更紧密地与 TBG 结合，FT_4 和 FT_3 分别为 0.02%～0.03% 和 0.2%～0.3%，游离甲状腺激素与代谢直接相关。

1. 测定方法　分为直接测定和间接测定两种方法。

（1）直接测定法　采用平衡透析法、超滤法、凝胶滤过等分离方法将游离甲状腺激素和与蛋白结合的甲状腺激素分离，然后采用超敏感的 RIA 或者色谱方法直接测定游离部分的甲状腺激素水平，但这些方法对技术和仪器设备要求高且烦琐，目前仅用于研究，不适合临床应用。

（2）间接测定法　临床上常规使用的各种测定 FT_4 和 FT_3 的方法实际上是对游离甲状腺激素的间接估计，即间接测定方法。它们是在有结合蛋白存在的前提下估计游离甲状腺激素水平，因此在一定程度上受结合蛋白的影响。这些影响包括结合蛋白水平、异常的结合蛋白、体内外药物、游离脂肪酸水平、某些病理状态下存在的结合抑制物等。

间接测定 FT_4 和 FT_3 有两种方法：指数方法和免疫分析法，可以用自动免疫分析仪测定。免疫分析法所使用的标准品浓度是通过称重方法或者是经过直接测定方法获得的。

1）指数方法：指数方法需要两个独立的试验，其一是测定总甲状腺激素（TT_4 或 TT_3）水平，其二是估计结合蛋白水平（测定 TBG 水平或者测定 FT_4 或 FT_3 摄取率）。

2）免疫分析法：免疫分析法是用特异性高、亲和力强的甲状腺激素抗体从血样中捕获少量的甲状腺激素（包括结合甲状腺激素和游离甲状腺激素），未被结合的抗体位点与血样中游离甲状腺激素水平成反比，再用放射性同位素、免疫荧光和化学发光物质标记的甲状腺激素和这些未被结合的位点结合，通过和标准品对比，就可求得所测样品游离甲状腺激素水平。测定时所采用的标准品的游离甲状腺激素水平是通过直接测定法获得的。

2. **临床意义** 临床上仅当结合蛋白水平异常时，测定游离甲状腺激素的意义才优于总甲状腺激素的测定。但现有临床上应用的游离甲状腺激素的测定方法都在某种程度上与结合蛋白有关，特别是结合蛋白有明显异常如分子结构异常（如血液中存在结合抑制物、重症 NTIS、某些药物等）都会影响游离甲状腺激素测定的准确性。因此结合 TSH 测定和游离甲状腺激素水平测定才能更全面地判断甲状腺功能。

（1）FT_4 升高 见于：①甲亢（原因同 TT_4 升高）；②甲状腺功能正常或减退的全身性甲状腺激素抵抗综合征；③甲状腺功能正常的 NTIS。

（2）FT_4 降低 见于：①甲减（原因同 TT_4 降低）；②甲状腺功能正常的 NTIS 及某些药物影响，代偿性 T_3 分泌增多（如碘缺乏等）；③甲亢，如 T_3 型甲亢。

（3）FT_3 升高 见于：①各种类型的甲亢，包括 T_3 型甲亢；②甲状腺功能正常（如缺碘、存在 T_3 自身抗体、甲亢治疗后、甲状腺炎等）；③甲减（如 T_3 自身抗体）。

（4）FT_3 降低 见于：①甲减（原因同 TT_3 降低）；②甲状腺功能正常（NTIS 及其他 T_4 向 T_3 转化受阻），见表 2–4。

除少数情况下，甲亢患者游离甲状腺激素（FT_4、FT_3）水平都是升高的，而甲减时是降低的；甲状腺功能正常者 FT_4 则正常。T_3 型甲亢者 FT_4 可以降低。NTIS 时 FT_4 可降低，而此时甲状腺功能一般认为是正常的。当甲状腺分泌较多的 T_3 来代偿性维持正常的甲状腺功能时，FT_4 也是降低的。同样在甲状腺功能正常的 NTIS 时 FT_3 都是降低的。服用某些药物者 FT_4 和 FT_3 都可以偏离正常范围。全身性甲状腺激素抵抗综合征患者 FT_4 和 FT_3 都升高。严重缺碘地区的甲减患者 FT_3 正常或偏高，但 FT_4 偏低或正常。

最后着重说明 T_3 的特殊意义：①胺碘酮引起的甲亢往往以 T_3 升高为主；②缺碘地区甲状腺肿患者应检查 T_3 和 TSH，以确定单结节或多结节甲状腺肿是否合并功能自主 T_3 型甲亢；③先天性甲状腺肿（TPO 缺乏或者 Tg 合成障碍者）T_3 往往是增高的；④TSH 肿瘤甲亢的 T_3 增高明显；⑤T_3 增高往往是甲亢复发的标志；⑥T_3 增高常见于甲状腺激素抵抗；⑦在 NTIS 低 TSH（TSH<0.01 mIU/L）情况下，增高的或者异常"正常"的 T_3 都表示患者存在甲亢。

（三）反 T_3 的测定

95%～98% 的 rT_3 是由血清 T_4 经 5′-单脱碘酶脱去酪氨酸环中 5 或 3 位上碘原子形成的。正常情况下每日约 55% 的 T_4 转化为 rT_3，仅有 2%～5% 的 rT_3 由甲状腺分泌。在血浆中 rT_3 水平约 30 ng/dL，主要与 TBG 结合而存在，故 TBG 含量的改变对 rT_3 测定值有较大影响。

1. **生理效应** rT_3 的生物活性仅为 T_4 的 1/20，在体液或细胞中很快衰变，无明显的生理作用，因此 T_4 转化为 rT_3 可视为灭活过程。rT_3 可反馈抑制 T_4 向 rT_3 转化，故 rT_3 水平的改变能反映机体某些生理病理变化。

2. **临床意义**

（1）rT_3 升高 ①甲亢时血液循环中 rT_3 水平升高比 T_3、T_4 灵敏。②非甲状腺疾病如急性心肌梗死、肝硬化、糖尿病、尿毒症、恶性肿瘤、脑血管意外、心力衰竭、心内膜炎及一些发热感染性疾病

等均可见 rT_3 增高。这是因为5′-单脱碘酶活性降低，T_3 减少，机体代谢减慢，使 rT_3 代谢清除率降低所致。③对抗甲状腺药物治疗疗效观察：甲亢治疗中 T_3 下降较快，但 rT_3 下降缓慢，当 rT_3 低于正常时常提示用药过量。④药物影响：胺碘酮除了能抑制甲状腺摄碘外，还能抑制 T_4 转化为 T_3，胺碘酮与 rT_3 之间存在着极好的正相关，测定 rT_3 值可间接地反映胺碘酮的水平；丙硫氧嘧啶是最强烈的5′-单脱碘酶抑制剂，可抑制甲状腺激素的合成，并影响 T_4 脱碘成 T_3，rT_3 的增加与该药剂量相关；地塞米松亦为5′-单脱碘酶抑制剂，可致 rT_3 生成增多，但 T_3 减少。

（2）rT_3 降低　①甲减：对轻度甲减和亚临床甲减的诊断，rT_3 价值优于 T_4 和 T_3，但TSH增多仍是诊断甲减最灵敏的指标。②低 T_3 综合征：因5′-单脱碘酶活性降低，T_4 转化 T_3 减少，T_4 向 rT_3 转化增多。③慢性淋巴细胞性甲状腺炎：对该病潜在性或早期甲减的诊断具有较大的价值。④甲减时替代治疗的观察：用甲状腺片替代治疗甲减的恢复顺序为 $TT_3 \rightarrow rT_3 \rightarrow TT_4 \rightarrow TSH$。如 rT_3 和 TT_3 明显升高，则提示用药过量，见表2-4。

3. 注意事项

（1）各实验室应建立各自的参考范围。儿童至40岁之间 rT_3 随年龄增长呈逐渐下降趋势，40岁以上随年龄增大呈升高趋势。

（2）rT_3 的测定对于非甲状腺疾病严重程度的判断、预后及疗效观察有重要意义，其中最重要的指标是 T_3/rT_3 值明显下降。

（四）游离甲状腺素指数

游离甲状腺素指数（free T_4 index，FT_4I）是指血清 TT_4 乘以 $^{125}I-T_3$ 吸收比值（RT_3U）。

1. 原理　当血清TBG水平变化时，其对 TT_4 及 RT_3U 均产生影响，二者结果向相反方向移动，即当TBG增高时，TT_4 升高，RT_3U 降低；反之亦然，即TBG降低时，TT_4 下降，RT_3U 增高。此时 TT_4 和 RT_3U 均不能真正反映甲状腺功能状态，可用 TT_4 和 RT_3U 的乘积即 FT_4I 来矫正TBG对 TT_4 的影响。因此，FT_4I 可纠正因TBG异常引起的 TT_4 变化，相当于 FT_4 的相对值。在缺乏 FT_4 测定的情况下，FT_4I 不受TBG的影响，在一定程度上亦可准确反映甲状腺的功能状况。

2. 临床意义　FT_4I 可间接反映游离甲状腺激素水平，不受TBG影响。甲亢时 FT_4I 升高，甲减时 FT_4I 降低。

3. 注意事项　FT_4I 的参考范围取决于各实验室采用的方法及 TT_4 值的单位，差异可很大，故每个实验室应根据自己的方法建立本单位的参考范围。

（五）甲状腺球蛋白测定

甲状腺球蛋白（Tg）是由甲状腺滤泡细胞合成的大分子糖蛋白，相对分子质量约为60 000。Tg是甲状腺滤泡内胶质的主要成分，合成的甲状腺激素以Tg形式贮存在甲状腺滤泡腔内，在TSH的刺激下，通过蛋白酶的作用将Tg水解释放出 T_3 和 T_4，T_3 和 T_4 透过基底细胞膜弥散到毛细血管的血浆中而进入甲状腺细胞的内循环，一般不分泌或溢漏到外周血液中去。近年人们发现在正常情况下，也有极微量的Tg进入血液循环，但一般不会诱发抗体产生。

1. 临床意义

(1)Tg 升高　①分化型甲状腺癌:在乳头状腺癌、滤泡状腺癌中 Tg 可明显升高,除癌肿破坏甲状腺组织释放 Tg 外,肿瘤细胞本身也可能分泌 Tg。甲状腺癌全切术后或^{131}I 治疗后,外周血 Tg 应降至极低,若升高,提示复发或有转移病灶。②亚急性甲状腺炎:在急性期因甲状腺滤泡破裂,胶质内 Tg 溢入细胞间质,进入血液循环导致血清 Tg 升高。③突眼性甲状腺肿:甲状腺过度刺激引起 Tg 升高,经治疗缓解后 Tg 水平恢复正常。④其他良性甲状腺疾病:甲状腺瘤、囊性肿块、甲亢、桥本甲状腺炎时,由于胶质内的 Tg 进入血液循环,故血中 Tg 升高。

(2)Tg 降低　甲状腺髓样癌血 Tg 水平可正常或降低(表 2-4)。这是因该肿瘤不是来自甲状腺滤泡细胞,而是来自甲状腺 C 细胞的肿瘤。

2. 注意事项　①患者行甲状腺穿刺术及甲状腺扫描后 1 ~ 2 周内,血中 Tg 可不同程度升高。②对各种甲状腺肿瘤而言,血清 Tg 波动范围较大,故根据一次测定结果进行鉴别诊断是困难的。③Tg 测定的方法不同,参考范围可有差异,各实验室应有自己的参考范围。

(六)甲状腺结合球蛋白测定

甲状腺结合球蛋白(TBG)是一种由肝脏合成的酸性糖蛋白,由 395 个氨基酸残基组成,血清 TBG 水平为 220 ~ 510 mmol/L(12 ~ 28 mg/L),参考范围可因方法、仪器、试剂的不同而有不同,在血液中半衰期为 5 d。TBG 是血液中甲状腺激素的主要结合蛋白,一分子 TBG 可结合一分子的 T_4,亦可结合一分子的 T_3,但 T_3 亲和力仅是 T_4 的 1/10。TBG 对甲状腺激素的运输、储存、代谢和维持血中甲状腺激素及游离甲状腺激素的相对恒定具有重要意义。

1. 生理效应　①TBG 与激素结合后不能通过肾小球膜,延缓了激素的排泄,也是激素在血液循环中的主要贮备形式。②激素与 TBG 结合后通过血液循环到达靶细胞,这也是激素在体内的主要运输形式。③与 TBG 结合的激素因不易进入细胞,故不具有生物活性。

2. 临床意义

(1)TBG 升高　①甲减时血中 TBG 代谢减慢,降解、消除率下降,故血中 TBG 水平可明显升高。随着治疗后症状的改善,TBG 水平降至正常。②肝病如肝硬化、肝炎时由于肝间质细胞合成和分泌 TBG 增多,间质细胞坏死释放 TBG 增加等因素,血中 TBG 水平增多。③甲状腺癌患者血中 TBG 也可升高。④有报道观察了 88 例格雷夫斯病患者,有 8 例高 TBG 血症,另 80 例 TBG 水平亦高于正常人。⑤X 连锁显性遗传的先天性高 TBG 血症患者因 TBG 合成过多或降解过缓亦可导致 TBG 升高,且男性患者病情较重,其 TBG 结合能力可达正常人的 4.5 倍。⑥多发性骨髓瘤、结缔组织病、急性间歇性卟啉病(特别是女性)、妊娠、应用雌激素、口服避孕药、新生儿、葡萄胎,以及使用奋乃静、海洛因、美沙酮等药物均可引起 TBG 升高。

(2)TBG 降低　①甲亢时血清 TBG 水平显著低于正常,随着治疗病情缓解,TBG 逐渐上升至正常,原因可能是体液中总分布间隙呈一过性的增大。②某些非甲状腺疾病,如肢端肥大症、肾病综合征、严重感染、重度营养不良、未控制的重症糖尿病、恶性肿瘤、失蛋白性肠道疾病、呼吸衰竭等均可导致 TBG 降低。③X 连锁隐性遗传的遗传性 TBG 缺乏症以男性多见,隔代遗传,母亲和女儿均为致病基因携带者,血清中 TBG 可低至测不出。④大剂量使用糖皮质激素及雄激素、苯妥英钠、水杨酸盐、氯丙酰胺、甲苯磺丁脲等也可使血 TBG 水平降低(表 2-4)。

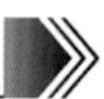

13 下丘脑-垂体-甲状腺轴的检查有哪些？

甲状腺功能主要受下丘脑与垂体的调节。下丘脑、垂体与甲状腺构成调节轴即HPT轴，共同调节甲状腺功能。此外，甲状腺还可进行自身调节（见本章第一节）。

一般应用促甲状腺激素释放激素（TRH）、促甲状腺激素（TSH）、甲状腺激素（TH）负反馈调节原理评价HPT轴功能。

所谓TRH对TSH“量”的调节，通常指TRH对TSH分泌量的调控作用。TRH分泌增多，TSH合成亦增多，反之则减少。TRH促进TSH细胞合成在结构上和生物活性上完全正常的TSH（质的调节），其关键作用是使TSH的寡糖链具备完整的结构和活性。但有时分泌的TSH免疫活性正常而生物活性下降（质的调节障碍），其原因是修饰、糖化TSH链的寡糖合酶缺陷（门冬氨酸残基不能与糖结合）。只有当质和量两种调节都正常时，TRH-TSH-TH轴的调节才可能正常。

血FT_3和FT_4增高时，T_3、T_4与TSH细胞核特异性受体的结合量增多，产生“抑制性蛋白”，TSH合成与释放减少，同时对TRH的反应性亦降低。这种反馈抑制作用是通过合成新的抑制性蛋白产生的，因而与TRH引起的TSH释放在时效上有明显差异。通常情况下，T_3、T_4对TSH细胞的反馈抑制和TRH对其的兴奋作用是相互拮抗、互相制约的，共同调节腺垂体TSH释放，其中以T_4、T_3对TSH的反馈调节作用占优势。病理情况下，T_3、T_4的反馈调节作用可占压倒优势，以致无法表现出TRH对TSH的兴奋作用。例如，格雷夫斯病时，由于过高的T_3、T_4对腺垂体TSH细胞的强烈抑制，TRH不能兴奋TSH细胞（TSH对TRH无反应），主要是T_3反馈抑制的结果。

使用药理剂量的TRH静脉注射，正常TSH细胞将发生强烈反应，TSH分泌量明显增多。但如果TSH细胞长期缺乏TRH的基础兴奋性刺激，其反应能力明显下降。这说明TRH在维持正常甲状腺激素分泌中起着经常性和生理性促进作用。

（一）TSH的测定

1.测定方法　在免疫分析方法出现以前TSH检测的敏感度不高（第一代），主要用于原发性甲减的诊断，因为此时TSH已经明显增高。放射免疫方法（第二代）测定TSH下限在0.2～0.4 mIU/L。高敏感度的第三代检测方法IRMA的最低检测值在0.02 mIU/L。时间分辨免疫荧光法（TRIFA）（第四代）的最低检测值0.001 mIU/L，称为超敏感的TSH检测方法。高敏感和超敏感的TSH测定可用于甲亢和亚临床甲亢的诊断。

目前的研究认为TSH值在0.1～0.4 mIU/L就表示甲状腺激素过多，对于老年人来说心房颤动和心血管疾病的发生风险增加。明显甲亢时TSH一般在0.01 mIU/L以下。而在轻度、亚临床甲亢时及NTIS时TSH受抑制较轻，一般在0.01～0.10 mIU/L。TSH联合FT_4是判断甲状腺功能的敏感指标。

现在的IMA测定TSH所使用的是TSH单克隆抗体，可避免与其他糖蛋白的交叉反应。但免疫反应不能区分TSH的生物活性。当垂体分泌异常糖化的低活性的TSH（中枢性甲减）时所测得的TSH“正常”或“高于正常”。同样，当垂体瘤分泌高活性的TSH时（垂体性甲亢）所测定的TSH也

“正常”。此外,TSH 测定技术上的误差常常导致 TSH 值偏高。当 TSH 异常增高或降低时可用不同厂家的试剂盒测定同一份标本,如果结果相差 50% 以上,证明有方法学上的缺陷。

2. 临床应用

(1)甲状腺功能异常的筛选　当测定敏感度可达到或者低于 0.02 mIU/L 时,TSH 测定可作为甲状腺功能异常的筛选指标。只有 TSH 才能探测到轻度、亚临床的甲状腺功能异常。

(2)甲减替代治疗的监测　L-T_4 是甲减替代治疗的首选药物,达到完全替代治疗的目标是将 TSH 维持在 0.5 ~2.0 mIU/L,而血液 FT_4 水平维持在正常范围的上 1/3。

(3)L-T_4 抑制治疗　目前认为 TSH 对于分化良好的甲状腺癌(differentiated thyroid cancer, DTC)是促生长的因子。根据非对照回顾性研究结果,用 L-T_4 抑制 TSH 到正常低值或者低于正常值可抑制手术后 DTC 复发。一般的抑制剂量是 2.1 μg/(kg · d)。临床上 TSH 抑制的程度必须个体化,要权衡患者各方面的因素(如年龄、心血管状态、肿瘤复发危险性、医源性甲亢)对心脏和骨骼的负面影响。多数人认为对于复发风险高者,TSH 控制在 0.05 ~0.10 mIU/L,而极高风险者控制在<0.01 mIU/L。如果手术后 5 ~10 年未复发并且血液中 Tg 水平检测不出,TSH 控制在正常低限即可。

(4)NTIS 患者 TSH 测定的意义　大多数因非甲状腺疾病住院患者的 TSH 在正常范围,部分病情严重的患者可出现一过性 TSH 异常,波动范围一般在 0.02 ~20.00 mIU/L,即 NTIS。疾病的急性期 TSH 在 0.02 ~0.20 mIU/L,随着病情的恢复,TSH 可反弹性升高,然后恢复到正常范围。因此对于因病住院的患者应该拓宽 TSH 的正常范围到 0.05 ~10.00 mIU/L,以提高 TSH 测定值的阳性预测力度。

(5)中枢性甲减　通常 TSH 和 FT_4 之间存在线性对数关系,当 FT_4 低于正常下限时 TSH>10 mIU/L,如果此时 TSH 不升高就应考虑中枢性甲减。

中枢性甲减的特征是甲状腺激素水平降低的同时 TSH 水平降低、正常或仅仅轻度升高,后者是因为垂体分泌低活性或无活性 TSH。一项对中枢性甲减的研究发现 35% 的中枢性甲减患者 TSH 低于正常,40% 和 25% 分别正常和高于正常。免疫学方法所检测的 TSH 不能区分其生物活性,当垂体分泌异常糖化的低活性的 TSH 时所测得的 TSH“正常”或“高于正常”。

(6)TSH 不适当增多　FT_4 增高而 TSH 不被抑制即 TSH 不适当增多。常见原因是结合蛋白异常和检验误差(嗜异性抗体的干扰),不同实验室检查结果的变异系数大于 50% 。少见的原因是垂体 TSH 瘤或甲状腺激素抵抗综合征。垂体 TSH 瘤约占 TSH 不适当增多的 1% ,一般是大腺瘤,TSH α 亚单位增多,临床表现有甲亢、TSH 对 TRH 刺激无反应。甲状腺激素抵抗综合征是由甲状腺激素受体 β 亚单位变异所导致,发生率在 1 ∶ 50 000,表现为甲状腺激素水平轻、中度升高而 TSH 正常或升高,但对 TRH 刺激有反应(与垂体 TSH 瘤不同),临床表现可为代谢率正常(甲状腺功能正常,全身性抵抗)或代谢率升高(甲亢,选择性垂体抵抗),患者常有甲状腺肿。

(二)TRH 的测定

TRH 是下丘脑分泌的一种神经三肽激素,其结构为焦谷-组-脯酰胺,相对分子质量为 326.4,易溶于水,较稳定,无种族特异性,血中半衰期约为 30 min,主要存在于下丘脑正中隆起的腹背侧区。除下丘脑外,心、肝、脾、肺和肾等组织中亦存在 TRH。TRH 不仅可促使垂体释放 TSH,其本身也受外周甲状腺激素及其他神经、体液因素的调节。

由于 TRH 在外周血中水平较低,半衰期短,很快会被酶灭活,故血标本中添加抑肽酶和抗凝剂,采血后立即分离血浆，低温保存；由于 TRH 本身测定的局限性及标本处理要求较高，TRH 测定较难在临床普及，目前多采用 TRH 兴奋试验取代血 TRH 测定。

（三）TRH 兴奋试验

1. **原理和方法**　TRH 可刺激垂体合成与释放 TSH，使血中 TSH 水平升高。当垂体和甲状腺功能正常时，静脉注射人工合成的 TRH 500 μg，注射前及注射后 15、30、60、90、120 min 分别测定 TSH，血中 TSH 在 30 min 可达高峰，常比基础值升高 2 倍[较注射前约增加(29.5±12.2)mIU/L]。注射 TRH 2～4 h 后，血清 TSH 水平恢复至基础水平。

2. **临床意义**　原发性甲减时，下丘脑和垂体均正常，病变在甲状腺，血中 T_3、T_4 水平降低，提高垂体对 TRH 的兴奋性，基础血清 TSH 水平即增高，注射 TRH 后血液中 TSH 更显著增高（数倍至十多倍），TRH 兴奋试验呈过高反应；继发于垂体病变的甲减由于病变在垂体，所以基础 TSH 水平低，注射 TRH 后，TSH 水平无变化；继发于下丘脑的甲减由于病变在下丘脑，所以基础 TSH 水平低，注射 TRH 后，垂体合成 TSH 的细胞兴奋，血 TSH 水平有所升高，但由于垂体合成 TSH 的细胞长时间缺少 TRH 的兴奋刺激，所以对外源性 TRH 刺激反应迟缓，TRH 奋试验呈延迟反应型（即 TSH 峰值出现在静脉注射 TRH 60 min 甚至 90 min 之后）；甲亢患者血 T_3、T_4 水平升高，一方面通过负反馈机制抑制 TSH 分泌，另一方面阻断 TRH 对垂体的兴奋作用，TRH 兴奋试验呈低反应或无反应型，血清 TSH 仅轻微升高或无变化，如果超过基础值就可排除甲亢；内分泌突眼症与体液和细胞免疫有关，对 TRH 兴奋试验无明显反应。

目前 TRH 兴奋试验在很大程度上已经被高敏感的 TSH 测定所取代。

（四）TSH 兴奋试验

TSH 作用于甲状腺，可使甲状腺摄碘、激素合成及分泌功能增强，给予正常人外源性 TSH 后，多数人在 12～24 h 内出现摄 ^{131}I 率增高并达到高峰。对于因垂体或下丘脑功能不足导致的继发性甲减患者，由于甲状腺摄 ^{131}I 功能下降，当给予外源性 TSH 时，甲状腺受到 TSH 刺激后使摄 ^{131}I 率增高。而原发性甲减的患者，在给予外源性 TSH 后，摄 ^{131}I 率不增高或增高不明显。对于储备功能不足的患者，虽然甲状腺摄 ^{131}I 率可正常，但不会有显著的提高。因此，可根据给予外源性 TSH 后的不同反应，鉴别原发性甲减及继发性甲减，并了解甲状腺的储备功能。

（五）甲状腺摄 ^{131}I 率及 T_3 抑制试验

下丘脑、垂体和甲状腺形成经典的内分泌调节和负反馈调节轴，下丘脑分泌 TRH，TRH 促进垂体分泌 TSH，TSH 刺激甲状腺滤泡细胞增生、摄取碘合成甲状腺激素（T_4 和少量 T_3），T_3 反馈性抑制垂体 TSH 的过度分泌，从而维持垂体-甲状腺轴的正常生理。当给予外源性 T_3 后，血液中 T_3 超过生理范围，垂体 TSH 分泌受到明显抑制，因此甲状腺的摄 ^{131}I 率也受到明显抑制。

1. **甲状腺摄 ^{131}I 率**　正常值为 3 h 5%～25%，24 h 15%～45%，高峰在 24 h 出现。甲亢患者各时相值均大于正常上限，摄 ^{131}I 速度加快，部分患者高峰可前移至 3 h。此方法诊断甲亢的符合率可达 90%，但没有观察疗效的意义。甲减患者 24 h 摄 ^{131}I 率小于 15%。单纯性甲状腺肿仅见 24 h 摄 ^{131}I

率增高而高峰不前移。

2. T_3 **抑制试验** 甲状腺功能正常（包括单纯性甲状腺肿）时摄 ^{131}I 抑制率>50%，甲亢（格雷夫斯病或甲状腺结节功能自主）时，因为甲状腺的功能不受垂体控制，因此甲状腺摄 ^{131}I 率不会受到明显的抑制（小于 50%）。本试验主要用于不典型甲亢、T_3 型甲亢和内分泌性突眼的辅助诊断，也可作为判断长期接受抗甲状腺药物治疗者停药后是否易于复发的指标。

14 如何解读甲状腺功能检查报告？

（一）TSH 是甲状腺功能评价的一线指标

血 TSH 半衰期约 30 min，血浆 TSH 水平为 0.5 ~ 5.0 mIU/L（其中 α 亚基为 0.5 ~ 2.0 μg/L），成人的 TSH 生成量为 40 ~ 150 mU/d。血 TSH 测定已成为目前最常用、最可靠和最有临床意义的检测项目。用免疫放射分析（IRMA）、放射受体分析（RRA）或双位点夹心法测得的 TSH 称为高敏 TSH（sensitive TSH，sTSH）。sTSH 较以前的 RIA 有了明显进步，主要优点是敏感性明显提高，其最低检出值可达 0.04 mIU/L。对甲亢的诊断来说，sTSH 测定已基本取代 TRH 兴奋试验和 T_3 抑制试验。用免疫化学发光分析（ICMA）或时间分辨免疫荧光法（TRIFA）测定的 TSH 灵敏度可达 0.01 mIU/L，其特异性高，称为超敏 TSH（ultrasensitive TSH，uTSH）。uTSH 的参考范围为 0.5 ~ 5.0 mIU/L。在大多数情况下，结合临床表现，如血 uTSH（或 sTSH）<0.5 mIU/L 即可诊断为甲亢，甚至可以省略其他检测项目（如 TT_3、TT_4、FT_3、FT_4 等）。怀疑甲亢的患者也不必再做 TRH 兴奋试验或 T_3 抑制试验。由于目前已经普遍开展了 uTSH 测定，因而本书关于血清 TSH 的论述中，TSH 即代表 uTSH。以 TSH 为基准的甲状腺疾病诊断程序见图 2-4。

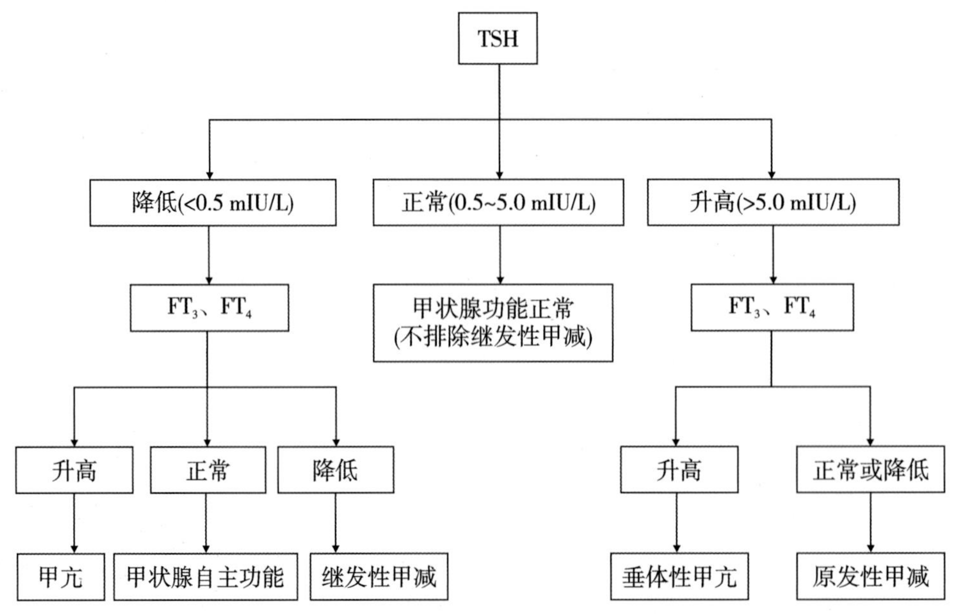

图 2-4 以 TSH 为基准的甲状腺疾病诊断程序

（二）动态测定TSH更具临床意义

1. 血甲状腺激素和TSH变化幅度　当甲状腺功能改变时，TSH的合成、分泌和血浓度的变化较TT_3、TT_4、FT_3、FT_4或rT_3等更迅速而显著。例如中度甲亢患者，血TT_3、TT_4升高达正常的1～2倍，FT_3和FT_4的变化往往在1倍以内，而血TSH甚至可以下降至<0.01 mIU/L。亚临床甲亢、T_3型甲亢或T_4型甲亢的T_3、T_4变化不大，有时无明显变化，而血TSH已有显著下降。甲减患者的TSH升高也比T_3、T_4降低明显得多。

2. 血TSH测定的应用　已被广泛应用于甲亢筛选、诊断、病情追踪、药效评价和预后判定。在甲状腺疾病的诊断程序中，可将TSH列为基础检测项目来确定甲状腺功能并指导进一步检查。

3. 血TSH测定的临床意义　①筛选甲状腺疾病；②诊断亚临床甲状腺疾病；③监测原发性甲减L-T_4替代治疗的疗效；④监测分化型甲状腺癌（DTC）L-T_4抑制治疗疗效。以TSH为甲状腺疾病初筛指标的一般诊断程序为：①当TSH<0.1 mIU/L或高度怀疑为亚临床甲亢时，应加测FT_4和FT_3；②当TSH≥5.0 mIU/L（或5.1 mIU/L，或5.5 mIU/L）时，应加测FT_4、TPOAb和TgAb，以早期明确亚临床甲减或AITD的诊断；③特殊病例不能用TSH反映甲状腺功能（如TSH瘤、TSH不敏感综合征），或有甲状腺结节时，除TSH外，应根据需要选择其他适当的诊断方法，防止漏诊或误诊。

4. TSH作为诊断指标具有充分的合理性

（1）TSH降低　引起血TSH降低的主要情况如下。①甲亢性甲状腺毒症（甲状腺合成和分泌甲状腺激素增加）：绝大多数情况下，血TSH降低意味着血T_3和T_4过多（可维持在正常范围内），例如格雷夫斯病、毒性甲状腺瘤、毒性甲状腺结节或甲状腺炎伴甲亢（急性、亚急性或慢性）。以上情况引起的TSH抑制，在T_3和T_4转为正常后，血TSH降低仍可维持3个月左右，此段时间内（如抗甲状腺药物或^{131}I治疗）评价甲状腺功能最恰当的指标是FT_4。②非甲亢性甲状腺毒症（储存的甲状腺激素从腺体释放或甲状腺外来源）：淋巴细胞性甲状腺炎、亚急性甲状腺炎，药物、创伤、辐射诱发，细菌、真菌感染等导致甲状腺滤泡细胞中的甲状腺激素释放的甲状腺炎；医源性的甲状腺激素过度使用，以及卵巢畸胎瘤异位分泌甲状腺激素。③继发性甲减：血清TSH、T_4和T_3三者均可降低。当初步诊断为此病时，还应进行MRI检查和TRH兴奋试验。除此之外，诊断中枢性甲减时，还要测定其他垂体激素水平，以便明确该病仅单独存在或是有垂体功能减低的情况。④严重的躯体疾病：严重的躯体疾病伴血TSH降低的原因有NTIS、使用过的多巴胺或糖皮质激素。⑤其他：如妊娠、急性精神病、高龄等。

（2）TSH升高　主要见于原发性甲减，亦可见于某些急性疾病（如急性肾衰竭）或急性疾病的恢复期、碘缺乏、甲状腺激素抵抗综合征、肾上腺皮质功能减退等。

5. TSH作为甲状腺功能筛选指标的局限性

（1）血甲状腺激素和TSH的非平衡期　人们普遍认为，下丘脑-垂体-甲状腺轴功能正常时，血TSH是甲状腺功能活动的"标志"或"金标准"。但在病理情况下，TSH不能完全反映甲状腺的功能状况，因为TSH和甲状腺激素正常反馈调节和浓度关系，需要一个适应、重新调节的过渡时期。一般甲减用甲状腺激素制剂替代治疗后，需要4～6周才能使血TSH恢复正常；而甲亢用抗甲状腺药物治疗后，需要数月（视病情和治疗效果而定，一般为2～6个月）才能使血TSH恢复到正常范围。

在此之前，血 T_3、T_4、TSH 水平出现矛盾现象，T_3、T_4 已正常，但 TSH 仍升高（甲减时）或降低（甲亢时），此即为甲状腺激素和 TSH 的非平衡期（period of nonequilibrium）。观测非平衡期内的药物疗效，只检测血 TSH 显然是片面的。

血 TSH 测定的突出优点在于能早期发现亚临床甲亢和亚临床甲减，但遇到下丘脑-垂体病变（包括下丘脑-垂体性甲减或甲亢）及 TSH 或甲状腺激素不敏感综合征时，血 TSH 不宜作为评价甲状腺功能的唯一初筛项目，TSH 测定对甲状腺激素不敏感综合征无诊断意义。

（2）TSH 测定的局限性　临床测定 TSH 的局限性表现在以下方面：①血 TSH 是由垂体细胞的 T_3 来调节的，因此 TSH 并非 T_4 替代治疗（T_4 在所有组织中的水平）的最佳指标。用 T_4 治疗的甲减者，血 TSH 可能已正常，而 T_3 和 T_3/T_4 值仍降低，提示 T_3/T_4 的替代量不足。②TSH 的分泌受 TRH、T_3/T_4 和碘化物等的调节，其中 TRH 又受中枢神经的控制；而在合并中枢神经病变（如下丘脑疾病）时，血 TSH 难以反映甲状腺功能。③血 TSH 的参考范围上限仍有争议，如用超敏法测定，TSH 的参考范围上限应为 4.0～5.0 mIU/L；有人建议为 2.0～2.5 mIU/L，以诊断更多的亚临床甲减，但过度使用 T_3/T_4 替代治疗可能弊大于利，应该慎重。从非甲状腺疾病的人群中获得的参考范围往往包含了部分亚临床甲减的病例，TSH 的水平随着增龄而有一定程度的上升，而且各种族之间也存在一定的差异，白种人的上限似乎高于黑种人与西班牙人。

6. 亚临床甲亢和亚临床甲减的诊断标准　甲状腺功能状态与种族和各地区的碘供应量密切相关，因此各地需要调查自己的诊断参考值；各地的甲亢、亚临床甲亢、甲减、亚临床甲减的诊断标准也应该有所差别。借用国际或国家的诊断参考值时，应当十分慎重，特别是某些情况（如妊娠）更需要严格的亚临床甲亢和亚临床甲减的诊断标准。美国甲状腺病学会于 1990 年公布的甲亢和甲减的实验室诊断标准为：①原发性甲减，血 TSH 升高，FT_4 降低；②甲亢，血 TSH<0.1 mIU/L，FT_4 升高。如 FT_4 正常，应加测 FT_3。为明确病因，亦应做甲状腺自身抗体测定，而血清 TSH 是最佳的单一性筛选项目。

全美临床生化学会提倡，疑有甲亢的最初筛选试验是 TSH 测定，如 TSH<0.1 mIU/L，则加测 FT_4，如 FT_4 正常，再加测 FT_3；对疑有甲减者，其最初筛选检查亦为血 TSH。T_3、T_4 和甲状腺自身抗体均不作为诊断的初筛或常规检查项目，除非另有原因。近年发现，经过严格筛选的甲状腺功能正常人群的血 TSH 参考值在 0.4～2.5 mIU/L；低于或高于此范围要定期追踪其变化，早期明确甲亢或甲减的诊断。我国的食盐碘化政策经历了多次变化，对甲状腺功能的诊断标准有一定影响。

以下我们通过一些病例来进一步解读甲状腺功能检查报告。

【病例 2-1】患者，女性，45 岁，因“怕热、多汗、手抖 2 个月”就诊。患者 2 个月前出现怕热、多汗、手抖，自觉伴有易怒、食欲旺盛、睡眠差，无乏力、声音嘶哑、饮水呛咳、局部压痛、吞咽困难等不适。

既往史：高血压病史 3 年，服用氨氯地平片 5 mg，1 次/d，血压控制可。无特殊个人史、家族史。

查体：体温 37.3 ℃，心率 102 次/min，血压 130/86 mmHg（1 mmHg≈0.133 kPa），身高 162 cm，体重 48 kg；双眼稍突出，双侧甲状腺Ⅱ度肿大，质地软，无压痛，可闻及血管杂音，双下肢无水肿。入院后查甲状腺功能及相关抗体，结果见表 2-5。

甲状腺彩超示：甲状腺肿大，腺体回声增强而不均匀，血流量明显增多，呈现“火海征”。结果见图 2-5。

 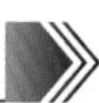

表 2-5　甲状腺激素及抗体测定结果

检测项目	单位	检测值	参考值
甲状腺素(T_4)	nmol/L	156.47 ↑	62.68 ~ 150.84
三碘甲腺原氨酸(T_3)	nmol/L	3.48 ↑	0.98 ~ 2.33
促甲状腺激素(TSH)	mIU/L	0.007 ↓	0.350 ~ 4.940
游离甲状腺素(FT_4)	pmol/L	26.63 ↑	9.01 ~ 19.05
游离三碘甲腺原氨酸(FT_3)	pmol/L	13.02 ↑	2.43 ~ 6.01
甲状腺过氧化物酶抗体(TPOAb)	IU/mL	317.60 ↑	0.00 ~ 5.61
促甲状腺激素受体抗体(TRAb)	IU/L	5.71 ↑	0.00 ~ 1.75

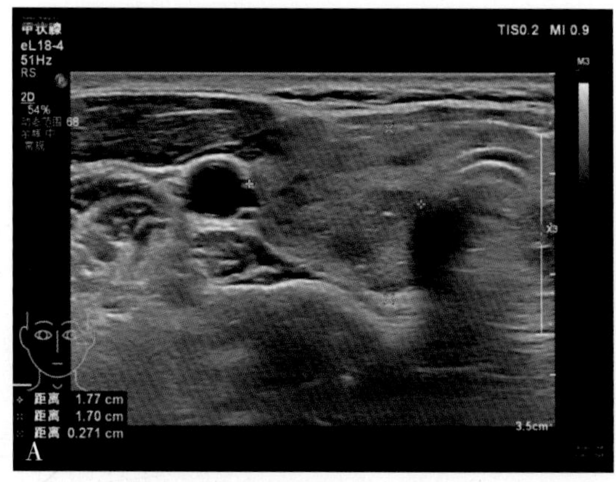

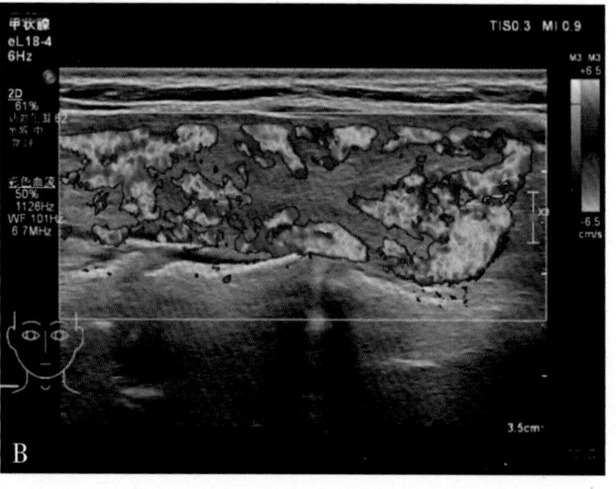

A. 右侧甲状腺体积增大,大小约 1.78 cm×1.77 cm,形态饱满,表面光滑,包膜完整,内部回声增粗,分布不均匀,其内未见明显肿块回声;B. 右侧甲状腺血流信号丰富。

图 2-5　甲状腺彩超显像

甲状腺发射计算机断层显像(ECT)报告:甲状腺肿大,甲状腺摄锝率明显增高。结果见图 2-6。

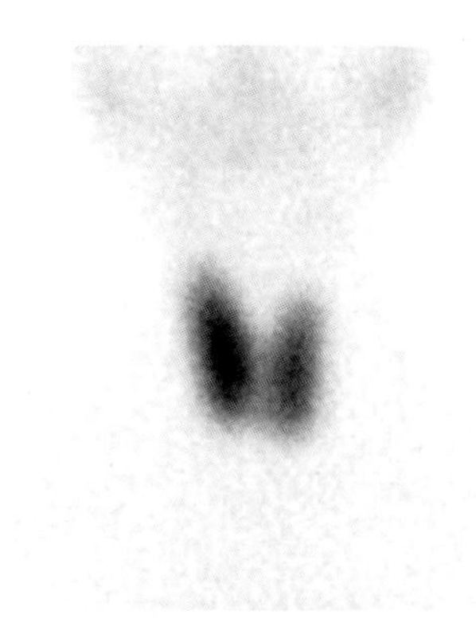

甲状腺显示清晰,位置正常,右叶体积增大、形态饱满,右叶内放射性分布弥漫性浓聚且基本均匀,左叶体积正常,放射性分布均匀。颈部本底低。

图 2-6　甲状腺 ECT 静态显像

病例特点:患者中年女性,高代谢状态,TT_3、FT_3、TT_4、FT_4 升高,TSH 降低,TRAb 升高,甲状腺超声、甲状腺核素扫描特征性改变。

诊断:格雷夫斯病。

【病例 2-2】患者,女性,33 岁,因“颈部疼痛半月余”就诊。患者 1 个月前曾出现咳嗽、咽痛等上呼吸道感染症状,3 d 后逐渐好转。半月前出现颈部疼痛,稍感心悸、多汗,有时夜间有低热,无咳嗽、流涕、咽痛等不适。体重未见明显变化。既往体健。无特殊个人史、家族史。

查体:体温 37.7 ℃,血压 118/76 mmHg;左侧甲状腺Ⅱ度肿大,质硬,有压痛,双侧甲状腺未闻及血管杂音。

入院后查甲状腺功能及相关抗体,结果见表2-6。

表2-6　甲状腺激素及抗体测定结果

检测项目	单位	检测值	参考值
甲状腺素(T_4)	nmol/L	165.32↑	62.68~150.84
三碘甲腺原氨酸(T_3)	nmol/L	3.09↑	0.98~2.33
促甲状腺激素(TSH)	mIU/L	0.031↓	0.350~4.940
游离甲状腺素(FT_4)	pmol/L	20.09↑	9.01~19.05
游离三碘甲腺原氨酸(FT_3)	pmol/L	7.66↑	2.43~6.01
甲状腺过氧化物酶抗体(TPOAb)	IU/mL	2.50	0.00~5.61
甲状腺球蛋白抗体(TgAb)	IU/mL	37.61↑	0.00~4.11
促甲状腺激素受体抗体(TRAb)	IU/L	1.37	0.00~1.75

甲状腺彩超示:右侧甲状腺多发片状低回声区,亚急性甲状腺炎可能,右侧甲状腺Ⅵ区多发淋巴结增大。结果见图2-7。

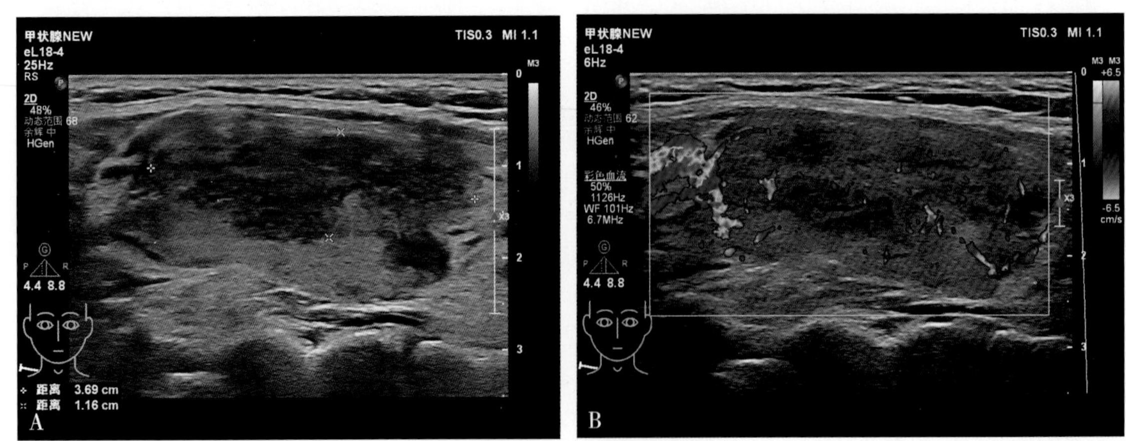

A.右侧甲状腺体积增大,形态饱满,表面光滑,包膜完整,内部回声增粗,分布不均匀,弥漫性低回声区大小约3.69 cm×1.16 cm,其内未见明显肿块回声;B.弥漫性低回声区显示血流信号增加。

图2-7　甲状腺彩超显像

甲状腺ECT示:甲状腺摄锝功能明显下降。结果见图2-8。

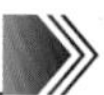

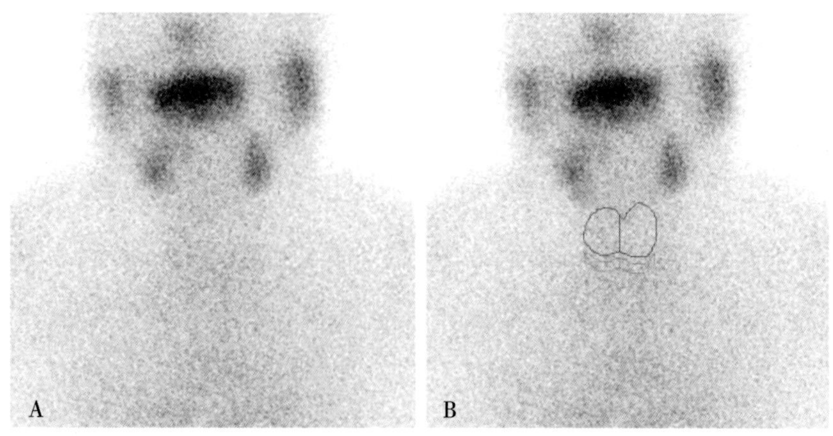

A. B 示甲状腺摄锝功能明显下降；B 中圈示感兴趣区。

图 2-8　甲状腺 ECT 静态显像

病例特点：颈部疼痛，甲状腺毒症，TRAb 未见异常，红细胞沉降率明显升高（未见报告），甲状腺超声、甲状腺核素扫描特征性改变。

诊断：亚急性甲状腺炎。

【病例 2-3】患者，男性，40 岁，因“怕热、多汗 1 个月”就诊。患者 1 个月前出现怕热、多汗，偶有手抖，无咳嗽、流涕、咽痛、头痛等不适，近 1 个月体重减轻 2 kg。无特殊既往史、个人史、家族史。

查体：体温 36.5 ℃，血压 120/86 mmHg；甲状腺可触及结节，活动可，质地中等，无压痛，未闻及血管杂音。

入院后查甲状腺功能及相关抗体，结果见表 2-7。

表 2-7　甲状腺激素及抗体测定结果

检测项目	单位	检测值	参考值
甲状腺素（T_4）	nmol/L	186.43 ↑	62.68 ~ 150.84
三碘甲腺原氨酸（T_3）	nmol/L	4.60 ↑	0.98 ~ 2.33
促甲状腺激素（TSH）	mIU/L	<0.004 ↓	0.350 ~ 4.940
游离甲状腺素（FT_4）	pmol/L	20.60 ↑	9.01 ~ 19.05
游离三碘甲腺原氨酸（FT_3）	pmol/L	15.83 ↑	2.43 ~ 6.01
甲状腺过氧化物酶抗体（TPOAb）	IU/mL	0.57	0.00 ~ 5.61
甲状腺球蛋白抗体（TgAb）	IU/mL	0.58	0.00 ~ 4.11
促甲状腺激素受体抗体（TRAb）	IU/L	<0.80	0.00 ~ 1.75

甲状腺彩超示：左侧甲状腺结节 TI-RADS 3 级，双侧颈部未见明显肿大淋巴结。结果见图 2-9。

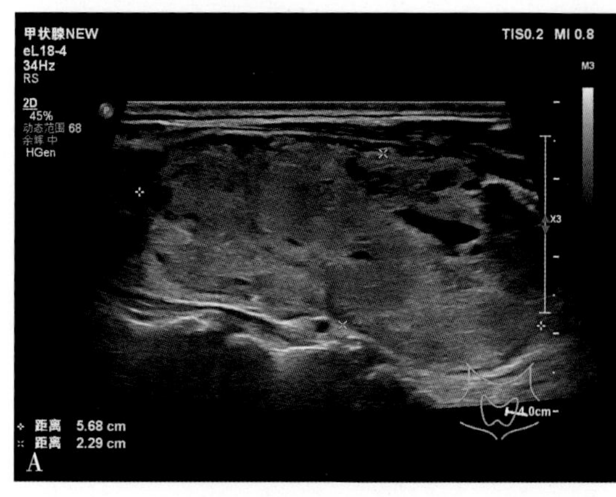
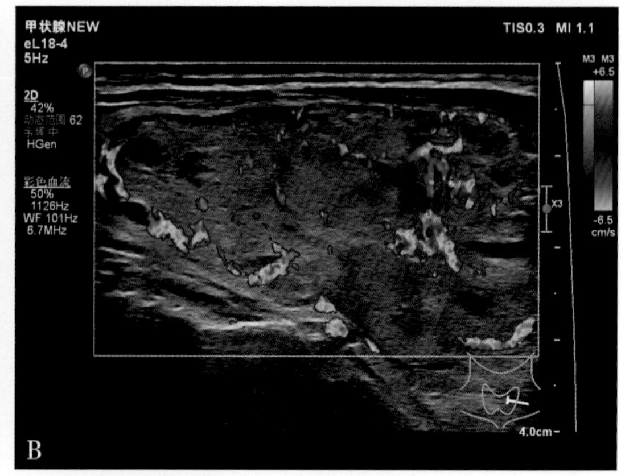

A. 左叶外形增大,峡部不厚,包膜光整,内部回声增粗,欠均匀,左侧甲状腺内探及一混合回声结节,大小约5.7 cm×2.3 cm×2.8 cm,边界清,似由多枚融合而成;B. 结节内血供较丰富。

图 2-9　甲状腺彩超显像

甲状腺 ECT 示:右侧甲状腺结节部位摄放射性核素情况较周围正常甲状腺组织高,局部异常放射性浓聚。报告见图 2-10。

病例特点:甲状腺毒症,TRAb 未见异常,甲状腺超声、甲状腺核素扫描特征性改变。

诊断:甲状腺自主高功能腺瘤。

S

R

L

I

甲状腺大小:左 1.6 cm×1.2 cm×1.3 cm,右 2.1 cm×1.2 cm×2.3 cm。左叶甲状腺中下极见一类圆形结节灶,边界尚清,内密度不均,可见钙化影,大小约 3.8 cm×3.0 cm×5.8 cm,伴放射性分布明显浓聚。余甲状腺密度弥漫性减低,未见放射性浓聚。余扫描范围内未见明显异常密度灶或放射性浓聚灶。

图 2-10　甲状腺 ECT 静态显像

【病例 2-4】患者，女性，25 岁，因“恶心、乏力 1 周”就诊。患者自述目前处于备孕状态，1 周前出现恶心、乏力，无怕冷、发热、腹痛等不适。入院后完善相关检查，发现 FT_3 12.08 pmol/L（正常值 2.43 ~6.01 pmol/L），FT_4 28.9 pmol/L（正常值 9.01 ~ 19.05 pmol/L），TSH 0.01 mIU/L（正常值 0.350 ~4.940 mIU/L），TRAb 阴性。血常规、肝肾功能、电解质、血糖均正常。无特殊既往史、个人史、家族史。追问月经史，平时月经不规律，目前已停经接近 2 个月。

查体：体温 36.5 ℃，心率 90 次/min，血压 120/66 mmHg；甲状腺无明显肿大，无压痛。

甲状腺彩超示：双侧甲状腺未见明显异常。

查血人绒毛膜促性腺激素（HCG）显著升高。

妇科会诊：确认妊娠。

病例特点：妊娠伴甲状腺毒症，TRAb 阴性，甲状腺彩超未见异常。

诊断：妊娠期一过性甲状腺毒症。

【病例 2-5】患者，男性，57 岁，因“怕热、多汗 10 年”就诊。患者 10 年前出现怕热、多汗，近 2 周怕热、出汗加重，伴心悸、多食、消瘦、头晕，无咳嗽、流涕、咽痛、头痛等不适。无特殊既往史、个人史、家族史。

查体：体温 37.0 ℃，血压 135/92 mmHg；甲状腺未触及明显肿大，无压痛，双侧甲状腺未闻及血管杂音。

甲状腺功能：TT_3、FT_3、TT_4、FT_4、TSH 均升高，TPOAb、TgAb、TRAb 均阴性。

病例特点：该患者有明显的高代谢症状，TT_3、FT_3、TT_4、FT_4 与 TSH 同向升高，高度怀疑中枢性甲亢。应行头颅磁共振成像（MRI）检查，排查垂体 TSH 腺瘤。

诊断：垂体 TSH 腺瘤（可能性大）。

【病例 2-6】患者，女性，26 岁，因“甲状腺术后 6 个月，甲状腺功能异常 1 周”就诊。患者 6 个月前曾行甲状腺癌右侧甲状腺切除手术，目前服用左甲状腺素钠片（优甲乐）100 μg，1 次/d。1 周前体检时查出甲状腺功能异常，无明显自觉症状，无突眼及甲状腺肿大。无特殊个人史、家族史。

查体：体温 37.0 ℃，血压 110/70 mmHg；右侧甲状腺缺如，左侧甲状腺无明显肿大，无压痛，未闻及血管杂音。

实验室检查：TT_4、TT_3、FT_4、FT_3 均在正常值，TSH 0.15 mIU/L（正常值 0.35 ~4.94 mIU/L），TPOAb、TgAb、TRAb 均正常。

病例特点：甲状腺癌术后接受 TSH 抑制治疗，甲状腺功能表现为亚临床甲亢，患者无心悸等不适症状，故无须调整用药剂量。

诊断：外源性亚临床甲状腺毒症。

【病例 2-7】患者，女性，34 岁，因“畏寒、乏力、嗜睡、体重增加半年余”就诊。患者半年前无明显诱因出现畏寒、乏力、嗜睡，近半年体重增加 1.5 kg，偶有面部水肿及双侧脚踝水肿，便秘较以前加重，3 ~4 d 解一次大便，于消化科就诊，完善腹部 CT 及胃肠镜检查，均未见明显异常。无特殊既往史、个人史、家族史。

查体：体温 36.5 ℃，血压 115/80 mmHg；无突眼，甲状腺弥漫性Ⅰ度肿大，质地韧硬，下肢无水肿，余无异常。

实验室检查：TT_4、TT_3、FT_4、FT_3 降低，TSH 升高，TPOAb、TgAb 呈强阳性，TRAb 阴性。

甲状腺彩超示：双侧甲状腺弥漫性病变。结果见图 2-11。

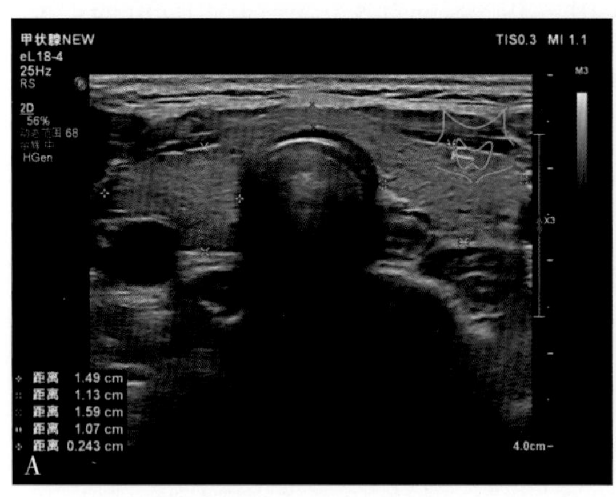

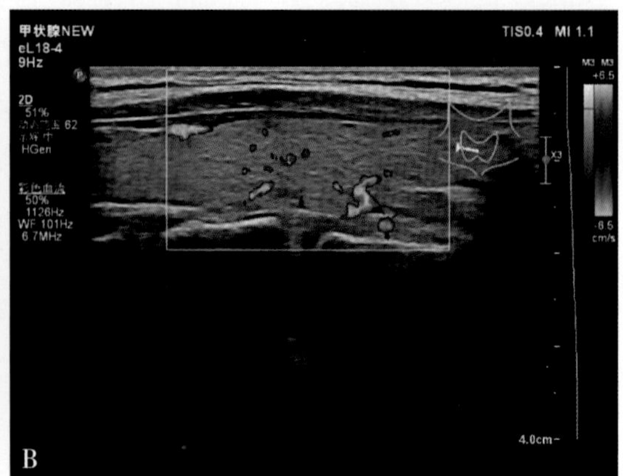

A. 甲状腺大小：左 1.49 cm×1.13 cm，右 1.59 cm×1.07 cm，峡部厚约 0.24 cm。双侧叶甲状腺大小、形态正常，表面光滑，包膜完整，内部回声增粗，分布欠均匀，其内未见明显异常回声。B. 甲状腺内血流信号未见明显异常。

图 2-11 甲状腺彩超显像

病例特点：该患者为中年女性，有明显的低代谢临床表现，甲状腺功能检查 TT_4、TT_3、FT_4、FT_3 降低，TSH 升高，符合原发性甲减的表现，且 TPOAb、TgAb 呈强阳性。

诊断：桥本甲状腺炎。

【病例 2-8】患者，女性，27 岁，因“妊娠 9 周，发现甲状腺功能异常 3 d”就诊。患者妊娠 9 周，3 d 前产检时发现 TSH 高于妊娠期特异性参考值上限，无乏力、食欲减退、嗜睡、发冷等不适。无特殊既往史、个人史、家族史。

查体：体温 37.0 ℃，血压 120/70 mmHg；双侧甲状腺无明显肿大，无压痛，未闻及血管杂音。

甲状腺功能检查：TT_4、TT_3、FT_4、FT_3 均正常，TSH 超过妊娠期特异性参考值上限，TPOAb、TgAb 呈强阳性（表 2-8）。

表 2-8 甲状腺激素及抗体测定结果

检测项目	单位	检测值	参考值
甲状腺素（T_4）	nmol/L	88.75	62.68～150.84
三碘甲腺原氨酸（T_3）	nmol/L	1.69	0.98～2.33
促甲状腺激素（TSH）	mIU/L	10.620↑	0.350～4.940
游离甲状腺素（FT_4）	pmol/L	12.39	9.01～19.05
游离三碘甲腺原氨酸（FT_3）	pmol/L	4.52	2.43～6.01
甲状腺过氧化物酶抗体（TPOAb）	IU/mL	583.86↑	0.00～5.61
甲状腺球蛋白抗体（TgAb）	IU/mL	>1 000.00↑	0.00～4.11

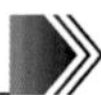

病例特点：该孕妇 TT_4、TT_3、FT_4、FT_3 均正常，TSH 超过妊娠期特异性参考值上限，符合妊娠期亚临床甲减的表现，并且 TPOAb、TgAb 呈强阳性。这种情况会增加不良妊娠结局的发生风险，并有可能影响胎儿智力发育，因而需要积极治疗，尽快将患者血 TSH 控制在 2.5 mIU/L 以下。

诊断：妊娠期亚临床甲减，桥本甲状腺炎。

【病例 2-9】患者，女性，26 岁，因"畏寒、乏力 1 个月"就诊。患者近 1 个月无明显诱因下感畏寒、乏力、精神萎靡、瞌睡，饭量减少，但体重在 1 个月内增加 2 kg，偶有晨起面部水肿。

既往史：2 年前分娩时曾发生产后大出血，产后无乳且一直未来月经。

无特殊个人史、家族史。

查体：体温 36.2 ℃，血压 90/63 mmHg；双侧甲状腺无明显肿大，无压痛，未闻及血管杂音。

甲状腺功能：TT_4、TT_3、FT_4、FT_3 及 TSH 均降低，TPOAb、TgAb、TRAb 均正常。

垂体 MRI 示：空泡蝶鞍。

病例特点：该患者 TT_4、TT_3、FT_4、FT_3 与 TSH 同向降低，符合中枢性甲减的表现，结合患者分娩时曾发生产后大出血。

诊断：希恩综合征（席汉综合征）引起的垂体性甲减。

【病例 2-10】患者，男性，78 岁，因"活动后心悸、气促 4 年，加重且不能平卧 1 d"就诊，以冠心病、左心功能不全被收入院。既往无甲状腺疾病史。无特殊既往史、个人史、家族史。

查体：身高 164 cm，体重 40 kg，体温 36.2 ℃，血压 85/60 mmHg，心率 56 次/min；双侧甲状腺无明显肿大，无压痛，未闻及血管杂音。

甲状腺功能：TT_3、FT_3降低，TT_4、FT_4、TSH 正常，rT_3 升高，TPOAb、TgAb、TRAb 均正常。

病例特点：该患者为老年人，存在消瘦、严重营养不良及心功能不全。

诊断：低 T_3 综合征，又称非甲状腺性病态综合征（NTIS）。

【病例 2-11】患者，女性，42 岁，因"发现颈部增粗半年"就诊。患者半年前出现颈部紧绷感，无颈部疼痛、咳嗽、咯痰、咽痛等不适。无特殊既往史、个人史、家族史。

查体：身高 156 cm，体重 65 kg，体温 36.8 ℃，血压 135/90 mmHg，心率 77 次/min；双侧甲状腺轻度肿大，无压痛，未闻及血管杂音。

甲状腺功能：TT_3、FT_3、TT_4、FT_4 及 TSH 均正常，TPOAb、TgAb 均显著升高（表 2-9）。

表 2-9　甲状腺激素及抗体测定结果

检测项目	单位	检测值	参考值
甲状腺素（T_4）	nmol/L	80.56	62.68～150.84
三碘甲腺原氨酸（T_3）	nmol/L	1.69	0.98～2.33
促甲状腺激素（TSH）	mIU/L	3.414	0.350～4.940
游离甲状腺素（FT_4）	pmol/L	10.25	9.01～19.05
游离三碘甲腺原氨酸（FT_3）	pmol/L	4.22	2.43～6.01
甲状腺过氧化物酶抗体（TPOAb）	IU/mL	826.16↑	0.00～5.61
甲状腺球蛋白抗体（TgAb）	IU/mL	6.00↑	0.00～4.11

甲状腺B超示:甲状腺弥漫性增大,峡部增厚明显,内部回声弥漫性减低,分布不均匀。

病例特点:该患者为中年女性,甲状腺弥漫性肿大,甲状腺功能正常,TPOAb、TgAb显著升高。

诊断:早期桥本甲状腺炎(甲状腺功能正常期)。

15 血中甲状腺激素水平测定能完全反映甲状腺功能吗?

(一)血中甲状腺激素水平测定的局限:功能和测定值背离

甲状腺功能最重要的检测指标是血中甲状腺激素水平,但有时真正的功能和指标并不一致。例如,甲状腺激素误用或无痛性甲状腺炎表现为破坏性甲状腺中毒症,通过 FT_4 和TSH检测不能与甲亢相鉴别,此时甲状腺功能不是亢进反而是受到抑制。这类疾病患者血中甲状腺激素过多,但甲状腺功能并不亢进,治疗方法不同于甲亢。故临床医生务必注意血中甲状腺激素测定值和甲状腺功能背离的情况。

(二)以游离甲状腺激素判断甲状腺激素的过多或不足

甲状腺激素测定包括 TT_4、FT_4、TT_3、FT_3 的测定。血中99%以上的 T_4、T_3 与蛋白结合,进入细胞内发挥作用的是占总甲状腺激素不到1%的游离甲状腺激素。妊娠、肝功能损害等导致结合蛋白水平改变对总甲状腺激素水平测定产生很大影响,而游离甲状腺激素水平基本不受影响,因此这些情况下测定游离甲状腺激素水平方可判断甲状腺激素的过多或不足。

(三)测定 FT_4 还是 FT_3

与受体结合发挥作用的是 FT_3,FT_4 为没有活性的激素前体,但并非通过 FT_3 测定即可判断甲状腺状态。通常,血中 T_4 全部来源于甲状腺,而仅20%以下的 T_3 来自甲状腺,80%的 T_3 是在肝、肾等组织由 T_4 脱碘生成。如绝食24 h,T_4 基本没有变化,但是 T_3 减半。另外,甲减早期 T_4 降低但是 T_3 正常。换言之,甲状腺提供激素前体 T_4,根据全身代谢状态,肝、肾等组织控制活化 T_3 的生成。因此,判断甲状腺功能,不是根据易受营养状态影响的 FT_3,而是必须测定 FT_4。当然对 T_3 型甲亢,FT_3 的测定是必需的。

(四)TSH是判断甲状腺激素过多或不足的特异、敏感性指标

甲状腺激素的生成和分泌受TSH调节,而TSH受下丘脑TRH调节。TRH和TSH受甲状腺激素的负反馈调节。即甲状腺激素过多时TSH受到抑制,不足时抑制解除,TSH增加。TSH是判断甲状腺激素过多、不足的最特异性、最敏感的指标。其他项目,如胆固醇、肌酸激酶、碱性磷酸酶等也是怀疑甲状腺功能异常时的检测指标,但缺乏特异性。

（五）注意 TSH 的反应延时

相对于 T_4、T_3 的变化，TSH 较晚出现变化。甲状腺激素补充剂量改变时，TSH 需 2 个月才能稳定，故频繁测定 TSH 没有意义。另外，TSH 的抑制、上升也可能反映前一段时间内一过性甲状腺激素的过多或不足。此时，观察 FT_4 与 TSH 的动态变化就很有用。

（六）根据 FT_4 和 TSH 判断甲状腺功能

FT_4 超过参考值提示甲状腺激素过多；低于参考值，除外 T_3 型甲亢，均提示甲状腺激素不足。FT_4 在参考值但 TSH 异常，有潜在性甲状腺激素过多或不足。FT_4 与 TSH 反方向变化表示下丘脑-垂体轴功能正常。FT_4 与 TSH 同方向变化时，无疑提示下丘脑-垂体轴功能异常，特别是无论 FT_4 如何异常，TSH 均在标准范围或轻度朝反方向变化时，必须考虑下丘脑-垂体的异常。当然，也应考虑前面提及的 TSH 的反应延时现象（图 2-12）。

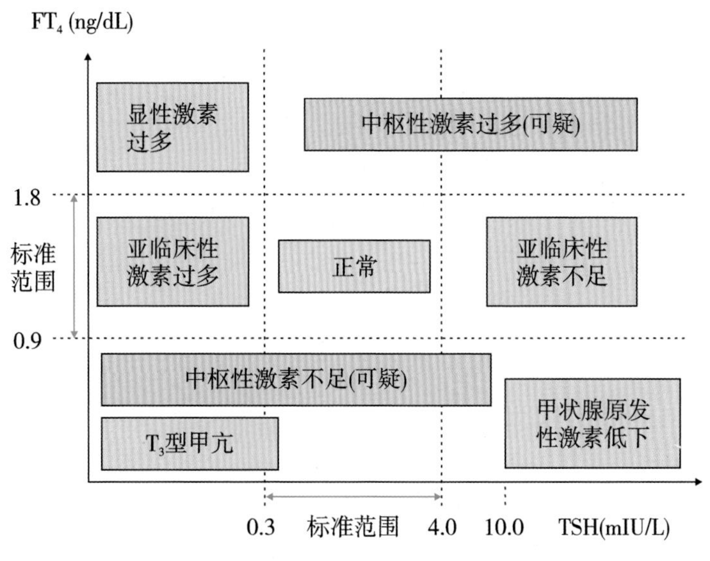

图 2-12　根据 FT_4 与 TSH 进行鉴别诊断

16 什么是甲状腺的活体功能检查？

甲状腺的活体功能检查包括判断甲状腺功能状态的放射性碘摄取率（摄 ^{131}I 率）测定与判断甲状腺激素作用亢进或不足的基础代谢率（basal metabolic rate，BMR）测定等。活体功能检查虽可以获得查体无法得到的信息，但是这些检查存在的通病是较为麻烦，难以统一测定条件。

(一)甲状腺摄碘率为反映甲状腺功能状态的金标准

碘是甲状腺合成甲状腺激素的原料之一,放射性的^{131}I 也能被摄取并参与甲状腺激素的合成,其被摄取的量和速度与甲状腺功能密切相关。将^{131}I 引入受检者体内,利用体外探测仪器测定甲状腺部位放射性计数的变化,可以了解^{131}I 被甲状腺摄取的情况,从而判断甲状腺的功能,这就是甲状腺摄^{131}I 试验的原理。甲状腺摄^{131}I 率(RAIU)可辅助甲状腺毒症的病因鉴别。格雷夫斯病可表现为摄取能力增强或正常,其高峰往往前移;破坏性甲状腺毒症时 RAIU 降低;在外源摄入过量甲状腺激素时 RAIU 几乎接近零;卵巢甲状腺肿患者颈部的 RAIU 也明显降低。因此,RAIU 可用于甲状腺毒症病因的鉴别,但如果临床表现或 TRAb 能够直接诊断格雷夫斯病,则无须测 RAIU。

检查方法:患者空腹 2 h 后口服微量^{131}I-NaI 溶液 74 ~ 185 kBq(2 ~ 5 μCi),于服药后 3、6、24 h 测量甲状腺部位的计数率,形成相应曲线(图 2-13)。

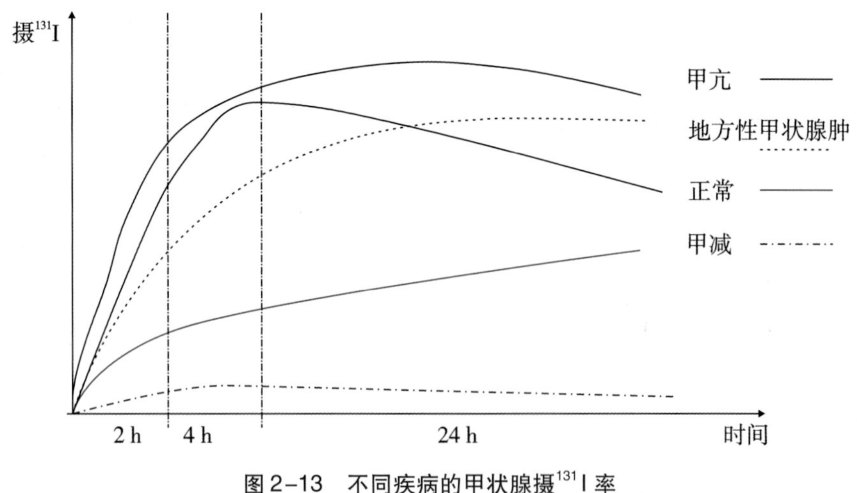

图 2-13 不同疾病的甲状腺摄^{131}I 率

甲状腺摄^{131}I 试验适应证:辅助诊断甲亢、甲减;辅助诊断甲状腺炎;甲状腺疾病^{131}I 治疗的服药剂量计算和适应证的选择。

甲状腺摄^{131}I 试验由于会受到患者饮食、服药等情况的影响,结果并不能完全反映甲状腺的实际功能状态,建议同时行甲状腺 ECT 静态显像检查来对比。甲状腺 ECT 静态显像可评价甲状腺功能状态及位置、大小和形态,计算其重量(图 2-14 ~ 图 2-21)。与^{131}I 不同,^{99m}Tc 不参与甲状腺激素的合成,仅反映钠碘同向转运体(sodium-iodine symporter,NIS)的表达与功能,不受 RAIU 的影响,可在 RAIU 测定完成后进行。甲亢时甲状腺影像明显增浓,破坏性甲状腺毒症时甲状腺影像明显减淡。根据 ECT 静态显像,甲状腺结节可分为高功能(热结节)、功能正常(温结节)和低功能(冷或凉结节)。ECT 是甲状腺毒症病因鉴别诊断中的一个重要手段,还有助于鉴别结节的功能和发现异位甲状腺。妊娠期及哺乳期禁用 RAIU 或 ECT 检查。

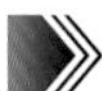

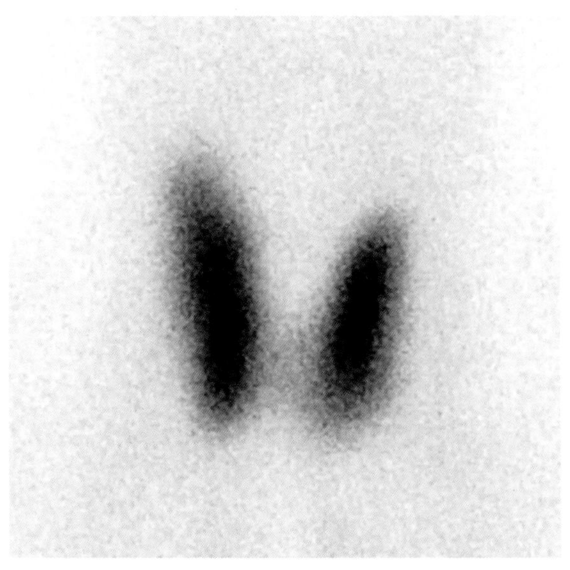

甲状腺形态呈蝴蝶形，两侧甲状腺显像剂分布均匀，峡部及两叶周边组织较薄而显像剂分布略稀疏，少数可见椎体叶。甲状腺功能正常时，唾液腺均有不同程度显影。

图 2-14　正常甲状腺 ECT 静态显像

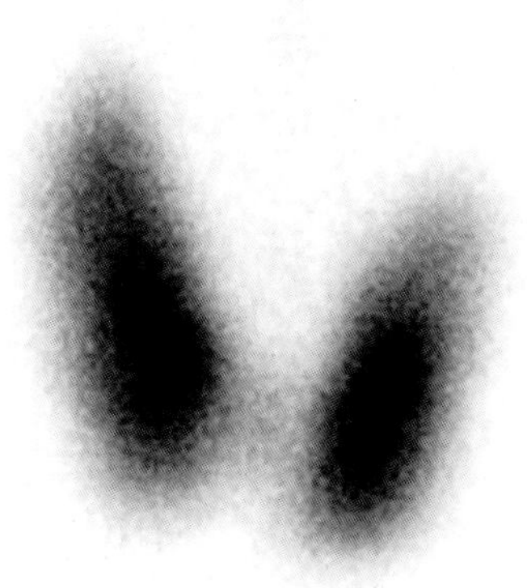

双侧甲状腺摄取显像剂功能增强，双侧甲状腺增大，形态饱满。双侧叶内放射性分布尚均匀。

图 2-15　甲亢的甲状腺 ECT 静态显像

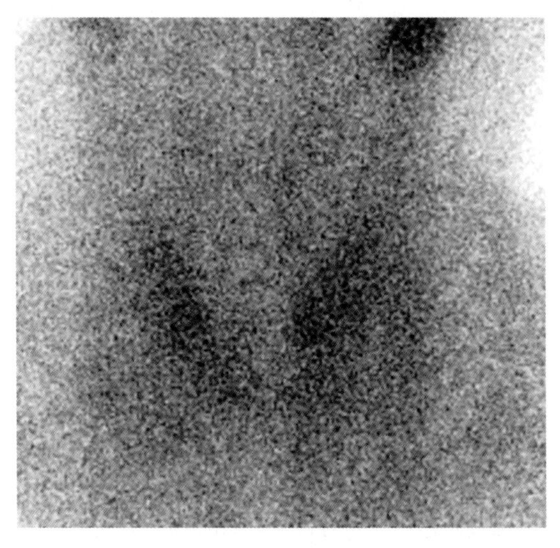

破坏性甲状腺毒症的双侧甲状腺摄取显像剂功能差，仅见模糊影，大小、形态、位置大致正常。双侧叶内放射性分布欠均匀，颈部本底明显增高。

图 2-16　甲状腺炎的甲状腺 ECT 静态显像

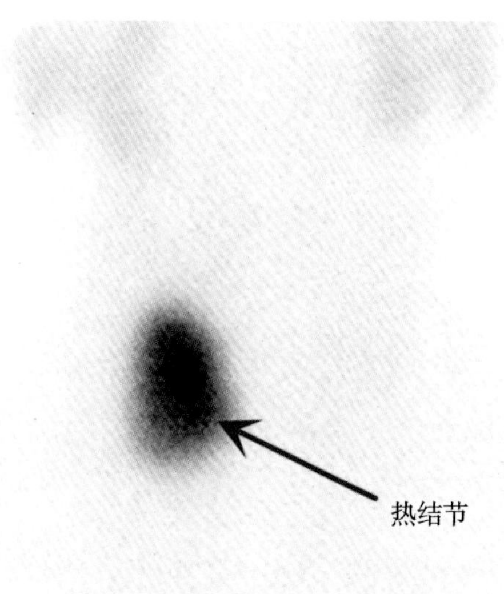

在甲状腺显影过程中，结节部位摄放射性核素情况较周围正常甲状腺组织高，局部异常放射性浓聚。

图 2-17　甲状腺高功能腺瘤的甲状腺 ECT 静态显像

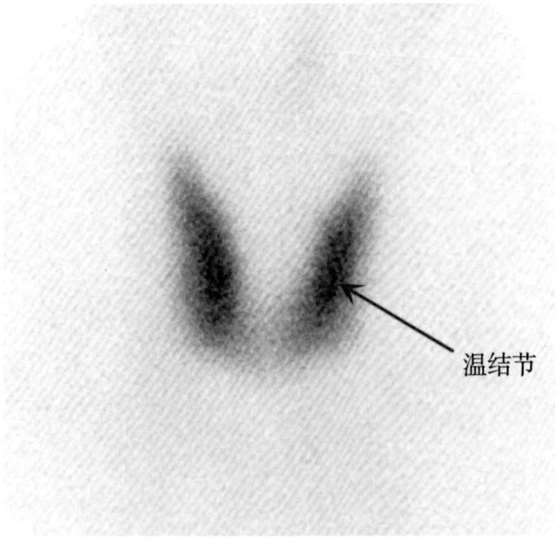

结节部位摄放射性核素情况与周围正常甲状腺组织基本相似，显像特点：双侧叶内放射性分布均匀，未见到明显的放射性分布稀疏区或浓聚区。

图 2-18 功能正常的甲状腺腺瘤 ECT 静态显像

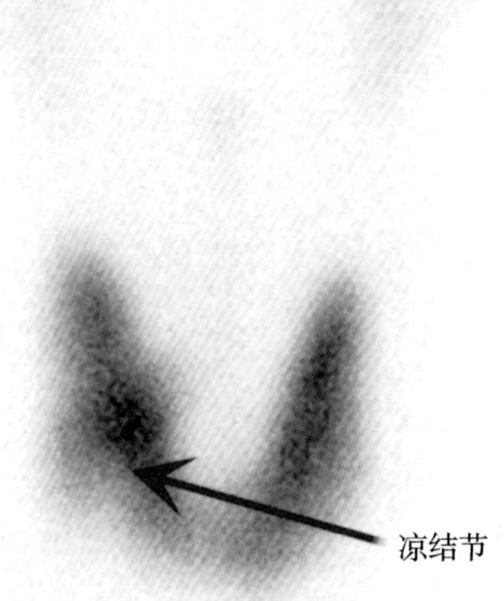

结节处摄取显像剂低于周围甲状腺正常组织，但高于本底。

图 2-19 甲状腺凉结节 ECT 静态显像

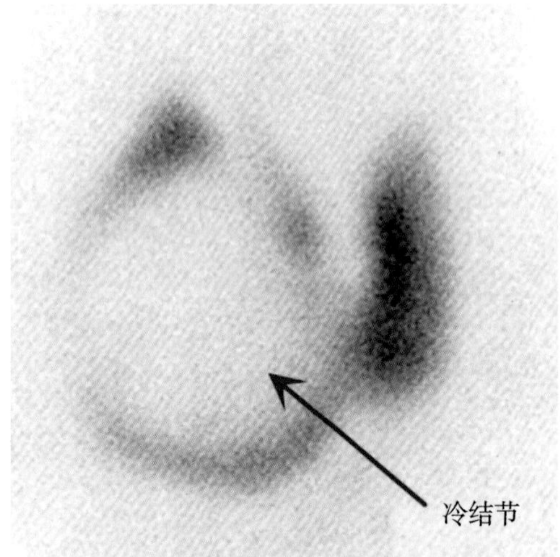

结节无摄取显像剂功能，结节部位的显像剂分布接近本底水平。常见于甲状腺囊肿、甲状腺瘤囊性变、部分甲状腺癌等。

图 2-20 甲状腺冷结节 ECT 静态显像

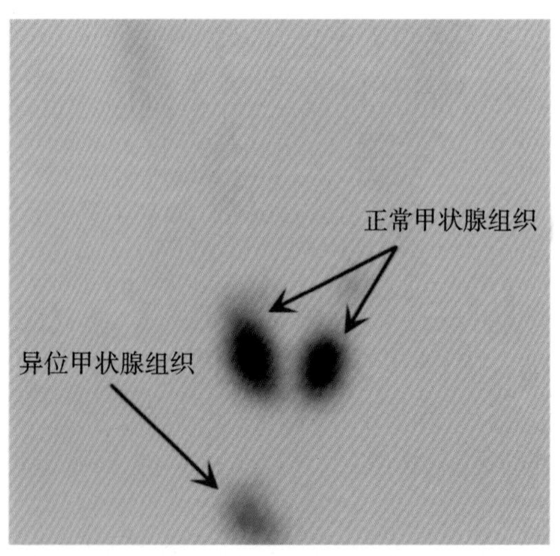

多因胚胎发育异常，在正常甲状腺解剖组织未见清晰的甲状腺显像而在其他部位显示团块样影像，为异位甲状腺。异位甲状腺多见于舌根部、舌骨下和胸骨后。

图 2-21 异位甲状腺 ECT 静态显像

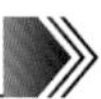

17 检测甲状腺激素外周组织代谢效应有何意义?

此类检查主要包括基础代谢率(BMR)测定、血清总胆固醇测定、血清肌酸磷酸激酶(CPK)测定、T_3 核内受体结合点测定、酪氨酸耐量试验、深腱反射试验及 Q-K 时限测定等。

对甲状腺激素的外周作用,检查方法虽然不少,但并无令人特别满意者。其他如血清胆固醇含量在甲减时增高、甲亢时降低;深腱反射的半弛缓试验在甲亢时可短至 240 ms 以下,甲减时则延长至 360 ms 以上;血浆酪氨酸水平在甲亢时增高,甲减时尿羟脯氨酸排出减少;而 CPK、血清谷草转氨酶(GOT)和乳酸脱氢酶(LDH)等活性增高等。虽然方法不少,但由于缺乏特异性而诊断意义不大。

为了避免甲亢患者在基础代谢率过高的情况下进行手术的风险,术前应采取充分的准备,以保证手术顺利进行和预防术后并发症的发生。

(一)一般准备

对精神过度紧张或失眠者可适当应用镇静催眠药,以消除患者的恐惧心情。心率过快者,给予普萘洛尔(心得安)10 mg/次,3 次/d。发生心力衰竭者,应予以洋地黄制剂控制心力衰竭。

(二)术前检查

术前检查除全面查体和必要的实验室检查外,还应包括:①颈部透视或摄片,了解有无气管受压或移位;②详细检查心脏有无扩大、杂音或心律失常等,并做心电图和心超检查;③喉镜检查,确定声带功能;④测定基础代谢率,了解甲亢程度,选择手术时机;⑤复查 FT_3、FT_4 和 TSH。

(三)药物准备

1. 甲状腺手术　降低基础代谢率是非常重要的环节,有两种方法。

(1)先用硫脲类药物,通过降低甲状腺激素的合成,并抑制体内淋巴细胞产生自身抗体,从而控制因甲状腺激素升高引起的甲亢症状,待甲亢症状得到基本控制后,即加用碘剂 2 周,再进行手术。由于丙硫氧嘧啶、甲巯咪唑(他巴唑)、卡比马唑(甲亢平)等均能导致甲状腺肿和动脉充血,手术时极易发生出血,增加了手术的困难和风险,因此服用硫脲类药物后必须加用碘剂 2 周待甲状腺缩小变硬、血管数减少后手术。具体方案:口服相对较大剂量的硫脲类(丙硫氧嘧啶 200 mg/次,3 次/d)或咪唑类药物(甲巯咪唑 15～20 mg/次,2 次/d),以迅速抑制甲状腺激素的合成,耗竭甲状腺腺体中甲状腺激素储存量,直至恢复正常的代谢状态。在甲状腺功能达到正常或正常上限以后,应在继续服用抗甲状腺药物基础上开始加服复方碘溶液 5 滴/次,3 次/d,或饱和碘化钾溶液(SSKI)1～2 滴/次,3 次/d,连续用 10～14 d,直至手术。

(2)开始即用碘剂,2～3 周后甲亢症状得到基本控制(患者情绪稳定,睡眠良好,体重增加,心率<90 次/min,基础代谢率<+20%),便可进行手术。但少数患者服用碘剂 2 周后症状减轻不明显,此时可在继续服用碘剂的同时,加用硫氧嘧啶类药物,直至症状基本控制。停用硫氧嘧啶类药物

后,继续单独服用碘剂 1 ~2 周,再进行手术。

需要说明的是:碘剂的作用在于抑制蛋白水解酶,减少 Tg 的分解,从而抑制甲状腺激素的释放,碘剂还能减少甲状腺的血流量,使腺体充血减少,因而缩小、变硬。常用的碘剂是复方碘化钾溶液,3 次/d;第 1 天 3 滴/次,第 2 天 4 滴/次,以后逐日每次增加 1 滴,至 16 滴一次为止,然后维持此剂量。但由于碘剂只抑制甲状腺激素释放,而不抑制其合成,因此一旦停服碘剂,贮存于甲状腺滤泡内的 Tg 大量分解,甲亢症状可重新出现,甚至比原来更严重。因此,凡不准备施行甲状腺手术者,不要服用碘剂。

对于常规应用碘剂或合并应用硫氧嘧啶类药物不能耐受或无效者,有主张单用普萘洛尔或与碘剂合用做术前准备。普萘洛尔是一种 β 肾上腺素受体阻滞剂,能控制甲亢的症状,缩短术前准备的时间,且用药后不引起腺体充血,有利于手术操作,对硫脲类药物效果不好或反应严重者可改用此药。普萘洛尔因能选择性地阻断各种靶器官组织上的 β 肾上腺素受体对儿茶酚胺的敏感性,抑制肾上腺素的效应而改善甲亢的症状。剂量为每 6 h 口服 1 次,20 ~60 mg/次,一般 4 ~7 d 后脉率降至正常水平时,便可施行手术。由于普萘洛尔在体内的有效半衰期不到 8 h,所以最后一次口服普萘洛尔要在术前 1 ~2 h;术后继续口服普萘洛尔 4 ~7 d。此外,术前不用阿托品,以免引起心动过速。

2. 非甲状腺手术 对非甲状腺手术的患者术前主要是控制基础代谢率及心率,要求 FT_3、FT_4 基本在正常值,基础代谢率<+20%,心率波动于 60 ~70 次/min。硫氧嘧啶类药物合用普萘洛尔控制患者基础代谢率,如果控制不佳,可使用糖皮质激素,但不能使用碘剂。

术前准备阶段甲状腺功能的判断指标以血清游离甲状腺激素(FT_3、FT_4)及总甲状腺激素(TT_3、TT_4)为主,TSH 低于正常并不是手术禁忌证,因为 TSH 分泌往往会受抑较长时间。

第四节　甲状腺功能减退症

18 什么是甲状腺功能减退症?

甲状腺功能减退症(hypothyroidism,简称甲减)是指由不同原因导致的甲状腺激素缺乏或生物效应不足,以机体的代谢和多系统功能减退为特征的一组代谢紊乱综合征。甲减患病率较高,我国甲减的患病率为17.8%,其中亚临床甲减患病率为16.7%,临床甲减患病率为1.1%。女性甲减患病率高于男性,随年龄增长患病率升高。

甲减是甲状腺激素合成和分泌减少或组织作用减弱导致的全身代谢减低综合征。根据病变部位、病变原因、发病年龄、甲状腺功能减退程度的不同,甲减有多种分类(图2-22)。

根据病变部位分类

- 原发性甲减(primary hypothyroidism):即甲状腺性甲减,最常见
- 中枢性甲减(central hypothyroidism):少见
  - ★垂体性甲减(继发性甲减)
  - ★下丘脑性甲减(三发性甲减)
- 甲状腺激素抵抗综合征(resistance to thyroid hormones,RTH):罕见

根据病变原因分类

- 自身免疫性甲减
- 药物性甲减
- ^{131}I治疗后甲减
- 甲状腺手术后甲减
- 垂体或下丘脑肿瘤手术后甲减
- 先天性甲减等

根据发病年龄分类

- 成年型甲减
- 幼年型甲减
- 新生儿甲减

根据甲状腺功能减退程度分类

- 临床甲减(overt hypothyroidism)
- 亚临床甲减(subclinical hypothyroidism)

图2-22　甲减的分类

临床上通常根据病变部位对甲减进行分类。①原发性甲状腺功能减退症(简称原发性甲减):由

甲状腺本身原因导致,可以是自身免疫性炎症、甲状腺切除、甲亢^{131}I 治疗、颈部放射治疗等(表 2-10)。②继发性甲状腺功能减退症(简称继发性甲减):由垂体病变导致 TSH 分泌不足或下丘脑病变导致 TRH 分泌减少引起,常见原因为下丘脑或垂体的肿瘤、手术、放射治疗等(表 2-11)。另外,甲减还需要与甲状腺激素不敏感综合征及消耗性甲减相鉴别(表 2-12)。

表 2-10 原发性甲减的病因

<table>
<tr><th colspan="2">病因</th><th>所占百分比</th></tr>
<tr><td colspan="2">自身免疫性炎症(桥本甲状腺炎、Riedel 甲状腺炎等)</td><td rowspan="7">90% 以上</td></tr>
<tr><td colspan="2">甲状腺全切或次全切除</td></tr>
<tr><td colspan="2">甲亢^{131}I 治疗</td></tr>
<tr><td colspan="2">颈部放射治疗</td></tr>
<tr><td colspan="2">甲状腺内广泛病变(淀粉样变性、胱氨酸尿症、血色素沉着病等)</td></tr>
<tr><td rowspan="2">细胞因子(白细胞介素-2、γ 干扰素)</td><td>先天性甲状腺缺如</td></tr>
<tr><td>异位甲状腺</td></tr>
<tr><td rowspan="7">亚急性甲状腺炎</td><td>缺碘性地方性甲状腺肿</td><td rowspan="8">约 10%</td></tr>
<tr><td>碘过量</td></tr>
<tr><td>药物(碳酸锂、硫脲类、磺胺类、对氨基水杨酸钠)</td></tr>
<tr><td>致甲状腺肿的物质(长期大量食用卷心菜、芜菁、甘蓝、木薯等)</td></tr>
<tr><td>TSH 不敏感综合征</td></tr>
<tr><td>孕妇中重度碘缺乏或口服过量抗甲状腺药物出生的婴儿</td></tr>
<tr><td>甲状腺内 Gs 蛋白异常(假性甲状旁腺功能减退症 Ia 型)</td></tr>
<tr><td colspan="2">甲状腺激素合成相关基因异常</td></tr>
</table>

表 2-11 继发性甲减的概念和病因

<table>
<tr><th rowspan="2">疾病</th><th rowspan="2">概念</th><th colspan="2">病因</th></tr>
<tr><th>下丘脑性甲减</th><th>垂体性甲减</th></tr>
<tr><td>继发性甲减</td><td>由下丘脑和垂体病变引起的 TRH 或 TSH 产生和分泌减少所致的甲减。垂体外照射、垂体大腺瘤、颅咽管瘤及垂体缺血性坏死是较常见的原因</td><td>(1)下丘脑肿瘤、慢性炎症或嗜酸性肉芽肿、朗格汉斯细胞组织细胞增多症
(2)头部有放射治疗
(3)颅脑手术</td><td>(1)垂体肿瘤
(2)淋巴细胞性垂体炎
(3)浸润性疾病(血色素沉着病、结核病、真菌感染)
(4)垂体手术、放射治疗
(5)垂体缺血性坏死
(6)药物:贝沙罗汀、多巴胺、肾上腺皮质激素
(7)TRH 受体基因突变
(8)严重全身疾病</td></tr>
</table>

表2-12　甲状腺激素不敏感综合征及消耗性甲减的概念和病因

疾病	概念	病因
甲状腺激素不敏感综合征	由甲状腺激素在外周组织实现生物效应障碍引起	全身性甲状腺激素不应症、选择性垂体对甲状腺激素不应症、选择性外周组织对甲状腺激素不应症
消耗性甲减	因维生素 D_3 代偿性活动增加(即表达维生素 D_3)而致 T_4 灭活过多	血管瘤、血管内皮细胞瘤、体外循环手术后

19 根据甲状腺功能减退的程度,甲状腺功能减退症分为哪几类?

根据甲状腺功能减退的程度,甲减可分为亚临床甲减和临床甲减。

传统的观念认为,亚临床甲减是指患者无任何临床表现,但血液循环中 TSH 升高,伴或不伴甲状腺激素的异常。然而,目前大多数学者主张,只要患者 TSH 水平高于正常,而甲状腺激素处于正常范围,不论有无临床症状,均可诊断为亚临床甲减。亚临床甲减根据 TSH 水平又可分为重度亚临床甲减(TSH≥10.0 mIU/L)和轻度亚临床甲减(TSH<10.0 mIU/L)。与亚临床甲状腺功能亢进症(简称亚临床甲亢)不同,亚临床甲减得不到及时治疗,容易转化为临床甲减。对于重度亚临床甲减患者,需给予 L-T_4 替代治疗,治疗目标与临床甲减一致。对于轻度亚临床甲减患者,如伴有甲状腺功能减退的症状、TPOAb 阳性、血脂异常或动脉粥样硬化性疾病,应给予 L-T_4 治疗。

临床甲减是指患者的血清 TSH 升高且甲状腺激素水平下降,其临床表现往往取决于起病的年龄。成年型甲减主要影响代谢及脏器功能,及时治疗多数可逆。发生于胎儿和婴幼儿时,大脑和骨骼的生长发育受阻,可导致身材矮小和智力低下,多数不可逆。

20 碘与甲状腺功能减退症有关吗?

碘作为甲状腺激素合成的原料,正常成人每日需合成甲状腺激素 100 μg,最低需碘量为 65 μg/d。碘与甲状腺疾病之间的关系呈 U 形曲线,碘缺乏或碘过量都能损害甲状腺功能导致甲减的发生。

(一)碘缺乏与甲减相关

在碘缺乏时临床甲减的患病率显著高于其他状态时。缺碘也是引起地方性甲状腺肿的主要原因。轻中度缺碘时,甲状腺轻度增大,总血清 Tg 水平升高,但 TSH、T_4、T_3 通常在正常值。中重度缺碘时可导致亚临床甲减,即血清 TSH 水平升高,但 T_4 正常。缺碘严重时,TSH 进一步升高,T_4 下降,

但此时 T_3 轻度升高或正常。缺碘更严重时，导致甲状腺碘耗尽，T_4、T_3 水平均降低，TSH 水平升高，发生临床甲减。

（二）碘过量与甲减相关

碘过量可导致甲减，以往通常认为是碘阻断效应（Wolff-Chaikoff 效应）所致，即当摄入高碘时，碘抑制了过氧化物酶的活性，使甲状腺激素合成减少，TSH 分泌增高。既往研究发现，碘摄入增加导致正常人群中 TSH 的中位数增加，且多发生于原有甲状腺疾病者。但甲状腺疾病、碘营养和糖尿病全国流行病学调查（TIDE）研究进一步对甲状腺自身抗体分析发现，甲状腺自身抗体阳性，即自身免疫性亚临床甲减与尿碘浓度（UIC）分层无关，而甲状腺自身抗体阴性，即非自身免疫性亚临床甲减才与 UIC 分层有关。动物研究显示，高碘摄入导致 TSH 水平升高的机制可能与垂体 2 型脱碘酶活性被抑制有关，而与甲状腺自身免疫无关。

（三）妊娠期碘营养与甲状腺功能

按照国际组织推荐的孕妇尿碘中位数不得低于 150 μg/L 下限标准，我国约 2/3 的省份存在孕妇碘营养缺乏的现象，孕妇碘缺乏不仅影响自身健康，还影响其胎儿和新生儿的智力与身体正常发育。

1. 妊娠期碘缺乏的危害 在脑发育的关键时期（从妊娠开始至出生后 2 岁），神经系统的发育依赖甲状腺激素。碘缺乏会导致甲状腺激素合成不足，影响神经元分化与发育，使脑细胞数量减少，体积减小。孕妇碘缺乏可以导致胎儿大脑发育落后、智力低下、反应迟钝；严重者可导致克汀病，表现为呆、小、聋、哑、瘫等症状。此外，妊娠期缺碘导致的甲状腺激素合成不足还可引起孕妇早产、流产及死胎发生率增加，也可引起孕妇高血压、胎盘早剥等严重妊娠期并发症的发生率相应增加。

2. 妊娠期补碘的时机 妊娠期是女性的特殊时期，母体和胎儿对碘的需求量增加，且肾的排碘能力增强，使母体处于相对碘缺乏的状态。补碘的关键时间是在妊娠前及妊娠早期 3 个月，若妊娠后 5 个月再补碘，已作用甚微。

3. 妊娠期、哺乳期补碘量 碘缺乏导致甲状腺激素合成不足，可以导致母婴不良结局。碘摄入过多也可增加妊娠晚期亚临床甲减的发病风险，导致流产、死产、胎儿发育迟缓等。此外，妊娠期过量摄入碘也会损伤胎儿的甲状腺功能，造成新生儿甲减。为保证合理摄入营养素，避免缺乏和过量，妊娠期、哺乳期女性每日推荐碘摄入量见表 2-13。

表 2-13 妊娠期、哺乳期女性的推荐碘摄入量

时期	平均需要量/（μg/d）	推荐摄入量/（μg/d）	可耐受最高摄入量/（μg/d）
妊娠期	160	230	600
哺乳期	170	240	600

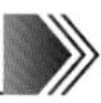

4. 妊娠期及哺乳期补碘

(1)妊娠期女性　妊娠期女性需碘量高于正常成人,碘缺乏可导致妊娠期女性的甲状腺发生病理性改变,出现甲状腺肿或甲状腺激素水平下降,影响胎儿脑发育。因此,妊娠期女性应摄入足够的碘。为达到良好的碘营养状态,备孕阶段应食用加碘食盐。妊娠后应选用妊娠期女性加碘食盐或碘含量较高的加碘食盐,并鼓励摄入含碘丰富的海产食物,如海带、紫菜等。

(2)哺乳期女性　哺乳期女性因乳汁消耗碘,碘需求量增加,是碘缺乏的高危人群,其碘摄入量与乳汁中的碘含量呈正相关。为保证婴幼儿的正常发育,哺乳期女性每天分泌乳汁 500 ~ 800 mL,而乳汁中碘的浓度应维持在 100 ~ 200 μg/L。建议哺乳期女性应同妊娠期一样继续选用妊娠期女性加碘食盐或含碘量较高的加碘食盐,并鼓励摄入含碘丰富的海产食物,如海带、紫菜等。

常见各种食物的含碘量见表 2-14。

表 2-14　常见各种食物的含碘量

谷薯及豆类食物含碘量(μg/100 g 可食部)					
食物种类	食物名称	碘	食物种类	食物名称	碘
谷类及制品	小麦粉	2.9	干豆类及制品	黄豆(大豆)	9.7
	强力碘面	276.5		豆腐	7.7
	大米	2.3		豆腐干	46.2
	紫糯米	3.8		芸豆	4.7
	小米	3.7		赤小豆(红小豆)	7.8
薯类	马铃薯	1.2		红豆粉	11.0
速食食品	方便面	8.4		营养豆粉	25.0
蔬菜、水果及菌藻类食物含碘量(μg/100 g 可食部)					
食物种类	**食物名称**	**碘**	**食物种类**	**食物名称**	**碘**
蔬菜类	胡萝卜(脱水)	7.2	蔬菜类	香菜	1.5
	扁豆	2.2		藕	2.4
	豌豆	0.9	水果类	梨	0.7
	茄子	1.1		柿子	6.3
	番茄	2.5		橙子	0.9
	青椒	9.6		橘子	5.3
	黄瓜	0.2		菠萝	4.1
	西葫芦	0.4		香蕉	2.5
	洋葱	1.2	菌藻类	海带(鲜)	113.9
	小白菜	10.0		海带(干)	36 240.0
	菠菜(脱水)	24.0		紫菜	4 323.0
	芹菜	0.7			

续表 2-14

鱼虾蟹贝、畜肉、禽肉类食物含碘量(μg/100 g 可食部)					
食物种类	**食物名称**	**碘**	**食物种类**	**食物名称**	**碘**
鱼虾蟹贝类	草鱼	6.4	鱼虾蟹贝类	贻贝(淡菜)	346.0
	黄花鱼(小)	5.8		墨鱼	13.9
	鲤鱼	4.7	畜肉类	猪肉(瘦)	1.7
	青鱼	6.5		猪肘(酱)	12.3
	鲳鱼(平鱼)	7.7		午餐肉(罐头)	1.3
	黑鱼	6.5		肉松	37.7
	带鱼	5.5		猪肝(卤)	16.4
	巴鱼	3.5		猪肝粉	10.7
	巴鱼(咸)	7.8		火腿肠(洛阳)	46.2
	马哈鱼(咸)	6.7		小香肠(广式)	91.6
	海杂鱼(咸)	295.9		火腿(罐头)	1.9
	豆豉鱼(罐头)	24.1		牛肉(瘦)	10.4
	豆豉鲮鱼(罐头)	7.3		牛肉(酱)	1.2
	茄汁沙丁鱼(罐头)	22.0		羊肉(瘦)	7.7
	虾皮	264.5		羊肝(卤)	19.1
	虾米(虾仁)	82.5	禽肉类	鸡肉	12.4
	虾酱(烟台)	21.0		鸡肝	1.3
蛋、坚果种子类食物含碘量(μg/100 g 可食部)					
食物种类	**食物名称**	**碘**	**食物种类**	**食物名称**	**碘**
蛋类及制品	鸡蛋	27.2	坚果种子类	核桃	10.4
	鸡蛋(绿皮)	18.8		开心果	10.3
	碘蛋	329.6		松子仁	12.3
	乌鸡蛋	5.3		杏仁(生)	8.4
	三高蛋(Zn、Se、I)	53.7		榛子仁	6.3
	龙雀生命蛋	175.6		花生米	2.7
	鸭蛋	5.0			
	松花蛋(鸭蛋)	6.8			

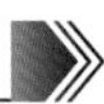

续表 2-14

调味料及其他食物含碘量(μg/100 g 可食部)					
食物种类	食物名称	碘	食物种类	食物名称	碘
调味品料	酱油	2.4	调味品料	高酱甘醇	5.3
	米醋	2.1		杏仁咸菜	274.5
	牛肉辣酱	32.5		碎米芽菜	64.8
	黄豆酱	19.8		红油豇豆	2.4
	甜面酱	9.6		芝麻海带丝	641.7
	芥末酱	55.9	饮料类	杏仁露(露露)	5.3
	鱼香海带酱	295.6		草莓汁(蓝源)	61.9
	鸡精粉	26.7		桃汁(蓝源)	97.4
	白胡椒粉	8.2		中华可乐	68.4
	生姜粉	133.5		海藻饮料	184.5
	香菇粉	9.2		海带浓缩液	22 780.0
	爽口乳瓜	1.3	乳及乳制品	消毒牛奶	1.9
	宫廷黄瓜	1.0		酸奶	0.9
	八宝菜	3.8	其他	甲鱼蛋	19.2
	麻仁金丝	1.6			

21 测定尿碘有何意义?

碘是合成甲状腺激素必需的微量元素,机体摄碘不足或过多都将影响甲状腺功能,造成甲状腺的损伤,导致甲状腺疾病的发生。肾脏是碘的主要排泄器官,碘 90% 经尿排出,10% 经粪便排出。24 h 尿碘浓度(UIC)已被证明是一个很好的衡量碘营养总体水平的指标,且尿碘排泄基本恒定,排出量基本可以反映它的摄入量。用消化法测得尿碘值是尿中总碘含量,但主要反映了尿中无机碘的含量,也主要反映了被胃肠道吸收的摄入碘量。个体间的 UIC 变化很大,与每天摄入的食物、饮水量等因素有关,所以测定单个个体的 UIC 并无意义。从碘缺乏的公共卫生问题出发,关心群体的尿碘水平才有意义,一定样本量的群体尿碘值完全可以反映该地区人群的碘营养水平。

22 不同年龄、不同类型的甲状腺功能减退症的症状和体征有何不同?

(一)呆小症

本病是胚胎时期和出生后早期碘缺乏与甲减所造成的大脑与中枢神经系统发育分化障碍的结

果。甲减的症状一般在出生后 3～6 个月才出现，患儿初生时体重较重，出生后不活泼，一般不主动吸奶，哭声低哑，颜面苍白，逐渐发展为典型呆小症，起病越早，病情越重。早期征象为喂奶困难、便秘、哭声低哑、嗜睡、生长缓慢、行走晚。以后出现腹胀或腹部膨隆、皮肤干燥、头发及指甲生长迟缓。随着病情发展，甲减征象逐渐增多，程度逐渐加重。出现眼距增宽、鼻梁扁平、鼻短上翘、唇厚、舌大流涎、牙齿发育不良、身高增长缓慢、头大而四肢粗短、智力障碍、骨龄延迟。青春期性器官发育明显延迟。

地方性呆小症可分为 3 型。①神经型：主要表现为脑发育障碍，智力低下，伴有聋哑，生活不能自理，以及听力、言语和运动神经障碍。②黏液性水肿型：以代谢障碍为主，表现为体格矮小或侏儒，性发育障碍，克汀病形象。③混合型：兼具神经型和黏液性水肿型的表现，即既有脑发育障碍、智力低下、聋哑，又有代谢障碍的症状。甲状腺肿伴聋哑和轻度甲减，智力影响较轻者称为 Pendred 综合征。

（二）幼年型甲减

起病年龄较小的幼年型甲减患者临床表现与呆小症相似，发病较晚者具有与成年型甲减相似的症状和体征。总体而言，这种类型的病例均有不同程度的智力障碍和生长迟缓。多数病例出现青春期延迟及性腺发育障碍。少数可出现性早熟及多毛症等特殊表现。

（三）成年型甲减

成年型甲减多见于中年女性，男女之比为 1：(5～10)。起病隐匿，进展缓慢，可以经历数月或数年才表现明显的甲减征象。早期表现为乏力，困倦，怕冷，皮肤干燥、少汗、粗糙，便秘，月经增多等。随着病情进展，逐渐出现反应迟钝，表情淡漠，毛发稀疏、干枯、脱落，指甲脆、带裂纹，记忆力差，智力减退，食欲减退或厌食，轻度贫血，体重增加。较重病例可出现黏液性水肿征象，表现为表情淡漠、颜面苍白而蜡黄、眼睑及面部水肿、目光呆滞、少言寡语、舌大唇厚、言则声音嘶哑、吐词含混等。

（四）老年人甲减

老年人甲减起病隐匿、进展缓慢，临床表现有畏寒、乏力、少汗、手足肿胀感、嗜睡或失眠、沮丧、记忆力减退、行走失衡、体重增加、便秘或关节肌肉疼痛，与老年衰弱和老年认知、心理功能障碍相似。甲减会导致心包积液，增加心血管疾病的患病风险，并和心力衰竭的发生与进展显著相关。甲减会导致或加重睡眠呼吸暂停低通气综合征、贫血、肾功能不全，出现胸闷、气短、水肿加重。严重甲减导致的黏液性水肿昏迷是一种危及生命的重症，也常见于老年患者，通常由并发疾病所诱发，临床表现为嗜睡、精神异常、木僵甚至昏迷、皮肤苍白、低体温、心动过缓、呼吸衰竭和心力衰竭等，预后差，病死率极高。

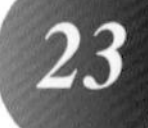

23 甲状腺功能减退症的临床诊断有何思路？

（一）病史

甲减的病因不同，病史特点各异，自身免疫性甲状腺病可以有阳性家族史。

（二）临床表现

由于病程和严重程度的差异，甲减患者的临床表现也不尽相同。一般而言，甲状腺激素减少可引起机体各系统功能下降及代谢减慢，病情严重时可出现典型的甲减临床征象。此外，不同年龄、不同类型的甲减，症状和体征也有较大差异。有些患者以特殊表现为主。

（三）辅助检查

主要依据 TSH、FT_4 确定甲减的诊断，必要时行甲状腺自身抗体检测、甲状腺摄碘率、过氯酸钾释放试验及甲状腺穿刺细胞学检查等以确定甲减的病因。

甲减的临床诊断思路见图 2-23。

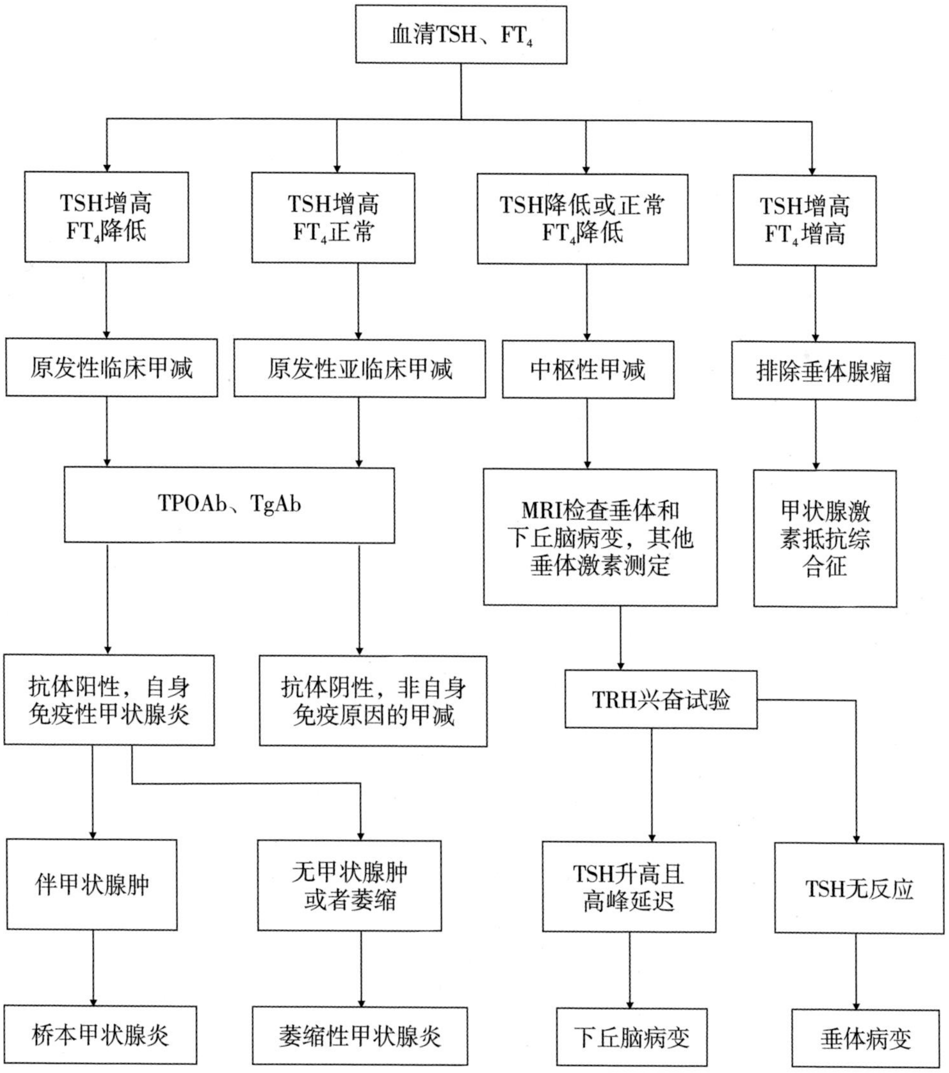

血清TSH、FT_4

TSH增高 FT_4降低 → 原发性临床甲减 → TPOAb、TgAb

TSH增高 FT_4正常 → 原发性亚临床甲减 → TPOAb、TgAb

TPOAb、TgAb → 抗体阳性，自身免疫性甲状腺炎 → 伴甲状腺肿 → 桥本甲状腺炎

抗体阳性，自身免疫性甲状腺炎 → 无甲状腺肿或者萎缩 → 萎缩性甲状腺炎

TPOAb、TgAb → 抗体阴性，非自身免疫原因的甲减

TSH降低或正常 FT_4降低 → 中枢性甲减 → MRI检查垂体和下丘脑病变，其他垂体激素测定 → TRH兴奋试验

TRH兴奋试验 → TSH升高且高峰延迟 → 下丘脑病变

TRH兴奋试验 → TSH无反应 → 垂体病变

TSH增高 FT_4增高 → 排除垂体腺瘤 → 甲状腺激素抵抗综合征

图 2-23　甲减的临床诊断思路

24 哪些人需要筛查甲状腺功能减退症?

甲减主要由自身免疫性甲状腺炎、缺碘、放射治疗及手术所致,及早预防可减少其发病。对以下具有甲减高风险或甲减可导致严重不良预后的人群进行甲减筛查有助于及早诊断和治疗。

(1)有自身免疫病者或一级亲属有自身免疫性甲状腺病者。

(2)有碘摄入不足或甲状腺肿的患者。

(3)既往有甲状腺手术史。

(4)有甲亢的既往治疗史,如放射性碘治疗或甲状腺部分切除术史。

(5)有颈部及甲状腺的放射史,包括甲亢的放射性碘治疗及头颈部恶性肿瘤的外放射治疗者。

(6)服用影响甲状腺功能的药物,如用胺碘酮、锂制剂、酪氨酸激酶抑制剂等药物者。

(7)有血脂异常、低钠血症、原因不明的高水平肌酶、催乳素升高、恶性贫血、大细胞性贫血患者。

(8)肥胖症(体重指数>40 kg/m^2)患者或不孕不育患者。

(9)无任何其他原因的心包积液或胸腔积液的患者。

(10)一些甲状腺疾病高危人群也需定期评估甲减的发生情况,如唐氏综合征、特纳综合征或垂体疾病患者。

(11)由于妊娠早期甲减或亚临床甲减会导致较严重的母婴不良结局,对于计划妊娠及妊娠早期(<8 周)的女性也应筛查。

(12)新生儿先天性甲减会导致严重不良后果,故大力推广现代筛查诊断方法,进行甲减的宫内或产后早期诊治非常重要。

对上述有甲减倾向的高危人群建议定期随访血清 TSH。计划妊娠及妊娠早期(<8 周)的女性还应检测甲状腺自身抗体。

25 甲状腺的胚胎发育和新生儿甲状腺功能有何特点?

(一)甲状腺的胚胎发育

甲状腺起源于内胚层,是胚胎发育中最早出现的内分泌腺。胎儿甲状腺起始于前肠上皮细胞突起的甲状腺原始组织,胚胎第 3 周在原始咽部形成甲状腺原基。胚胎第 5 周甲状舌管萎缩,甲状腺从咽部向下移行,第 7 周甲状腺移至颈前正常位置。自胚胎第 10 周起,胎儿脑垂体可测出 TSH,妊娠第 18 ~ 20 周脐血中可检测到 TSH。

胎儿甲状腺能摄取碘及碘化酪氨酸,耦联成三碘甲腺原氨酸(T_3)、甲状腺素(T_4),并释放甲状腺激素至血液循环。妊娠第 8 ~ 10 周,甲状腺滤泡内出现胶状物质,开始合成 T_4。妊娠第 20 周时,

T_4 水平升高，但在 20 周前胎儿血清中 TSH、T_3、T_4、FT_3、FT_4 水平均十分低，甚至测不出。母体 T_3、TSH 均不能通过胎盘，仅部分 T_4 可通过胎盘进入胎儿体内，说明胎儿的垂体-甲状腺轴与母体是彼此独立的。至妊娠中期，胎儿下丘脑-垂体-甲状腺轴开始发挥作用，TSH 分泌水平逐渐增高，一直持续至分娩。胎儿 TSH 在母亲整个孕期均无明显变化，羊水中 TSH 在正常状况下测不出。由于胎儿 T_4 在 TSH 影响下渐渐升高，TBG 水平也同时升高。抗甲状腺药物，包括放射性碘，可自由通过胎盘，所以患甲亢的母亲孕期接受抗甲状腺药物治疗后娩出的新生儿，可患甲减合并甲状腺肿。

（二）新生儿的甲状腺功能特点

新生儿 TSH 正常值逐日变化，生后不久（生后 30 ~ 90 min），由于环境刺激，血中的 TSH 突然升高，于 3 ~ 4 d 后降至正常。在 TSH 影响下，T_3 与 T_4 在生后 24 ~ 48 h 内亦升高。了解以上激素水平的生理性变化，才能正确地评价新生儿期的甲状腺功能。

26 什么是先天性甲状腺功能减退症？

先天性甲状腺功能减退症（congenital hypothyroidism，CH）是由于出生时下丘脑-垂体-甲状腺轴功能障碍，甲状腺激素分泌不足，继而出现轻至重度甲状腺激素缺乏。先天性甲状腺功能减退症可能由甲状腺、下丘脑和垂体发育或功能异常引起，也可能是甲状腺激素作用受损所致。原发性先天性甲状腺功能减退症的发病率为 1/3 000 ~ 1/2 000，中枢性先天性甲状腺功能减退症的发病率为 1/16 000。甲状腺发育不良、先天性缺如及异位是先天性甲状腺功能减退症的常见病因。其中，又以甲状腺发育不良或不发育最常见，达 90% 之多。其他病因如孕妇饮食中碘缺乏、孕妇服用抗甲状腺药物等亦可导致先天性甲状腺功能减退症。

（一）临床表现

出生时绝大多数患儿症状不典型或缺如，尤其是母乳喂养的新生儿。

胎儿期表现：胎动减少、过期妊娠。

出生后表现：嗜睡少动、少哭、反应迟钝、低体温、肌张力低、便秘、黄疸持续时间长等非特异性表现，需与新生儿败血症等疾病相鉴别。头大脖子短、前后囟大、毛发干枯、眼睑水肿、眼距增宽、眼裂小、鼻梁低平、唇厚而舌常外伸、表情淡漠等特殊面容，对诊断具有一定的帮助。

（二）一旦确诊，立刻治疗

首选 L-T_4 口服治疗，初始剂量为 10 ~ 15 μg/(kg · d)，1 次/d（合并先天性心脏病时首次剂量减量）。治疗 2 周后复查血，必要时每周可增加 10 μg/kg，4 周后可达 100 μg/d，但如需再行加量，速度宜慢。

（三）随访

适时调整甲状腺激素剂量，维持血 FT_4 在平均值与正常上限之间，血 TSH 维持在正常值。此时，婴儿期甲状腺激素剂量一般为5～10 μg/(kg·d)，1～5岁5～6 μg/(kg·d)，5～12岁4～5 μg/(kg·d)。

随访时间安排：开始治疗2～4周复查血甲状腺功能，1～6个月每月随访1次，6个月至3岁每3个月随访1次，3岁后每半年或1年随访1次。

随访注意事项：有并发症出现时应增加随访次数；调整剂量后2～4周需随访复查血；先天性甲状腺功能减退症伴甲状腺发育异常者需要终身治疗，其他类型在正规治疗2～3年后可尝试停药1个月（剂量较大者先减半量）并复查相关指标，随访1年以上，方可停药。

【病例2-12】患者，男性，出生11 d，因早产入新生儿病房（胎龄32^{+5}周，出生体重2.23 kg），出生后进乳及排便尚可，因体温持续偏低查甲状腺功能发现异常，请小儿内分泌科会诊。查体：患儿于暖箱中，早产儿貌，皮肤轻度黄染，无黏液性水肿面容，前囟平，大小约2.5 cm×3.0 cm，心音尚有力，心率124次/min，腹稍胀，肢端温暖。实验室检查：FT_3 2.68 pmol/L，FT_4 7.48 pmol/L，TSH>100 mIU/L。诊断：先天性甲状腺功能减退症。给予患儿L-T_4 17 μg，1次/d［初始剂量为10～15 μg/(kg·d)］，同时给予同笑合剂2.5 mL，2次/d口服。L-T_4治疗1周后复查甲状腺功能：FT_3 3.9 pmol/L，FT_4 11.36 pmol/L，TSH>100 mIU/L。将L-T_4增至20 μg，1次/d，嘱患儿2周后复查。

27 妊娠期甲状腺功能减退症有何特殊性？

由于妊娠期甲状腺激素代谢改变，血清甲状腺指标参考值出现变化，所以需要建立妊娠期特异的血清甲状腺指标参考值（简称妊娠期特异性参考值）诊断妊娠期甲状腺疾病。妊娠期临床甲减诊断标准：TSH>妊娠期特异性参考值上限，且FT_4<妊娠期特异性参考值下限。妊娠期亚临床甲减诊断标准：TSH>妊娠期特异性参考值上限，且FT_4在正常范围。

妊娠期甲减可导致流产、早产、先兆子痫、妊娠高血压、后代智力发育迟缓等发生风险升高，必须引起高度重视并及时治疗。

L-T_4是治疗妊娠期甲减的首选药物。干甲状腺片和L-T_4/L-T_3混合制剂会引起血清T_4降低，因此不适用于妊娠期女性。服用上述药物的患者，在计划妊娠或发现妊娠时尽快改为L-T_4治疗。

既往患有甲减或亚临床甲减的育龄期女性计划妊娠，正在服用L-T_4治疗，应调整L-T_4剂量，使TSH在正常值，最好TSH<2.5 mIU/L再妊娠。既往患有甲减的女性一旦妊娠，应立即就诊检测甲状腺功能和自身抗体，根据TSH水平调整L-T_4剂量。如果不能就诊，可以自行增加原有L-T_4剂量的25%～30%，以使妊娠早期TSH在0.1～1.5 mIU/L、妊娠中期TSH在0.2～2.0 mIU/L、妊娠晚期TSH在0.3～3.0 mIU/L，血清FT_4处于妊娠期特异性参考值内。

对于妊娠期初诊的甲减患者，应立即予以L-T_4治疗。对于妊娠期初诊的亚临床甲减患者，要根据TSH升高的程度决定治疗剂量。TSH>妊娠期特异性参考值上限，L-T_4的起始剂量为50 μg/d；TSH>8.0 mIU/L，L-T_4的起始剂量为75 μg/d；TSH>10.0 mIU/L，L-T_4的起始剂量为100 μg/d；若出现严重的甲减，甚至起始治疗后的3～5 d内需要200 μg/d。TSH控制目标为妊娠期特异性参考值下1/2或<2.5 mIU/L。

产后及哺乳期的甲减患者，可继续服用 L-T_4 治疗，根据普通人群的 TSH 及正常参考值调整药物剂量。

28 老年人甲状腺功能减退症有何特殊性？

（一）老年人临床甲状腺功能减退症

老年人临床甲状腺功能减退症即前文所说的老年人甲减，该病起病隐匿、进展缓慢，临床表现有畏寒、乏力、少汗、手足肿胀感、嗜睡或失眠、沮丧、记忆力减退、行走失衡、体重增加、便秘或关节肌肉疼痛，与老年衰弱和老年认知、心理功能障碍相似。甲减会导致心包积液，增加心血管疾病的患病风险，并和心力衰竭的发生与进展显著相关。甲减会导致或加重睡眠呼吸暂停低通气综合征、贫血、肾功能不全，出现胸闷、气短、水肿加重。严重甲减导致的黏液性水肿昏迷是一种危及生命的重症，也常见于老年患者，通常由并发疾病所诱发，临床表现为嗜睡、精神异常、木僵甚至昏迷、皮肤苍白、低体温、心动过缓、呼吸衰竭和心力衰竭等，预后差，病死率极高。

老年人常服用多种药物，对可疑的老年人甲减患者，需注意药物性甲减的可能。老年人甲减需与老年衰弱、认知障碍、抑郁症，以及食欲减退、便秘等消化系统疾病相鉴别。

老年人甲减治疗前需进行老年综合评估。如患有心绞痛，则在开始替代治疗前应完成冠状动脉结构相关评估，必要时先予以血流重建治疗。

老年人甲减治疗目的是缓解症状，避免进展成黏液性水肿昏迷。TSH 的控制目标要根据年龄、心脏病及危险因素、骨质疏松及骨折风险等老年综合评估结果个体化制订：无心血管疾病或心血管疾病危险因素的 60～70 岁老年患者，血清 TSH 控制目标与成年人相同，可将 TSH 控制在参考值上 1/2；年龄>70 岁以上的老年患者，血清 TSH 控制目标应在 4～6 mIU/L；有心律失常或骨质疏松性骨折高风险的老年患者，血清 TSH 控制目标应在 6～7 mIU/L。

左甲状腺素（L-T_4）为甲减的主要替代治疗药物，起始剂量低于非老年人，为 0.5～1.0 μg/（kg · d）；患缺血性心脏病的老年患者起始剂量宜更小，调整剂量需更慢，防止诱发心绞痛或加重心肌缺血，起始剂量减至 12.5～25.0 μg/d，最终维持剂量一般低于非老年人。L-T_4 半衰期为 7 d，每天早晨服药 1 次即可，首选早饭前 1 h，与其他药物和某些食物的服用间隔应在 2～4 h 甚至 4 h 以上。因有些药物和食物会影响 L-T_4 的吸收和代谢，需要根据监测结果调整 L-T_4 剂量。一般治疗初期每 4～6 周测定 1 次甲状腺功能相关指标，并根据结果调整 L-T_4 剂量，每次调整剂量为 12.5～25.0 μg，直至达到治疗目标；治疗达标后每 6～12 个月复查 1 次甲状腺功能。不推荐单独应用 L-T_3 作为老年人甲减的替代治疗药物。干甲状腺片是动物甲状腺干制剂，因其甲状腺激素含量不稳定且含 T_3 量较大，一般不推荐用于老年人甲减的治疗。

长期 L-T_4 替代治疗过度易导致心房颤动、骨质疏松、肌少症和衰弱等，因此开始 L-T_4 替代治疗后应密切监测甲状腺功能，定期进行或健康状态发生变化时进行老年综合评估，尤其是心肌缺血、心房颤动、心力衰竭、骨质疏松、肌少症和衰弱的发生和发展，及时调整 TSH 的控制目标和 L-T_4

剂量,以维持老年人的最佳功能状态和生活质量。

(二)老年人亚临床甲状腺功能减退症

老年人亚临床甲状腺功能减退症(subclinical hypothyroidism,SCH)多无症状或仅有一些非特异性症状,与衰老症状或老年人精神症状不易区分。老年人 SCH 患者 TSH≥10 mIU/L 时心血管事件、骨折和死亡的发生风险升高。SCH 对老年人尤其是高龄老年人的认知功能和生活质量的影响不明确,仍需进一步研究。

1. 诊断和鉴别诊断

(1)诊断依据 血清 TSH 水平增高,而 TT_4 和 FT_4 正常,2~3 个月重复测定仍然为相似结果,方可诊断 SCH。轻度 SCH 为 TSH 在正常值上限至 10 mIU/L,重度 SCH 为 TSH≥10 mIU/L。

(2)鉴别诊断 诊断 SCH 时需排除其他原因引起的血清 TSH 增高:抗 TSH 自身抗体导致 TSH 测定值假性增高;NTIS 的恢复期;20% 的中枢性甲减患者也可表现为轻度 TSH 增高;10.5% 的终末期肾病患者有 TSH 增高;糖皮质激素缺乏可以导致轻度 TSH 增高;暴露于寒冷 9 个月,血清 TSH 即可升高 30%~50%,此为生理适应性改变;亚急性甲状腺炎甲状腺功能恢复阶段;使用胺碘酮和锂等药物。

2. 治疗

(1)治疗的争议 甲状腺素替代治疗能否降低老年人 SCH 患者的心血管疾病风险存在争议。一项关于老年人 SCH 的随机、对照、双盲研究中,经过平均 18.4 个月 $L-T_4$ 治疗后,治疗组与安慰剂组平均颈动脉内膜中层厚度、最小颈动脉内膜中层厚度、最大颈动脉斑块厚度的差异均无统计学意义。另一项随机对照研究对 40 岁以上的 SCH 患者进行为期 7.6 年的随访,结果显示,对 40~70 岁的 SCH 患者补充 $L-T_4$ 可以降低心血管事件的发生风险,而在>70 岁的患者中无此作用。所以甲状腺素替代治疗能否改善老年人 SCH 患者的认知功能存在争议。

(2)过度治疗的风险 $L-T_4$ 过度治疗带来医源性甲状腺毒症的风险,在老年人 SCH 患者中尤其突出,主要包括新发心房颤动、心力衰竭、骨质疏松和骨折、全因死亡及心血管死亡,还可导致日常生活能力、移动/平衡能力、理解/交流能力(包括认知能力)下降,不良心理与情绪(如抑郁、焦虑)、营养不良、肌少症和衰弱加重,生活质量变差。

(3)治疗策略 对于老年人 SCH,应基于 TSH 升高的程度、患者的年龄和预期寿命、潜在的相关危险因素和合并疾病进行个体化 $L-T_4$ 替代治疗:对于 80 岁以上高龄 SCH 患者,目前缺乏 $L-T_4$ 治疗获益的证据,甚至有研究结果显示 TSH 的升高与死亡率呈负相关,因此不建议行 $L-T_4$ 替代治疗,建议每 6 个月监测 1 次甲状腺功能;70~80 岁 SCH 患者若 TSH≥10 mIU/L 合并甲减症状、心血管疾病危险因素,考虑给予 $L-T_4$ 治疗,TSH<10 mIU/L 则建议随访观察,每 6 个月监测 1 次甲状腺功能;60~70 岁 SCH 患者若 TSH<10 mIU/L 合并甲减症状、TPOAb 阳性、心血管疾病危险因素,考虑 $L-T_4$ 治疗。其中因甲减症状开始治疗者,TSH 达标 3~4 个月后症状未见缓解或出现不良反应者,应逐渐停止治疗。60~70 岁 SCH 患者若 TSH<10 mIU/L 不合并甲减症状、TPOAb 阳性或心血管疾病危险因素,则不建议治疗,每 6 个月监测 1 次甲状腺功能;对于 TSH≥10 mIU/L 者则均建议给予 $L-T_4$ 治疗,$L-T_4$ 治疗的剂量、调整、监测及注意事项同老年人临床甲减。

老年人临床甲减和 SCH 临床诊治流程见图 2-24。

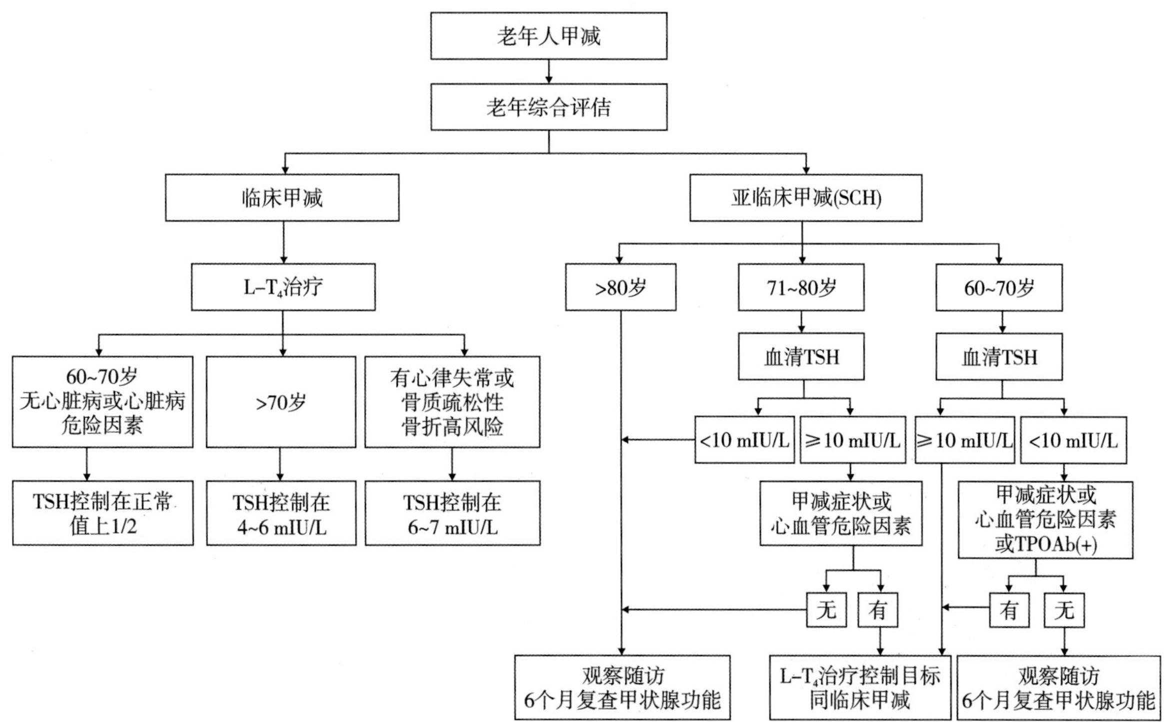

图 2-24 老年人临床甲减和 SCH 临床诊治流程

【病例 2-13】患者,女性,69 岁,因"反复气促、夜间憋醒半年,再发伴加重 3 d"于 2009 年 4 月 24 日入院。患者于 2008 年 11 月开始出现气促,以夜间为甚,常伴夜间憋醒,吸氧后缓解,无盗汗、发热、咳嗽、咯痰等不适。在当地医院查肺部 CT,结果提示右心缘旁占位影,被诊断为"肺癌? 心包积液;肺部感染;心包肿瘤?"予以对症治疗后好转。2009 年 4 月 21 日再次出现气促及夜间憋醒症状并加重,遂入我院。自起病以来精神、睡眠差,食欲可,大、小便无异常。既往于 1970 年因"右股骨颈及粗隆间巨细胞瘤"行"右股骨肿瘤切除术"后一直卧床,有"冠心病"病史 15 年,服用"硝酸甘油、美托洛尔、阿司匹林"治疗,有胆囊切除史,否认肝炎、结核病、伤寒病史,有"青霉素、磺胺类"过敏史,有输血史,不嗜烟酒,无毒物、粉尘接触史,否认糖尿病、高血压病史。否认家族遗传性疾病史。

入院查体:体温 36.6 ℃,脉搏 80 次/min,呼吸 20 次/min,血压 139/78 mmHg,脉搏血氧饱和度(SpO_2)91%。意识清楚,被动体位,颜面水肿,表情淡漠,全身皮肤巩膜无黄染及皮疹,全身皮肤干燥,浅表淋巴结未扪及肿大。颈软,甲状腺不大,颈静脉稍充盈,双肺呼吸音低,未闻及干、湿啰音及胸膜摩擦音。心尖搏动位于第 5 肋间左锁骨中线外侧 1 cm 处,心界稍大,心率 80 次/min,律齐,心音较低,未闻及杂音。腹部查体无明显异常。脊柱无畸形,右下肢稍萎缩,活动受限,双下肢无水肿,神经系统检查正常。

辅助检查:血常规示红细胞计数 3.09×10^{12}/L,血红蛋白(Hb)91 g/L;血气分析(吸氧时)示 pH 7.34,动脉血氧分压(PaO_2)83 mmHg,动脉血二氧化碳分压($PaCO_2$)59 mmHg;肝肾功能示天冬氨酸转氨酶(AST)41.2 U/L,丙氨酸转氨酶(ALT)35.2 U/L(略高);血脂+心肌酶示肌酸激酶(CK)

376.4 U/L,乳酸脱氢酶(LDH)283.5 U/L,甘油三酯(TG)3.31 mmol/L,胆固醇(CHOL)8.9 mmol/L;肿瘤标志物12项中,癌胚抗原6.17 ng/mL(略高),神经元特异性烯醇化酶19.17 ng/mL(略高),余均正常;脑钠肽(-)。多导睡眠监测:呼吸暂停低通气指数(AHI)34.5次/h,夜间最低血氧饱和度为78%,考虑重度阻塞性睡眠呼吸暂停低通气综合征。心脏彩超:①主动脉瓣退行性变;②心包积液(少量);③左心室顺应性降低,收缩功能正常。头部CT示:脑白质病变,脑萎缩,未见转移病灶。肺部CT(图2-25)示:①中下纵隔右心缘旁长条形水样密度影,较外院(2008年10月22日)有明显缩小,考虑包裹性积液可能性大;②肺部感染;③心包积液;④左心室肥厚,提示冠心病或肥厚型心肌病。单光子发射计算机断层成像(SPECT)示:①双侧肋骨软骨连接处代谢增强,考虑骨质疏松所致可能性大;②相当于腰2椎体长条状骨代谢增强,考虑压缩性骨折所致可能性大。

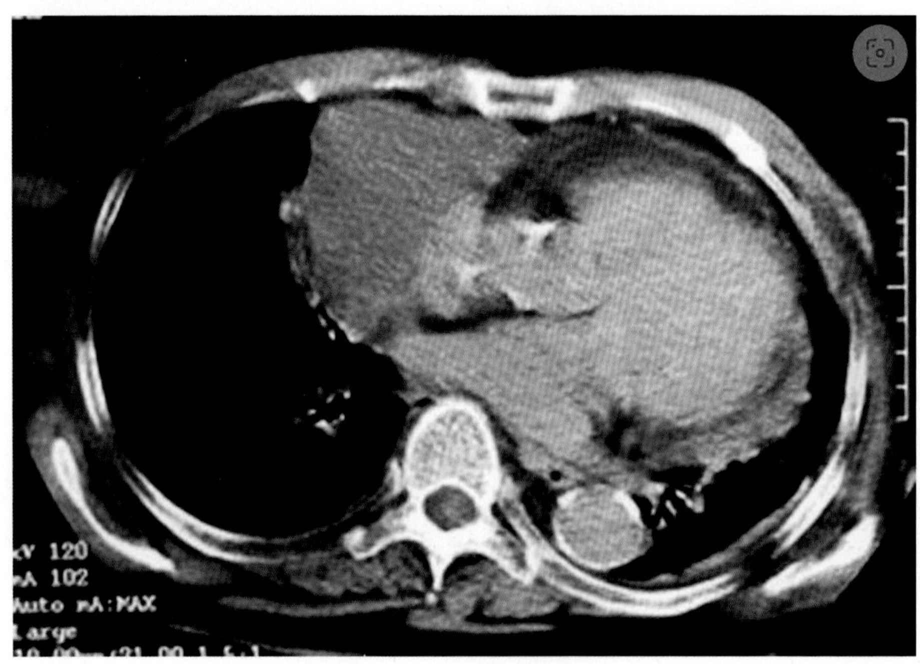

图2-25 肺部CT显像

诊治过程:入院即请放射科等相关科室会诊,比较患者入院前后肺部CT,其纵隔水样肿块密度影经治疗后有明显缩小,且肺组织有复张,需考虑心包囊肿、纵隔囊肿或畸胎瘤的可能,但患者CT所示肿块密度均匀,肿瘤标志物升高不明显,且与治疗转归不符,考虑上述疾病可能性不大。予以继续完善结缔组织疾病相关检查,同时予护心、降脂、BiPAP呼吸机辅助通气及对症支持治疗,患者症状略有好转,复查血气 $PaCO_2$ 51 mmHg,亦较前好转。结果回报:抗核抗体(ANA)、可提取性核抗原(ENA)14项、血管炎3项均(-),亦不支持结缔组织疾病。考虑甲状腺相关疾病不能排除,进一步查甲状腺功能,结果示:FT_3 1.71 pmol/L↓,FT_4 5.1 pmo/L↓,TSH 135.65 mIU/L↑,提示甲减。甲状腺自身抗体TPOAb>1 300 IU/mL。经内分泌科会诊,考虑自身免疫性甲状腺炎所致甲减诊断明确,并进一步导致心包积液,予以L-T_4 替代治疗,治疗后患者症状逐渐好转。

最终诊断:①原发性甲减,继发性心包积液;②重度阻塞性睡眠呼吸暂停低通气综合征,Ⅱ型呼吸衰竭。

29 甲状腺功能减退症治疗的目标、检测指标和治疗药物有哪些？

甲减患者缺乏内源性甲状腺激素，$L-T_4$ 是治疗甲减的主要替代药物。长期应用经验证明 $L-T_4$ 具有疗效可靠、不良反应小、依从性好、肠道吸收好、血清半衰期长、治疗成本低等优点。

正常人甲状腺每天大约分泌 85 μg 的 T_4。T_3 大约 80%（约 26 μg）由外周的 T_4 转换而来，仅有 20%（约 6.5 μg）由甲状腺直接分泌。目前普遍认为，尽管 T_4 是甲状腺分泌的主要激素，但甲状腺激素作用于靶组织主要为 T_3 与其核受体结合。

$L-T_4$ 治疗甲减的基本原理是利用外源的 T_4 在外周组织转换为活性代谢产物 T_3。$L-T_4$ 片剂的胃肠道吸收率可达到 70%~80%。$L-T_4$ 片剂半衰期约 7 d，每日给药 1 次，便可以获得稳定的血清 T_4 和 T_3 水平。$L-T_4$ 的治疗剂量取决于患者的病情、年龄、体重，要个体化。成年型甲减患者的 $L-T_4$ 替代剂量为每日 50~200 μg，平均每日 125 μg。按照体重计算的剂量是每日每千克体重 1.6~1.8 μg；儿童需要较高的剂量，约每日每千克体重 2.0 μg；老年患者则需要较低的剂量，大约每日每千克体重 1.0 μg；妊娠时的替代剂量需要增加 30%~50%；甲状腺癌术后的患者需要剂量约每日每千克体重 2.2 μg，以抑制 TSH 到防止肿瘤复发需要的水平。

起始的剂量和达到完全替代剂量所需的时间要根据年龄、体重和心功能状态确定。<50 岁且既往无心脏病病史患者可以尽快达到完全替代剂量；>50 岁患者服用 $L-T_4$ 前要常规检查心功能状态，一般从 25~50 μg，1 次/d 起始，逐渐加量，每次增加 25 μg，直至达到治疗目标。妊娠患者如果没有心脏病等起始剂量要大，尽量快速实现达标。患缺血性心脏病者起始剂量宜小，调整剂量宜慢，防止诱发和加重心脏病。

补充甲状腺激素，重新建立下丘脑-垂体-甲状腺轴的平衡一般需要 4~6 周的时间，所以治疗初期，每隔 4~6 周测定 1 次血清 TSH 及 FT_4。根据 TSH 及 FT_4 水平调整 $L-T_4$ 剂量，直至达到治疗目标。治疗达标后需要每 3~6 个月复查 1 次上述指标。

合用咖啡因、碳酸钙、硫酸亚铁、氢氧化铝/氢氧化镁等均会减少 $L-T_4$ 的吸收，影响疗效；合用利福平则使 $L-T_4$ 的药物生物利用度增加 25%，故需谨慎。

$L-T_4$ 半衰期为 7 d，每天早晨服药 1 次即可，首选早饭前 1 h，与其他药物和某些食物的服用间隔应在 2~4 h 甚至 4 h 以上。因有些药物和食物会影响 $L-T_4$ 的吸收和代谢，需要根据监测结果调整 $L-T_4$ 剂量。

$L-T_4$ 替代治疗过度导致医源性甲状腺毒症，治疗不足则甲减症状持续存在，治疗过度和治疗不足均增加患者死亡率，且治疗过度对死亡率的影响更大，故治疗过程中应定期监测，及时调整 $L-T_4$ 剂量。

30 什么是甲状腺功能减退危象？

甲状腺功能减退危象又称为黏液性水肿昏迷，简称甲减危象，是甲减严重而罕见的并发症。常见于未经治疗或病情控制欠佳的患者，通常发生于寒冷的冬季，尤其是老年患者合并感染、应激或镇静麻醉时。此症病死率高，应积极救治。

甲减危象早期通常表现为畏寒、皮肤干燥、便秘、虚弱、嗜睡、抑郁、感情淡漠等；晚期则可出现昏迷、低体温、低血糖、低血压、低钠血症、水中毒、呼吸抑制及肌张力低下。如果昏迷持续时间长，患者合并感染，而体温低于 34 ℃，或者合并明显的呼吸循环衰竭，则提示病情危重。

甲减危象的治疗除了保暖、积极改善呼吸循环状况、纠正代谢紊乱和积极去除诱因等常规治疗外，甲状腺激素的替代治疗和适当应用糖皮质激素非常重要。有条件时首选 T_3(liothyronine)静脉注射，剂量为 25～50 μg/次，1 次/12 h。也可用 L-T_4 注射剂，首次静脉注射 0.3～0.4 mg，以后静脉注射 0.1 mg，1 次/d。老年患者尤其有冠心病或心律失常病史的患者宜采用较低剂量，直至患者临床指标明显改善并清醒后改为口服。如无 T_3 或 L-T_4 注射剂，可以将甲状腺素片磨碎后胃管鼻饲，40～80 mg/次，2～3 次/d。对于有明确肾上腺皮质功能减退者，需先补充糖皮质激素：静脉滴注氢化可的松 100～200 mg/d，分次使用，持续 3～7 d。如果合并休克、低血糖和低钠血症，糖皮质激素的应用更是必要。

参考文献

[1]中华医学会，中华医学会杂志社，中华医学会全科医学分会，等. 甲状腺功能减退症基层诊疗指南(2019 年)[J]. 中华全科医师杂志，2019，18(11)：1022-1028.

[2] VAN TROTSENBURG P, STOUPA A, LÉGER J, et al. Congenital hypothyroidism: a 2020－2021 consensus guidelines update—an ENDO-European Reference Network Initiative Endorsed by the European Society for Pediatric Endocrinology and the European Society for Endocrinology[J]. Thyroid, 2021, 31(3): 387-419.

[3]中华医学会，中华医学会临床药学分会，中华医学会杂志社，等. 甲状腺功能减退症基层合理用药指南[J]. 中华全科医师杂志，2021，20(5)：520-522.

[4]中华医学会内分泌学分会. 成人甲状腺功能减退症诊治指南[J]. 中华内分泌代谢杂志，2017，33(2)：167-180.

[5]中华医学会地方病学分会，中国营养学会，中华医学会内分泌学分会. 中国居民补碘指南[M]. 北京：人民卫生出版社，2018.

 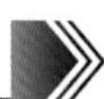

[6]LEUNG A M,AVRAM A M,BRENNER A V,et al. Potential risks of excess iodine ingestion and exposure:statement by the American Thyroid Association Public Health Committee[J]. Thyroid, 2015,25(2):145-146.

[7]杨月欣,苏宜香,汪之顼,等. 备孕妇女膳食指南[J]. 临床儿科杂志,2016,34(10):798-800.

[8]LI Y Z,TENG D,BA J M,et al. Efficacy and safety of long-term universal salt iodization on thyroid disorders:epidemiological evidence from 31 provinces of mainland China[J]. Thyroid,2020, 30(4):568-579.

[9]刘婷婷,滕卫平. 中国国民碘营养现状与甲状腺疾病[J]. 中华内科杂志,2017,56(1): 62-64.

[10]《妊娠和产后甲状腺疾病诊治指南》(第2版)编撰委员会,中华医学会内分泌学分会,中华医学会围产医学分会. 妊娠和产后甲状腺疾病诊治指南(第2版)[J]. 中华内分泌代谢杂志,2019,35(8):636-665.

[11]中国疾病预防控制中心营养与健康所. 中国食物成分表标准版[M]. 6版. 北京:北京大学医学出版社,2018.

[12]中华医学会老年医学分会老年内分泌代谢疾病学组,中华医学会内分泌学分会甲状腺学组. 中国老年人甲状腺疾病诊疗专家共识(2021)[J]. 中华内分泌代谢杂志,2021,37(5): 399-418.

[13]TAYLOR P N,ALBRECHT D,SCHOLZ A,et al. Global epidemiology of hyperthyroidism and hypothyroidism[J]. Nat Rev Endocrinol,2018,14(5):301-316.

[14]DONALD S M,COOPER D S. Theincidence and prevalence of thyroid autoimmunity[J]. Endocrine,2012,42(2):252-265.

[15]KROHN K,PASCHKE R. Clinical review 133:progress in understanding the etiology of thyroidautonomy[J]. J Clin Endocrinol Metab,2001,86(7):3336-3345.

[16]PASCHKE R,LUDGATE M. The thyrotropinreceptor in thyroid diseases[J]. N Engl J Med, 1997,337(23):1675-1681.

[17]SKARE S,FREY H M. Iodineinduced thyrotoxicosis in apparently normal thyroid glands[J]. Acta Endocrinol(Copenh),1980,94(3):332-336.

[18]LAURBERG P,CERQUEIRA C,OVESEN L,et al. Iodine intake as a determinant of thyroid disorders in populations[J]. Best Pract Res Clin Endocrinol Metab,2010,24(1):13-27.

[19]YAMAKAWA H,KATO T S,NOH J Y,et al. Thyroid hormone plays an important role in cardiac function:from bench to bedside[J]. Front Physiol,2021,12:606931.

[20]廖二元,袁凌青. 内分泌代谢病学[M]. 北京:人民卫生出版社,2019.

[21]陈佳伦. 临床内分泌学[M]. 上海:上海科学技术出版社,2011.

[22]陈敏章,邵丙扬. 中华内科学[M]. 北京:人民卫生出版社,1999.

[23]廖二元,莫朝辉. 内分泌学[M]. 北京:人民卫生出版社,2002.

[24]滕卫平,单忠艳. 甲状腺学[M]. 辽宁:辽宁科学技术出版社,2021.

[25]赵家军,彭永德. 系统内分泌学[M]. 北京:中国科学出版社,2021.

[26]张木勋,吴亚群. 甲状腺疾病诊疗学[M]. 北京:中国医药科技出版社,2006.

[27]OHYE H,SUGAWARA M. Dual oxidase,hydrogen peroxide and thyroid diseases[J]. Exp Biol Med(Maywood),2010,235(4):424-433.

[28]PRAPUNPOJ P,LEELAWATWATTANA L. Evolutionary changes to transthyretin: structure-function relationships[J]. FEBS J,2009,276(19):5330-5341.

[29]CHUNG H R. Iodine and thyroid function[J]. Ann Pediatr Endocrinol Metab,2014,19(1):8-12.

[30]杨刚. 内分泌生理与病理学[M]. 天津:天津科学技术出版社,1996.

[31]王强修,陈海燕. 甲状腺疾病诊断治疗学[M]. 上海:第二军医大学出版社,2015.

[32]HEUER H,VISSER T J. Minireview:pathophysiological importance of thyroid hormone transporters[J]. Endocrinology,2009,150(3):1078-1083.

[33]WARNER M H,BECKETT G J. Mechanisms behind the non-thyroidal illness syndrome:an update[J]. J Endocrinol,2010,205(1):1-13.

[34]LEE S,FARWELL A P. Euthyroid sick syndrome[J]. Compr Physiol,2016,6(2):1071-1080.

[35]KOULOURI O,GURNELL M. How to interpret thyroid function tests[J]. Clinical Medicine,2013,13(3):282-286.

[36]SCHMITT T L,ESPINOZA C R,LOOS U. Cloning and characterization of repressory and stimulatory DNA sequences upstream the Na/I-symporter gene promoter[J]. Horm Metab Res,2000,32(1):1-5.

[37]FEKETE C,LECHAN R M. Neuroendocrine implications for the association between cocaine-and amphetamine regulated transcript(CART)and hypophysiotropic thyrotropin-releasing hormone(TRH)[J]. Peptides,2006,27(8):2012-2018.

[38]CHIAMOLERA M I,WONDISFORD F E. Minireview:thyrotropin-releasing hormone and the thyroid hormone feedback mechanism[J]. Endocrinology,2009,150(3):1091-1096.

[39]小原孝男. 内分泌外科[M]. 2 版. 董家鸿,译. 北京:人民卫生出版社,2011.

[40]刘冠东,张扬,时景伟,等. 原发性甲状腺功能亢进症围手术期准备现状及进展[J]. 中华实验外科杂志,2022,39(12):2494-2496.

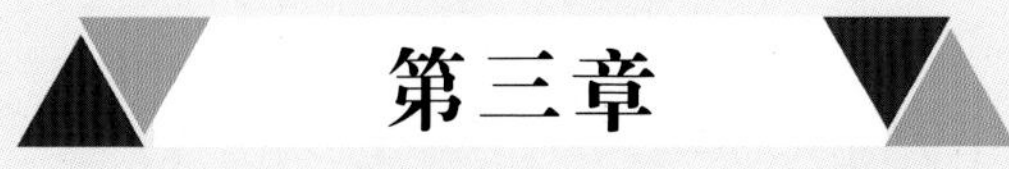

第三章

甲状腺疾病与免疫、遗传

甲状腺疾病的病因分类复杂，发病原因常常与遗传基因、自身免疫、肿瘤、胚胎期发育异常等有关，不同的甲状腺疾病可能同时累及甲状腺。甲状腺疾病的诊疗重点之一是疾病的鉴别，即非肿瘤性疾病与肿瘤性疾病的鉴别、良性肿瘤与恶性肿瘤的鉴别、恶性肿瘤类型的鉴别、原发性肿瘤与转移性肿瘤的鉴别等，因此，构建甲状腺疾病的知识框架尤为重要。

第一节　甲状腺疾病

31 甲状腺疾病的病史采集和查体有哪些注意事项?

临床常见的甲状腺疾病包括以下几类:甲状腺功能异常、单纯性甲状腺肿、甲状腺炎、甲状腺肿瘤。几种疾病可能同时存在,所以,临床工作中常常需要明确是否确为甲状腺疾病、是否确为甲状腺肿瘤、是否需要外科处理及何时处理、采取何种方式处理等,争取达到从采集病史、评估彩超征象及化验室检查,到细针穿刺活检、术后组织病理学检查、基因检测等,从开始就要考虑是不是肿瘤及腺体的背景、肿瘤的具体分型等,尤其注意是不是少见的不典型的恶性分型,层层递进来获取信息。最终对这些资料综合分析,旨在提取病变的定位和定性信息,体现整体化、全程化的思想。除定性诊断外,还应确定病变数目及位置,包括甲状腺上、中、下极,深方、浅方,近中线或外侧缘,颈部及上纵隔淋巴结分区;确定病变与周围组织结构的关系,主要是与气管、食管、血管、神经、纵隔、肌肉及皮肤的关系等定位信息。

甲状腺疾病发病率逐年上升,尤其以甲状腺结节、慢性甲状腺炎、甲状腺恶性肿瘤为显著。2020 年中华医学会内分泌学会对 31 个省、市、自治区进行的碘营养和甲状腺疾病流行病学(TIDE)项目调查结果显示,甲状腺结节发病率为 20.43%,甲亢发病率为 1.22%,甲减发病率为 13.95%,各类甲状腺疾病患者总数已超过 2 亿。甲状腺疾病发病率增加及疾病谱发生改变,对医务人员提出了更高的要求,带来了更多的挑战。临床上,有些患者因出现症状,怀疑是甲状腺疾病而就诊;有些患者因健康体检时发现甲状腺问题而就诊;有些患者已经初步诊断,为了进一步诊治而就诊。不管因何种原因就诊,甲状腺疾病的诊断要遵循问诊、视诊、听诊、触诊及相关检查的诊断流程。正确的诊断才是合理治疗的前提。

(一)问诊

采集病史(问诊)时,要耐心听取患者自觉症状的描述,每个人的自觉症状不同,一般因甲状腺功能异常相关症状或甲状腺肿怀疑是否存在甲状腺疾病而就诊。耐心听取自觉症状将能做出甲状腺功能的初步评估,能够更好地选择下一步的检查。较常见的症状:怕热、多汗、心悸、气短、食欲亢进、体重减少、腹泻、手震颤、烦躁不安、神经质、月经量少或闭经、下肢水肿(有压痕)等甲状腺毒症表现;或者是畏寒、皮肤干燥(少汗)、心动过缓、体重增加、便秘、行动缓慢、嗜睡、反应迟钝、情绪低落、抑郁、月经过多、眼睑水肿、下肢水肿(无压痕)等甲减症状;以及乏力、易疲劳、肌力低下、脱毛等甲状腺毒症或甲减均可出现的症状。就诊患者不会出现以上全部典型的症状，也不限于出现其他症状。甲亢患者最常见的症状依次为易疲劳乏力、烦躁不安、口渴、心悸、气短、多汗；而甲减患者最常见的症状依次为记忆力差、易疲劳乏力、嗜睡、畏寒、口干、注意力不集中、脱发。儿童和老年人常常缺乏典型的症状，甲状腺毒症时，少儿表现为坐立不安、学习成绩低下、懒惰等，而老年人则表现为体重减轻、甲亢导致心功能不全继发的呼吸困难、水肿等症状；甲减时，少儿可能表现为身高不达标、发育迟缓，而老年人则可能表现为痴呆，但这与其他原因引起的痴呆需要鉴别。

同时，也要注意挖掘发病的诱因，比如亚急性甲状腺炎有无前期的病毒感染史，甲亢症状是否加重，有无感染、劳累、熬夜等情况。

【病例 3-1】患者，青年男性，以“颈部疼痛 10 d”为主诉入院。10 d 前出现颈前区疼痛，遂至当地医院就诊。甲状腺彩超示：①甲状腺左叶内实质性占位病变，建议行细针穿刺活检；②甲状腺右叶内结节；③双侧颈部肿大淋巴结伴部分结构异常。自诉近 2 d 夜间盗汗、声音音调变低、颈前区局部轻微压痛，无饮水呛咳、吞咽困难等不适，偶有心悸，伴手部痉挛、消瘦等症状。今为求进一步治疗至我院，门诊以“甲状腺结节”为诊断收入我科。入院后复查甲状腺彩超，结果示：甲状腺体积增大并弥漫性回声改变，伴血流增多（请结合实验室检查），甲状腺左叶中上部低回声（TI-RADS 4a 级，建议行细针穿刺活检排除炎性病变），双侧颈部Ⅵ区淋巴结肿大（反应性）（图 3-1）。彩超引导下细针穿刺活检示：[甲状腺左叶中上部片状低回声区穿刺液基薄层细胞学检查（TCT）]镜下见少量滤泡细胞、淋巴细胞，偶见多核巨细胞及吞噬细胞，亚急性甲状腺炎不除外（图 3-2）。

其实，门诊常常见到因自觉颈部肿大、他人发现颈部肿大或者是健康体检发现甲状腺结节或甲状腺功能异常而就诊的患者。由于大多数甲状腺结节是通过体格检查或影像学检查偶然发现的，并且大多数结节是良性的，因此提出有针对性的病史问题有助于在后续的治疗中确定其恶性风险和侵袭性。完整的病史采集和查体是最基本也是最易被忽略的评估环节，对病变的定位、定性及进一步的评估均有提示作用。

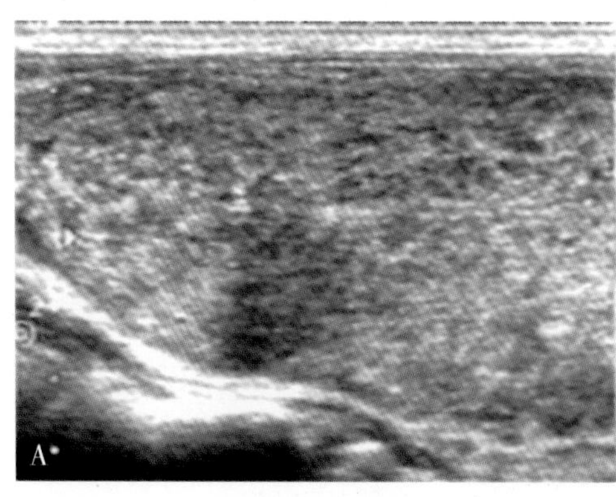

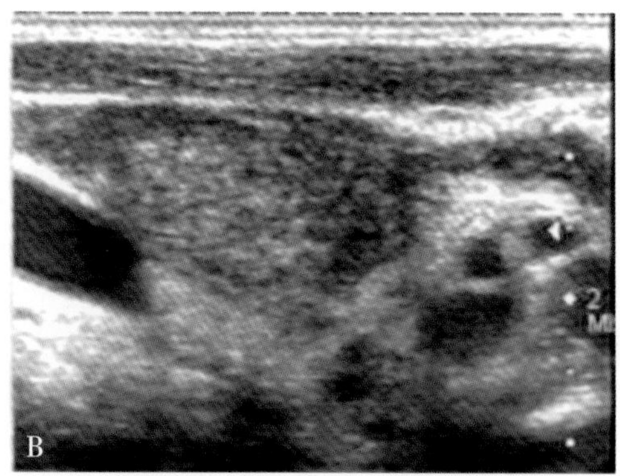

A. 于左叶中上部探及一低回声，范围约 10 mm×11 mm×9 mm，边缘模糊，内部回声不均匀，CDFI 显示内部可见点状血流信号；B. 双侧颈部Ⅵ区探及数个淋巴结回声，较大者大小约 9.0 mm×5.5 mm，淋巴门消失，CDFI 显示内部未见明显血流信号。

图 3-1　颈部彩超显像

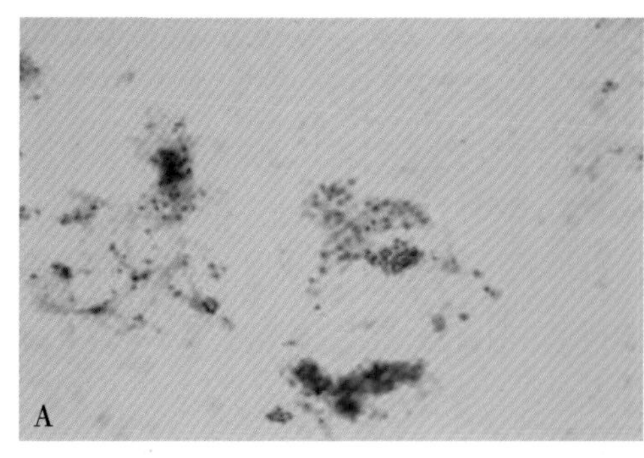

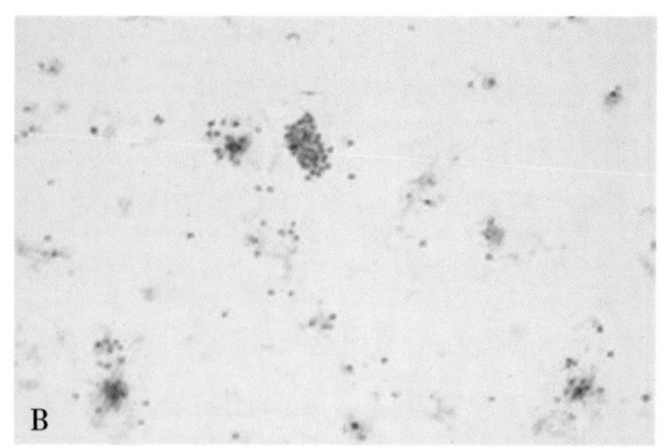

A、B 为不同视野的病理图片，镜下见少量滤泡细胞、淋巴细胞，偶见多核巨细胞及吞噬细胞，亚急性甲状腺炎不除外。

图 3-2　细胞病理

绝大多数甲状腺结节并没有临床症状，但当合并甲状腺功能异常时，可出现相应的临床表现。在记录患者性别、年龄、生理状态（如妊娠期、产褥期、哺乳期等）、病程长短及病变缓急后，对甲状腺结节性疾病患者的评估，包括病史采集，是否存在甲亢或甲减症状、局部压迫症状、甲状腺癌的危险因素、甲状腺癌家族史和其他内分泌系统疾病。甲亢的症状包括体重下降、焦虑、脱发、心悸、不耐热和失眠。甲减的症状包括体重增加、疲劳、寒冷耐受不良、便秘。局部压迫症状包括可触及的颈部肿物和巨大甲状腺组织压迫局部组织结构（图 3-3），尤其压迫消化道、呼吸道引起的吞咽困难、呼吸困难、声音嘶哑。

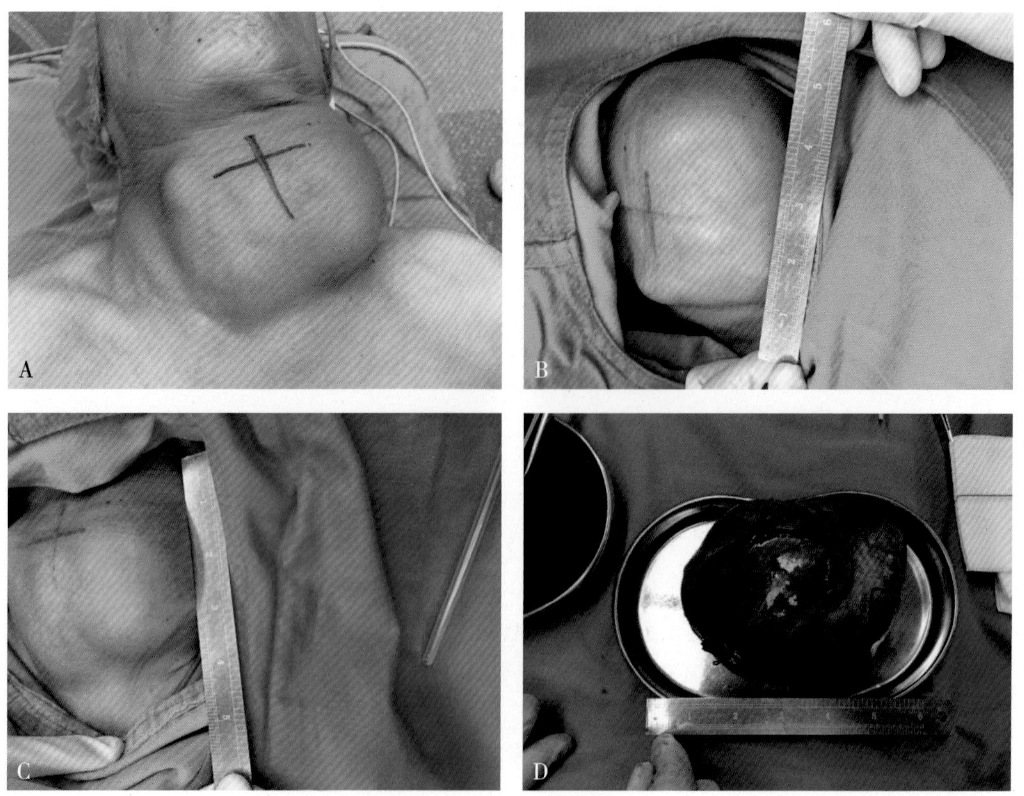

A. 术前查体（视诊）；B. 体表测量（左右径）；C. 体表测量（上下径）；D. 手术大体标本。

图 3-3　巨大甲状腺结节

甲状腺癌则由于肿瘤局部进展或侵犯周围脏器引发上述症状。若肿瘤侵犯喉返神经或迷走神经，可引起声音嘶哑，若肿瘤或转移淋巴结侵犯颈交感神经节，可造成霍纳综合征，引起瞳孔缩小、上睑下垂及患侧面部无汗(图 3-4)。结节短期内迅速增大多提示恶性可能。甲状腺癌的高危因素包括颈部放射线照射史(尤其在儿童期或青少年期)、青春期持续的甲状腺疾病史、甲状腺癌家族史(如家族性髓样癌或乳头状癌)和肿瘤综合征家族史，例如多发性内分泌腺瘤病 2 型。系统性回顾也可以提供肿瘤侵袭性的重要信息，并可以了解患者是否需要立刻手术、放射治疗或化疗干预。吞咽困难、吞咽疼痛、声音嘶哑或误咽这几种症状提示喉返神经受累，而咳嗽、呼吸困难、咯血和喘鸣则提示气管受到侵犯。虽然非常严重的甲状腺恶性肿瘤很罕见，但是这些患者的预后通常很差，所以尽早识别非常重要。

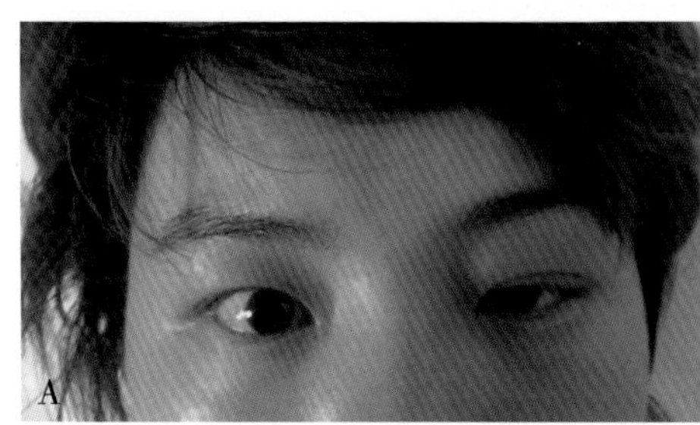

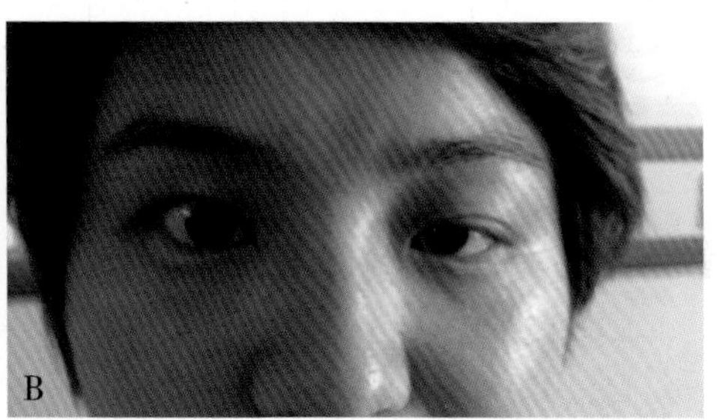

A. 术前；B. 术后。

图 3-4 甲状腺癌所致霍纳综合征手术前后对比

家族史是甲状腺癌可能的危险因素，约 5% 的患者有相同类型的甲状腺癌家族史。家族遗传史中与甲状腺恶性肿瘤相关的疾病包括家族性非髓性甲状腺癌(familial nonmedullary thyroid cancer，FNMTC)、多发性内分泌腺瘤病 2 型(multiple endocrine neoplasia 2，MEN 2)、考登综合征(PTEN，亦称多发性错构瘤综合征)、加德纳综合征和家族性腺瘤性息肉病(familial adenomatous polyposis，FAP)。根据患者自身的风险询问，在病史采集时应着重注意家族史中的细节，酌情考虑以上遗传相关情况。

(二)视诊

查体的重点在于甲状腺和颈部淋巴结，结节固定或形态不规则提示恶性可能，肿大的颈部淋巴结需排除转移，结节固定伴有多发淋巴结肿大提示肿瘤局部进展。同时也需要评估患者是否存在甲亢的症状和体征，包括焦虑、震颤、不耐热、心动过速、心悸、体重下降、瞬目延迟、眼球突出、眼睑水肿和胫前黏液性水肿(图 3-5)。

掌握颈部的体表标志有助于更好地对甲状腺疾病患者进行查体。颈部常用的体表标志如下。

(1)颈总动脉和颈外动脉 自下颌角与乳突尖端连线的中点至锁骨上小窝(左侧)或胸锁关节(右侧)作一连线，该线在甲状软骨上缘以下的一段为颈总动脉的投影，在甲状软骨上缘以上的一段为颈外动脉的投影。

(2)锁骨下动脉 体表投影在自锁骨上小窝(左侧)或胸锁关节(右侧)向上外侧至锁骨上缘中点的弧线上，线的最高点距锁骨上缘约 2 cm。

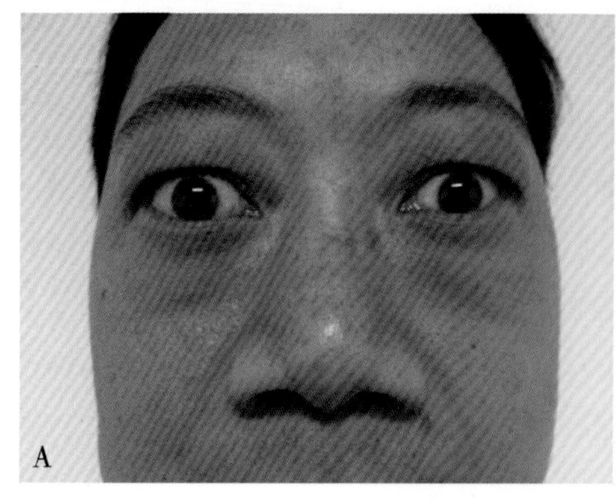

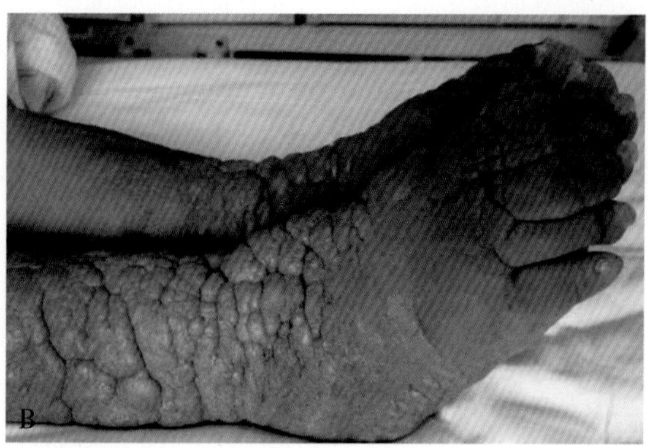

A. 眼征；B. 胫前黏液性水肿。

图 3-5 Grave 病相关体征

(3)颈外静脉 自下颌角至锁骨上缘中点的连线为其体表投影。

(4)副神经 上段位于胸锁乳突肌的深面，自下颌角与乳突尖端连线的中点至胸锁乳突肌后缘上、中 1/3 交点的连线；下段的体表投影位于胸锁乳突肌后缘上、中 1/3 交点斜向后下至斜方肌前缘中、下 1/3 交点的连线，此段位置表浅，受损伤的概率大。

(5)臂丛 位于胸锁乳突肌后缘中、下 1/3 交点至锁骨中、外 1/3 交点连线的稍内侧。臂丛在锁骨上大窝的位置表浅，常作为臂丛阻滞麻醉的部位。

(6)胸膜顶和肺尖 经胸上口突入颈根部，位于锁骨内侧 1/3 段的上方，相当于胸锁乳突肌胸骨头与锁骨头之间即锁骨上小窝的深面。胸膜顶和肺尖的最高处通常高出锁骨上缘 2～3 cm。在颈根部施行臂丛阻滞麻醉或针灸治疗时，不应在锁骨内侧 1/3 的上方进针，以免发生气胸。

甲状腺视诊通常对较大的腺体更有用处，因此受检者会被告知稍微向上倾斜头部，以更好地暴露颈部和可能存在的胸骨后腺体。检查者应观察并记录甲状腺的大小、形状、质地、活动性和是否存在可见结节。胸骨切迹上方的瘢痕称为项链瘢痕，表明受检者以前做过甲状腺或甲状旁腺手术。检查者应该从患者的正面和侧面观察其腺体，避免灯光投射的阴影夸大和模糊甲状腺的边界和质地。受检者小口喝水会使腺体向头侧运动，从而有助于检查者确认其结构。进行视诊时，也要重点观察有无格雷夫斯病的眼征。了解某些特殊眼征：Stellwag 征、Von Graefe 征、Joffroy 征、Mobius 征。还需要关注甲减患者的黏液性水肿面容。如果甲状腺肿非常明显，可望可及，视诊重点观察格雷夫斯病(毒性弥漫性甲状腺肿)的眼征：突眼，眼裂增大(上、下眼睑退缩)，双侧对称出现，也可左右不对称。由于眼球突出，瞬目减少，眼睑不能完全闭合，结膜、角膜外露而引起充血、水肿、角膜溃烂。当突眼度≤18 mm 时，称为轻度突眼；当突眼度>19 mm 时，称为浸润性突眼。有些患者出现怕光、流泪、眼部刺痛、异物感、复视、视力减退等。特殊眼征：①Stellwag 征，瞬目减少，炯炯有神；②Von Graefe 征，双眼向下看时，上眼睑不能随眼球下落，白色巩膜露出；③Jofroy 征，眼球向上看时，前额皮肤不能皱起；④ Mobius 征，双眼看近物时，眼球辐辏不良，即双眼向鼻侧会聚不良。除了关注眼征外，还需要关注甲减患者的黏液性水肿面容、下肢水肿。黏液性水肿面容不易被发现时，与其他健康人对比观望，可立即注意到其特殊的容貌。其表现为表情淡漠、呆滞，面色苍白伴蜡黄，皮肤干燥、粗糙、失去光泽，眼睑及面颊水肿，头发干燥、稀疏，鼻唇增厚，舌胖，语言缓慢、语音低钝、发声不

清。另外，就诊过程中也容易观察到甲减患者的行动缓慢、反应迟钝表现。

（三）触诊

触诊重点确定甲状腺有无肿大、结节、疼痛、震颤。如果有，仔细触摸肿大的分度，结节大小、硬度、表面触感、活动度及触痛。甲状腺触诊检查包含两种方法，即从受检者面部进行或从患者背后进行。触诊时，让患者正前方就座，双目平视前方或少许上抬下颌。检查者在检查前应该告知受检者在触诊时可能会感觉到窒息。如果受检者不能忍受，可以用超声检查替代。甲状腺峡部除非肿大，通常是不可触及的，但是用手指的掌侧面触诊，通过初步定位甲状软骨上的喉结，可以首先确定峡部的位置。检查者的手指应当向下滑动找到环状软骨，标记出甲状腺峡部上缘的通常位置。受检者小口喝水会使其峡部向头侧移动，从而确定其结构。如果感觉不到，说明甲状腺可能在更低的位置或者其峡部可能触摸不到。一旦确认，检查者手指应当沿着峡部向胸锁乳突肌（stemo cleido-mastoid muscle，SCM）的方向滑去，沿着气管的轮廓，插入位于 SCM 后方的手指的背部，此时甲状腺应该被夹在手指掌侧面和气管之间。受检者小口喝水还会使其甲状腺向上移动，从而确认所触摸到的结构是甲状腺。

如果触摸到的结构没有移动，可能是淋巴结、固定的甲状腺恶性肿瘤、突出的颈部肌肉或其他颈部结构。重复进行上述触诊动作，确定甲状腺有无肿大、结节、疼痛、震颤。如果有，仔细感受肿大的分度，结节大小、硬度、表面触感、活动度及触痛。嘱咐患者进行吞咽，随着甲状腺的上下活动，更易发现较小的结节，更易感受甲状腺的硬度。检查者一旦触诊甲状腺并记录结果后，也应该沿着颈链进行中线检查，以触诊颈部是否有淋巴结病变。大约 7% 的人存在续存性甲状舌管这种情况，可以由此被检查出来。检查者应当记录甲状腺两叶的不对称性、大小和任何分离的肿块。一些患者由于存在甲状腺萎缩、甲状腺手术切除、甲状腺位于胸骨后方或甲状腺先天性小腺体等情况，其甲状腺无法被触及。正常甲状腺腺体体积不大、柔软，通常不易被触及。为了尽快提高甲状腺的触诊水平，可以对甲状腺肿和全甲状腺切除患者同时进行触诊比较，对腺体厚度的手感会提升，逐渐对腺体质地、边缘、表面的触感增强。通过颈部触诊可以发现桥本甲状腺炎、格雷夫斯病的弥漫性甲状腺肿，亚急性甲状腺炎、桥本甲状腺炎急性发作的触痛，恶性淋巴瘤、结节出血囊性变、急性甲减等导致的腺体突然肿大，腺体内结节的质地、活动度等良恶性结节的鉴别要点，以及颈部淋巴结有无肿大、数目、位置，恶性肿瘤是否发生转移等。若颈部包块同时合并甲状腺结节，需要鉴别是否为甲状腺来源。

【病例 3-2】患者，中年女性，以“发现甲状腺结节 7 个月”为主诉入院。患者 7 个月前于当地医院行颈部彩超检查时发现甲状腺结节（未见检查单），无声音嘶哑、饮水呛咳、局部压痛、吞咽困难等不适，无心悸、手颤、消瘦等伴随症状。1 个月前至我院行颈部彩超检查，结果示：甲状腺体积增大并弥漫性回声改变伴血流增多（请结合实验室检查），甲状腺左叶实性结节（TI-RADS 4a 级），甲状腺右叶囊实性结节（TI-RADS 3 级），甲状腺右叶囊性结节（TI-RADS 2 级），右侧胸锁乳突肌深方多房囊性回声（考虑脉管畸形-静脉畸形可能），未予治疗。

入院后复查甲状腺彩超（图 3-6），结果示：甲状腺体积增大并弥漫性回声改变伴血流增多（请结合实验室检查），甲状腺左叶中部实性结节并钙化（TI-RADS 5 级），甲状腺右叶实性及囊实性结节（TI-RADS 3 级），双侧颈部Ⅵ区淋巴结肿大，右侧颈部多房囊性异常回声（考虑淋巴管瘤）。

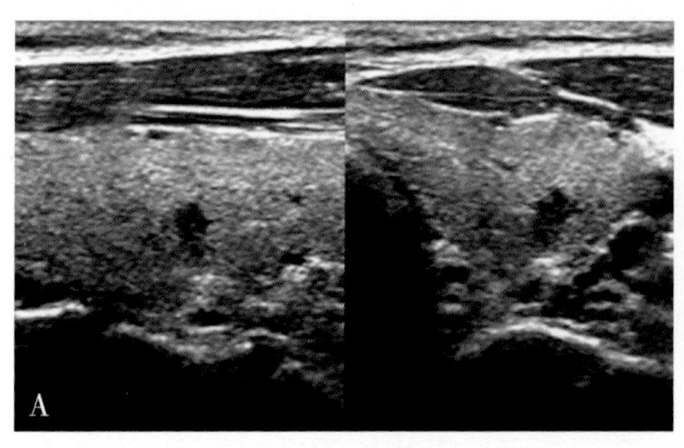
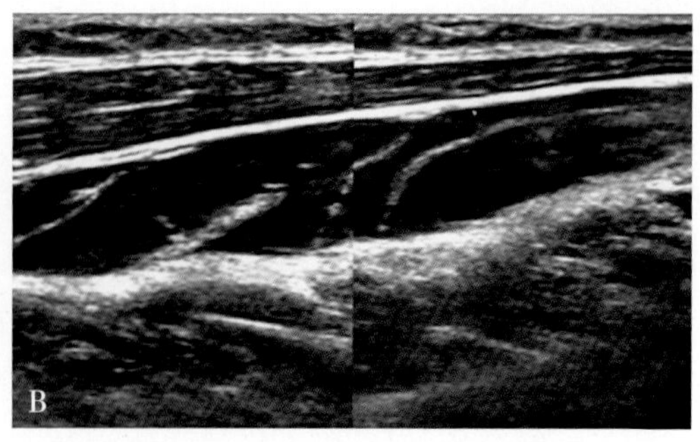

A. 于左叶中部探及一实性结节,大小约 4.5 mm×5.0 mm×5.0 mm(上下径×左右径×前后径),纵横比>1,边缘模糊,有毛刺,内部可见点状强回声;B. 右侧颈部(胸锁乳突肌深方)可探及一多房囊性异常回声,范围约 95 mm×16 mm,边界清,内部可见多个分隔,彩色多普勒血流成像(CDFI)示分隔点状血流信号。

图 3-6　甲状腺结节及颈部包块彩超显像

甲亢患者甲状腺上极处听诊可闻及血管杂音,表现为以连续性、收缩期为主的吹风样杂音,有时下极处也可闻及。心脏区听诊心动过速、心跳有力,当合并甲亢继发的心脏病时,也可闻及其他体征,而甲减患者心率变缓、心音低弱。

32　甲状腺疾病的分类有哪些?

甲状腺作为内分泌腺体,虽然体积较小,但内分泌功能强大,且易发生多种疾病。甲状腺疾病发病原因常常与遗传基因、自身免疫、肿瘤、胚胎期发育异常等有关。其病因复杂,分类困难。临床上,可根据其功能状态进行疾病分类,或根据首要表现进行疾病分类,如(不)伴随甲状腺疼痛的疾病,也可以按病因进行疾病分类。

根据病因,甲状腺疾病可分为以下几类。①胚胎期发育异常:甲状舌管囊肿、异位甲状腺、无甲状腺、小甲状腺。②甲状腺激素合成、分泌障碍:先天性甲状腺功能减退症(甲状腺过化物酶、甲状腺球蛋白、钠碘同向转运体缺乏及碘再利用障碍)、中枢性甲状腺功能减退症(下丘脑性、垂体性)、母体因素(碘摄入过多、抗甲状腺药物、母体甲亢)。③受体异常:Refetoff 综合征(甲状腺激素受体异常综合征)、甲状腺激素受体 α(TRα)异常、TSH 受体异常综合征。④甲状腺激素敏感性低下:MCT8(monocarboxylate transporter 8)异常、脱碘酶异常。⑤自身免疫:格雷夫斯病、桥本甲状腺炎、特发性黏液性水肿。⑥环境因素:碘不足、碘过量。⑦炎症原因:急性化脓性甲状腺炎、亚急性甲状腺炎、无痛性甲状腺炎、IgG_4 相关甲状腺炎。⑧肿瘤:甲状腺腺瘤、乳头状癌、滤泡状癌、髓样癌、恶性淋巴瘤、未分化癌、转移癌等[第五版世界卫生组织(WHO)甲状腺肿瘤分类将以往的肿瘤样病变,例如腺瘤样甲状腺肿、结节性甲状腺肿等归为良性肿瘤]。⑨继发性甲状腺疾病:手术后甲状腺异常、放射性甲状腺疾病、药物有关继发性甲状腺疾病(抗甲状腺药、锂剂、利巴韦林、胺碘酮、干扰素、白介素、一些分子靶向药物)。⑩与全身性疾病有关:结节病等。

甲状腺疾病分类见图 3-7。

- 甲状腺疾病
  - 发育异常
    - 甲状舌管囊肿
    - 异位甲状腺
    - 无甲状腺
    - 小甲状腺
  - 甲状腺功能减退症
    - 原发性甲状腺功能减退症：桥本甲状腺炎、医源性甲状腺功能减退症、碘过量或不足所致甲状腺功能减退症、药物性甲状腺功能减退症、先天性一过性甲状腺功能减退症
    - 中枢性甲状腺功能减退症：垂体性甲状腺功能减退症、下丘脑性甲状腺功能减退症
    - 甲状腺激素抵抗综合征：甲状腺激素受体基因突变
  - 甲状腺功能亢进症
    - 原发性甲状腺功能亢进症：弥漫毒性甲状腺肿、多结节性毒性甲状腺肿、甲状腺自主高功能腺瘤、（个别）甲状腺滤泡状癌、特殊类型格雷夫斯病（新生儿甲状腺功能亢进症、妊娠期甲状腺功能亢进症、桥本甲状腺功能亢进症）、先天性甲状腺功能亢进症、药物性甲状腺功能亢进症
    - 继发性甲状腺功能亢进症：垂体 TSH 腺瘤
  - 甲状腺炎
    - 感染性甲状腺炎
    - 自身免疫性甲状腺炎
    - 药物及化学物诱导的甲状腺炎
    - 其他甲状腺炎：特发性甲状腺炎、放射性甲状腺炎等
  - 甲状腺肿瘤
    - 滤泡细胞源性甲状腺肿瘤
      - 良性肿瘤：甲状腺滤泡结节性病变、滤泡性腺瘤、乳头状滤泡性腺瘤、甲状腺嗜酸细胞腺瘤
      - 低风险/低危型肿瘤：具有乳头状核特点的非浸润性甲状腺滤泡性肿瘤、恶性潜能未定的甲状腺肿瘤、透明变梁状肿瘤/玻璃样小梁状肿瘤
      - 恶性肿瘤
        - 甲状腺滤泡癌
        - 浸润性包裹性滤泡亚型乳头状癌
        - 甲状腺乳头状癌：经典型、浸润性滤泡型、高细胞型、柱状细胞型、鞋钉样、实体型或实性、弥漫性硬化型、沃辛（Warthin）瘤样型、嗜酸细胞型或 Oncocytic 变异型
        - 甲状腺嗜酸细胞癌
        - 滤泡细胞起源的高级别癌：分化型高级别甲状腺癌、低分化甲状腺癌、间变性滤泡细胞起源的甲状腺癌
    - 甲状腺 C 细胞源性肿瘤：甲状腺髓样癌
    - 髓样和滤泡细胞源性混合癌
    - 唾液腺型甲状腺癌：甲状腺黏液表皮样癌、涎腺型分泌性癌
    - 组织发生不确定的甲状腺肿瘤：硬化性黏液表皮样癌伴嗜酸性粒细胞增多、筛状-桑葚型甲状腺癌
    - 甲状腺内胸腺肿瘤：家族性胸腺瘤、梭形上皮肿瘤伴胸腺样成分、家族性胸腺癌
    - 胚胎性甲状腺肿瘤：甲状腺母细胞瘤
    - 间叶源性肿瘤
    - 淋巴造血肿瘤
    - 生殖细胞肿瘤
    - 转移性恶性肿瘤

图 3-7　甲状腺疾病分类

甲状舌管在退化过程中出现退化不全或下降过程发生障碍,可发生先天性疾病,主要有两种,即甲状舌管囊肿和异位甲状腺组织。因胎儿期甲状舌管退化不全,其被覆上皮分泌可造成囊性扩张而形成甲状舌管囊肿(thyroglossal duct cyst),其常位于颈中线舌骨区,一般不与外界相通,或以窦道的形式通往舌盲孔或舌骨上切迹皮肤组织。异位甲状腺组织可发生于沿甲状舌管的任何部位,是胚胎的甲状腺始基未下降或有残留而形成。其最常见的部位是从舌根到上纵隔,可发生于喉、气管、心脏、心包等部位。若考虑病变为甲状舌管囊肿或异位甲状腺组织,也需要与一些肿瘤性疾病相鉴别,排除恶性肿瘤的可能(图 3-8)。

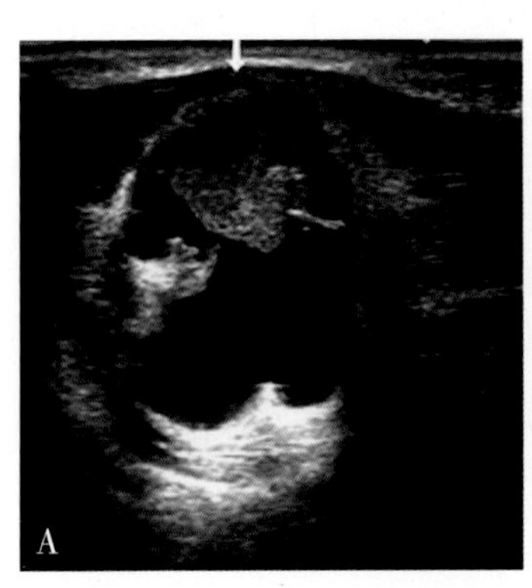

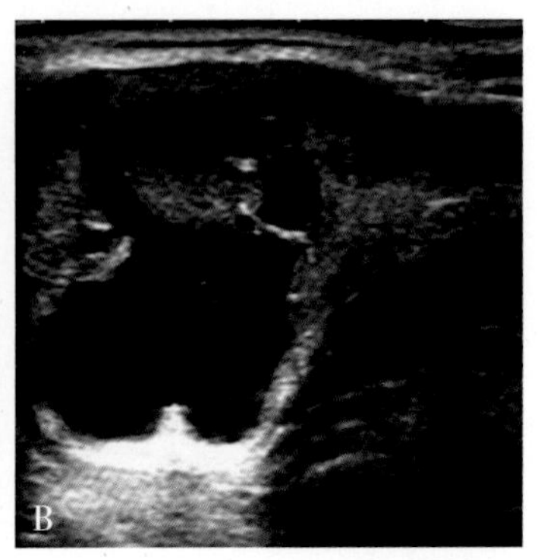

A. 患者所示颈部包块处探查,在颈前舌骨水平探及一囊实性结节,似与甲状腺峡部相连,大小约 29 mm×31 mm(左右径×前后径),边缘模糊,内以囊性为主,实性部分形态不规则,并且内部可见点状强回声(横切面);B. 患者所示颈部包块处探查,在颈前舌骨水平探及一囊实性结节,似与甲状腺峡部相连,大小约 33 mm×31 mm(上下径×前后径),边缘模糊,内以囊性为主,实性部分形态不规则,并且内部可见点状强回声(纵切面)。

图 3-8　颈前舌骨水平囊实性结节并钙化(TI-RADS 4b 级,考虑锥状叶来源)

甲状腺疾病的诊疗重点之一是疾病的鉴别,即非肿瘤性疾病与肿瘤性疾病的鉴别、良性肿瘤与恶性肿瘤的鉴别、恶性肿瘤类型的鉴别、原发性肿瘤与转移性肿瘤的鉴别。甲状腺可能同时罹患多种类型的疾病,不同类型的疾病影像学特征可能有交叉或互相干扰,增加了鉴别诊断的难度。

【病例 3-3】患者,中年女性,因"发现甲状腺结节 1 年"入院。1 年前于当地医院行颈部彩超时发现甲状腺结节(未见检查单),无声音嘶哑、饮水呛咳、局部压痛、吞咽困难等不适,无心悸、手颤、消瘦等伴随症状。1 d 前至当地医院复查颈部彩超,结果示:甲状腺弥漫性病变并Ⅵ区淋巴结肿大,甲状腺多发不均质结节(C-TIRADS 3 类),甲状腺右叶不均质结节并多发圆点状结晶(C-TIRADS 3 类),甲状腺右叶实性结节并沙砾样及针尖样钙化(C-TIRADS 4b 类),未予治疗。今为求进一步治疗至我院,门诊以"甲状腺结节;桥本甲状腺炎"为诊断收入我科。入院后完善相应检查,彩超示:甲状腺体积增大并弥漫性回声改变伴血流增多(请结合实验室检查);甲状腺右叶上极实性结节并钙化(C-TIRADS 5 类);余甲状腺双侧叶囊实性及实性结节(C-TIRADS 3 类);双侧颈部Ⅵ区淋巴结肿大(图 3-9)。患者拒绝穿刺,遂排除手术禁忌证,于 2024 年 5 月 29 日在我科行"右侧甲状腺腺叶切除术+右Ⅵ区淋巴结清扫术"治疗,术中病理示:(右侧)滤泡性病变/肿瘤,待常规充分取材后再

报。最终常规病理示:(右侧)结节性甲状腺肿,淋巴细胞浸润,淋巴滤泡形成,局部滤泡上皮乳头状增生,结合免疫组化,符合癌变(乳头状癌)(图 3-10)。

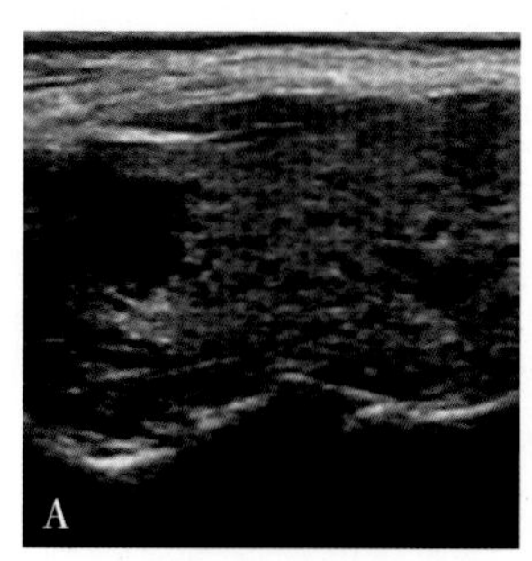
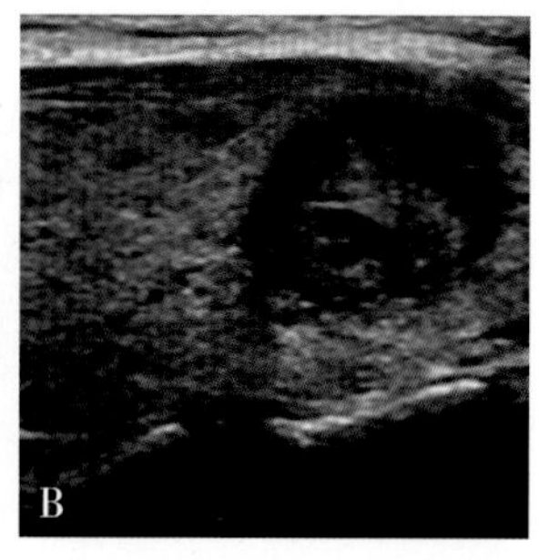

A. 于右叶上极可探及一实性低回声结节,大小约6.5 mm×6.5 mm×7.5 mm(上下径×左右径×前后径),垂直位,紧邻被膜,边缘模糊,内部可见点状强回声;B. 于右叶可探及数个囊实性及实性结节,较大者位于下极,为囊实性,大小约 16.5 mm×15.5 mm×12.5 mm,边缘光整,内部以实性为主并见点状强回声,后伴彗尾。

图 3-9 甲状腺彩超显像

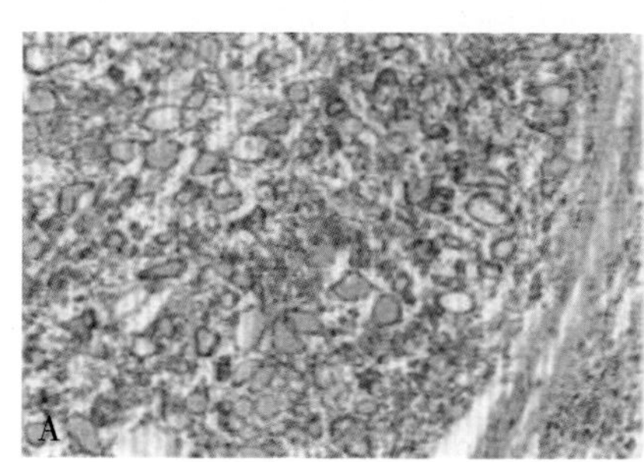
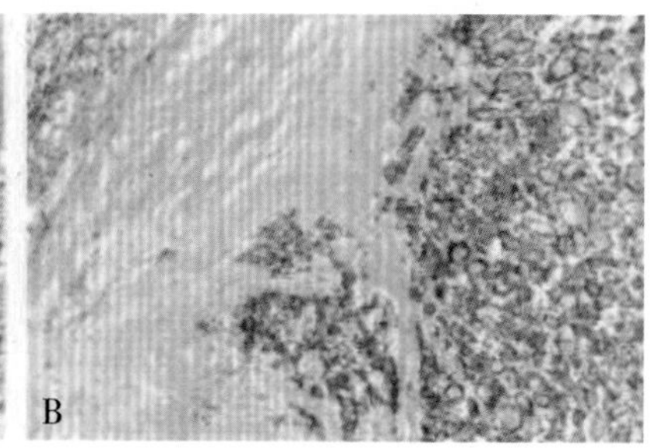

A.(右侧)结节性甲状腺肿,淋巴细胞浸润,淋巴滤泡形成;B. 局部滤泡上皮乳头状癌。免疫组化结果:C19(+),CD56(+),CyclinD1(+),HBIE-1(-),Ki-67(3%)。分子诊断结果:BRAF(V600E)(-)。

图 3-10 甲状腺乳头状癌常规病理及免疫组化

通常情况下,非肿瘤性甲状腺疾病的严重程度与循环内甲状腺激素水平有关联,例如:血清甲状腺激素水平越高,对中枢神经系统、心血管系统的危害越大。但这并非绝对,甲状腺危象和黏液性水肿昏迷时,血清甲状腺激素水平与致死与否无关。同样,即便是甲状腺癌,因病理分型不同,对预后的影响也不同。充分了解甲状腺疾病各种分类方法,正确认识甲状腺疾病生物学特征,才能做出正确的诊断及治疗,更准确判定预后。

引起甲状腺疼痛的疾病多数与炎症有关,部分为甲状腺囊性结节内出血,少数与放射性甲状腺损伤、晚期甲状腺癌等有关。创伤、炎症、自身免疫等原因导致甲状腺被膜和腺体内疼痛感受器受到刺激,由感觉传入纤维将信号从刺激部位传导至脊髓后角的不同板层,换神经元后经丘脑投射到感觉皮质,人体感知甲状腺疼痛。部分囊内出血的患者既往诊断过甲状腺囊肿或结节,突然同时出现颈部肿块和疼痛,疼痛出现急,多为胀痛。部分患者先疼痛,触摸颈部时才发现肿块。血清甲状腺激素水平多正常。严重时可有呼吸困难等压迫症状,但无全身性感染表现。有学者认为部分囊性结节内可能存在细小动静脉瘘,当某种原因导致压力过大时,静脉破裂导致急性出血。

【病例 3-4】患者,老年女性,以“发现甲状腺结节 3 个月”入院。3 个月前无意发现颈部有一包块,伴局部疼痛,无声音嘶哑、吞咽困难、饮水呛咳等症状,无心悸、手颤、消瘦等伴随症状,遂至当地医院就诊,颈部彩超示:甲状腺左叶囊实性包块,建议定期复查。今为求进一步治疗至我院,门诊以“甲状腺结节”为诊断收入我科。入院后完善相关检查,复查甲状腺彩超,结果示:甲状腺体积增大并弥漫性回声改变(请结合实验室检查);甲状腺左叶中下部囊实性占位(TI-RADS 3 级,结节性甲状腺肿出血囊性变);余甲状腺双侧叶多发囊实性及实性结节(TI-RADS 3 级)(图 3-11)。遂在局部麻醉下行甲状腺结节化学消融+射频消融术,术后半年(图 3-12)、1 年(图 3-13)、2 年(图 3-14)复查彩超,结果提示结节明显缩小。

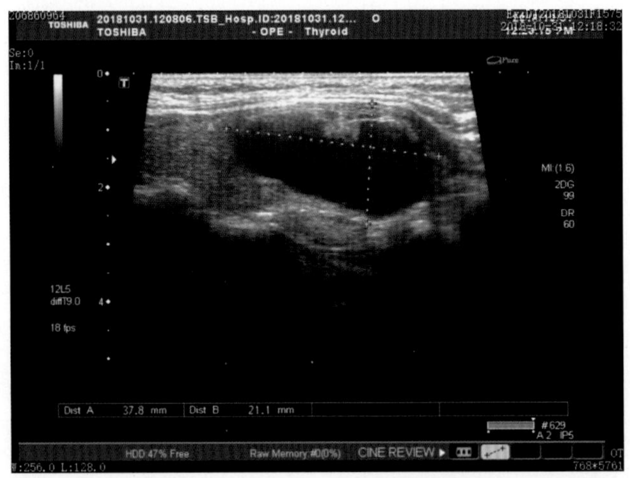

图 3-11 术前甲状腺彩超显像

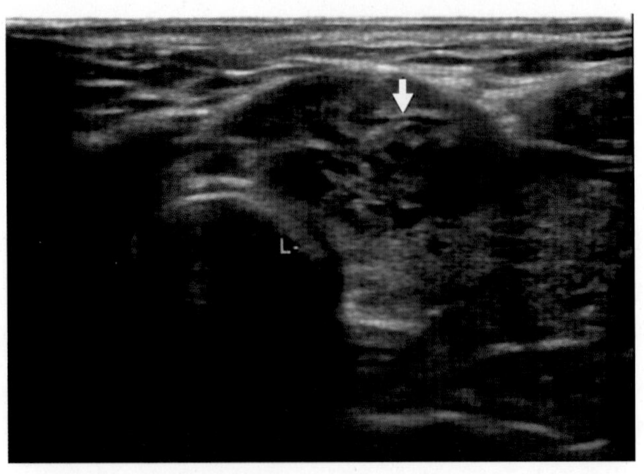

于左叶中下部浅层可探及一个囊实性结节(箭头所示),大小约 18.4 mm×9.4 mm×17 mm(上下径×前后径×左右径),边缘光整,形态欠规则,内以实性为主。

图 3-12 术后半年甲状腺彩超显像

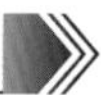

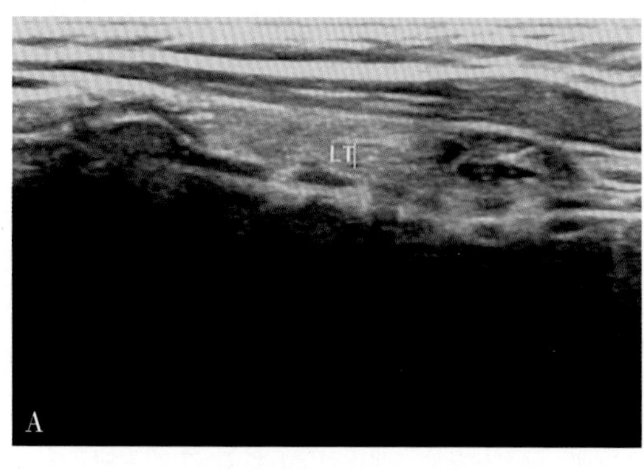
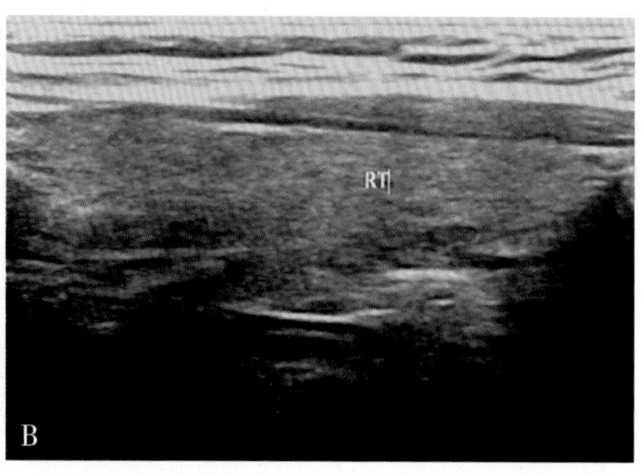

A. 于左叶中下部浅层可探及一个囊实性结节，大小约 14.5 mm×5.9 mm×8.0 mm（上下径×前后径×左右径），边缘光整，形态欠规则，内以实性为主；B. 于右叶可探及数个囊实性及囊性结节，较大者位于中下部，为实性，大小约 4.0 mm×2.0 mm×2.4 mm，边缘光整，形态规则。

图 3-13　术后 1 年甲状腺彩超显像

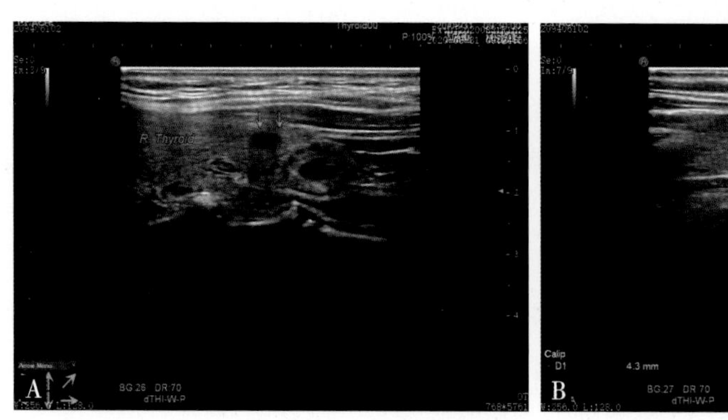
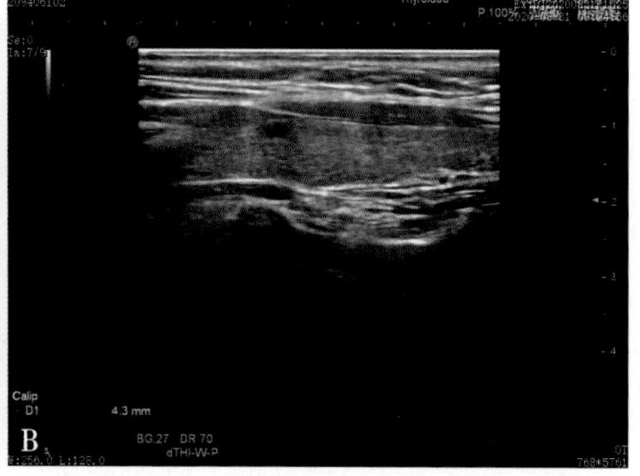

A. 于左叶中下部浅层可探及一个实性低回声结节，大小约 5.7 mm×4.6 mm×3.9 mm（上下径×左右径×前后径），边缘不光整，内部回声不均匀；B. 于右叶可探及数个囊实性及囊性结节，较大者位于中部，为实性，大小约 4.3 mm×3.6 mm×2.5 mm，边缘光整，形态规则。

图 3-14　术后 2 年甲状腺彩超显像

甲状腺炎是甲状腺的一种炎性疾病，可以基于其病因、持续时间或形态学对其分类。甲状腺炎与自身免疫、病毒侵犯、细菌感染等有关。大部分病例发病因素并不完全知晓，因而基于形态学与持续时间对其分类被大部分研究者所接受。患病期间，甲状腺功能可保持正常，也可发生一过性甲状腺毒症或甲减。根据其发病缓急及病程长短可分为急性甲状腺炎、亚急性甲状腺炎、慢性甲状腺炎；根据发病原因可分为感染性甲状腺炎、自身免疫性甲状腺炎、放射性甲状腺炎等；根据病理类型可分为化脓性甲状腺炎、淋巴细胞性甲状腺炎、肉芽肿性甲状腺炎等。亚急性甲状腺炎、无痛性甲状腺炎、桥本甲状腺炎急性发作、产后甲状腺炎等由于炎症破坏甲状腺滤泡，滤泡腔内甲状腺激素过量进入血液循环内，出现一过性甲状腺毒症，这类甲状腺炎统称为破坏性甲状腺炎。除亚急性甲状腺炎、急性化脓性甲状腺炎外，少数桥本甲状腺炎出现急性发作，其临床表现与亚急性甲状腺炎非常类似，出现疼痛、发热等急性炎症表现，发作持续时间较亚急性甲状腺炎长，其发病原因不清楚。

DeGroot 主编的《内分泌学》(2016 版)提出的自身免疫性甲状腺炎的临床病理分型被学术界广泛接受。它的特点是既延续了这个疾病的历史,又反映了它的最新进展。例如纤维变异型甲状腺炎就是过去的萎缩性甲状腺炎(atrophic thyroiditis,AT)或原发性黏液性水肿(primary myxedema)。这个分型也收入了近年新发现的 IgG_4 相关甲状腺炎和桥本毒症等。甲状腺超声低回声或者不规则回声可能先于抗体阳性出现。但是在 20% 的超声提示自身免疫性甲状腺炎的个体,他们的 TPOAb 却是阴性的,仅能够靠组织病理检查证实。根据甲状腺功能,自身免疫性甲状腺炎可以分类为三大类:①无症状的自身免疫性甲状腺炎,其主要表现为血清甲状腺自身抗体阳性和甲状腺超声检查低回声,但是甲状腺功能正常或者伴亚临床甲减,即局灶性甲状腺炎;②甲状腺功能持续性异常的自身免疫性甲状腺炎,即自身免疫性甲状腺炎伴临床甲减,包括经典型甲状腺炎和纤维变异型甲状腺炎;③甲状腺功能一过性减退的自身免疫性甲状腺炎,即无痛性甲状腺炎、产后甲状腺炎等。多数甲减可以恢复,少数患者发展为永久性甲减。

甲状腺滤泡细胞和滤泡旁细胞共同构成甲状腺滤泡,前者通过合成和分泌甲状腺激素调节新陈代谢,后者为弥散神经内分泌细胞,分泌降钙素,参与体内钙代谢调节。甲状腺肿瘤总体可分为上皮性肿瘤、非上皮性肿瘤和继发肿瘤三大类,其中后两者与其他器官分类一致。根据其组织来源可分为 4 类:来源于滤泡细胞的肿瘤、来源于滤泡旁细胞的肿瘤、来源于血细胞的肿瘤和来源于间叶组织细胞的肿瘤。来源于间叶的肿瘤和其他器官的肿瘤一样,多种多样,良性肿瘤在其母组织名称后加瘤,如脂肪瘤、平滑肌瘤和血管瘤等,恶性肿瘤则加肉瘤,如脂肪肉瘤、血管肉瘤等。来源于血细胞的肿瘤主要为非霍奇金淋巴瘤,以 B 细胞源性的多见,霍奇金淋巴瘤极其罕见,有时可见浆细胞瘤。

第 5 版 WHO 甲状腺肿瘤分类以细胞发生机制为新分类框架的基础,以组织学、分子和临床生物学特征来判定肿瘤分类和亚型。第 5 版 WHO 甲状腺肿瘤分类提出,甲状腺滤泡起源的肿瘤为甲状腺内最常见的肿瘤,包括良性肿瘤、低风险肿瘤和恶性肿瘤。

良性肿瘤包括滤泡性腺瘤、常伴有甲亢的乳头状滤泡性腺瘤、嗜酸细胞腺瘤和新概念甲状腺滤泡结节性病变。甲状腺滤泡结节性病变为新增的一类起源于多结节性甲状腺肿的增生性/肿瘤性病变。其通常有部分多结节性甲状腺肿伴腺瘤样增生/腺瘤样结节为克隆性病变,而另一部分则为增生。滤泡性腺瘤为克隆性肿瘤性增生,第 5 版 WHO 甲状腺肿瘤分类强调其超声表现为实性、边界清楚的均质强回声或等回声冷结节,以区别于具有乳头状结构的滤泡性腺瘤。含 75% 以上嗜酸性肿瘤细胞的滤泡性肿瘤为嗜酸细胞肿瘤,其中良性者为嗜酸细胞腺瘤。乳头状甲状腺滤泡性腺瘤具有特征性滤泡内"向心性"乳头的滤泡性腺瘤,细胞核圆而一致,缺乏甲状腺乳头状癌细胞核特征。临床上具有甲亢或亚临床甲亢,核素扫描表现为"高功能性热结节"。手术切除肿瘤后甲状腺功能可恢复正常。

【病例 3-5】患者,中年女性,以"月经量增多、心悸 3 个月"入院。患者 3 个月前无明显诱因出现月经量增多、心悸,无声音嘶哑、饮水呛咳、局部压痛、吞咽困难等不适。至本院行颈部彩超检查(图 3-15),结果示:甲状腺体积增大并弥漫性回声改变伴血流稍增多,甲状腺左叶囊实性结节(TI-RADS 3 级);甲状腺功能检测提示亚临床甲亢。颈部 SPECT-CT(图 3-16)示:甲状腺左叶"热结节",余左叶组织及甲状腺右叶摄锝功能受抑制,考虑高功能腺瘤可能性大,未予治疗。3 个月来上述症状逐渐加重,今为求进一步治疗至我院,门诊以"甲状腺高功能腺瘤"为诊断收入我科。患者自发病以来，意识清楚，精神可，食欲正常，睡眠欠佳，大便干结，小便正常，近3个月体重下降约10 kg。入院后完善相关检查，行左侧甲状腺腺叶切除术，常规病理结果见图3-17。

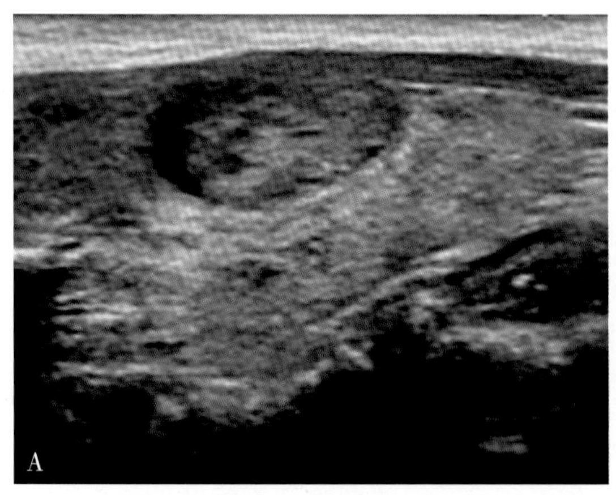
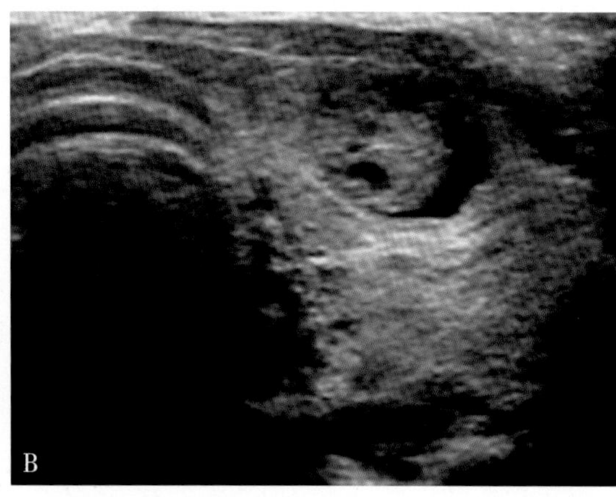

A. 于左叶下极探及一囊实性结节，大小约18 mm×8 mm（上下径×前后径），边缘光整，内以实性为主，内部可见点状强回声，后伴彗尾（纵切面）；B. 于左叶下极探及一囊实性结节，大小约15 mm×8 mm（左右径×前后径），边缘光整，内以实性为主，内部可见点状强回声，后伴彗尾（横切面）。

图3-15　术前颈部彩超显像

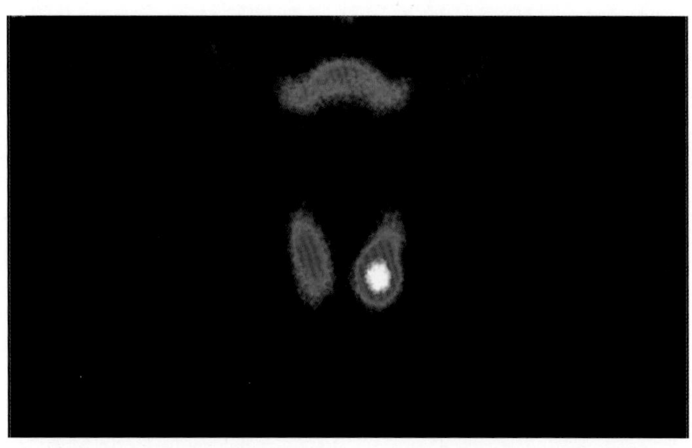

图3-16　术前颈部SPECT-CT示甲状腺左叶“热结节”

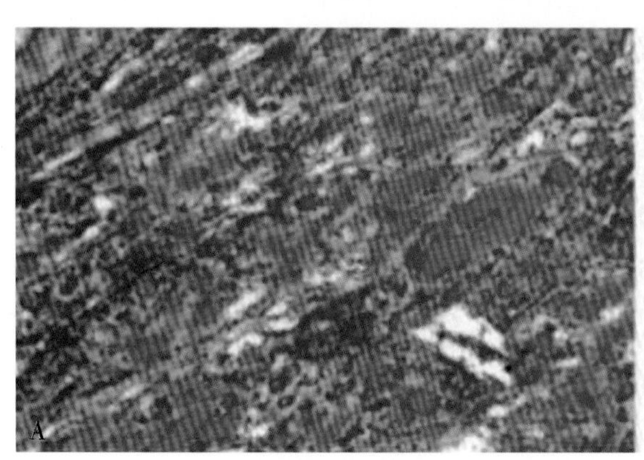
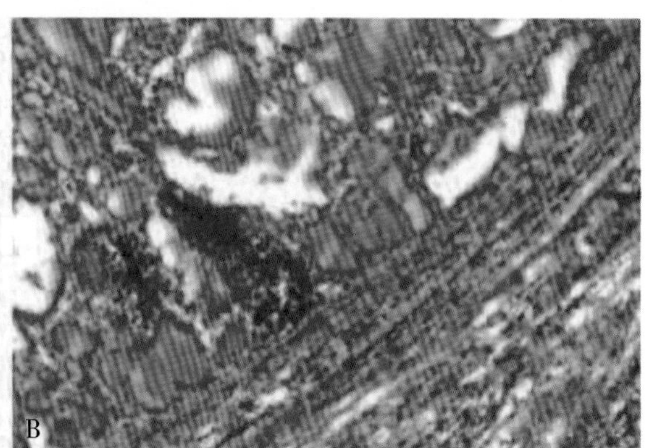

A、B为不同视野的病理图片，镜下见左侧甲状腺符合腺瘤样结节性甲状腺肿病理表现，周围呈桥本甲状腺炎病理表现。

图3-17　甲状腺腺叶切除术常规病理

以往被称为多结节性甲状腺肿的临床实体已用于病理诊断,但这是不适当的,因为许多病变,包括甲状腺炎、增生和肿瘤,可导致临床上增大的多结节性甲状腺。最常与该临床情况相关的实体是一种以多发性甲状腺病变为特征的疾病,该病变由具有高级别可变结构的滤泡细胞组成。它们可以非常小或非常大,范围从富含胶体的大滤泡结节到细胞性微滤泡结节,并且可以是轮廓不良的或边界清楚的,具有可缺失的或界限清楚的或不完整的囊。这些病变通常未归类为肿瘤。因为此类病变实体,病理学家使用了许多不同的名称。它们曾被称为"胶质结节",但最常见的诊断用语包括"增生""腺瘤样""腺瘤状",反映了这种病症中的结节在形态上可以类似腺瘤的事实。但是,多项研究表明,这些结节通常但不总是克隆性的。因此,有些确实是腺瘤,而另一些是增生性的。这些病变的克隆性解释了为什么在多结节性甲状腺肿的结节内可能出现恶变病灶。为解决这一难题而提出的另一个术语是"甲状腺滤泡性结节性疾病",该术语避免将病变定义为增生性、肿瘤性或矛盾的"腺瘤样增生"。该术语获得了 WHO 编辑委员会的一致支持。

组织学是甲状腺肿瘤病理诊断的基石,随着医学发展到分子时代和单细胞测序日益完善,由于某些分化极好的肿瘤性增生与非肿瘤性增生在组织学上极为相似,单纯组织学诊断易造成恶性肿瘤的漏诊。与此同时,临床循证医学支持一小部分不具有明确浸润或可疑浸润的甲状腺癌重新归类为低风险肿瘤,一部分惰性甲状腺癌归类为高侵袭性癌,传统组织学观察和免疫组化已难以满足甲状腺癌临床诊疗的需求,分子遗传学已成为甲状腺肿瘤临床整合诊疗中的重要一环。低风险肿瘤具有极低转移可能,是指在形态和临床特征上介于良性肿瘤和恶性肿瘤之间的交界性肿瘤,组织学分类包括具有乳头状核特征的非浸润性甲状腺滤泡性肿瘤(noninvasive follicular thyroid neoplasm with papillary-like nuclear features, NIFTP)、恶性潜能未定的甲状腺肿瘤(thyroid tumor of uncertain malignant potential)、透明变梁状肿瘤(hyalinizing trabecular tumour)。

2016 年 Nikiforov 等新提出了具有乳头状核特征非浸润性甲状腺滤泡性肿瘤(NIFTP)的概念,取代非浸润性包裹性滤泡亚型甲状腺乳头状癌,并被 2017 年第 4 版 WHO 甲状腺肿瘤分类作为甲状腺交界性肿瘤重点推出,在第 5 版 WHO 甲状腺肿瘤分类中更新为低风险肿瘤,并增补分子特征辅诊。NIFTP 为极度惰性肿瘤,单纯肿瘤完全切除和单腺叶切除的治疗方案已可治愈。

恶性潜能未定的甲状腺肿瘤为有或无包膜但边界清楚,在彻底取材和详尽检查后,可疑包膜和/或脉管、周围正常组织浸润的甲状腺肿瘤。根据是否具有甲状腺乳头状癌细胞核特征,将其分为恶性潜能未定的滤泡性肿瘤(不具有甲状腺乳头状癌细胞核特征)、恶性潜能未定的高分化肿瘤(具有不同程度甲状腺乳头状癌细胞核特征)。

【病例 3-6】患者,男性,发现"甲状腺结节 2 年"。本院复查彩超(图 3-18),结果示:甲状腺右叶中部实性结节(TI-RADS 4a 级,结节性甲状腺肿? 腺瘤?)。彩超引导下细针穿刺活检示:考虑结节性甲状腺肿,滤泡性肿瘤不能完全除外,请结合临床及影像学。遂行右侧甲状腺腺叶切除术,病理示:第一次报告,(右侧甲状腺)滤泡性肿瘤/病变,类型需免疫组化协诊(已做);第二次报告,(右侧)滤泡性肿瘤,局部包膜内可见滤泡上皮细胞团,符合恶性潜能未定的滤泡性肿瘤。免疫组化:CK19(+),CD56(+),HBME-1(弱+),Galectin-3(+),甲状旁腺激素(PTH)(-)。

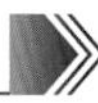

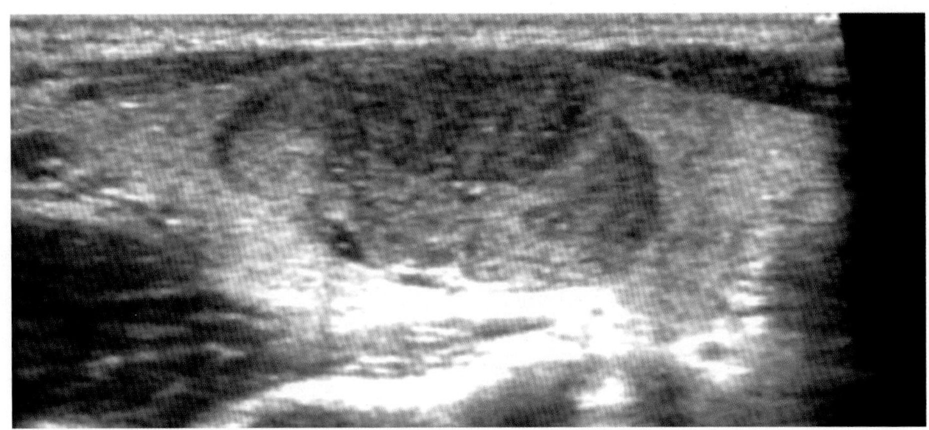

甲状腺右叶体积增大，中部可探及一实性结节，大小约 30 mm×20 mm×16 mm（上下径×左右径×前后径），边缘光整，内部回声不均匀，周边可见纤细低回声晕。

图 3-18　术前彩超提示甲状腺右叶中部实性结节

滤泡性腺瘤、NIFTP、恶性潜能未定的甲状腺肿瘤、滤泡癌、浸润性包裹性滤泡亚型甲状腺乳头状癌的鉴别诊断标准为对细胞核特征和包膜/血管侵犯的主观评估，同样具有明显观察者差异。透明变梁状肿瘤的病理诊断标准、免疫表型均无明显更新。但强调透明变梁状肿瘤缺乏 *BRAF* 和 *RAS* 基因突变，*PAX8-GLIS1/GLIS3* 基因重排为透明变梁状肿瘤关键分子特征。甲状腺腺叶切除术结合临床和影像学监测是治疗 NIFTP 和透明变梁状肿瘤的首选方法。术后应避免放射性碘治疗。

恶性肿瘤包括分化型甲状腺癌（differentiated thyroid carcinoma，DTC）、高级别分化型甲状腺癌（differentiated high grade thyroid carcinoma，DHGTC）、低分化甲状腺癌（poorly differentiated thyroid carcinoma，PDTC）和间变性癌（anaplastic thyroid carcinoma）。DTC 不伴有高级别形态特征，包括甲状腺乳头状癌、甲状腺滤泡癌（follicular thyroid carcinoma，FTC）、甲状腺嗜酸细胞癌（oncocytic carcinoma of the thyroid，OCA），它们中不伴有高级别组织学特征者占甲状腺癌的 90% 以上。甲状腺乳头状癌、FTC 和 OCA 统称为分化型甲状腺癌。2022 年，第 5 版 WHO 甲状腺肿瘤分类中新增“高级别甲状腺滤泡细胞起源的恶性肿瘤”，特指具有高级别组织学特征、缺乏间变、恶性程度高、预后介于 DTC 和甲状腺未分化癌（anaplastic thyroid carcinoma，ATC）之间的甲状腺滤泡上皮源性癌。包括高级别分化型甲状腺癌、传统低分化癌。两者共同特征：核分裂象增多、肿瘤性坏死、不伴有间变特征、临床生物学行为相似。间变性（anaplastic/未分化）滤泡细胞源性甲状腺癌肿瘤细胞未分化，可有局灶分化，为高度恶性甲状腺癌。鳞状细胞癌为间变性癌的一种亚型。

【病例 3-7】患者，老年男性，发现颈部包块 1 个月。入院后彩超（图 3-19）示：甲状腺右叶及峡部实性结节并钙化（C-TIRADS 5 类），双侧颈部多发异常肿大淋巴结（met）。细针穿刺活检示：（右侧甲状腺结节）甲状腺区恶性肿瘤，建议术中行冷冻切片病理学检查进一步明确类型（TBSRTC Ⅵ）（图 3-20）；（左颈Ⅳ区淋巴结）发现恶性肿瘤细胞，建议活检（图 3-21）进一步明确诊断。遂行甲状腺癌根治术，术后病理（图 3-22）示：（右侧）鳞状细胞癌浸润/转移，首先排除转移后，考虑原发甲状腺鳞状细胞癌（2022 年 WHO 将其归入未分化癌）。（颈部淋巴结清扫标本）淋巴结可见癌转移（12/13）。

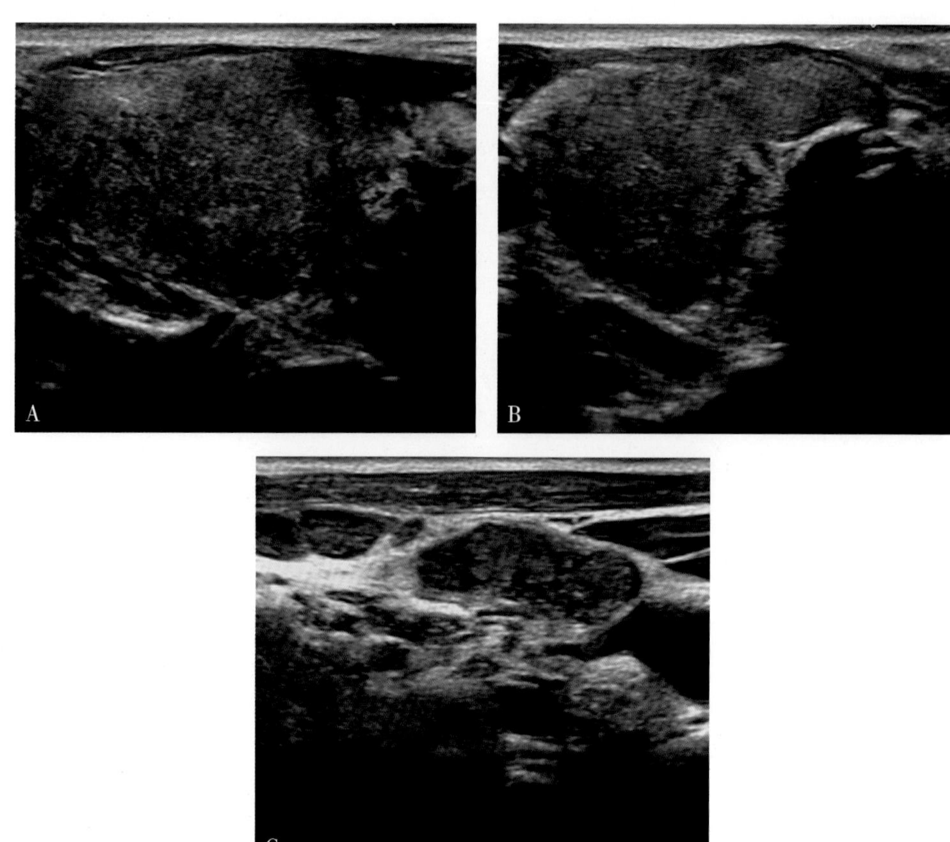

A.甲状腺右叶体积增大,内部可探及一实性低回声结节,并延至峡部,大小约55 mm×31×mm(上下径×前后径),凸包膜,边缘模糊,内部回声不均匀,内部可见数枚点状强回声(纵切面);B.甲状腺右叶体积增大,内可探及一实性低回声结节,并延至峡部,大小约46 mm×31 mm(左右径×前后径),凸包膜,边缘模糊,内部回声不均匀,内部可见数枚点状强回声(横切面);C.右侧颈部Ⅱ、Ⅲ、Ⅴb区及双侧颈部Ⅳ、Ⅵ区可探及数个淋巴结回声,淋巴门消失,呈不均质低回声,内部可见点状强回声;较大者位于右侧Ⅳ区,大小约27 mm×13 mm。

图3-19　甲状腺彩超显像

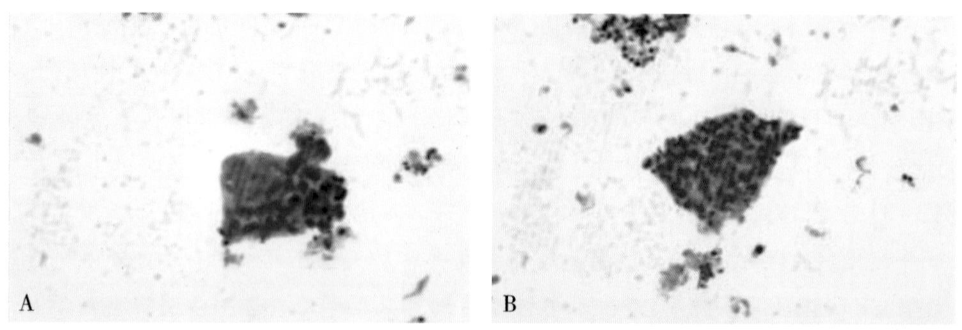

A、B为不同视野的病理图片,(甲状腺右叶实性结节穿刺TCT)镜下见中等量片状排列的核大、深染细胞,提示甲状腺区恶性肿瘤,建议术中行冷冻切片病理学检查进一步明确类型(TBSRTC Ⅵ)。

图3-20　右侧甲状腺结节细胞病理

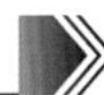

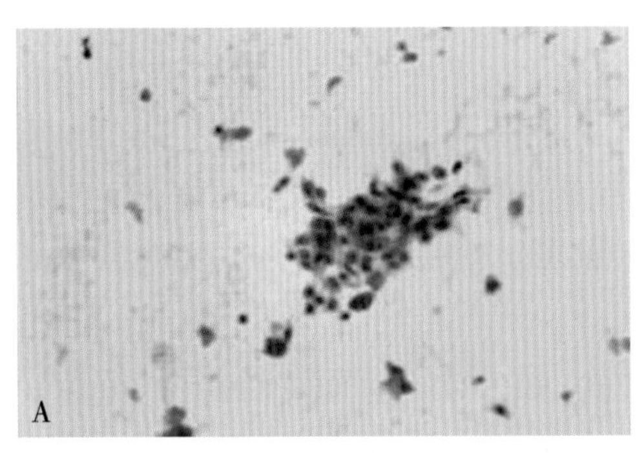

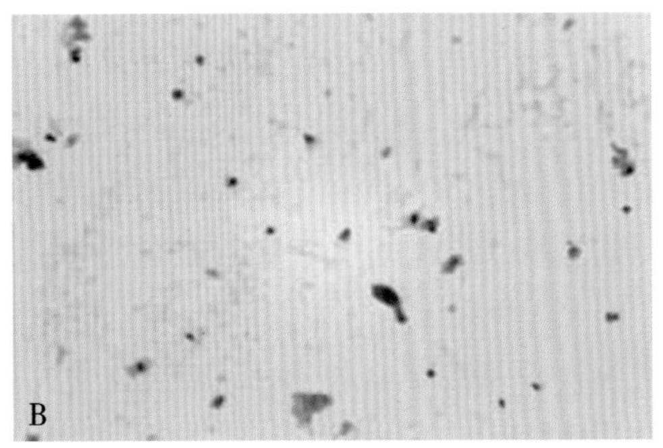

A、B 为不同视野的病理图片，(左颈Ⅳ区淋巴结穿刺 TCT)镜下见少数核大、深染细胞，提示发现恶性肿瘤细胞，建议活检进一步明确诊断。

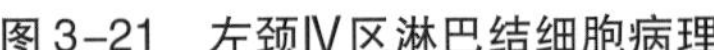

图 3-21　左颈Ⅳ区淋巴结细胞病理

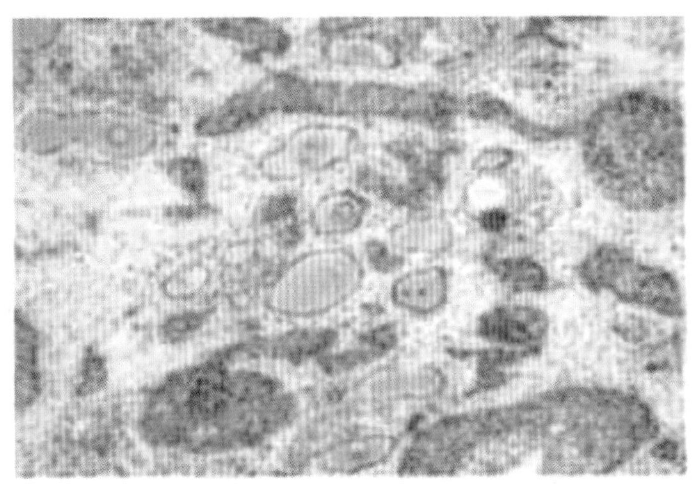

图 3-22　甲状腺常规病理

滤泡起源的恶性肿瘤根据分子特征和侵袭性分为 BRAF 样恶性肿瘤和 RAS 样恶性肿瘤。第 5 版 WHO 甲状腺肿瘤分类强调滤泡亚型甲状腺乳头状癌有 2 种不同的亚型，包括浸润性滤泡亚型甲状腺乳头状癌及包裹性滤泡亚型甲状腺乳头状癌。前者通常为 BRAF 样肿瘤，包裹型通常为 RAS 样肿瘤。浸润性包裹性滤泡亚型甲状腺乳头状癌诊断标准参考 FTC 包膜和/或血管浸润的判定标准，临床生物学行为与 FTC 相似。

经典型甲状腺乳头状癌定义为由具有典型甲状腺乳头状癌细胞核特征的肿瘤细胞形成典型乳头。非浸润性包裹性经典型甲状腺乳头状癌预后良好。在甲状腺乳头状癌亚型中，高细胞型、柱状细胞型、鞋钉样具有侵袭性临床特征，具有中度复发风险。弥漫性硬化型和实性亚型甲状腺乳头状癌也可能为侵袭性临床病程。其他预后未知的亚型包括嗜酸、沃辛(Warthin)瘤样、透明细胞亚型。梭形细胞甲状腺乳头状癌和伴有纤维瘤病/筋膜炎样/硬纤维样间质的甲状腺乳头状癌少见。

少数直径≤1.0 cm 的甲状腺乳头状癌表现出侵袭性病理特征和临床行为，临床管理指南制订甲状腺乳头状癌患者个性化风险分层方案依赖于多种病理特征，而非单纯依靠肿瘤大小，因此第5版WHO甲状腺肿瘤分类不推荐将"微小乳头状癌"视为独立甲状腺乳头状癌亚型。不提倡直径≤1.0 cm的乳头状癌作为独立亚型,而应根据形态特征进行亚分型。微小癌的名称可能误导患者及临床治疗。筛状-桑葚型甲状腺癌(cribriform morular thyroid carcinoma)不再为甲状腺乳头状癌亚型,而为组织来源未定的肿瘤。提出高级别甲状腺滤泡细胞起源癌,包括传统低分化癌、高级别分化型甲状腺癌,形态特征为核分裂象增加、肿瘤坏死、不伴有间变特征、临床生物学行为相似。

FTC定义为甲状腺滤泡细胞起源、缺乏甲状腺乳头状癌细胞核特征的恶性肿瘤。其死亡率高于甲状腺乳头状癌,部分患者初治时已经发现骨或肺的转移。早期诊治和密切随访是改善预后、延长术后生存期的主要手段。鉴别诊断上FTC和滤泡性腺瘤的组织学特征为包膜和/或血管浸润;与浸润性包裹性滤泡亚型甲状腺乳头状癌之间的鉴别点在于缺乏甲状腺乳头状癌细胞核特征。FTC在超声表现上与甲状腺滤泡性腺瘤(follicular thyroid adenoma,FTA)相似,且其缺乏典型的恶性肿瘤的特征,容易漏诊、误诊。有时因未见明确的浸润灶或取材不足而漏诊,超声及细针穿刺活检诊断困难,而细胞学标记物检测目前并不成熟。

第5版WHO甲状腺肿瘤分类首次对甲状腺髓样癌进行分级。分级依据为病理性核分裂象、肿瘤坏死和Ki-67增殖指数。甲状腺内罕见肿瘤根据其细胞起源进行划分:甲状腺涎腺型癌包括黏液表皮样癌、分泌性癌;甲状腺内胸腺肿瘤包括胸腺瘤、胸腺癌及伴胸腺样分化的梭形细胞肿瘤(SETTLE);细胞谱系未明的肿瘤,如硬化性黏液表皮样癌伴嗜酸性粒细胞增多和筛状-桑葚型甲状腺癌;新增甲状腺母细胞瘤——一种与*DICER1*基因突变有关的罕见胚胎性肿瘤;与其他器官相似的间叶源性肿瘤、淋巴造血肿瘤、生殖细胞肿瘤和转移性恶性肿瘤。

【病例3-8】患者,老年女性,以"发现颈部包块1个月"为主诉入院。1个月前患者无意间发现颈部有一核桃大小肿块,无声音嘶哑、饮水呛咳、局部压痛、吞咽困难等不适,无心悸、手颤、消瘦等伴随症状。遂就诊于当地医院,颈部彩超示:甲状腺弥漫性病变并多发片低回声,考虑桥本甲状腺炎,未予治疗。后发现肿块明显增大,于当地医院复查彩超,结果示:甲状腺弥漫性病变,考虑桥本甲状腺炎;甲状腺右叶片状低回声,考虑桥本甲状腺炎合并局部亚急性甲状腺炎可能。今为求进一步治疗至我院,门诊以"桥本甲状腺炎;淋巴瘤?"为诊断收入我科。患者自发病以来,意识清楚,精神可,食欲正常,睡眠正常,大、小便正常,体重无减轻。

入院后复查甲状腺彩超(图3-23),结果示:甲状腺体积增大并弥漫性回声改变伴血流增多(请结合实验室检查);甲状腺右叶实性占位(淋巴瘤?);甲状腺左叶中部深方实性结节(TI-RADS 3级);右侧颈部多发异常肿大淋巴结,左侧颈部Ⅵ区淋巴结肿大(考虑反应性)。行甲状腺及颈部淋巴结细针穿刺活检及CNB,结果示:(甲状腺右叶实性结节穿刺TCT)镜下见中等量小到中等偏小的淋巴细胞样细胞,未见明确滤泡细胞。提示:甲状腺淋巴组织增生性病变,细胞生长活跃,请结合临床及实验室检查(图3-24)。(右颈Ⅲ区肿大淋巴结穿刺TCT)镜下见中等量小到中等大小的淋巴样细胞,细胞成分单一。提示:淋巴组织增生性病变,倾向恶性,建议活检(图3-25)进一步明确诊断。甲状腺右叶粗针穿刺活检(图3-26)提示高侵袭性B细胞性非霍奇金淋巴瘤,符合弥漫大B细胞淋巴瘤,免疫学标记提示生发中心细胞起源,建议行*C-myc*、*Bcl-2*及*Bcl-6*基因检测除外双打击/三打击淋巴瘤。免疫组化:AE1/AE3(-),Sy(-),S-100(-),CD20(+),CD3(-),CD79a(+),CD21(-),CD10(+),Bcl-6(+),MI-1(-),Bcl-2(40%+),C-myc(90%+),Ki-67(90%+)。原位杂交:EBER(-)。

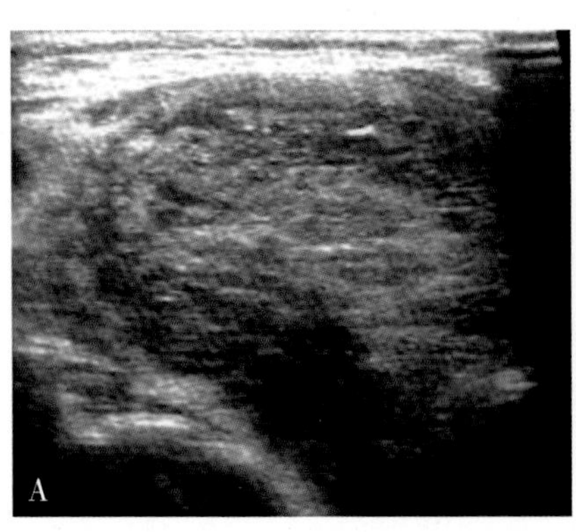

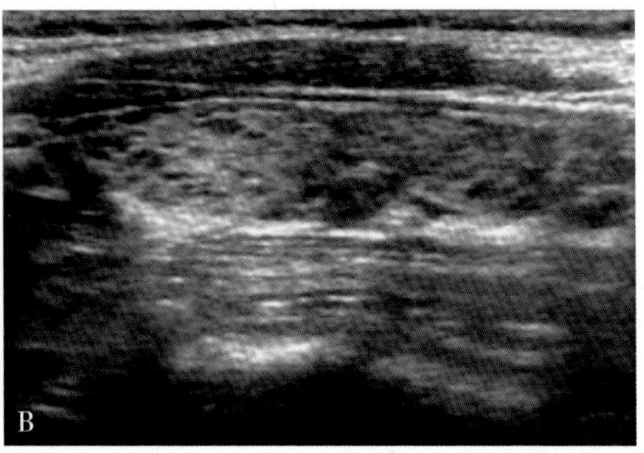

A. 于右叶探及一实性结节，大小约 66 mm×53 mm×39 mm（上下径×左右径×前后径），边缘模糊，凸向包膜，内部回声不均匀，呈网格样，并似可见点状强回声，CDFI 显示内部可见 I 级、边缘型血流信号；B. 于左叶中部深方探及一实性结节，大小约 7 mm×7 mm×4 mm，边缘光整，内部回声不均匀，CDFI 显示内部可见 I 级血流信号。

图 3-23　甲状腺彩超显像

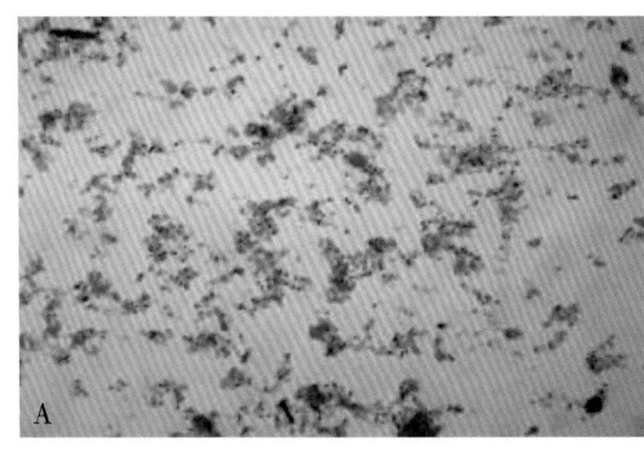

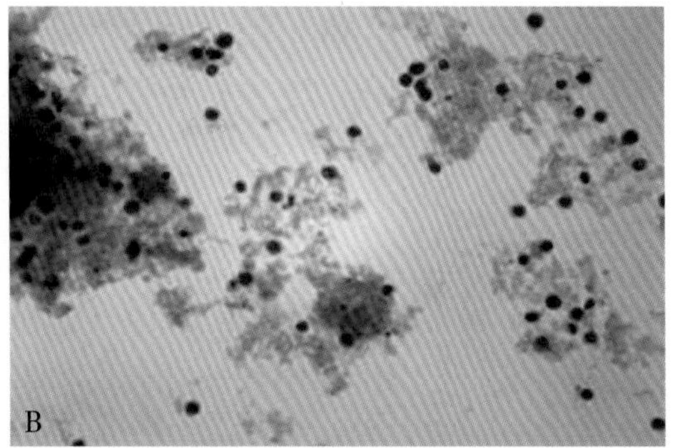

A、B 为不同视野的病理图片，镜下见中等量小到中等偏小的淋巴细胞样细胞，未见明确滤泡细胞。

图 3-24　甲状腺细针穿刺细胞病理

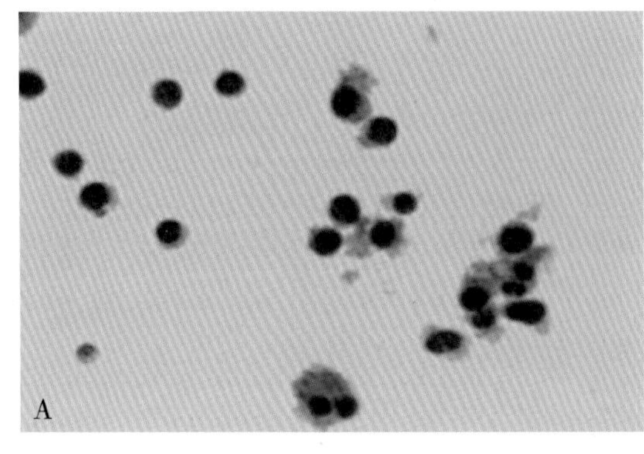

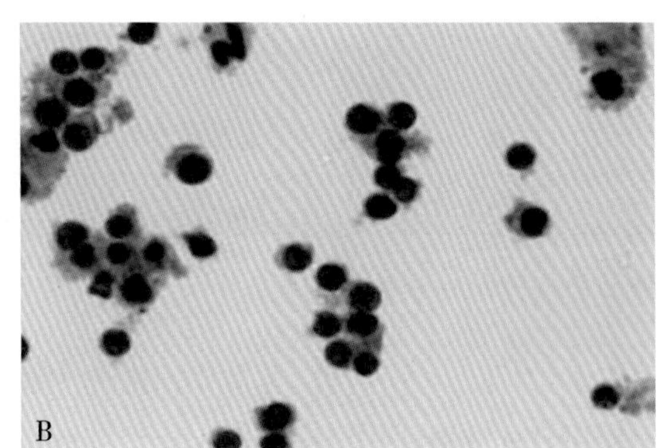

A、B 为不同视野的病理图片，镜下见中等量小到中等大小的淋巴样细胞，细胞成分单一。

图 3-25　颈淋巴结细针穿刺细胞病理

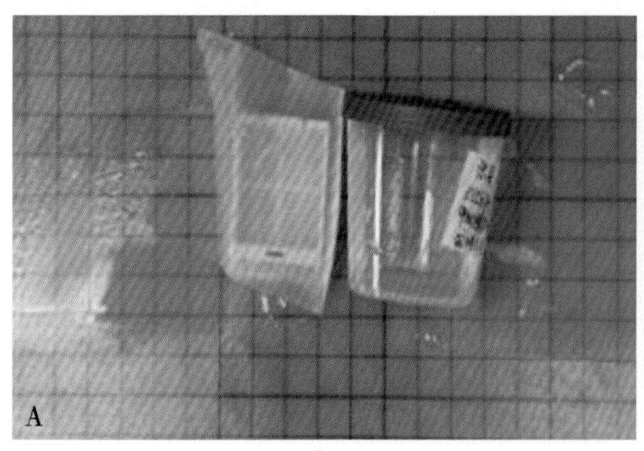

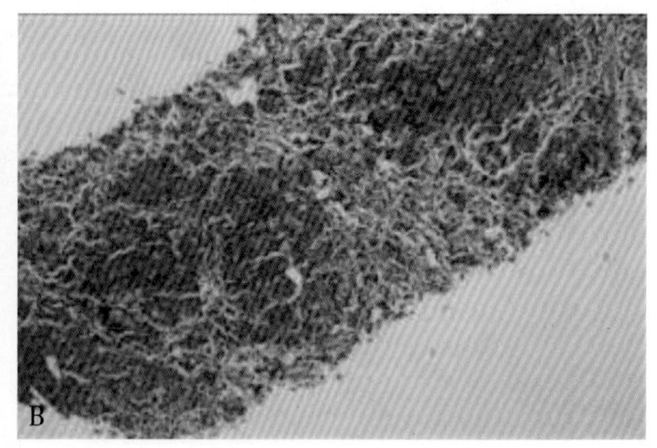

A. 灰黄条状组织 3 条，长 1.0～2.0 cm，直径均约 0.1 cm；B. 病理图片示恶性肿瘤，类型需免疫组化协诊。

图 3-26　弥漫大 B 细胞淋巴瘤粗针穿刺组织病理

2007 年，美国国家癌症研究所（National Cancer Institute，NCI）首次在马里兰州 Bethesda 召开甲状腺细针穿刺活检现状科学研讨会，提出以此地名命名甲状腺细胞病理报告系统（the Bethesda system for reporting thyroid cytopathology，TBSRTC），并于 2017 年更新了第 2 版。基于 2022 年第 5 版 WHO 甲状腺肿瘤分类的更新对术前细胞学诊断带来巨大冲击，《Bethesda 甲状腺细胞学分类诊断系统》结合 2022 年版 WHO 甲状腺肿瘤分类，于 2023 年对甲状腺细针穿刺细胞病理学诊断及临床推荐管理方式等进行更新并新增分子检测等章节。新增了甲状腺结节临床与超声特征、甲状腺细胞分子检测、儿童甲状腺癌恶性风险（risk of malignancy，ROM）和临床处理原则等相关内容。

我国于 2023 年发布了《甲状腺细针穿刺细胞病理学诊断专家共识（2023 版）》（简称《中国共识》，表 3-1）。2023 年第 3 版 TBSRTC 着重对滤泡结构生长模式病变和高级别甲状腺癌的术语及标准进行了修订和更新，与第 5 版 WHO 甲状腺肿瘤分类组织学病理术语保持一致，以确保术前细胞学诊断与影像相关性和临床实用性。与第 1、2 版相比，第 3 版 TBSRTC 对原分类命名进行了简化，更新了肿瘤 ROM 和临床处理规范，强调甲状腺超声 TIRADS 分类和分子异常在辅助决策甲状腺结节临床诊疗中的重要性。该版诊断系统大多数更新后与《中国共识》一致，但在分子诊断的推荐上与后者尚有一定差异。

表 3-1　中国《甲状腺细针穿刺细胞病理学诊断专家共识（2023 版）》细胞学分类

细胞学分类	具体诊断
Ⅰ. 标本无法诊断或标本不满意	仅有囊液（超声不确定）；细胞量不足、涂片质量不佳；标本固定不佳、富于血液样本
Ⅱ. 良性病变	仅有囊液（超声良性）；良性滤泡性结节；甲状腺炎；其他
Ⅲ. 意义不明确的异型性病变（AUS）	
Ⅳ. 滤泡性肿瘤或可疑滤泡性肿瘤（FN/SFN）	a. 滤泡性肿瘤或可疑滤泡性肿瘤（FN/SFN） b. 嗜酸细胞肿瘤或可疑嗜酸细胞肿瘤（OCT/SOCT）

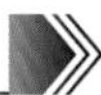

续表 3-1

细胞学分类	具体诊断
Ⅴ. 可疑恶性肿瘤	a. 可疑甲状腺乳头状癌 b. 可疑甲状腺髓样癌 c. 可疑转移癌 d. 可疑淋巴瘤 e. 其他
Ⅵ. 恶性肿瘤	a. 甲状腺乳头状癌 b. 甲状腺髓样癌 c. 甲状腺低分化癌 d. 间变性癌 e. 转移性癌 f. 淋巴瘤 g. 其他

第 3 版 TBSRTC 仍将甲状腺结节细胞病理报告分为Ⅰ~Ⅵ类，在命名上对Ⅰ、Ⅲ、Ⅳ类进行了简化，包括：①无法诊断；②意义不明的异型性病变；③滤泡性肿瘤（follicular neoplasm，FN）；而其他 3 个分类命名不变。在报告格式上，提倡采用“诊断（Bethesda 分类）具体诊断”［如“恶性肿瘤（Bethesda Ⅵ）甲状腺乳头状癌”］诊断格式。对于成人甲状腺结节，根据术后诊断中是否包括具有乳头状核特征的非浸润性甲状腺滤泡性肿瘤（noninvasive follicular thyroid neoplasm with papillary-like nuclear features，NIFTP）进行了不同的 ROM 评估，去除 NIFTP 后甲状腺结节的 ROM 不同程度下降。

2023 年第 3 版 TBSRTC 中良性（benign），即“Bethesda Ⅱ类”，此类甲状腺结节 ROM 极低（2%~7%，平均 4%），包括甲状腺滤泡结节性病变（原胶质性结节、增生性结节、腺瘤样结节或良性滤泡性结节）、桥本甲状腺炎、肉芽肿性甲状腺炎、急性化脓性甲状腺炎、Riedel 甲状腺炎。《中国共识》尚未采用“滤泡结节性病变”一词。值得一提的是，3 个版本的《Bethesda 甲状腺细胞学分类诊断系统》与 WHO 甲状腺肿瘤分类相比，在良性病变中，TBSRTC 中包括炎性疾病，而 WHO 甲状腺肿瘤分类为针对肿瘤性病变，不包含炎性疾病。因此，在甲状腺疾病分类上，从某种意义上说，Bethesda 甲状腺细胞学分类较 WHO 甲状腺肿瘤分类更全面。然而，任何类型的甲状腺炎在临床上都可能被误认为是肿瘤。例如迅速、无症状性生长，结节性，质硬及与邻近组织相固定之类的临床与大体特征为炎症与肿瘤所共有。若不进行活检，甲状腺炎与肿瘤的鉴别可能是困难的。

虽然细针穿刺活检因具有安全、便捷等优势而得到普遍应用，但受穿刺涂片技术的影响，部分病例因抽吸细胞过少、涂片血液过多、病灶钙化、实性区过小等原因均可导致无法诊断或获取的标本不满意。此外，有些交界性病变具有甲状腺乳头状癌细胞核特征，细针穿刺活检可能过度诊断为乳头状癌，滤泡结构生长模式的结节难以精准分流管理，仅依靠超声检查和细针穿刺活检甚至联合分子检测仍有一定诊断难度。

33 甲状腺炎的诊治发展简史是怎样的?

科学界一致认为最早对甲状腺的研究起源于中国。早在公元前 7 世纪《山海经》就提出甲状腺肿是“本土病”。东汉时期集结整理了数百年用药经验的《神农本草经》一书记载了海藻对甲状腺肿的治疗作用。

1511 年,意大利人 Da Vinci 绘制了人类史上第一张甲状腺解剖图。1543 年,佛兰芒解剖学家 Vesalius 确认了甲状腺的存在,并称其为“喉腺”(laryngeal gland)。意大利解剖学家 Fabricius 于 17 世纪初在解剖学上证实了人类的甲状腺和甲状腺肿。1656 年,英国解剖学家 Wharton 将该腺体命名为甲状腺(thyroid gland)并沿用至今。但这些科学家没有认识到甲状腺的功能,他们认为甲状腺的作用是润滑气管或是美化颈部。

1802—1840 年,4 位来自不同国家的医生(意大利的 Flajani、英国的 Parry、爱尔兰的 Graves 和德国的 Basedow)分别独立描述了一种特征为心动过速和甲状腺肿的疾病。其中 Flajani、Graves 和 Basedow 3 位医生还注意到了这些患者常伴有眼球突出的症状。但在当时,这些科学家没有认识到这些症状都是甲亢的表现,而是将其归因于原发性心脏病。伴随甲状腺外科手术的开展,众多医生发现手术切除甲状腺肿后,格雷夫斯病引起的心脏症状得到了缓解。同期还发现皮下注射过量的甲状腺提取物可以导致与格雷夫斯病相似的症状。至此学术界开始认识到格雷夫斯病的病因来自甲状腺。

1857 年 Bauchet 第一次描述了急性化脓性甲状腺炎(acute suppurative thyroiditis,AST)。

1895 年亚急性甲状腺炎被首次报道,1904 年 De Quervain 介绍了其病理特点,之后其因不同临床病理特点出现了多种命名,如 De Quervain 甲状腺炎、巨细胞性甲状腺炎、亚急性肉芽肿性甲状腺炎、假肉芽肿性甲状腺炎、亚急性非化脓性甲状腺炎、假性结核性甲状腺炎、亚急性痛性甲状腺炎、急性单纯性甲状腺炎。目前统称为亚急性甲状腺炎。

Riedel 于 1896 年首先描述 Riedel 甲状腺炎(Riedel thyroiditis,RT),它是一种病因未明且罕见的慢性硬化性甲状腺炎,又称为 Riedel 甲状腺肿、慢性纤维性甲状腺炎、侵袭性纤维性甲状腺炎、纤维性甲状腺肿、慢性木样甲状腺炎。

1895 年,Magnus-Levy 医生发现甲状腺功能会影响患者的耗氧量,进而发现甲状腺功能对代谢的影响。这种通过耗氧量判断甲亢的方法一直沿用到 20 世纪中叶。1956 年,新西兰的 Adams 和 Purves 发现甲亢患者的血清会导致放射性碘在豚鼠甲状腺中的释放时间较正常对照组更长,说明这些患者的血清中可能含有“长效甲状腺刺激物”。英国的 Smith 等在 1984 年发明促甲状腺激素(TSH)受体检测的方法,使得格雷夫斯病的诊断更加便捷。

1873 年,英国医生 Gull 发表了他对一种症状类似于克汀病的成人患者的观察结果。4 年后,英国医生 Ord 创造了术语“黏液性水肿”,用于描述这类患者具有的皮肤粗糙干燥、体温过低和水肿的症状。1883 年,喉科医生 Semon 在伦敦临床学会上提了甲状腺切除术和术后黏液性水肿的关联,于是学会当即成立了一个委员会,调查黏液性水肿的病因,报告在 1888 年发表。这份报告现在被公认为是甲减的经典报告。报告中认为克汀病、黏液性水肿和甲状腺术后的特殊表现都是甲状腺功能丧失的结果，这是一个历史性的突破。但这份报告没有提出甲减的治疗措施。

1890 年，葡萄牙医生 Bettencourt 和 Serrano 使用绵羊甲状腺提取物经皮下注射，首次成功治疗了甲减患者。由于论文以法文发表，没有得到重视。1 年后，Murray 发表了相似成功经验的英文报道，才得到了科学界的广泛关注，这也是今天内分泌激素替代疗法的雏形，开创了现代内分泌学的新纪元。

1912 年，日本学者 Hakaru Hashimoto 在德国外科杂志首次报道桥本甲状腺炎。当时桥本是日本九州大学的一位青年医生，从事甲状腺肿的病理研究。他发现 4 例中年女性的甲状腺肿是非胶质性的甲状腺肿，甲状腺内有淋巴细胞浸润、淋巴滤泡生长、甲状腺组织纤维化，他命名此病为淋巴瘤性甲状腺肿。1939 年英国著名甲状腺外科医生 Cecil Joll 在他的综述文章中首次使用了“Hashimoto thyroiditis”（桥本甲状腺炎）的称谓。

20 世纪 20 年代，科学家发现卷心菜饲养兔子容易导致兔子发生甲状腺肿。后经证实卷心菜中含有的硫脲类化合物会导致动物甲减。美国内分泌学家 Astwood 在大鼠和人类中测试了数百种硫脲类化合物后，发现丙硫氧嘧啶是具有最小副作用的治疗甲亢的药物，从此这种药物得到了广泛应用。1936 年，来自美国的 Herz 等使用半衰期较短的放射性同位素 ^{128}I 研究兔的甲状腺生理学。Hamilton 等设法生产了半衰期较长的放射性碘用于研究人类甲状腺生理学。1941 年，Hertz 和 Hamilton 的团队先后进行了放射性碘对甲亢患者的治疗，并大获成功。

1948 年 Roberton 首次报道了 219 例女性在产后出现精神萎靡及其他甲减的症状，在服用甲状腺提取物后上述症状得到改善。20 世纪 70 年代，日本和加拿大学者再次报道了该病，并认识到产后甲状腺炎（postpartum thyroiditis，PPT）与自身免疫有关。目前认为 PPT 是患者原已存在的隐匿性甲状腺炎在产后因免疫反弹所致，是无痛性甲状腺炎的一种特殊亚型，细胞免疫及体液免疫均在其发病机制中发挥重要作用。产后出现的皮质醇撤退现象可能也参与了 PPT 的发病机制。

1956 年，Witebsky 和 Rose 发表了桥本甲状腺炎发病机制方面的具有里程碑意义的研究成果，即给家兔注射甲状腺提取物后导致甲状腺自身免疫和 TgAb 的产生。1958 年 Roitt 和 Doniach 首次报道人类桥本甲状腺炎血清存在 TgAb。1959 年，Belyavin 和 Trotter 首次报道了抗甲状腺微粒体抗体（thyroid microsomal antibody，TMA）。

1966 年 Lord Brain 报道了首例桥本脑病（Hashimoto encephalopathy，HE）患者。HE 是桥本甲状腺炎患者表现出的一种中枢神经系统（CNS）并发症，是自身免疫反应累及 CNS 所致疾病。该患者表现为幻觉、震颤、情绪激动、精神状态改变，伴有甲状腺自身抗体升高，在甲状腺组织活检确定为 HT 后，该病例最终被诊断为 HE。

美国于 1969 年报道了无痛性甲状腺炎（painless thyroiditis），1973 年以后该病报道增多。无痛性甲状腺炎在甲状腺毒症的病因中占 5%～23%。无痛性甲状腺炎属于损毁性甲状腺炎的一种，又称为寂静性甲状腺炎、散发性甲状腺炎、自发缓解的淋巴细胞性甲状腺炎、一过性无痛性甲状腺炎、隐匿性亚急性甲状腺炎、非典型性甲状腺炎等。

1985 年证明 TMA 的成分是甲状腺过氧化物酶，遂将 TMA 更名为甲状腺过氧化物酶抗体（thyroid peroxidase antibody，TPOAb）。

桥本发现 HT 已经 100 年。HT 发病机制的阐明不仅贡献于甲状腺学界，更重要的是将内分泌学与免疫学融合，开辟了器官特异性自身免疫病的新领域。HT 有狭义和广义的解释。狭义的 HT

是指伴甲状腺肿的桥本甲状腺炎(图 3-27);广义是指所有的自身免疫性甲状腺炎(AIT)或者慢性淋巴细胞性甲状腺炎(CLT)。自身免疫性甲状腺炎的定义包括病因与自身免疫有关的所有类型的甲状腺炎。从 HT 到 AIT 是对本病认识不断深化的过程,也是本病变异型不断被发现的过程。

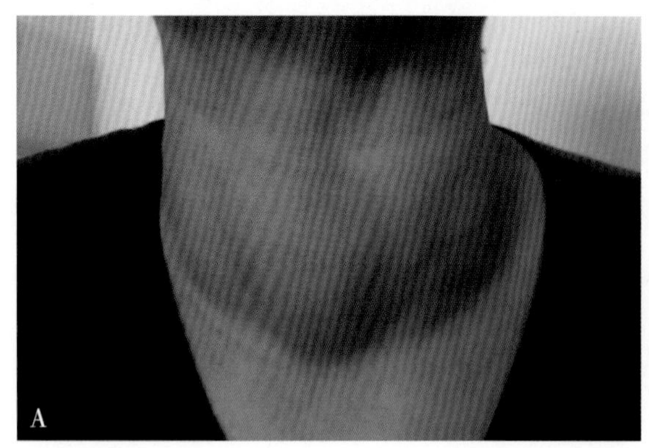

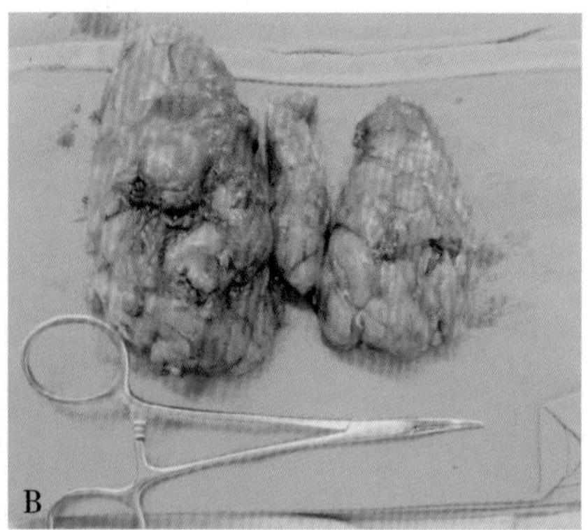

A. 视诊;B. 手术大体标本。

图 3-27　桥本甲状腺炎

自身免疫性甲状腺炎的共同病理学特征是甲状腺肿、甲状腺内淋巴细胞浸润、循环内存在甲状腺自身抗体。按照这个定义,格雷夫斯病也应当包括在自身免疫性甲状腺炎的分类之内。但是由于格雷夫斯病的甲亢和 TSH 受体抗体的特点,格雷夫斯病没有被包括在自身免疫性甲状腺炎之内,而是与自身免疫性甲状腺炎并列,被称为自身免疫性甲状腺病(autoimmune thyroid disease,AITD)。但是两者共有的甲状腺自身免疫的病理基础决定了两个疾病的密切相关性。

第二节　甲状腺自身免疫

34 什么是自身免疫?

免疫系统的首要作用是识别“自己”和“非己”的生物和分子,进而达到保护自己、清除非己分子的作用。人们对“免疫”的认识起源于人类对传染性疾病的抵御能力,机体通过免疫应答而清除病原微生物,故长期以来一直认为免疫应答必然对机体有利。然而,当代免疫学研究发现机体免疫系统能识别包括微生物在内的一切抗原物质,产生免疫应答。免疫功能如同一把双刃的剑,对机体的影响具有双重性。正常情况下,免疫功能维持机体内环境的平衡和稳定,具有保护性作用;在异常情况下,免疫功能可能导致某些病理过程的发生和发展。

机体识别非己抗原,对其产生免疫应答并清除之;机体对自身组织抗原成分则不产生免疫应答,即维持自身耐受。免疫系统的职责是清除外来抗原,但是它必须保持对宿主自身组织和细胞不产生免疫应答,称作自身抗原耐受。自身抗原耐受丧失与分子模拟、抗原决定簇扩展、外周免疫耐受紊乱、隐蔽抗原释放、改变的自身抗原等机制有关。当某种原因使自身免疫耐受性削弱或被打破,免疫系统就会对自身成分产生免疫应答,这种现象称为自身免疫,即机体免疫系统对自身成分发生免疫应答,产生自身抗体或自身反应性 T 淋巴细胞的现象。

35 什么是自身免疫病?

若自身耐受机制遭破坏,自身免疫应答的质和/或量发生异常,则自身抗体和自身反应性 T 淋巴细胞可攻击并破坏自身组织细胞,机体出现病理改变和相应临床表现,此即自身免疫病(autoimmune disease,AID)。自身免疫与自身免疫病的关系可能有 3 种情况:①自身免疫引起疾病;②疾病引起自身免疫;③某些因素同时引起自身免疫和自身免疫病。

所有自身免疫病患者体内均存在针对自身抗原的自身抗体和/或自身反应性 T 淋巴细胞。某些自身抗体(如抗血小板、甲状腺球蛋白、乙酰胆碱受体和肾上腺皮质细胞的抗体等)可直接导致疾病发生;另一些自身抗体(如抗 DNA、核蛋白的抗体等)则通过形成免疫复合物而导致组织损伤。根据被攻击损伤组织的特点,自身免疫病划分为器官特异性自身免疫病和器官非特异性自身免疫病。

自身免疫性甲状腺炎、1 型糖尿病、特发性艾迪生病(Addison disease)等属于器官特异性自身免疫病;系统性红斑狼疮、类风湿关节炎、多发性硬化症等属于器官非特异性自身免疫病。

36 常见的自身免疫病有哪些?

目前已明确的自身免疫病达 40 多种,常见者为甲状腺疾病(包括甲状腺炎和格雷夫斯病)、类风湿关节炎、干燥综合征、系统性红斑狼疮、多发性硬化症、1 型糖尿病等。上述疾病占自身免疫病的 94% 以上,并具有如下共同特点:①从患者血液中可以检出高滴度的自身抗体和/或与自身免疫组织成分起反应的致敏淋巴细胞;②患者组织器官的病理特征为免疫炎症,并且损伤的范围与自身抗体或致敏淋巴细胞所针对的抗原分布相对应;③用相同抗原在某些实验动物中可复制出相似的疾病模型,并能通过自身抗体或相应致敏淋巴细胞使疾病在同系动物间转移。上述 3 个特点是自身免疫病的 3 个基本特征,也是确定自身免疫病的 3 个基本条件。

除此之外,目前人们所认识的自身免疫病往往还具有以下特点:①多数病因不明,常呈自发性或特发性,有些与病毒感染或服用某类药物有关。②疾病常有重叠性,患者可出现多种自身免疫病的特征;病情反复发作和慢性迁延,病情的严重程度与自身免疫应答呈平行关系;患者体内尽管存在高水平自身抗体,但对外源性抗原的免疫应答降低。③有遗传倾向,但多非单一基因作用的结果;人类白细胞抗原(HLA)基因与某些自身免疫病的发生相关联。④发病的性别和年龄倾向为女性多于男性,老年人多于青少年。⑤易伴发免疫缺陷病或恶性肿瘤。

37 自身免疫性甲状腺病的致病因素有哪些?

自身免疫性甲状腺病(AITD)的致病因素包括内源性因素及外源性因素。单卵孪生子研究证实,遗传因素对格雷夫斯病发病的贡献率为 79%,对 TPOAb 和 TgAb 的贡献率是 73%,免疫发病机制的贡献率仅有 20%~30%。AITD 单卵孪生子发病一致率为 35%~55%,同胞兄妹的发病一致率是 33%。同胞姐妹发病危险率(sibling risk ratio):AITD 为 16.9;格雷夫斯病甲亢为 11.6;HT 甲减为 28.0。

控制免疫的易感基因分为两类:一类是控制免疫的易感基因,即编码 HLA 复合体的基因;另一类是甲状腺特异的易感基因,编码 TSH 的基因多态性提供格雷夫斯病的易感性,但是不提供 HT 的易感性。甲状腺球蛋白(thyroglobulin,Tg)基因的多态性提供甲状腺自身免疫的易感性。其他免疫相关基因比如细胞毒性 T 淋巴细胞相关蛋白 4(cytotoxic T lymphocyte-asssociated protein 4,CTLA-4)是一个高度多态性基因,位于 2q。它是首个被发现的与 AITD 相关的基因。Tg 是甲状腺的主要蛋白抗原,是甲状腺激素的前体。它也是 AITD 的关键致病抗原,HT 患者存在针对 Tg 的抗体,75% 的 HT 患者阳性。全基因组扫描证实一个位于 8q24 的位点与 AITD 连锁。这个位点包含 *Tg* 基因。综

合分析 AITD 的遗传学研究的进展可以发现，尽管 AITD 遗传易感基因不断被发现，但是它们提供的疾病危险性（OR 值）却很小。这说明环境因素作为病因的重要性。

外源性因素包括碘摄入量、吸烟、硒、耶尔森菌感染、丙型肝炎病毒感染、环境毒素、药物、X 染色体失活偏移、胎儿微嵌合体等。我国学者对碘超足量（UIC 275 μg/L）和碘过量（UIC 615 μg/L）地区普通人群的 5 年随访研究显示，自身免疫性甲状腺炎的患病率升高 3.4 倍和 5.6 倍，自身免疫性甲状腺炎的发病率升高 5 倍和 6.5 倍。TPOAb 阳性人群的甲减发病率升高 6.6 倍和 10 倍，TgAb 阳性人群的甲减发病率升高 4.2 倍和 10.3 倍。吸烟是格雷夫斯病的危险因素，吸烟者格雷夫斯病的发病率增加 2 倍；格雷夫斯眼病的发病率增加 3 倍。这种作用与吸烟数量相关，女性比男性危险。吸烟停止后，这个作用消失。甲状腺组织的硒含量高于其他器官。低硒水平与免疫功能低下相关。所以，轻度硒缺乏可以促进甲状腺自身免疫。小肠结肠炎耶尔森菌感染与 AITD 之间存在生物学联系。耶尔森菌表面有 TSH 结合的位置，这个位置可以被促甲状腺激素受体（TSHR）抗体所识别。AITD 的亲属也有耶尔森菌的高感染率。AITD 的易感基因也为耶尔森菌感染提供了易感性。许多环境污染物对甲状腺细胞有毒性作用，促进 AITD 的发生。有研究显示丙型肝炎病毒能激发 AITD，其可能与病毒启动全身自身免疫、病毒直接感染甲状腺组织等有关。IFN-α 阿仑单抗和高活性的抗逆转录病毒治疗都能引起 AITD，包括格雷夫斯病和 HT。雌激素作为避孕药或者闭经后替代药物广泛应用，外源雌激素对甲状腺自身抗体具有保护作用，对格雷夫斯病也有保护作用。避孕药可以减少 AITD 的发病危险。胺碘酮是含碘最多的药物，每 200 mg 含碘 75 mg，临床用于治疗心律失常。本药诱发的甲状腺毒症和甲减占服药患者的 15%～20%。胺碘酮诱发的甲状腺毒症可以分为 1 型和 2 型。1 型是碘诱导的甲亢，多见于以前存在甲状腺疾病患者群。2 型是损伤型甲状腺炎。区分两个类型对于治疗是重要的。

38 自身免疫性甲状腺病的免疫学机制如何？

常见的自身免疫性甲状腺病（AITD）有格雷夫斯病、桥本甲状腺炎（Hashimoto thyroiditis，HT）、产后甲状腺炎（postpartum thyroid dysfunction，PPTD）等。自身免疫功能障碍如长期自身抗体的产生可引起的甲状腺淋巴瘤较为罕见。通过在 AITD 患者中观察到的免疫学特征和一些实验性 AITD 动物模型的建立，研究者发现：①AITD 的发病与 *HLA* 基因相关；②AITD 与其他典型自身免疫病相关；③AITD 患者有针对甲状腺自身抗原的自身抗体；④AITD 患者的甲状腺有淋巴细胞浸润；⑤AITD 患者的 T 细胞亚群发生了变化。因此，AITD 的发病是遗传、环境因素及免疫共同作用的结果。

甲状腺自身免疫中最重要的抗原主要有 3 种，即甲状腺球蛋白（thyroglobulin，Tg）、促甲状腺激素受体（thyroid stimulating hormone receptor，TSHR）、甲状腺过氧化物酶（thyroid peroxidase，TPO）。Tg 是甲状腺细胞合成的一种球状同源二聚体蛋白质，Tg 在甲状腺激素的合成、储存中起重要作用。Tg 中有 4～6 种抗原可诱导自身免疫应答，其抗原性与碘的含量相关。AITD 患者血清中针对 TSHR 抗体可能既有刺激性型抗体也有阻断型抗体，后者在格雷夫斯病合并眼病的患者中更常见。参与

AITD 中的 3 种主要自身抗原都涉及甲状腺激素的产生，针对其中一种抗原的自身免疫都可能产生甲状腺疾病。若在其他组织中发生交叉反应，则该病可能表现为不同的综合征。其他抗原如钠碘同向转运体（NIS）是表达于甲状腺基底膜外侧的一种糖化膜蛋白，可介导胞外碘进入甲状腺细胞。随着 NIS 克隆成功，多数格雷夫斯病患者血清用免疫印迹法证实了 NIS 抗体的存在。多种 AITD 患者体内有 NIS 抗体。

AITD 具有基因易感性。*HLA* 是目前所知的人类最复杂的基因体系，具有高度多态性的遗传特点，与许多自身免疫病的遗传易感性密切相关。*HLA* 等位基因的分布具有种族特异性，不同人群 AITD 的发病与特定的 *HLA* 基因型相关联。

TSHR 基因与 AITD 存在相关性。TSHR 是调控甲状腺细胞生长分化的主要受体，是 G 蛋白耦联受体超家族的成员之一。生理状态下，TSH 与 TSHR 胞外区结合，激活 G 蛋白，使 GDP 转化为 GTP，后者激活腺苷酸环化酶，产生大量 cAMP 而发挥相应的生物学效应。CAMP 途径主要介导甲状腺激素的分泌及甲状腺细胞的生长。TSHR 活化后也可激活磷脂酶 C，通过第二信使甘油二酯（DG）和三磷酸肌醇（IP）发挥生物学效应。该磷酸肌醇途径在甲状腺碘化和甲状腺激素的合成过程中发挥重要作用。若 TSHR 发生异常，上述级联反应随之改变，从而导致多种甲状腺疾病。AITD 患者体内产生针对 TSHR 的抗体（thyrotropin receptor antibody，TRAb），该抗体包括刺激性和阻断性两类抗体，分别在格雷夫斯病和 HT 的发病机制中具有不同作用。不同的 TRAb 可能作用于不同的 TSHR 表位，产生独特的临床变化。因此，TSHR 是甲状腺自身免疫的靶抗原。

除上述基因以外，*CTLA-4* 基因、T 细胞受体（TCR）基因、细胞因子基因（如 γ 干扰素基因、肿瘤坏死因子-β 基因、白细胞介素-1 受体拮抗剂基因）等与 AITD 亦存在一定关系。

除了遗传易感因素外，年龄、性别及环境因素（如感染、吸烟、精神压力）和某些药物的使用等也与 AITD 的易感性有关。以往认为病毒感染是诱发 AITD 的原因。今年来发现碘在 AITD 的发病中具有重要的作用。机体摄入过量碘或长期缺乏碘均可导致甲状腺功能及结构的改变。

AITD 的临床症状主要由甲状腺自身抗体和淋巴细胞浸润所引起组织炎症和细胞损伤所致。AITD 患者体内存在多种甲状腺自身抗体，它们在 AITD 的发生发展中起重要作用。TRAb 是不均一性抗体，这些抗体之间存在着动态平衡，平衡的破坏可能与临床症状有直接联系。根据其功能不同可分为 4 型。①甲状腺刺激性抗体（thyroid stimulating antibody，TSAb）或甲状腺刺激免疫球蛋白（thyroid stimulating immunoglobulin，TSI）：TSAb 与 TSHR 主要的抗原肽结合，活化该受体，引起非 TSH 依赖或自发的甲状腺功能刺激效应，如达到一定强度则引起甲亢。②甲状腺生长免疫球蛋白（thyroid growth immunoglobulin，TGI）：刺激甲状腺细胞生长，可导致甲状腺肿，TSH 与 TSHR 结合，可直接干扰 TSH 与其受体的结合，从而减弱 TSH 的生物学效应。另外，TSH 还可抑制腺苷酸环化酶的活化引起甲减。③促甲状腺激素刺激阻断型抗体（thyrotrophin stimulating inhibiting immunoglobulin，TSII）或 TSH 结合抑制免疫球蛋白（TSH-bingding inhibitor immunoglobulin，TBII）：阻断 TSH 与 TSHR 的结合，引起甲减，TRAb 调节甲状腺细胞凋亡在 AITD 的发病中起一定作用。淋巴细胞诱导的甲状腺上皮细胞凋亡是自身免疫性甲状腺损伤的主要机制。④甲状腺生长抑制免疫球蛋白（thyroid growth inhibiting immunoglobulin，TGI）：抑制甲状腺细胞生长，可导致甲状腺萎缩。

甲状腺球蛋白抗体(TgAb)最常见于40～60岁的女性,该抗体水平与甲状腺组织中淋巴细胞浸润有关。几乎所有的甲减患者均有高滴度的TgAb。甲状腺过氧化物酶抗体(TPOAb)也可通过ADCC介导甲状腺细胞的损伤。抗体-独特型抗体网络学说认为,在抗原刺激发生之前,机体处于一种相对的免疫稳定状态。当抗原进入机体后,打破了这种平衡,导致了特异抗体分子的产生。当达到一定量时,将引起对该抗体分子独特型的免疫应答,即抗抗体的产生。

AITD时还存在许多其他的甲状腺自身抗体,如NIS抗体(在甲状腺摄碘的过程中起关键作用)、抗半乳糖苷抗体、第二胶质抗体、抗热休克蛋白抗体、抗微管蛋白抗体等。它们的性质及其在AITD中的致病作用有待进一步研究。多数AITD患者可能合并存在几种抗体。患者血液中以何种自身抗体为主决定了患者的主要症状。但这些抗体的存在并不意味着AITD的存在,若机体没有相关的症状和抗体滴度很低时,则该个体可能有甲状腺自身免疫,但并无AITD。

自身反应性T淋巴细胞在AITD中也起到一定作用。因此,甲状腺组织中的Tg特异性淋巴细胞的增加及浆细胞的存在是AITD的特点。在AITD中的T淋巴细胞处于致敏状态,为自身抗体的产生提供辅助性的细胞因子。T淋巴细胞活化并分化成效应细胞,必须接受双信号的刺激,其中的共刺激信号或称协同刺激信号由共刺激分子与其受体结合提供。T淋巴细胞激活中若缺乏共刺激信号,则诱导T淋巴细胞呈不应答状态。正常情况下,甲状腺滤泡细胞低表达或不表达共刺激分子,故不能有效诱导自身反应性T淋巴细胞活化。若甲状腺滤泡细胞异常表达共刺激分子,则可激活自身反应性T淋巴细胞,引起自身免疫。

细胞因子与细胞凋亡尤其是Fas介导的细胞凋亡也与AITD的发病密切相关。细胞因子通过自分泌、内分泌、旁分泌或胞内分泌等形式,广泛而精细地调节内分泌腺体的功能,对AITD的形成起着直接或间接的作用。

39 自身免疫性甲状腺病的免疫学检测及意义包括哪些?

自身免疫性甲状腺病(AITD)是一组最常见的器官特异性内分泌疾病,以甲状腺组织淋巴细胞浸润和甲状腺自身免疫为特征,针对多种甲状腺组织成分产生多种甲状腺自身抗体,临床较常用的是血清甲状腺过氧化物酶抗体(TPOAb)、甲状腺球蛋白抗体(TgAb)和TSH受体抗体(TRAb)。因为特异性问题没有得到很好解决,甲状腺自身抗体检测的应用受到一定程度的限制。检测结果依据实验方法的不同而有很大变动,与方法的敏感性和特异性及缺乏统一的标准有关。抗体是与抗原的构象区域或表位结合的,因此甲状腺自身抗体检测结果依赖所使用的抗原结构,某一表位微小的变化将导致抗体识别障碍。敏感性的差异也与实验设计有关,如竞争性RIA与非竞争性双位点IMA有差异,信号分子的不同如放射性同位素和化学发光法也有不同。特异性的不同与自身抗原制备的纯度有关,如甲状腺微粒体和纯化的甲状腺过氧化物酶(TPO)。

TPOAb是甲状腺微粒体抗体(TMAb)的主要成分。TPO是一种膜蛋白,参与滤泡细胞的甲状腺激素合成,有多种异构体。因此,TPOAb是一组针对不同抗原决定簇的多克隆抗体,以IgG型为主,主要用于诊断AITD。TPOAb对于甲状腺细胞具有细胞毒性作用,导致甲状腺功能减退,机制可能是 TPOAb 通过抗体依赖细胞介导的细胞毒效应破坏甲状腺细胞。

TgAb 是最早发现的甲状腺自身抗体，是一组针对甲状腺球蛋白(Tg)不同抗原决定簇的多克隆抗体，以 IgG 型为主，也有 IgA 和 IgM 型抗体。一般认为 TgAb 对甲状腺无损伤作用。体外实验证实 TgAb 的滴度与甲减、甲状腺肿等的程度并不相关，提示 TgAb 只是自身免疫反应的继发结果。

95%以上的桥本甲状腺炎患者 TPOAb 阳性，60%～80%的桥本甲状腺炎患者 TgAb 阳性。因此，TgAb 和 TPOAb 阳性对桥本甲状腺炎有诊断意义，且 TPOAb 的诊断价值更大。85%的甲亢患者可出现抗体阳性反应，但水平一般较低，经治疗甲亢病情控制后，抗体水平下降或转为阴性。如水平持续较高，可能合并桥本甲状腺炎，且容易发展成黏液性水肿。AITD 早期，抗体滴度上升，几年后逐渐减低。高滴度的抗体有力地支持桥本甲状腺炎或格雷夫斯病的诊断；低滴度的抗体也可见于亚急性甲状腺炎、非毒性结节性甲状腺肿和甲状腺癌。一般认为甲状腺自身抗体滴度>1∶25 600(鞣酸红细胞凝集法)或>50%(放射免疫测定法)对诊断桥本甲状腺炎有意义。15%的老年女性可测到 TgAb，可能是因为她们患有未被发现的桥本甲状腺炎。正常人体内 TgAb 和 TPOAb 的阳性率为1%～10%，随着年龄的增长，阳性率提高。桥本甲状腺炎患者的抗体滴度常高达1∶1 000 000 并终生存在。妊娠或 L-T_4 替代治疗可使抗体滴度下降。

血清中 TgAb 和 TPOAb 滴度升高表示甲状腺处于活动状态，可能由于甲状腺组织的自身免疫破坏或放射治疗对甲状腺滤泡的损伤，或由于甲状腺滤泡功能亢进，Tg 或 TPO 从甲状腺滤泡释放入血增多，使机体产生大量的甲状腺自身抗体。但并非所有的桥本甲状腺炎患者的甲状腺自身抗体水平都增高，有些患者随病程的延长，甲状腺自身抗体滴度下降。在桥本甲状腺炎晚期，当甲状腺滤泡萎缩退化后，Tg 或 TPO 不能再释放入血，其抗体不再升高。因此甲状腺自身抗体不高，也不能否定 AITD 的诊断。抗体下降和甲状腺功能没有绝对关系，一些慢性桥本甲状腺炎患者的甲状腺自身抗体长期维持高水平，其甲状腺功能仍能保持正常。就诊断 AITD 而言，TgAb 和 TPOAb 相比，TPOAb 敏感性更高，抗体滴度也较高，而 TgAb 的特异性较高。

TRAb 属于 IgG 类免疫球蛋白，与甲状腺细胞膜上的 TSHR 结合，对甲状腺起刺激或抑制作用，包括 TSAb 和 TSBAb 两种亚型。TSAb 可刺激 TSH 受体，促进甲状腺滤泡分泌，导致甲状腺毒症，是格雷夫斯病的致病性抗体；TSBAb 占据 TSH 受体，阻断 TSH 与受体结合，从而引起甲减，是部分自身免疫性甲状腺炎发生甲减的致病性抗体。具体机制可能是 TRAb 与 TSH 受体结合，并通过环磷酸腺苷(cyelic adenosine monophosphate，cAMP)和磷脂酰肌醇-Ca 信号途径分别刺激或阻断甲状腺激素合成和腺体生长。

TRAb 是多克隆抗体，包括 TSAb、TGI、TSII、TGII。TRAb 是导致 AITD 中甲状腺功能异常和甲状腺组织生长异常的重要因素，检测血清中的 TRAb 对格雷夫斯病、桥本甲状腺炎等疾病的病因诊断和疗效评价有重要价值。79%～91%的弥漫性甲状腺肿伴甲亢未治疗者 TRAb 阳性，故可作为弥漫性甲状腺肿伴甲亢的诊断依据，尤其是不典型甲亢的诊断。并且可以作为甲亢治疗效果的评价指标和抗甲状腺药物治疗后是否复发的评估指标。TSAb 的检测对格雷夫斯病的诊断十分重要，未经治疗的格雷夫斯病患者几乎均可检测到此抗体。

TSAb 检测还可用于判断停用抗甲状腺药物治疗后格雷夫斯病复发的可能性，经治疗后尽管甲状腺功能已恢复正常，如果血清中 TSAb 阴性，提示停药后甲亢复发的可能性很小；相反，TSAb 持续

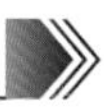

阳性者易复发，故临床上用 TSAb 作为甲亢患者药物治疗后是否可以停药的指标之一。格雷夫斯病治疗方案的选择也可参考 TSAb 的测定结果，甲亢诊断时 TSAb 滴度高者，应采取手术治疗或同位素治疗，若采用药物治疗则易复发。50% 以上格雷夫斯病患者可检测到 TGI。临床上甲亢伴甲状腺肿者，TSI 和 TGI 均为阳性；如仅有甲亢，则 TSI 阳性，TGI 阴性；如甲状腺肿大明显却无明显甲亢症状，则 TGI 阳性，TSI 阴性。TSII 和 TGII 的联合检测是原发性甲减的病因诊断、疗效观察及预测复发的一个重要的免疫学指标。原发性黏液性水肿、桥本甲状腺炎致甲减及少数混合型地方性克汀病患者血中可检出 TSII 和 TGII，40% 以上的原发性黏液性水肿和 30% 以上的桥本甲状腺炎致甲减患者血中可检出 TSII。因此，TRAb 是与甲状腺疾病有关的免疫学指标之一，其变化可表明机体免疫状态的消长情况。

40 自身免疫性甲状腺病的免疫学治疗策略有哪些?

治疗自身免疫病的理想方法是重新恢复免疫系统对自身抗原的耐受，但迄今尚未实现此目标。目前临床干预措施主要在于缓解或减轻自身免疫病患者的临床症状。自身免疫性甲状腺病（AITD）的免疫学治疗包括消除诱因、对症治疗、免疫治疗、免疫相关基因治疗及理疗等。

病毒感染、精神压力、吸烟和某些药物的使用等使体内免疫自稳被打破，是诱发 AITD 的重要因素之一。因此，预防病毒感染、避免精神紧张、保持乐观的情绪、戒烟、正确使用药物及提高自身防护能力等，对 AITD 患者来说至关重要。

对症治疗包括抗炎治疗、替代治疗、血浆置换等。抗炎治疗即应用皮质激素、水杨酸制剂、补体拮抗剂等药物抑制炎症反应，减轻患者症状。替代治疗是对因自身免疫而导致某些具有重要生理作用物质减少的自身免疫病患者进行替代疗法，如甲状腺炎导致甲减患者可补充甲状腺激素。AITD 患者体内存在众多的甲状腺自身抗体，它们在 AITD 的发生发展中起重要作用。对 AITD 患者进行血浆置换，以清除血浆中的甲状腺自身抗体和免疫复合物，从而缓解病情。少数患者已获成功，但尚需进一步研究。

免疫治疗包括应用免疫抑制剂及细胞因子治疗。环磷酰胺、硫唑嘌呤等可抑制细胞代谢，应用环磷酰胺、硫唑嘌呤等可杀伤快速增殖的细胞，从而抑制自身反应性 T 淋巴细胞的增殖与分化。但此类药物对正常组织细胞也有毒性作用，由于其不良反应而不能常规使用，仅限于少数患者试用。Th1 细胞和 Th2 细胞功能失衡是 AITD 的发病机制之一，AITD 的发病与 Th1/Th2 细胞群的失衡及其分泌的 Th1/Th2 细胞因子有着内在的联系，且 Th 细胞自身产生的细胞因子也是 Th 亚群激活和分化的重要调节物。因此，可利用细胞因子激活某些相应的 T 细胞亚群，维持 Th1/Th2 细胞亚群的平衡。

IL-10 可抑制巨噬细胞的活化及其抗原递呈功能，抑制 Th1 细胞免疫应答；还可通过抑制协同刺激分子的表达，从而抑制机体的免疫应答。利用 *IL-10* 基因治疗甲状腺自身免疫功能紊乱也是一种有前途的方法。此外，与免疫细胞活化、增殖分化及效应有关的基因调控治疗研究将是自身免疫病治疗研究的趋势，如与 T 淋巴细胞活化、增殖有关的 *MHC* 基因和共刺激分子基因及与细胞凋亡有关的基因调控治疗。

文献报道甲状腺疾病用非药物疗法可成功地纠正免疫状态，一些物理因子局部作用于功能活动区(内分泌腺和高级植物中枢)可定向改变机体的神经内分泌状态和调节免疫过程。运用局部或全身作用的理疗有望定向纠正机体的不稳定性，促进疾病的痊愈。

第三节　甲状腺疾病的遗传学

41 什么是基因？

遗传是指亲代和子代之间某些性状相似的现象。亲代与子代间也会有一些差异，称为变异。亲代往子代传递的不是性状本身，而是其遗传物质——基因。基因位于细胞核中的染色体及细胞质中的线粒体基因组中，上下代之间由生殖细胞传递遗传信息。基因的概念是随着遗传学、分子生物学、生物化学等学科的发展而不断完善的。基因是生物的遗传物质，是遗传的基本单位，它携带着特定的遗传信息，这种特定的遗传信息由特定的核酸排列顺序所决定，在特定的条件下能表达成特定的性状和生理功能。人类基因组包括细胞核基因组和细胞质中的线粒体基因组。

基因的复制是以 DNA 复制为基础的。在细胞分裂过程中，DNA 复制时遵循半保留复制的原则，把遗传信息从亲代传给子代。基因表达是指细胞在生命活动过程中，将储存在 DNA 中的信息通过转录和翻译，转变成具有生物活性的蛋白质分子的过程。真核细胞的转录及加工过程都在细胞核内完成，但翻译过程在细胞质中进行。从核糖体上释放出来的多肽链需进一步加工修饰才能形成具有生物活性的蛋白质。该加工过程包括肽链的切断，氨基酸某些基团的羟基化、磷酸化、乙酰化、糖基化等。

基因也可以发生突变。突变是指遗传物质发生的可以遗传给后代的变异。广义的突变包含染色体畸变和基因位点的突变两层意义，两种类型的突变其遗传方式各有特点。通常所说的基因突变主要指狭义的基因突变，包括某一基因的核苷酸顺序或数目发生的改变，仅涉及 DNA 分子中单个碱基改变者称为点突变，涉及多个碱基突变者包括碱基重复、缺失和插入。这种狭义的基因突变所致的疾病在遗传方式上呈单基因性状遗传。细胞质中的线粒体的基因突变在遗传上呈母系遗传。

基因突变可以发生在个体发育的任何阶段，可以在细胞增殖周期的任何时期。但发生的时期和部位在遗传学上意义却有不同。如果突变发生在个体形成以后的体细胞中，那么新发生的突变只能传给其子细胞，很少传给后代。通常所见的遗传学效应是在个体的局部产生异常的细胞，导致体细胞遗传病，即肿瘤的发生。如果突变发生在生殖细胞如精子和卵子中，则新发生的突变可以通过受精卵传给子代，若突变基因的性质为显性，则突变的表型在子代中会马上表现出来；若突变基因的性质为隐性，则会由相应正常显性等位基因遮盖而不表现该突变基因的性状，子代将成为隐性致病基因的携带者，将来在家系的基因传递中，特别在近亲婚配时，由于隐性致病基因纯合而表现出相应的疾病性状。

42 人类染色体异常有哪些?

正常人的每个体细胞的染色体组成都为 46 条染色体,为二倍体细胞($2n=46$),其中 44 条(22 对)为常染色体,2 条与性别的决定相关,为性染色体,即 X 和 Y 染色体。正常女性性染色体为 XX,正常男性性染色体为 XY。

生殖细胞中卵细胞和精子各有 23 条染色体,为单倍体细胞($n=23$),卵细胞 $n=22+X$,精细胞 $n=22+X$ 或 $n=22+Y$。二倍体的性母细胞通过减数分裂形成单倍体配子,配子通过受精恢复成二倍体受精卵,受精卵进行有丝分裂,不断增加新个体的细胞数目,使个体长大。将一个细胞内的染色体按照一定的顺序排列起来所构成的图像称为该细胞的核型。

人类染色体畸变包括数目畸变和染色体结构畸变。染色体数目偏离正常称为染色体数目异常或数目畸变。常见类型包括多倍性、异倍性(非整倍性)、三体性和单体性。

许多物理、化学和生物因子可引起染色体断裂,染色体也能自发断裂。断裂被认为具有“黏性”,易与其他断端重新连接,若出现非正常的重排,则导致染色体结构异常。

43 什么是遗传病?

遗传病的全称是遗传性疾病,是指生殖细胞或受精卵的遗传物质(染色体和基因)发生突变(或畸变)所引起的疾病,通常具有垂直传递的特征。其强调了遗传病的 3 个特征。①垂直传递:遗传病不同于传染病的水平传递,而是具有上代往下代传递的特点。但不是每个遗传病的家系中都可观察到这一现象。因为有的患者是首次突变产生的病例,是家系中的首例;有些遗传病特别是染色体异常的患者,由于活不到生育年龄或不育,以致观察不到垂直传递的现象。②基因突变或染色体畸变是遗传病的物质基础。③不是任何细胞的遗传物质改变都可以传给下代,所以必须强调生殖细胞或受精卵的遗传物质发生改变。如果体细胞遗传物质突变传给了子细胞,这种情况可以认为是一种体细胞遗传病。

不应将遗传病与先天性疾病等同看待。先天性疾病是指个体出生后即表现出来的疾病。如果主要表现为形态结构异常,则称为先天畸形。应该指出,许多遗传病在出生后即可见到,因此大多数先天性疾病实际上是遗传病,但也有某些先天性疾病是在子宫中获得的,如药物引起的畸形等。反之,有些出生时未表现出来的疾病,也可以是遗传病。

遗传病也应与家族性疾病加以区别。家族性疾病是指某一疾病在一个家族中具有多发性。当然,许多遗传病(特别是显性遗传病)常见家族聚集现象,但也有不少遗传病(特别是隐性遗传病和染色体病)并不一定有家族史,一些罕见的常染色体显性遗传病或 X 连锁的遗传病可能是由新的突变基因所致。故“家族性”词一般用于表达未弄清病因而又怀疑可能为遗传病时,但在弄清病因后,

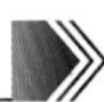

应该代之以“遗传性”。

遗传病一般分为以下几类：染色体病、单基因病、多基因病、线粒体遗传病、体细胞遗传病。染色体病是由染色体畸变即数目和结构畸变所引起的疾病。单基因病又称孟德尔式疾病，它的遗传规律符合孟德尔遗传定律。人类体细胞中染色体是成对的，其上的基因也是成对的。如果一种遗传病的发病涉及一对基因，这个基因就称为主基因，由它所导致的疾病就称为单基因病。多基因病是由多个基因与环境因子共同作用所引起的遗传病，其遗传方式十分复杂，其遗传规律不服从孟德尔式遗传而呈多基因遗传或多因子遗传。线粒体遗传病是线粒体 DNA 上的基因突变所致的遗传病，呈母系遗传。体细胞遗传病为体细胞中遗传物质改变所致的疾病，因为它是体细胞中遗传物质的改变，所以一般并不向后代传递。已知肿瘤起源于体细胞遗传物质的突变，尽管这种突变不会传给个体的后代，但是这种体细胞的突变可以在个体的体内随着细胞的分裂而不断传给新产生的子代细胞，所以肿瘤被称为体细胞遗传病。各种肿瘤的发生都涉及特定的组织中的染色体、癌基因、抑癌基因的改变。有的先天性畸形是在发育过程中某些细胞的遗传物质的改变而引起的，所以这些先天性畸形也属于体细胞遗传病，如孕期感染风疹病毒导致的先天性心脏病。

44 甲状腺遗传性疾病按照遗传方式的不同分为哪几种？

甲状腺遗传性疾病分为两类：一类是胚细胞突变，为多形态性，不限于甲状腺组织；另一类为体细胞突变，主要为甲状腺肿瘤。第一类按遗传方式又可分为 3 种：①经典的孟德尔隐性或显性遗传方式；②多基因遗传，如自身免疫性甲状腺病；③染色体病，如唐氏综合征伴甲状腺疾病。

甲状腺激素合成障碍性疾病是甲状腺激素合成有关酶的先天性缺陷或低下所致，发病常具有家族聚集性。患者甲减症状轻重不等，轻者仅有甲状腺肿，重者有典型的黏液性水肿，发生年龄较小者多伴有智力障碍。

血液中甲状腺激素大部分和蛋白质结合，约 75% 与 TBG 结合，这些蛋白质的异常，给 TT_3、TT_4 等检查结果的判定带来困难，并出现甲状腺功能异常。TBG 缺乏有甲亢的临床表现，属 X 连锁隐性遗传。TBG 减少属伴性显性遗传。TBG 过多属 X 连锁显性遗传。血浆蛋白缺乏属常染色体隐性遗传，患者血浆蛋白水平下降，TBG 的结合能力增高。

家族性对 TSH 无反应属常染色体隐性遗传。表现为甲减伴智力障碍，血 TSH 增高，摄 ^{131}I 率正常，无甲状腺肿，甲状腺对外源性 TSH 无反应。

格雷夫斯病是一种自身免疫病，以体液免疫异常为特点，但有明显的家族聚集性。格雷夫斯病患者的子女发病率明显高于普通人群，单卵双生子的患病一致率为 47%，远高于异卵双生子的 3.1%。作为疾病易感性遗传标记的 HLA 抗原型检测，发现某些基因型与格雷夫斯病有显著的相关性。目前比较倾向于认为该病为多基因遗传病，理由是：①本病家系调查不符合孟德尔遗传定律；②本病在双生子中的发病率低于单基因遗传估测的发病率；③基础代谢率低，血清 PBI、T_4 等在人群中呈正态分布，说明与本病发病有关的主要性状为数量性状；④能够影响甲状腺功能的因素很多，包括免疫异常、TSH、神经因素、感染及食物因素等。TSH 受体（TSHR）的单基因突变可能刺激机体产生 TSHR 抗体(TRAb),但尚需进一步研究证实。

桥本甲状腺炎,又称为桥本病、慢性淋巴细胞性甲状腺炎,近年来发病逐年增多,已不属少见疾病,是一种自身免疫病,以细胞免疫异常为特点。临床上具有家族多发性,10%~15%的患者有家族史,单卵双生子的同病一致率较高,且与 HLA-DR3、DR5、BW3 有显著的相关性,故认为本病属遗传性疾病。桥本甲状腺炎临床表现较复杂,存在遗传异质性,属多基因遗传,女性发病率较高。

一个生长有规律、高度分化的正常细胞向生长无止境、分化不良的恶性细胞转变有几种途径。有时单个基因突变可以导致癌变;有时,首先存在某种致癌作用,然后在一系列肿瘤发生刺激因子的作用下出现癌变。例如甲状腺中由放射线诱导的基因突变只是甲状腺细胞向恶性转变的开始,以后出现的 TSH 的刺激作用是这一恶性化过程的促进剂。大多数常见的癌症可能是多个基因突变共同作用的结果。甲状腺肿瘤的发展进程包括克隆腺瘤、恶性肿瘤(可以浸润转移,但仍保留许多正常甲状腺细胞的功能)及最后出现的侵袭程度很强的致命的无分化肿瘤。在与甲状腺癌症有关的大量遗传变异中,哪些因素起主要作用尚未完全清楚。

参考文献

[1]金山. 甲状腺疾病进阶[M]. 沈阳:辽宁科学技术出版社,2021.

[2]张木勋,吴亚群. 甲状腺疾病诊疗学[M]. 北京:中国医药科技出版社,2006.

[3]滕卫平,单忠艳. 甲状腺学[M]. 沈阳:辽宁科学技术出版社,2021.

[4]刘志艳. 重视甲状腺肿瘤病理分类在临床诊疗中的应用[J]. 临床与实验病理学杂志,2023,39(12):1415-1419.

[5]刘志艳,周庚寅,KENNICHI K,等. 2017 版 WHO 甲状腺肿瘤分类解读[J]. 中华病理学杂志,2018,47(4):302-306.

[6]刘志艳. 2017 年新版 WHO 甲状腺交界性肿瘤解读[J]. 山东大学耳鼻喉眼学报,2017,31(6):1-4.

[7]刘志艳. 具有乳头样核特征的非浸润性甲状腺滤泡性肿瘤及其诊断标准[J]. 中华病理学杂志,2017,46(3):205-208.

[8]刘志艳,刘书佚,王馨培,等. 第 5 版 WHO 甲状腺滤泡源性肿瘤分类解读[J]. 中华病理学杂志,2023,52(1):7-12.

[9]崔秀杰,张春燕,苏鹏,等. 头颈部显示胸腺样分化的癌临床病理学分析[J]. 中华病理学杂志,2017,46(3):155-159.

[10]BALOCH Z W,ASA S L,BARLETTA J A,et al. Overview of the 2022 WHO classification of thyroid neoplasms[J]. Endocr Pathol,2022,33(1):27-63.

[11]ZHU Y,LI Y,JUNG C K,et al. Histopathologic assessment of capsular invasion in follicular thyroid neoplasms—an observer variation study[J]. Endocr Pathol,2020,31(2):132-140.

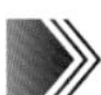

[12]ZHOU J, LIU Z Y. Interpretation of the pathological diagnostic criteria and characteristics of high-grade thyroid follicular-derived carcinoma in the 5th edition WHO classification[J]. Zhonghua Yi Xue Za Zhi,2024,104(18):1578-1583.

[13]沈勤,王康,张红莺,等. 甲状腺滤泡上皮癌病理诊断的实用策略[J]. 临床与实验病理学杂志,2023,39(12):1420-1423.

[14]ALI S Z,BALOCH Z W,COCHAND-PRIOLLET B,et al. The 2023 Bethesda system for reporting thyroid cytopathology[J]. Thyroid,2023,33(9):1039-1044.

[15]焦琼,刘志艳. 第3版甲状腺细胞病理 Bethesda 报告系统解读[J]. 中华医学杂志,2023,103(41):3238-3244.

[16]张晓芳,刘志艳. 2018 版甲状腺细针穿刺活检细胞病理学 Bethesda 报告系统解读[J]. 中华病理学杂志,2018,47(9):729-732.

[17]CIBAS E S,ALI S Z. The 2017 Bethesda system for reporting thyroid cytopathology[J]. Thyroid,2017,27(11):1341-1346.

[18]甲状腺细针穿刺细胞病理学诊断专家共识编写组,中华医学会病理学分会细胞病理学组. 甲状腺细针穿刺细胞病理学诊断专家共识(2023 版)[J]. 中华病理学杂志,2023,52(5):441-446.

[19]CIBAS E S,ALI S Z. The Bethesda system for reporting thyroid cytopathology[J]. Thyroid,2009,19(11):1159-1165.

[20]刘志艳,觉道健一. 第五版 WHO 甲状腺肿瘤分类中低风险肿瘤的解读[J]. 中华医学杂志,2022,102(48):3806-3810.

[21]HU C F,JING W W,CHANG Q,et al. Risk stratification of indeterminate thyroid nodules by novel multigene testing:a study of Asians with a high risk of malignancy[J]. Mol Oncol,2022,16(8):1680-1693.

[22]MCLACHLAN S M,RAPOPORT B. Discoveries in thyroid autoimmunity in the past century[J]. Thyroid,2023,33(3):278-286.

[23]WEISSEL M. Highlights in thyroidology:a historical vignette[J]. Wien Klin Wochenschr,2014,126(9/10):311-319.

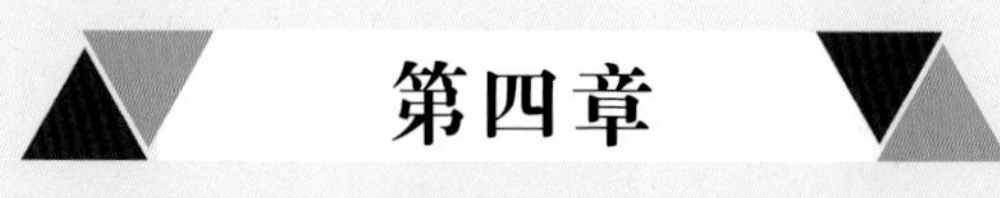

第四章

甲状腺炎的分类及病因

甲状腺炎在临床上十分常见,但病因、病理特点、临床表现、治疗方法及预后差别很大。本章力求梳理甲状腺炎的分类及各种病因的特点。

第一节　甲状腺炎的分类

甲状腺炎分为哪几类？

甲状腺炎在临床上十分常见，是一组由不同原因引起的甲状腺炎性疾病，其共同特征是甲状腺滤泡结构被破坏，但病因、病理特点、临床表现、治疗方法及预后差别很大。甲状腺炎发病原因复杂，而且不同类型间可发生相互转化，导致其命名相对混乱，分类比较困难。

目前甲状腺炎主要有以下几种分类方法：①根据发病缓急及病程长短可分为急性甲状腺炎、亚急性甲状腺炎、慢性甲状腺炎；②根据发病原因可分为感染性甲状腺炎、自身免疫性甲状腺炎、药物及化学物诱导的甲状腺炎、放射性甲状腺炎等（表 4-1）；③根据病理类型可分为化脓性甲状腺炎、肉芽肿性甲状腺炎、淋巴细胞性甲状腺炎、纤维性甲状腺炎等。

表 4-1　甲状腺炎的病因分类

病因	疾病	
感染性甲状腺炎	急性甲状腺炎	急性化脓性甲状腺炎
		急性病毒性甲状腺炎
	亚急性甲状腺炎	亚急性肉芽肿性甲状腺炎
	慢性甲状腺炎	结核性、梅毒性、真菌性、布鲁氏菌性、寄生虫性甲状腺炎
自身免疫性甲状腺炎	经典型甲状腺炎	
	纤维变异型甲状腺炎	
	无痛性甲状腺炎、产后甲状腺炎、局灶性甲状腺炎	
	IgG_4 相关甲状腺炎	
	青少年甲状腺炎	
	桥本毒症	
	桥本脑病	

续表 4-1

病因	疾病
药物及化学物诱导的甲状腺炎	干扰素诱导的甲状腺炎
	胺碘酮诱导的甲状腺炎
	锂剂诱导的甲状腺炎
	IL-2 诱导的甲状腺炎
	酪氨酸激酶抑制剂诱导的甲状腺炎
	免疫检查点抑制剂诱导的甲状腺炎
特发性甲状腺炎	慢性侵袭性纤维性甲状腺炎
放射性甲状腺炎	急性放射性甲状腺炎
	慢性放射性甲状腺炎
结节病、淀粉样变引起的甲状腺炎	
其他甲状腺炎	

46 感染性甲状腺炎包括哪些?

感染性甲状腺炎是一种由细菌、真菌或寄生虫等感染所引起的甲状腺非特异性感染性疾病，主要发病群体为儿童、老年人及免疫力低下的成年人，临床以发热、甲状腺肿大及疼痛为基本特征。感染性甲状腺炎主要包括急性化脓性甲状腺炎、急性病毒性甲状腺炎、亚急性肉芽肿性甲状腺炎，以及结核性、梅毒性、真菌性、布鲁氏菌性、寄生虫性甲状腺炎等。

47 自身免疫性甲状腺炎包括哪些?

自身免疫性甲状腺炎(autoimmune thyroiditis,AIT)是一组由自身免疫功能紊乱引起的甲状腺疾病，包括病因与自身免疫有关的所有类型的甲状腺炎，其共同病理特征是甲状腺肿、甲状腺内淋巴细胞浸润、血液循环中存在甲状腺自身抗体。

目前，DeGroot 主编的《内分泌学》(2016 版)提出的 AIT 的临床病理分型(表 4-2)被学术界广泛接受。

根据甲状腺功能，AIT 又可分为：①无症状的 AIT，其主要表现为血清甲状腺自身抗体阳性和甲状腺超声检查提示低回声，但甲状腺功能正常或伴亚临床甲减，即局灶性甲状腺炎；②甲状腺功能持续性异常的 AIT，也就是 AIT 伴临床甲减，包括经典型甲状腺炎和纤维变异型甲状腺炎；③甲状腺功能一过性减退的 AIT，即无痛性甲状腺炎、产后甲状腺炎等。多数患者甲减可以恢复，少数患者发展为永久性甲减。

表 4-2　自身免疫性甲状腺炎的分型

分型	疾病
原发性	经典型甲状腺炎
	纤维变异型甲状腺炎
	无痛性甲状腺炎、产后甲状腺炎、局灶性甲状腺炎
	IgG_4 相关甲状腺炎
	青少年甲状腺炎
	桥本毒症
	桥本脑病
继发性	α 干扰素所致甲状腺炎
	CTLA-4 阻断抗体所致甲状腺炎
	癌疫苗所致甲状腺炎

48 什么是放射性甲状腺炎?

放射性甲状腺炎是指电离辐射以内照射和/或外照射方式作用于甲状腺和/或机体其他组织，所引起的甲状腺放射性炎症性变化，主要见于因甲状腺疾病接受放射性碘治疗和因头颈部肿瘤接受放射治疗的患者，以及长期接触低剂量射线照射的职业性人群。包括急性放射性甲状腺炎和慢性放射性甲状腺炎。

急性放射性甲状腺炎是由于甲状腺在短时间内受到大剂量射线急性照射，从而引起甲状腺局部组织损伤及甲状腺毒症。例如使用大剂量放射性碘治疗甲亢时，碘离子释放的 β 射线具有较强的电离辐射能力，可直接损伤甲状腺滤泡细胞并导致储存的甲状腺激素释放入血。病理检查可见甲状腺滤泡细胞肿胀坏死、滤泡解体和炎症细胞浸润。急性放射性甲状腺炎通常发生在照射后 2 周内，临床表现为甲状腺肿、局部压痛，有时也可引起声音嘶哑、咽喉痛，偶尔可并发甲亢甚至甲亢危象。实验室检查可见血清 T_3、T_4 及 Tg 升高，可能出现白细胞计数减少、红细胞沉降率升高、外周血淋巴细胞染色体畸变率及微核率增高。根据《放射性甲状腺疾病诊断标准》，同时符合以下 5 项条件才可诊断急性放射性甲状腺炎：①有射线接触史，甲状腺剂量≥200 Gy；②发病通常在照射后 2 周内；③甲状腺局部肿胀、压痛；④有甲亢的症状和体征，严重者可出现甲状腺危象；⑤T_3、T_4 及 Tg 升高。治疗上可采用非甾体抗炎药、糖皮质激素缓解疼痛；采用抗甲状腺药物缓解甲亢症状；采用镇静药物缓解失眠、焦虑；同时脱离射线，避免摄入放射性核素，促进体内放射性碘排出。定期复查，密切观察病情变化。

慢性放射性甲状腺炎是甲状腺短时间（数周）内多次或长期受到射线照射后引起的自身免疫性甲状腺损伤，又称为慢性放射性淋巴性甲状腺炎。内、外照射均可导致慢性放射性甲状腺炎。其发病可能与自身免疫反应相关，甲状腺损伤后体内产生针对甲状腺抗原的自身抗体。慢性放射性甲

状腺炎通常发生在照射后 1 年以后,临床表现为甲状腺肿,多数无压痛,可能伴有甲减症状。实验室检查可见甲状腺过氧化物酶抗体(TPOAb)和/或甲状腺球蛋白抗体(TgAb)阳性,促甲状腺激素(TSH)升高。慢性放射性甲状腺炎的诊断需同时满足以下 4 个条件:①有射线接触史,甲状腺累积吸收剂量≥0.3 Gy;②潜伏期≥1 年;③甲状腺肿,质地坚硬;④TPOAb 和/或 TgAb 阳性,TSH 升高。治疗上应脱离射线,甲减用甲状腺激素制剂替代治疗,必要时可加用糖皮质激素。甲状腺轻度肿大、无压迫症状、甲状腺功能正常者,可不行药物治疗,但要注意随诊观察甲状腺肿及功能变化。

49 什么是药物及化学物诱导的甲状腺炎?

某些药物及化学物可直接破坏甲状腺滤泡细胞或诱导甲状腺发生自身免疫紊乱,从而导致甲状腺炎性病变,比如 α 干扰素(interferon-α, IFN-α)、胺碘酮、IL-2、锂剂、酪氨酸激酶抑制剂(tyrosine kinase inhibitor, TKI)、免疫检查点抑制剂(immune checkpoint inhibitor, ICI)等。

(一)干扰素诱导的甲状腺炎

干扰素是一种具有抗病毒、抗增殖及免疫调控作用的细胞因子,目前广泛应用于慢性乙型病毒性肝炎、丙型病毒性肝炎、艾滋病等疾病的治疗。5%~15% 的患者干扰素治疗会诱发甲状腺疾病,对于存在基础自身免疫性甲状腺病患者,通常在干扰素治疗 3 个月后出现。干扰素治疗后引发甲状腺炎是其治疗的主要副作用,可能导致药物减量或中断。

干扰素可以通过以下 3 个机制诱发甲状腺炎:①促进甲状腺细胞表面 MHC-Ⅱ类分子的异常表达;②直接破坏甲状腺细胞;③参与 T 淋巴细胞的免疫紊乱及异常增殖。干扰素诱导的甲状腺炎包括自身免疫及非自身免疫性甲状腺炎。自身免疫性甲状腺炎包括无症状的甲状腺自身抗体阳性、自身免疫性甲减和格雷夫斯病。非自身免疫性甲状腺炎包括破坏性甲状腺炎和甲状腺自身抗体阴性的甲减。文献报道,干扰素诱导的甲状腺炎主要表现为甲减,2%~3% 的患者可表现为甲状腺毒症。

建议患者接受干扰素治疗前,常规检测甲状腺功能、TPOAb 及 TgAb。既往有甲状腺疾病或者检查发现甲状腺功能异常者,需待甲状腺功能调整正常后再开始干扰素治疗,治疗期间建议每 8~12 周复查甲状腺功能。患者干扰素治疗后如出现心慌、怕热等甲状腺毒症表现时,应及时评估甲状腺功能:若患者诊断为破坏性甲状腺炎,通常为一过性的临床表现,可采用 β 肾上腺素受体阻滞剂对症治疗;若诱发亚急性甲状腺炎,则可能需要激素治疗;若药物无法很好地控制甲状腺毒症症状,或者甲状腺炎进一步发展,则可能需要停用干扰素,并在停药后 4~6 周重新评估甲状腺功能,当甲状腺功能恢复正常或进展为甲减时,可继续干扰素治疗。患者干扰素治疗后发生甲减时需要使用 L-T_4 替代治疗。若患者干扰素治疗后发生格雷夫斯病,可使用抗甲状腺药物治疗,但由于其疗程长,易复发,且大剂量的抗甲状腺药物也可导致肝损伤,部分学者认为对于使用干扰素治疗慢性肝炎的患者,或许采用放射性碘或手术治疗更合适。

（二）胺碘酮诱导的甲状腺炎

胺碘酮是临床上有效的抗心律失常药物，但因其含碘量高（每 100 mg 胺碘酮含有 37.3 mg 碘）并能抑制外周 T_4 向 T_3 转化，可能诱发甲减及甲状腺毒症。在碘充足的地区，较易发生甲减，而在碘缺乏地区，甲状腺毒症发生率较高。发生甲减的表现与其他病因所致的甲减并没有区别。发生甲减时不需停用胺碘酮，临床症状明显者可根据病情酌情行 L-T_4 替代治疗。

胺碘酮诱发的甲状腺毒症根据发生机制可分为两种主要类型。1 型是由胺碘酮的碘含量高导致的碘甲亢，甲状腺组织自主合成和分泌过多的甲状腺激素，好发于结节性甲状腺肿或隐匿性格雷夫斯病患者。2 型是由胺碘酮对甲状腺滤泡细胞的直接毒性作用导致的破坏性甲状腺炎，通常发生在无基础甲状腺疾病者。部分患者可为混合型。胺碘酮诱导的甲状腺毒症临床表现往往不典型，首发症状常为新发或复发房性心律失常、缺血性心脏病或心力衰竭加重。胺碘酮诱发甲状腺毒症的发生率较高（碘充足地区约 6%，缺碘地区高达 10%），因此建议在治疗前及治疗后的 3 个月内密切监测甲状腺功能，此后每隔 3～6 个月复查甲状腺功能，停药后应持续监测至少 1 年。1 型治疗首选抗甲状腺药物，效果不佳者可加用高氯酸盐。2 型首选糖皮质激素治疗，2 型患者可能发生永久性甲减，应密切监测甲状腺功能，必要时行 L-T_4 替代治疗。对于分型未明确或单一药物治疗效果不佳的患者，推荐抗甲状腺药物和糖皮质激素联合治疗。胺碘酮诱发的甲状腺毒症可能导致严重并发症或死亡，患者随时可能需要紧急治疗，尤其是老年人和左心室功能障碍者。对于心功能恶化、合并严重心脏病及对药物治疗无效的患者，可行甲状腺全切术。应由心血管医师和内分泌医师综合考虑患者心血管疾病状况及是否有有效的替代治疗，个体化决策是否需要停用胺碘酮。

（三）锂剂诱导的甲状腺炎

锂剂在临床上广泛应用于双相情感障碍及粒细胞减少等多种疾病的治疗，可引起多种甲状腺功能异常，最常见的是甲状腺肿和甲减，但长期使用也可导致甲状腺毒症，发生率为 0.6%～3.0%，发病中位时间是 6 年（0.6～25.0 年），女性、老年人、治疗前甲状腺自身抗体阳性者高发。发生机制尚未完全阐明，可能与患者自身免疫状态或者锂剂对甲状腺滤泡细胞的直接毒性有关。锂剂诱导的甲状腺毒症多由甲状腺炎引起，包括无痛性甲状腺炎和肉芽肿性甲状腺炎，少数为格雷夫斯病、毒性高功能腺瘤。故锂剂治疗后发生甲状腺毒症时，首先需明确病因。无痛性甲状腺炎或肉芽肿性甲状腺炎的甲状腺毒症期，可予 β 肾上腺素受体阻滞剂对症治疗，严重者可予糖皮质激素治疗，如出现甲减，需及时启用 L-T_4 替代治疗。如为格雷夫斯病或毒性高功能腺瘤，则可酌情选择抗甲状腺药物、放射性碘或手术治疗。

由于锂剂诱发的甲状腺功能紊乱较为常见，建议在治疗前常规行甲状腺功能及抗体检测，治疗后每隔 6 个月复查 1 次甲状腺功能。对育龄期女性、甲状腺肿或有甲状腺病史等高危人群，即使停用锂剂后也应每年检查 1 次甲状腺功能。

（四）IL-2 诱导的甲状腺炎

IL-2 是由活化 T 淋巴细胞产生的具有多向性作用的趋化因子家族的细胞因子，主要作用于白细胞，刺激抗体生成，达到抗肿瘤效应。IL-2 可诱发甲状腺毒症，存在基础甲状腺自身免疫病的患

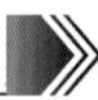

者风险更高，发生率为19.1%，发病中位时间为治疗后的第7周（3～12周）。IL-2可以通过刺激自身反应性T淋巴细胞引起自身免疫性甲状腺炎，或对甲状腺滤泡细胞发挥直接毒性作用导致破坏性甲状腺炎。治疗前甲状腺自身抗体阳性的女性患者，特别是抗体滴度较高者高发。建议在治疗前行甲状腺功能和抗体的检测，抗体阴性者用药后每3个月复查1次，抗体阳性者用药后至少每2个月复查1次。当发生甲状腺毒症时，需先明确病因。破坏性甲状腺炎的甲状腺毒症期可予β肾上腺素受体阻滞剂对症治疗，严重者可行糖皮质激素治疗。如发生甲减，需及时启用L-T_4替代治疗。存在格雷夫斯病者可行抗甲状腺药物治疗。

（五）酪氨酸激酶抑制剂诱导的甲状腺炎

酪氨酸激酶抑制剂（tyrosine kinase inhibitor，TKI）是小分子激酶抑制剂，常用于多种恶性肿瘤的靶向治疗。TKI主要通过破坏性甲状腺炎引起一过性甲状腺毒症，发生率约16%，一般发生在治疗后6周。TKI诱发甲状腺炎的风险与年龄、性别、基础甲状腺疾病、药物类型、用药剂量和治疗持续时间等相关。TKI引起的甲状腺毒症目前尚无统一的治疗方案，建议在治疗前及治疗后的6个月内每月监测1次甲状腺功能，之后每2～3个月监测1次。甲状腺毒症临床症状明显者，可予β肾上腺素受体阻滞剂对症治疗，严重者可行糖皮质激素治疗，若出现甲减，需及时启用L-T_4替代治疗。

（六）免疫检查点抑制剂诱导的甲状腺炎

免疫检查点抑制剂（ICI）是人源化的单克隆体，可阻断免疫检查点，促进T淋巴细胞活化，增强抗肿瘤免疫反应，防止肿瘤细胞免疫逃逸，抑制肿瘤的生长与扩散，目前广泛应用于抗肿瘤治疗。ICI能够引起多种免疫相关不良反应（immune-related adverse event，irAE），甲状腺功能障碍最常见，其中甲状腺毒症发生率为2.9%～10.4%，一般在单药治疗8～12周内发生，联合用药可能更早发病。ICI相关甲状腺毒症通常由轻度、自限性破坏性甲状腺炎引起，多数在2～12周内恢复正常或转为甲减。目前发病机制尚不明确，可能与基础甲状腺疾病、甲状腺自身抗体滴度、基线促甲状腺激素（TSH）水平、肿瘤抗原与甲状腺组织抗原的同源性、药物剂量及体重指数等因素相关。

建议ICI首次治疗前及每个治疗周期开始前2～3周监测甲状腺功能变化，持续5个以上治疗周期。有基础甲状腺疾病者酌情增加监测频率。ICI相关甲状腺毒症的治疗应结合症状的严重程度、病因和irAE的等级来决定能否继续使用ICI，以及是否需要给予干预药物。无症状者无须治疗，无须停用ICI，但需每4～6周监测1次甲状腺功能。有症状者需暂停ICI，必要时可用β肾上腺素受体阻滞剂对症治疗。严重者可短期行大剂量糖皮质激素治疗。ICI停药后仍需密切监测临床症状及甲状腺功能，如发生甲减，启用L-T_4替代治疗。如果存在格雷夫斯病，则予抗甲状腺药物治疗。

第二节　感染性甲状腺炎

50 什么是急性化脓性甲状腺炎?

急性化脓性甲状腺炎(acute suppurative thyroiditis, AST)是一种甲状腺非特异性感染性疾病。病原体包括细菌、真菌、寄生虫和病毒等。AST与其他甲状腺疾病相比较少见,据回顾性研究报道,占所有甲状腺疾病的0.1%~0.7%,但真实发病率可能更低。AST起病急,进展快,脓肿可在短时间内迅速增大,如不及时正确诊治,可导致呼吸及吞咽困难,甚至危及生命。AST好发于儿童、老年人及免疫力低下的成年人。临床表现以发热、甲状腺肿痛为基本特征。

(一)病因和发病机制

AST通常在以下情况时较容易发生:①存在甲状腺局部解剖结构畸形,如先天性梨状窝瘘,先天性鳃裂瘘或甲状舌管瘘,上呼吸道感染或瘘管损伤、梗阻时,病原体可侵蚀瘘管,引起甲状腺周边间隙或甲状腺组织的急性化脓性病变,多见于儿童和青少年,在成年人中也有报道。②存在结节性甲状腺肿、桥本甲状腺炎、甲状腺癌、单纯性甲状腺肿、甲状腺瘤等甲状腺基础疾病,使甲状腺局部微环境改变,容易发生感染。③上呼吸道感染、咽喉炎和颈部软组织炎症等通过血液循环、淋巴管或直接蔓延侵犯甲状腺腺体导致甲状腺感染。④进食鸡骨或鱼刺发生食管上段穿孔,从而导致AST合并咽后脓肿等。⑤艾滋病、肿瘤化疗、糖尿病、长期应用糖皮质激素及免疫抑制剂等免疫功能低下的患者,可发生机会致病菌感染。⑥甲状腺细针穿刺或手术后感染。引起AST的最常见致病菌为金黄色葡萄球菌、链球菌、肺炎球菌,少数可见于大肠埃希菌、布鲁氏菌、铜绿假单胞菌、克雷伯菌、厌氧菌、革兰氏阴性菌及结核分枝杆菌等,真菌、病毒、寄生虫感染也可致病。可为单一病原菌感染或混合感染。机会致病菌感染多发生在免疫功能受损的患者中。

(二)临床表现

AST发病初期可表现为上呼吸道感染、咽炎、中耳炎的类似症状,易导致误诊。急性期常见症状为颈部疼痛、肿胀、皮肤发红,并有畏寒、发热、白细胞升高等全身中毒症状。甲状腺肿痛多为单侧,患者可伴有耳后、下颌或头、枕部的放射痛,吞咽、打喷嚏、颈部转动时疼痛加重。有基础甲状腺疾病者,可自觉原有甲状腺结节或囊肿等病变加重,产生局部压迫症状,引起吞咽和呼吸困难。病情进展后形成脓肿,颈部皮肤可以破溃流脓。AST患者甲状腺功能一般正常,但据文献报道,12%的患

者可发生甲状腺毒症，17%可表现为甲减，通常甲状腺毒症或甲减的症状和体征不明显。

查体可发现甲状腺肿大、触痛、局部皮温增高，可触及颈部淋巴结肿大，后期脓肿形成可有波动感，局部皮肤红肿、触痛明显、拒按、头部活动受限。如果没有先天性梨状窝瘘，脓肿发展可穿破周围组织，播散到胸腔，导致坏死性纵隔炎和心包炎，也可以播散到食管和气管。出现多结节甲状腺肿、单侧下咽炎、周围蜂窝织炎三联征时，需考虑 AST 的可能。

（三）辅助检查

1. **实验室检查**　血常规可见白细胞总数升高、中性粒细胞明显增多，C 反应蛋白升高，红细胞沉降率升高。甲状腺功能一般正常，但也可表现为甲状腺毒症或甲减，偶可见甲状腺自身抗体阳性。

2. **甲状腺超声**　在病变形成脓肿前，甲状腺超声检查表现为局部的低回声或多个低回声区互相融合，与周围正常组织的边界不清或消失；脓肿形成后，甲状腺病变区域显示为低回声，正常组织与炎性区域间的界限消失，低回声区融合，有时表现为无回声区。超声弹性成像可显示甲状腺疼痛部位硬度明显增加，治疗后逐渐变软。后期超声图像可显示甲状腺畸形，感染侧甲状腺萎缩形成囊肿，炎症部位瘢痕形成。

3. **甲状腺核素扫描**　甲状腺核素扫描在发病初期可显示核素摄取减少，脓肿形成后可表现为冷结节或无放射性分布。

4. **颈部 CT**　CT 检查在炎症早期阶段表现为病变侧甲状腺非特异性低回声，急性阶段能发现脓肿形成及下咽部水肿，晚期阶段表现为病变侧甲状腺萎缩、炎症组织瘢痕形成。

5. **甲状腺细针穿刺**　甲状腺细针穿刺抽取脓液进行细菌培养和药敏试验，能够提供特异的病原学证据。穿刺抽取物行细胞学检查，镜下可见急性化脓性炎症改变：大量中性粒细胞、脓细胞浸润，可见巨噬细胞和炎性碎屑，有少量反应性滤泡细胞。

6. **X 射线检查**　X 射线检查可观察气管偏移或受压情况，以及有无游离气体、钙化等特殊情况。如果 AST 是由梨状窝瘘引起，咽部钡剂造影可见从梨状窝向甲状腺延伸的瘘管影。儿童左叶出现感染需行钡剂造影。

（四）诊断

根据病史、临床表现、实验室及影像学检查，一般可以做出诊断。主要依据：有基础甲状腺疾病、抵抗力下降或感染病史；急性起病，甲状腺肿痛、畏寒、发热；颈部皮温升高，当形成化脓性病灶时，可伴波动感；白细胞总数、中性粒细胞数、C 反应蛋白增高；CT 检查能发现脓肿形成；出现多结节甲状腺肿、单侧下咽炎、周围蜂窝织炎三联征可支持 AST 的诊断。有时临床症状不典型，需要与其他颈部疼痛性疾病进行鉴别。超声引导下甲状腺细针穿刺抽吸涂片、病原体及细胞学检查可以明确诊断，提供特异的病原学证据。左侧颈部炎症反复发作的患者，应高度怀疑先天性梨状窝瘘，可行钡剂造影确诊。

【病例 4-1】患者，青年女性，因“颈部疼痛 1 周余，发热 1 周”入院。1 周前患者雨天受凉后出现颈部疼痛，当时无发热等其他不适。随后患者颈部疼痛加重，出现发热，自测体温最高为 38.3 ℃，伴畏寒、乏力、头痛，无寒战，无鼻塞、流涕，无咳嗽、咳痰，无恶心、呕吐，无腹痛、腹泻，无尿频、尿急、尿痛，无全身酸痛，无胸闷、气短，无胸痛等不适。于我院耳鼻咽喉科门诊就诊，体温 37.8 ℃，咽后壁充血明显，双侧扁桃体Ⅰ度肿大，充血明显。急查血常规：白细胞计数 17.19×10^9/L↑，中性粒细胞百分比 88.1%↑，中性粒细胞计数 15.14×10^9/L↑。超敏 C 反应蛋白 69.9 mg/L↑。考虑“急性咽炎”，予口服盐酸克林霉素棕榈酸酯抗感染、酚麻美敏片解热镇痛等对症治疗 3 d，疼痛、发热症状无明显改善。4 d 前患者再次就诊，自觉左耳痛，无听力下降，无耳鸣，复查血常规指标仍高，超敏 C 反应蛋白升高至 148.0 mg/L↑，改左氧氟沙星静脉滴注抗感染治疗 2 d，治疗后上述症状加重，伴食欲减退。2 d 前加用地塞米松静脉滴注抗炎、复方对乙酰氨基酚片解热镇痛治疗，仍效果不佳。1 d 前再次于耳鼻咽喉科就诊，复查血常规：白细胞计数 14.31×10^9/L↑，中性粒细胞计数 11.05×10^9/L↑。超敏 C 反应蛋白 116.4 mg/L↑。红细胞沉降率 49 mm/h↑。甲状腺功能检测：FT_4 14.46 ng/L↑，FT_3、TSH 正常。甲状腺超声检查：甲状腺左叶混合回声团，炎症性病变？其他待排，建议复查；左侧颈部淋巴结探及（图 4-1）。考虑“甲状腺炎”，转我科门诊就诊。查体：左侧甲状腺Ⅰ度肿大，触痛明显。予头孢曲松钠针经验性抗感染、双氯芬酸钠缓释片口服镇痛，完善相关检查以排除其他感染性发热疾病，建议必要时完善甲状腺穿刺以明确诊断并获取病原学信息。今患者自觉颈部疼痛症状较前稍有好转，测体温 37 ℃，左侧甲状腺仍有触痛，为进一步诊治收住入院。入院后继续予头孢曲松钠静脉滴注抗感染治疗 5 d，治疗后患者甲状腺肿大、疼痛明显好转，未再发热，复查炎症指标基本恢复正常（白细胞计数 6.56×10^9/L，中性粒细胞计数 4.49×10^9/L，超敏 C 反应蛋白 13.6 mg/L↑），出院后改口服头孢呋辛酯。2 周后门诊复诊，体温 37 ℃，甲状腺无触痛，炎症指标恢复正常。甲状腺功能：TSH 0.09 mIU/L↓，FT_4、FT_3 正常。甲状腺超声检查：甲状腺左叶低回声区，炎症性病变？较前次检查略缩小，建议密切随访（图 4-2）。嘱继续口服头孢呋辛酯治疗。1 个月后门诊复查，无甲状腺触痛，体温、血常规、甲状腺功能、甲状腺超声（图 4-3）均恢复正常。

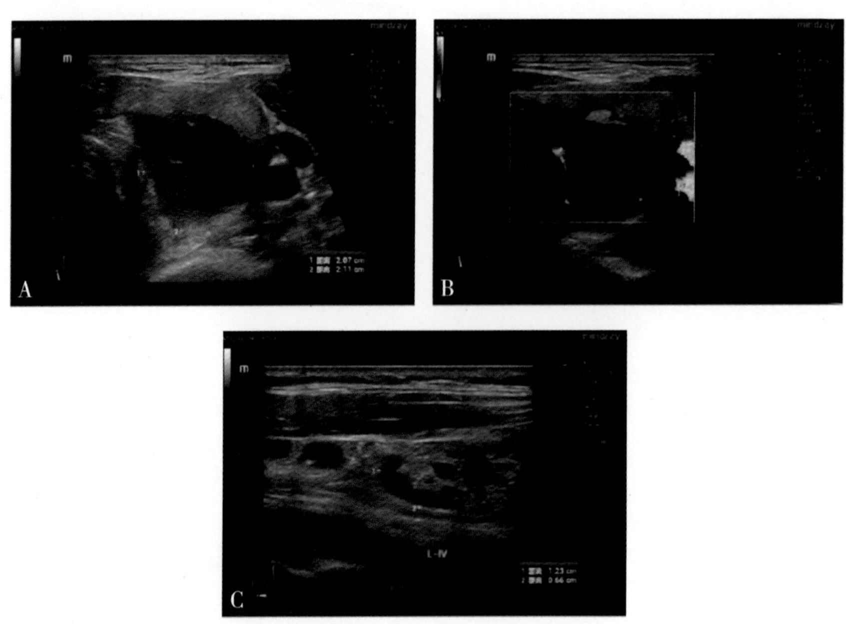

A. 甲状腺左叶内可见一个混合回声团，大小约 21 mm×21 mm×48 mm，靠近背侧，边缘模糊，内似可见液性暗区，纵横比<1；B. CDFI 显示实性部分可见较丰富血流信号；C. 左侧颈部可见多个低回声结节，边界清，较大的约 12 mm×7 mm，皮质增厚，形态饱满。

图 4-1　甲状腺及颈部淋巴结彩超显像（1）

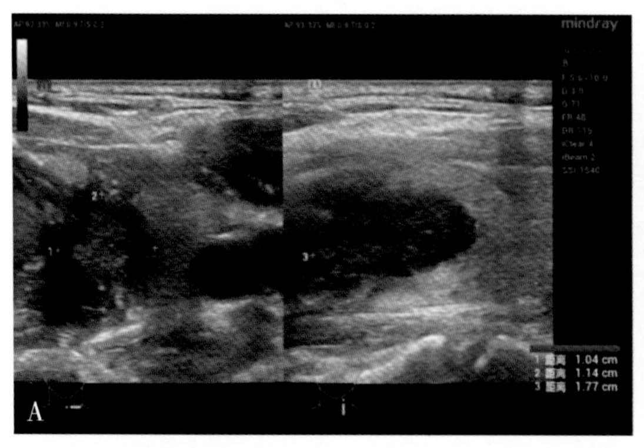

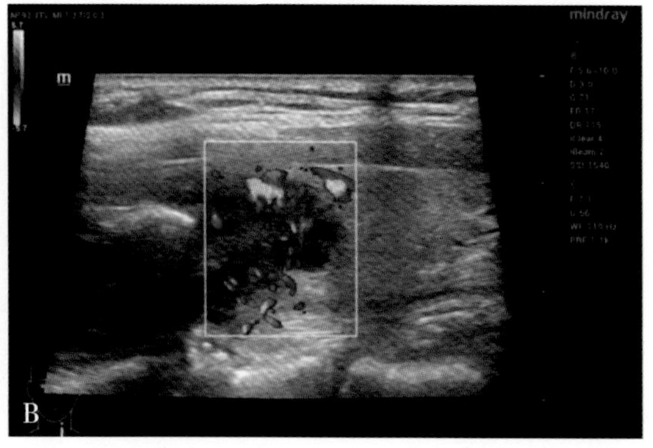

A. 甲状腺左叶内可见一个低回声区，大小约 10 mm×11 mm×18 mm，靠近背侧，边界欠清，形态不规则，内部回声不均匀，内部未见强光斑，纵横比<1；B. CDFI 显示实性部分可见较丰富血流信号。

图 4–2　甲状腺彩超显像

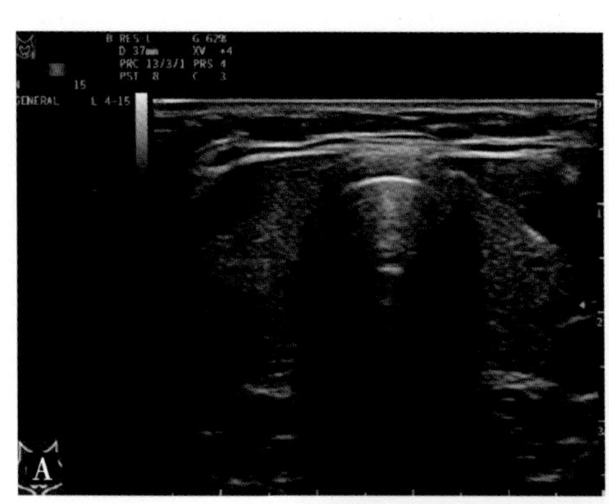

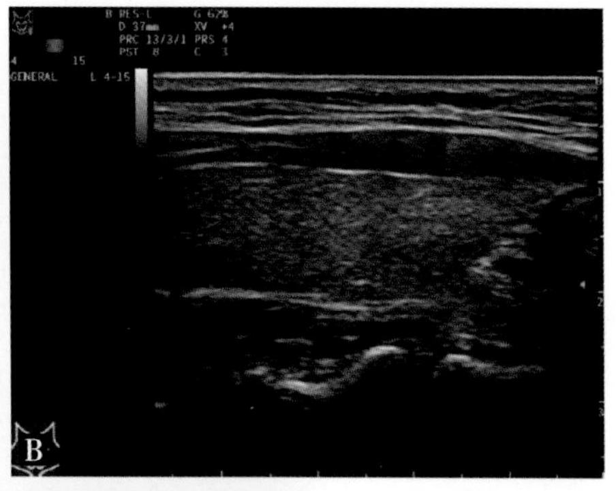

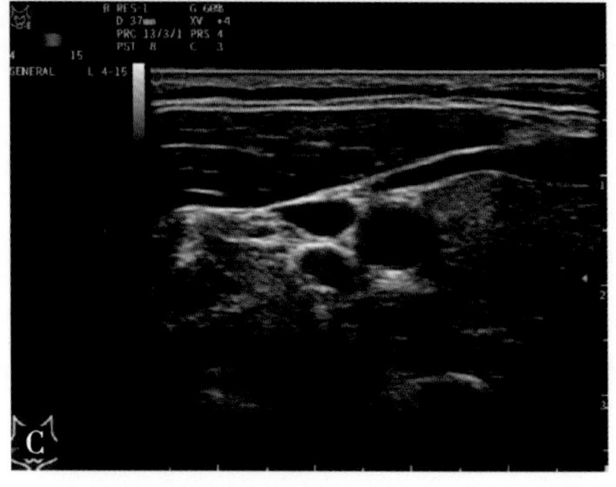

A、B 甲状腺切面大小正常，包膜完整，内部光点细小，分布尚均匀，内部未见明显异常回声；C. 双颈部未探及异常肿大淋巴结。

图 4–3　甲状腺及颈部淋巴结彩超显像(2)

51 什么是亚急性甲状腺炎？

亚急性甲状腺炎(subacute thyroiditis，SAT)是一种自限性甲状腺炎，既往也称为 De Quervain 甲状腺炎、亚急性肉芽肿性甲状腺炎、巨细胞性甲状腺炎、游走性甲状腺炎等。一般认为其与病毒感染有关,常在上呼吸道感染之后发生,有地域及季节发病趋势。SAT 以短暂疼痛的破坏性甲状腺组织损伤伴全身炎症反应为特征,是最常见的痛性甲状腺疾病。典型病例甲状腺功能可经历甲状腺毒症期、甲减期和恢复期 3 个阶段,绝大多数患者可治愈,最终甲状腺功能恢复正常。

(一)病因和发病机制

SAT 的发病机制尚未完全阐明,一般认为与病毒感染相关。由病毒直接攻击甲状腺或由病毒感染触发,引起甲状腺组织反应并导致破坏性病变。目前报道的与 SAT 发生相关的病毒主要包括柯萨奇病毒、腺病毒、流感病毒、腮腺炎病毒、巨细胞病毒和登革病毒等。此外,也有其他病原菌感染及某些药物引发超敏综合征诱发 SAT 的报道。SAT 的发生存在遗传易感性,研究报道 SAT 具有多个 *HLA* 易感基因,但存在地理分布和种族差异,其中 *HLA-B35* 易感基因与多个民族 SAT 发病风险显著相关。

(二)临床表现

半数 SAT 患者发病前有上呼吸道感染病史,多在病毒感染后 1~3 周发病。可出现肌肉疼痛、疲乏无力、咽痛、发热等上呼吸道感染前驱症状,体温多数是低热,少数是高热。SAT 突出表现为甲状腺区域的肿痛,可向上颈部、咽喉部、下颌、耳部、头枕部、胸背部放射,吞咽、咳嗽或转头时疼痛加重。疼痛可为双侧,也可先累及一侧,然后扩大并转移到另一侧。疼痛程度多较剧烈,有时难以忍受,少数为隐痛或甚至完全没有疼痛,没有疼痛不能除外 SAT。可伴有声音嘶哑、吞咽困难。在发病初期,50%~60% 的患者可出现焦虑、紧张、怕热、多汗、心悸、体重下降等一过性甲状腺毒症临床表现,一般持续 3~6 周,偶有 6 周以上。合并心脏病患者可引发心力衰竭或基础心脏病加重。然后部分患者会经历短时间无症状的甲状腺功能正常期,也就是过渡期。之后随着甲状腺滤泡细胞破坏加重,储存激素殆尽,约 25% 的患者可进入甲减阶段,出现怕冷、水肿、便秘等典型甲减症状,这个阶段可持续数周到数月。最后多数患者甲状腺滤泡细胞可以修复再生,并恢复正常甲状腺功能,整个病程一般在 4 个月以上。据报道,1%~4% 的患者会复发,5%~15% 的患者遗留永久性甲减。

查体可触及甲状腺呈弥漫性或不对称性轻中度肿大,呈结节样,质地中等或偏硬,触痛明显。病情好转后甲状腺肿消失或减轻,质地恢复,触痛逐渐减轻直至消失。一般不伴有颈部淋巴结病变。

(三)辅助检查

1. **实验室检查** 病程早期可见红细胞沉降率明显升高,第 1 小时红细胞沉降率>50 mm/h 对 SAT 是有力的支持,并提示疾病活动,但红细胞沉降率正常不能除外 SAT。血清 Tg 明显升高,与甲状腺破坏程度一致,且恢复很慢。亦可见 C 反应蛋白、白细胞计数、白细胞介素-6(IL-6)水平增高。TgAb、TPOAb 阴性或低滴度阳性。

在不同疾病阶段甲状腺功能不同:甲状腺毒症期,血清 T_4 相对于 T_3 不成比例升高,T_3/T_4 常<20,TSH 降低;甲减期,T_3、T_4 降低,TSH 升高;恢复期,血清 T_3、T_4、TSH 恢复至正常。

2. **甲状腺超声检查** 疾病早期可见片状低回声区,边界不清,后方回声稍增强,炎症区域血流信号减弱或无血流信号。弹性超声显示弹性减低。少数可表现为结节状,个别血流信号增加。甲

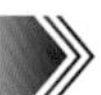

状腺上动脉流速增高不明显。恢复期可见甲状腺内不均匀回声增强，并伴有小片状低回声区或伴轻微血供增加的等回声区。

3. **核医学检查**　在疾病早期，甲状腺放射性碘摄取率降低，多为5%~10%，甚至低于1%；甲状腺摄锝减少或不摄取。恢复期摄碘率逐渐增高，痊愈后摄碘率正常。

4. **甲状腺细针穿刺细胞学检查**　不作为甲状腺的常规诊断项目，当考虑合并其他类型甲状腺病变时，细针穿刺细胞学检查的诊断意义更大。早期典型细胞学涂片可见多核巨细胞、片状上皮样细胞、不同程度炎症细胞，晚期往往见不到典型表现，纤维化明显时也可出现干抽现象。

（四）诊断

典型的SAT依据以下临床表现及辅助检查即可诊断：①急性起病，有发热等全身症状；②甲状腺疼痛、肿大且质硬；③红细胞沉降率显著升高；④血清甲状腺激素水平升高与甲状腺摄碘率降低呈双向分离。对于临床表现不典型者，应行甲状腺细针穿刺活检明确诊断，尤其是病变局限于单个结节或单个侧叶者。

【病例4-2】患者，中年女性，因“反复发热伴颈部疼痛26 d”入院。26 d前患者受凉后出现发热，体温最高38.3 ℃，伴颈部疼痛、畏寒、寒战，无咳嗽、咳痰，无胸闷、气促，无恶心、呕吐，无腹痛、腹泻，无尿频、尿急等不适，自行服用退热药（具体不详）后上述症状未缓解。遂至外院就诊，查颈部超声，结果示：甲状腺偏大伴弥漫性回声改变（甲状腺炎考虑）。当时未予特殊治疗。20 d前至我院门诊就诊，查体：双侧甲状腺Ⅱ度肿大，可触及结节感，伴触痛。红细胞沉降率86 mm/h↑。血常规：白细胞计数9.70×10^9/L↑，中性粒细胞百分比83.2%↑。C反应蛋白69.4 mg/L↑。甲状腺功能报告示甲状腺毒症：TSH<0.01 mIU/L↓，FT_3 6.29 ng/L↑，FT_4 36.03 ng/L↑；TPOAb、TgAb、TRAb均为阴性。甲状腺彩超检查：甲状腺肿大伴回声改变，亚急性甲状腺炎？双侧颈部淋巴结探及（图4-4）。甲状腺功能显像：甲状腺两叶摄锝明显减少，考虑炎性病变（图4-5）。诊断考虑亚急性甲状腺炎，予双氯芬酸钠口服对症治疗后效果不佳，建议行激素治疗，患者拒绝。10 d前至社区医院就诊，经静脉输液治疗（具体药物不详）后体温下降。6 d前再次因发热、颈部疼痛于我院感染科住院治疗，经头孢曲松钠静脉滴注抗感染、双氯芬酸钠口服镇痛等对症治疗3 d，仍有发热、颈部疼痛，红细胞沉降率升高至101 mm/h，C反应蛋白升高至77.2 mg/L，为进一步诊治转入我科。入院排除禁忌后给予甲泼尼龙静脉滴注抗炎，辅以镇痛等对症治疗，治疗后患者颈部疼痛较治疗前明显好转，体温恢复正常，改甲泼尼龙片口服治疗。出院后规律门诊复诊，未再发热，颈部疼痛缓解，复查红细胞沉降率、C反应蛋白持续下降直至正常，甲泼尼龙片逐渐减量，服药2个月后停药。其间监测甲状腺功能逐渐恢复正常，2个月后复查甲状腺功能出现亚临床甲减：TSH 44.87 mIU/L↑，FT_3、FT_4正常。复查甲状腺超声，结果示：甲状腺偏小，内部未见明显异常团块回声（图4-6）。后长期口服左甲状腺素钠片替代治疗，维持甲状腺功能在正常范围。

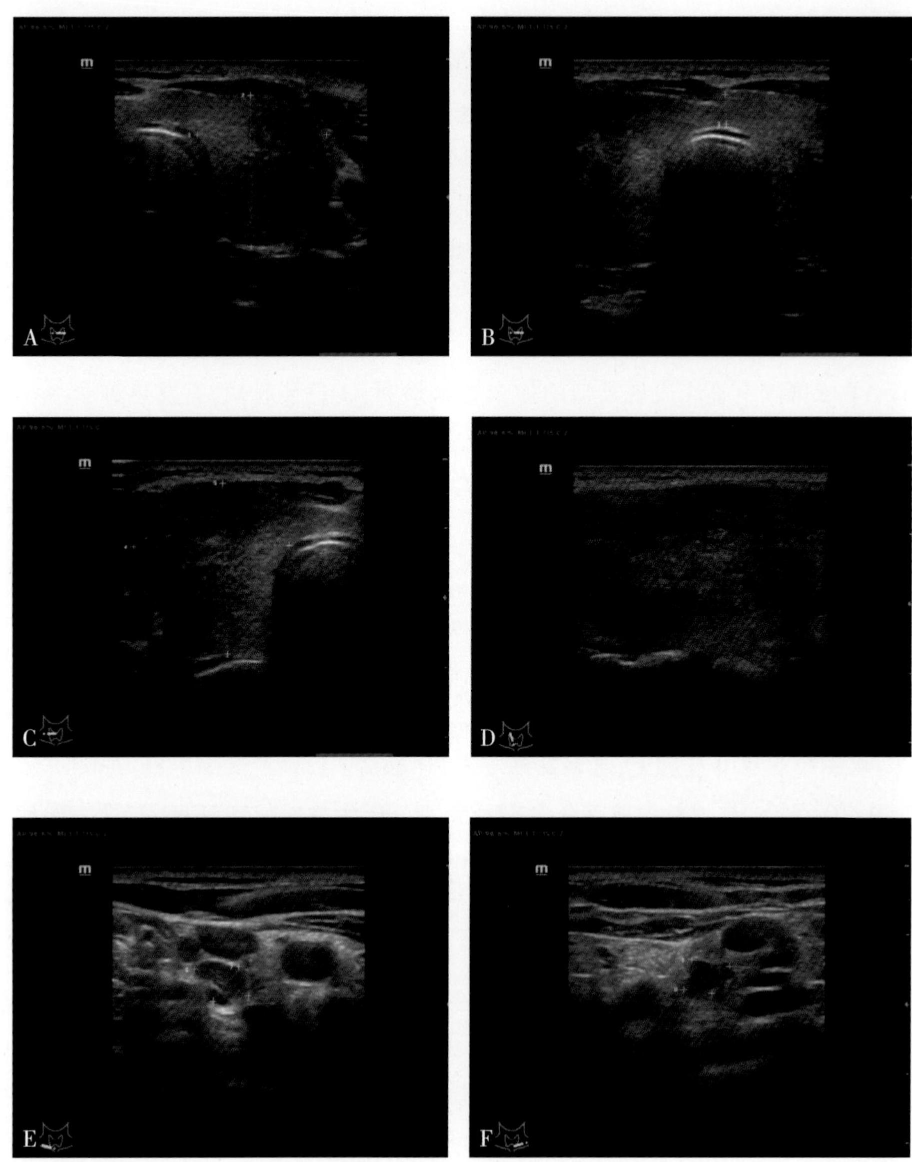

甲状腺横切面大小：左叶 22 mm×20 mm（A），峡部前后径 4 mm（B），右叶 24 mm×25 mm（C），包膜完整，内部光点增粗，分布不均匀，内部可见数个偏低回声区（D）。双侧颈部可见多个低回声结节，边界清，内部回声不均匀，未见钙化灶，右Ⅳ区较大的约 9 mm×6 mm（E），左Ⅳ区较大的约 8 mm×6 mm（F）。

图 4-4　甲状腺及颈部淋巴结彩超显像(1)

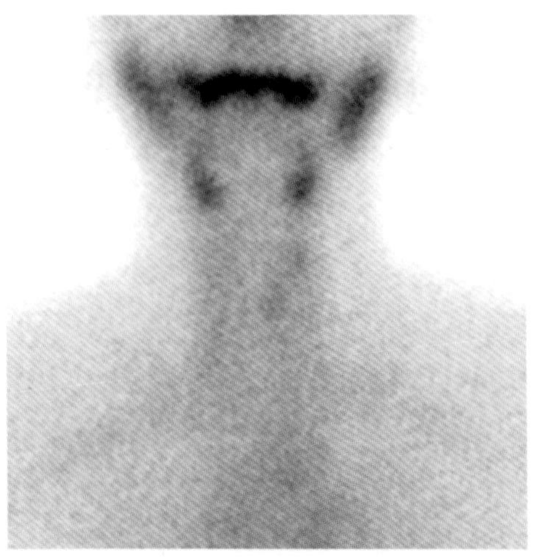

静脉注射^{99m}Tc 后 20 min 行甲状腺前位平面显像，前位采集。结果如下：甲状腺摄取示踪剂减少，形态、轮廓、内部结构显示不清，正常甲状腺部位放射性分布稀疏，近似本底水平。口腔、唾液腺显影较清晰。

图 4-5　甲状腺功能显像

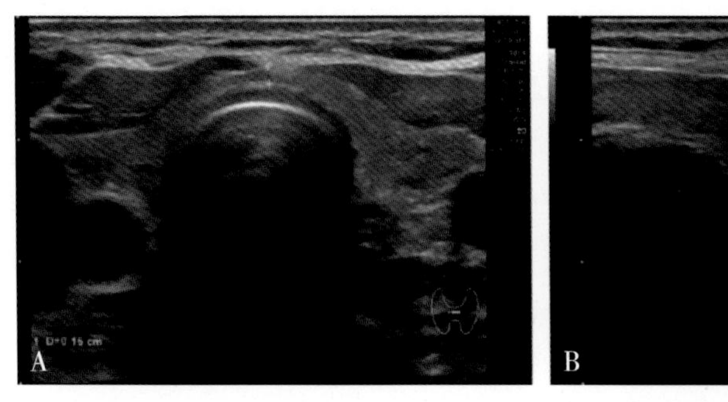
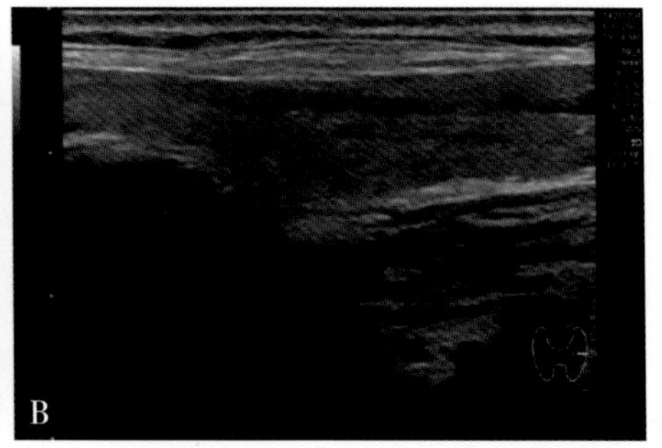

甲状腺切面大小：左叶 7 mm×7 mm，右叶 9 mm×8 mm，峡部前后径 1.5 mm，包膜完整，内部光点稍增粗，分布欠均匀，内部未见明显异常团块回声（A）。双侧颈部超声检查未见明显肿大淋巴结回声（B）。

图 4-6　甲状腺及颈部淋巴结彩超显像(2)

第三节　自身免疫性甲状腺炎

52 什么是自身免疫性甲状腺炎?

自身免疫性甲状腺炎(autoimmune thyroiditis,AIT)是一组由自身免疫功能紊乱引起的甲状腺疾病,包括病因与自身免疫有关的所有类型的甲状腺炎,其共同病理特征是甲状腺肿、甲状腺内淋巴细胞浸润、血液循环中存在甲状腺自身抗体。

(一)临床分型

目前,DeGroot 主编的《内分泌学》(2016 版)提出的 AIT 的临床病理分型被学术界广泛接受。

此外,根据甲状腺功能,AIT 又可分为:①无症状的 AIT,其主要表现为血清甲状腺自身抗体阳性和甲状腺超声检查提示低回声,但甲状腺功能正常或伴亚临床甲减,即局灶性甲状腺炎;②甲状腺功能持续性异常的 AIT,也就是 AIT 伴临床甲减,包括经典型甲状腺炎和纤维变异型甲状腺炎;③甲状腺功能一过性减退的 AIT,即无痛性甲状腺炎、产后甲状腺炎等。多数患者甲减可以恢复,少数患者发展为永久性甲减。

(二)临床表现

AIT 是一个慢性炎症疾病,甲状腺逐渐肿大、纤维化,最后发展至甲状腺萎缩。AIT 临床症状、体征不典型,共同表现是甲状腺肿,伴或不伴甲减。萎缩性甲状腺炎(或称 Riedel 甲状腺炎)仅有甲减而无甲状腺肿。AIT 共同病理特征是甲状腺组织内淋巴细胞浸润,伴或不伴甲状腺滤泡破坏。少数患者可伴发其他自身免疫病。

表 4-3 总结了部分 AIT 亚型的临床病理特征。

表 4-3 部分 AIT 亚型的临床病理特征

AIT 亚型	发病高峰/岁	女性/男性	甲状腺肿	甲状腺功能	甲状腺 B 超	24 h 摄^{131}I 率	甲状腺纤维化
经典型甲状腺炎	40~60	12∶1	常见	50% 甲减	低回声	不定	存在
纤维变异型甲状腺炎	60~70	10∶1	无	90% 甲减	低回声	降低	严重
IgG_4 相关甲状腺炎	40~50	3∶1	存在	甲减或亚甲减	显著低回声	未知	存在
青少年甲状腺炎	10~18	6∶1	存在	甲减或亚甲减	低回声	降低或正常	无
桥本甲亢	40~60	5∶1	明显肿大	甲亢	高回声	增加	存在
产后甲状腺炎	20~40	仅在女性	轻度肿大	甲状腺毒症和甲减	低回声	降低	无

（三）辅助检查

1. **甲状腺自身抗体** 甲状腺过氧化物酶抗体（TPOAb）和甲状腺球蛋白抗体（TgAb）滴度明显增高是 AIT 最具有意义的诊断指标，可持续数年或数十年。HT 患者血清 TPOAb 阳性率达 95% 以上，TgAb 阳性率为 60%~80%。血清中抗体滴度与甲状腺内淋巴细胞浸润程度密切相关。我国学者 5 年的前瞻性研究显示，TPOAb>50 IU/mL 或 TgAb>40 IU/mL 时，5 年内发生 TSH 异常的风险明显增加，危险性分别为 1.65 和 1.63。部分患者血清中也可存在促甲状腺激素受体抗体（TRAb）。

2. **甲状腺超声检查** 超声是诊断 AIT 必不可少的检查手段。甲状腺内淋巴细胞浸润在超声影像上可表现为弥漫性低回声，间质纤维化在超声影像上表现为蜂巢样改变。彩色多普勒显示甲状腺血流减少。研究发现，HT 患者甲状腺低回声和异质性与 TPOAb 滴度呈显著相关。

3. **甲状腺细针穿刺活检** 当 AIT 患者合并甲状腺结节时，可行甲状腺细针穿刺活检以明确结节的性质，但其不是诊断 AIT 的常规检查。AIT 共同病理特征是甲状腺组织内淋巴细胞浸润，伴或不伴甲状腺滤泡破坏。

（四）诊断

1. **无症状的 AIT** 甲状腺自身抗体阳性即可诊断，首选 TPOAb，AIT 的 TPOAb 阳性率可达 90% 以上。TPOAb 阴性的病例可借助甲状腺超声诊断。

2. **AIT 伴临床甲减** 甲状腺自身抗体阳性，甲状腺功能显示临床甲减（TSH 升高、FT_4 降低）即可诊断。患者可有怕冷、乏力、体重增加、心动过缓、便秘等临床甲减的症状和体征。

3. **AIT 伴甲状腺毒症** 甲状腺自身抗体阳性，甲状腺功能显示 TSH 降低、FT_4 升高。需与格雷夫斯病甲状腺毒症进行鉴别。格雷夫斯病甲状腺毒症是由甲亢引起，而 AIT 的甲状腺毒症是由炎症破坏引起，可检测 TRAb 和摄^{131}I 率辅助诊断。

4. **AIT 伴甲状腺淋巴瘤** 如果患者甲状腺肿增长迅速，质地坚硬，应考虑到甲状腺淋巴瘤的可能，可行甲状腺粗针穿刺活检及免疫组化以明确诊断。

53 什么是桥本甲状腺炎?

桥本甲状腺炎(Hashimoto thyroiditis,HT)也称为慢性淋巴细胞性甲状腺炎或桥本病,1912 年由日本学者 Hakaru Hashimoto 首次报道并因此得名。HT 是一类常见的自身免疫性甲状腺病,也是原发性甲减最常见的病因。HT 的发生与遗传因素、环境因素及免疫功能紊乱等有关,好发于女性,男女发病比例约为 1∶10,各年龄均可发病,以 30～50 岁多见。HT 典型的病理学特征是甲状腺内有大量淋巴细胞、浆细胞浸润,淋巴滤泡形成,滤泡上皮嗜酸性变及间质纤维化。HT 临床表现多种多样,典型表现为甲状腺弥漫性轻中度肿大、质韧、无痛,颈部局部压迫和全身症状不明显,血液循环中往往出现 TPOAb、TgAb 等甲状腺自身抗体,甲状腺功能可以正常或减退。

(一)病因和发病机制

HT 具体的发病机制尚未完全阐明。目前认为它是由遗传和环境因素共同作用引起的器官特异性自身免疫性甲状腺病,是一种多基因遗传病,自身免疫紊乱是其关键的致病因素,可与其他自身免疫病并存。

HT 的遗传易感性与 *HLA* 某些等位基因密切相关,尤其是 HLA-Ⅱ类抗原的某些等位基因。另外,研究报道 CTLA-4、维生素 D 受体、硒蛋白、PTPN22、CD14、CD40、IL-2 受体等的基因可能也与 HT 的发病有关。

高碘摄入是 HT 发病的一个重要的因素,高碘和适碘地区 HT 的发病率高于低碘地区,摄碘量低的国家 HT 亦较少见。并且研究发现,易感 *HLA* 等位基因和碘摄入量增多对 HT 的发生发展可能具有正协同作用。此外,研究报道硒摄入不足、维生素 D 缺乏、应用 α 干扰素(INF-α)、TKI 治疗、吸烟、饮酒等可能也与本病的发生相关,但依据不足,有待进一步研究。

自身免疫异常是 HT 的重要致病因素,甲状腺内发生自身免疫反应的确切机制尚未完全明确。但免疫反应可能通过 Fas 介导的细胞凋亡、细胞杀伤性 T 淋巴细胞的攻击、抗体依赖性细胞介导的细胞毒作用导致甲状腺组织损伤。

(二)临床表现

典型的 HT 起病隐匿,进展缓慢,早期常表现为无症状性甲状腺肿,甲状腺呈弥漫性、分叶状或结节性肿大,峡部及锥状叶常同时增大,质地韧,与周围组织无粘连,可随吞咽运动上下移动。患者可感咽部不适或轻度咽下困难,有时有颈部压迫感,偶有局部疼痛与触痛。早期可有轻度甲状腺毒症表现,后期常表现为怕冷、乏力、体重增加、心动过缓、便秘等甲减症状。

此外,HT 还可以有一些特殊的临床表现,或与其他甲状腺疾病及自身免疫病并存。

1. 桥本甲亢 目前人们认为桥本甲亢是格雷夫斯病的一个变异型,即临床表现为 Graves 甲亢,但组织学表现为 HT 特征。病程早期与 Graves 甲亢没有区别,TRAb 阳性,患者可有典型的甲亢临床表现和实验室检查结果。但甲亢是一过性的,3～24 个月后会发生甲减。有的患者甲亢和甲减交替出现，多数患者最终发生永久性甲减。临床特征是甲状腺明显肿大、质地坚硬，可伴 Graves 眼征，TRAb 阳性，TPOAb 滴度显著升高。桥本甲亢发生的机制可能是 TRAb 的类型转换，甲状腺刺激性抗体（TSAb）占优势时表现为 Graves 甲亢，甲状腺刺激阻断抗体（TSBAb）占优势时则出现甲减。

2. **桥本甲状腺炎急性发作**　又称为 HT 假性甲亢或桥本甲状腺炎一过性甲状腺毒症。其临床表现与亚急性甲状腺炎非常相似，出现颈部疼痛、发热等急性炎症表现，甲状腺触诊明显肿胀、发硬伴触痛，但近期无上呼吸道感染病史，有 HT 或甲状腺弥漫性肿大病史。发作持续时间较亚急性甲状腺炎长，病程持续 3 个月以上者不在少数。其具体发病机制尚不清楚。急性炎症导致甲状腺滤泡破坏，可出现一过性甲状腺毒症表现；原 HT 伴甲减者在发作期甲状腺功能也可正常；待急性发作好转后出现甲减。血清 TPOAb、TgAb 阳性。超声检查：疼痛部位呈低回声，其余腺体表现为粗糙紊乱回声。

需口服波尼松治疗，多数患者 2 个月内好转。部分反复发作的患者需加大激素剂量。长时间疼痛未缓解者，可考虑行甲状腺内激素注射治疗。发作时间超过 1 年，或合并压迫症状者可行全甲状腺切除术。好转后复查甲状腺功能，出现甲减时需 L-T_4 替代治疗。

3. **青少年甲状腺炎**　一般指 18 岁以前发病的患者，主要症状包括甲状腺肿和线样生长受阻。甲状腺呈弥漫性肿大，质韧如橡皮，也可呈多卵石圆凸状，约占儿童甲状腺肿 40% 以上。发生甲减的患者可出现线样生长受阻。青少年甲状腺炎的预后包括缓解、复发和进展为永久性甲减。同成年人相比，青少年甲状腺炎 TPOAb 和 TgAb 滴度较成年人低，TPOAb 及 TgAb 阴性病例较成年人多，组织病理特征为淋巴细胞浸润，一般无生发中心形成，无纤维化。青少年甲状腺炎患者可伴发其他自身免疫病，如 1 型糖尿病、艾迪生病、自身免疫多腺体综合征等。在染色体异常的疾病中，青少年甲状腺炎发病率增加，包括唐氏综合征（Down syndrome）、克兰费尔特综合征（Klinefelter syndrome）、努南综合征（Noonan syndrome）等。

4. **HT 伴突眼**　HT 伴突眼者比较少见，一般以浸润性突眼为主，可伴有甲状腺肿。甲状腺功能大多正常，TPOAb 和 TgAb 阳性，部分患者可以检测到 TSAb。

5. **HT 伴甲状腺肿瘤**　HT 伴甲状腺肿瘤，常表现为孤立性结节，质地硬，TPOAb 和 TgAb 滴度较高。病理学显示结节部分为甲状腺瘤或癌，周围部分为 HT。研究表明，HT 与原发性甲状腺 B 细胞淋巴瘤的发生密切相关，且被认为是其唯一的危险因素。近来许多研究发现，HT 易和甲状腺乳头状癌伴发，甲状腺癌组织存在大量淋巴细胞浸润。队列研究结果显示，这个现象与甲状腺乳头状癌的腺外转移和淋巴结转移低发生率显著相关，提示伴发 HT 的甲状腺乳头状癌预后良好，但 HT 和甲状腺乳头状癌之间的因果关系仍存在诸多争议，有待进一步研究。

6. **桥本脑病和 IgG_4 相关甲状腺炎**　见相关章节。

（三）辅助检查

1. **甲状腺自身抗体**　甲状腺自身抗体测定对诊断 HT 有特殊意义。HT 患者血清 TPOAb 的阳性率达到 95% 以上，且抗体滴度高，是诊断本病的第一线指标。TgAb 的阳性率为 60%～80%。目前人们认为诊断 HT，血清 TPOAb 测定优于 TgAb，如进行两种抗体联合测定，则诊断价值增高。部分患者血液循环中亦可检测到 TSBAb 和 TSAb。

2. **甲状腺超声检查**　甲状腺超声是诊断 HT 必不可少的检查手段。HT 典型的超声表现为甲状腺对称性弥漫性肿大，峡部明显增厚，弥漫性回声减低，分布不均，呈网格状改变，或伴结节。彩色多普勒超声显示甲状腺内血流减少。

3. **甲状腺功能检查** 根据病程阶段不同,甲状腺功能可以表现为甲状腺毒症(或亚临床甲状腺毒症)、正常或甲减。因此,甲状腺功能检测对本病的诊断价值不大,但对治疗有指导意义。

4. **甲状腺核素扫描** 常表现为甲状腺增大,但摄碘率降低,核素分布不均,呈不规则的稀疏和浓集区,边界不清,具有"破布丁"样特征。如有较大结节,可呈冷结节表现。但甲状腺显像在 HT 中并无特异性。

5. **甲状腺细针穿刺细胞学检查** 对本病有确诊价值,但不作为常规检查,主要用于临床上诊断不明确及并发肿瘤的患者。镜下可见病变甲状腺组织中淋巴细胞、浆细胞呈弥散性浸润,在甲状腺内形成具有生发中心的淋巴滤泡;滤泡细胞嗜酸性变(Hurthle 细胞)为 HT 滤泡细胞较特征性的改变。纤维化病变明显时可出现干抽,有时需反复多次穿刺。

(三)诊断

在临床上,典型的 HT 根据以下两条特征基本可确立诊断:①甲状腺弥漫性肿大,质地坚韧;②具有典型的临床表现,TPOAb、TgAb 阳性。对于临床表现不典型者,需要连续两次用放射免疫法测定两种抗体,结果大于或等于 60%;同时有甲亢表现者,上述高滴度抗体持续存在 6 个月以上;必要时行甲状腺细针穿刺活检或手术活检明确诊断。

【病例 4-3】患者,老年女性,因"发现甲状腺功能异常 4 个月"就诊。患者 4 个月前外院体检时发现甲状腺功能异常:TSH 6.6 mIU/L↑,FT_4、FT_3 正常,TPOAb、TgAb 升高;甲状腺超声检查见弥漫性病变(未见检查单)。当时无怕冷、乏力、体重增加、便秘、水肿、颈部压迫、疼痛等不适,未用药。现为复查来我科门诊就诊。查体:双侧甲状腺未及明显肿大。甲状腺功能报告提示亚临床甲减:TSH 8.64 mIU/L↑,FT_4、FT_3 正常,TPOAb 407.6 IU/mL↑、TgAb 534.0 IU/mL↑。甲状腺超声检查:甲状腺回声改变,甲状腺左叶中部结节,ACR TIRADS 4 类,甲状腺右叶结节,ACR TIRADS 3 类(图 4-7)。排除禁忌后,甲状腺左叶中部结节行超声引导下甲状腺细针穿刺活检,细胞病理提示:考虑甲状腺良性病变(图 4-8)。嘱患者在我科规律随诊复查甲状腺功能、甲状腺超声。

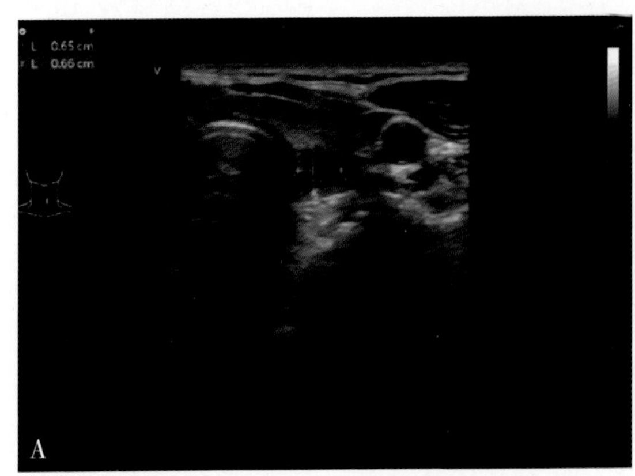

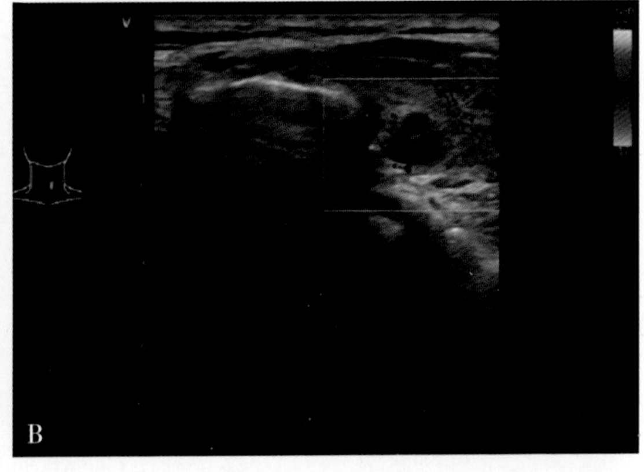

甲状腺切面大小:左叶 13 mm×16 mm,右叶 15 mm×17 mm,峡部 4.1 mm,包膜完整,内部光点增粗,分布不均匀。甲状腺左叶内可见一个实性低回声结节,大小约 6.5 mm×6.6 mm×9.7 mm,位于中部,靠近后包膜及峡部,边界清,纵横比接近 1,内部未见钙化(A),CDFI 显示结节内部可见点状血流信号(B)。

图 4-7 甲状腺彩超显像(1)

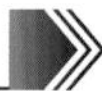

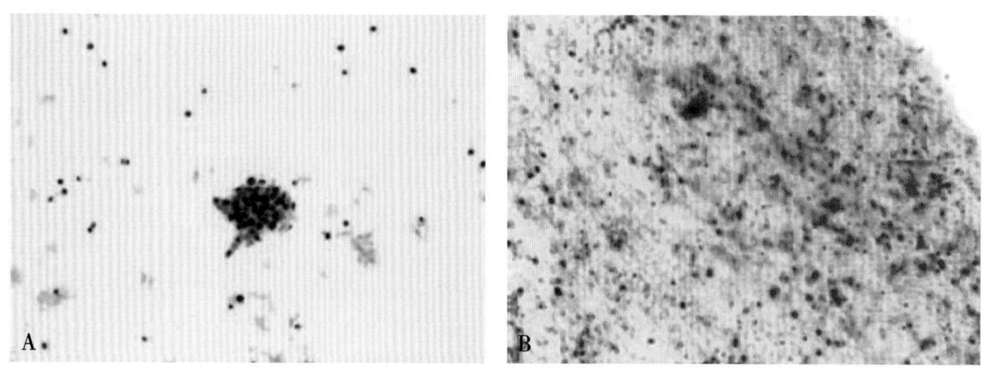

A. 液基涂片见散在淋巴细胞及少量甲状腺滤泡细胞，考虑甲状腺良性病变；B. 穿刺涂片考虑甲状腺良性病变。

图 4-8　左叶中上部甲状腺结节细胞病理

3 个月后患者至我科门诊复诊，自觉无特殊不适，查甲状腺功能仍为亚甲减状态：TSH 9.06 mIU/L↑，FT_4、FT_3 正常。甲状腺超声检查：甲状腺弥漫性改变，甲状腺左叶中部结节，ACR TIRADS 3 类（与前次对比体积减小，不除外局灶性桥本甲状腺炎或炎性病灶）；甲状腺右叶结节，ACR TIRADS 3 类（图 4-9）。嘱患者继续门诊随诊复查。

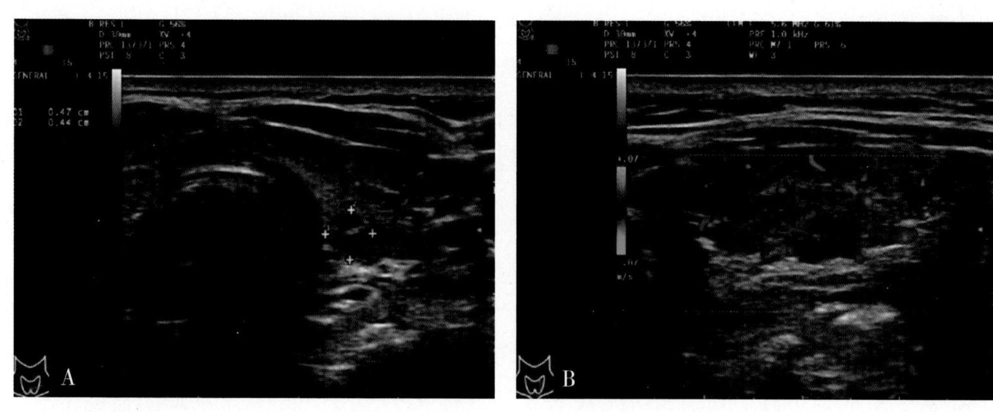

甲状腺切面大小：左叶 13 mm×12 mm，右叶 12 mm×15 mm，峡部 2.8 mm，包膜完整，内部光点增粗，分布不均匀。甲状腺左叶内可见一个实性偏低回声结节，大小约 4.7 mm×4.4 mm×6.1 mm，位于中部，靠近后包膜及峡部，边界清，纵横比<1，内部未见钙化（A），CDFI 显示结节内部可见点状血流信号（B）。

图 4-9　甲状腺彩超显像（2）

54 什么是 IgG_4 型桥本甲状腺炎？

桥本甲状腺炎是一种常见的器官特异性自身免疫病，是原发性甲减最常见的病因。TPOAb 和 TgAb 是 HT 的标志性抗体，两者均为 IgG 型。2009 年 Li 研究团队首次根据 HT 患者术后甲状腺组

织病理切片中 IgG_4 及 IgG 免疫组化染色结果将 HT 进行分型。将每高倍镜视野下 IgG_4^+ 浆细胞大于 20 个，且 IgG_4^+ 浆细胞占 IgG^+浆细胞比例大于 30% 的定义为 IgG_4 型桥本甲状腺炎（IgG_4 型 HT），其余则为非 IgG_4 型 HT。之后该分类方法陆续被多个研究采纳。据文献报道，IgG_4 型 HT 在总 HT 群体中发病率约为 4%，在手术治疗病例中发病率为 12.6%～34.8%。

（一）病因和发病机制

IgG_4 型 HT 的发病机制目前尚未明确，它和 IgG_4 相关疾病有相似的组织病理学表现，提示两者在发病机制方面可能有一定相似性。目前发现 IgG_4 相关疾病的发生可能与 HLA、CTLA-4、TNF-α、Fc 受体样蛋白 3 及幽门螺杆菌的分子模拟作用有关。另外，研究发现 Th2 介导的免疫反应可通过活化调节性 T 细胞（Treg cell），导致 IL-10 和转化生长因子-β（TGF-β）分泌增多，参与 IgG_4 相关疾病的纤维组织增生过程。与此类似，在 HT 患者中研究也发现 IgG_4 型甲状腺组织病理切片的 TGF-β1 表达水平显著高于非 IgG_4 型。因此有学者推测在 IgG_4 型 HT 中可能存在大量的 Treg 细胞，其既能诱导 IgG_4 相关免疫反应，又可抑制杀伤肿瘤的效应 T 细胞，这可能也是 IgG_4 型 HT 易合并甲状腺乳头状癌的原因之一。

（二）临床表现

根据文献报道，IgG_4 型 HT 的临床特征主要有以下几个方面：①IgG_4 型 HT 患者接受甲状腺切除术时的年龄显著小于非 IgG_4 型 HT；②在 IgG_4 型 HT 患者中，男女比例显著升高；③IgG_4 型 HT 患者手术前的病程显著缩短，提示病情进展可能更快；④IgG_4 型 HT 与亚临床甲减显著相关，即使接受 L-T_4 治疗者 TSH 水平也更高；⑤IgG_4 型 HT 患者甲状腺乳头状癌发生率明显高于非 IgG_4 型 HT 患者，且合并 IgG_4 型的甲状腺乳头状癌患者，肿瘤直径更大，淋巴结转移率更高，提示其预后可能更差。

（三）辅助检查

1. **血清学检查** 研究发现，IgG_4 型 HT 患者血清 IgG_4 水平显著升高，大多数患者接受甲状腺全切术后 IgG_4 水平可明显下降。IgG_4 型 HT 患者术前血清 TPOAb 和 TgAb 水平均明显高于非 IgG_4 型 HT 患者。

2. **甲状腺超声检查** 研究发现，IgG_4 型 HT 患者超声检查甲状腺弥漫性低回声表现比非 IgG_4 型 HT 更明显，而非 IgG_4 型 HT 超声检查时粗细不等信号的表现更显著。此外，有研究发现，IgG_4 型 HT 患者超声上更易表现为单侧病变或甲状腺单发结节，而非 IgG_4 型 HT 患者则多存在多发结节。

3. **病理学检查** IgG_4 型 HT 的甲状腺术后大体标本组织切面呈白色，较坚韧，腺叶有明显分隔，易分离；而非 IgG_4 型 HT 的切面呈红棕色，与正常甲状腺组织类似。在光镜下，IgG_4 型 HT 表现为特征性的淋巴细胞、浆细胞浸润，致密的间质纤维化，明显的滤泡细胞变性，大量的微滤泡和显著的巨细胞/组织细胞浸润，正常甲状腺滤泡变小、萎缩，滤泡腔内胶质减少，被纤维条索样组织取代。

（四）诊断

目前，IgG_4 型 HT 的诊断需要根据甲状腺术后组织连续切片的病理学检查和免疫组化染色结果。

55 什么是桥本脑病？

桥本脑病(Hashimoto encephalopathy,HE)是桥本甲状腺炎(HT)自身免疫反应累及中枢神经系统所致的一种并发症。既往也称为自身免疫性痴呆、自身免疫性甲状腺炎相关类固醇激素反应性脑病。桥本脑病患者常有血清甲状腺自身抗体(TPOAb 和/或 TgAb)升高,临床表现包括行为改变及精神错乱等脑部受累症状,需排除脑部肿瘤、脑卒中、中枢神经系统感染等其他脑部疾病才能确诊。自 1966 年首次报道以来,目前全世界已报道了 200 多例病例。大多数情况下,桥本脑病患者预后良好,但也可导致死亡或癫痫持续状态。桥本脑病的患病率约为 2/10 万,各年龄段均可发病,50 ~60 岁女性多发,女性患病率是男性的 4.1 倍,儿童患病率较成人低。

(一)病因和发病机制

诊断为桥本脑病的患者脑脊液中曾检测出 TPOAb,而且激素治疗反应良好,被认为是一种自身免疫病。桥本脑病的确切发病机制尚未明确,目前主要有 5 种假说:①与遗传因素有关。②与免疫复合物沉积相关的自身免疫性脑血管炎引起微血管破坏,导致脑水肿或脑部血流低灌注。③甲状腺和中枢神经系统共同抗原诱发的自身免疫病。有研究发现桥本脑病患者体内存在不同于经典甲状腺自身抗体的致病性抗体,如抗 α 烯醇化酶抗体(ENO1Ab),这些抗体可作用于脑血管内皮细胞或神经元并导致细胞损伤。④促甲状腺激素释放激素(TRH)的毒性效应致病。⑤脑播散性脱髓鞘反应。

(二)临床表现

桥本脑病的临床表现缺乏特异性,可出现行为变化、精神错乱、认知能力下降、脑卒中发作、遗忘综合征、共济失调、惊厥、肌阵挛和精神病等各种中枢神经系统受累症状。同一患者可有起源于不同脑功能区的多种临床症状,且个体间差异较大。

目前认为桥本脑病可分为 2 个临床亚型:①血管炎型,急性或亚急性起病,表现为复发—缓解病程。以脑缺血卒中样发作、癫痫为特征,可出现偏瘫、失语、妄想、幻觉、肌阵挛、偏头痛样头痛等症状。②缓慢进展型,起病隐匿,主要出现以痴呆、精神症状为特征的高级神经功能受累的表现,如认知功能下降、焦虑、抑郁、反应迟缓、震颤等。这两种亚型都可能出现肌阵挛、震颤和癫痫症状。桥本脑病很少有发热等全身症状。

(三)辅助检查

1. **甲状腺自身抗体和甲状腺功能测定**　绝大多数桥本脑病患者血清 TPOAb 和/或 TgAb 异常升高,也可存在 TRAb 水平升高。但是高滴度甲状腺自身抗体仅能作为桥本脑病的特征,并不具备特异性。抗体的表达水平与临床表型及症状严重程度并不相关,且治疗后仍可存在。

多数患者在诊断时甲状腺功能正常或仅有轻微异常。在病程中,有些患者会出现甲状腺功能异常,主要为甲减,偶有患者表现为格雷夫斯病。

2. **神经系统自身抗体检测** 研究发现,自身免疫性甲状腺炎患者体内 ENO1Ab 产生增加,桥本脑病患者体内可检测出抗 α 烯醇化酶氨基末端(NAE)自身抗体。抗 NAE 自身抗体在桥本脑病患者中的检测特异度达 91%,灵敏度为 50%,提示其可能是诊断桥本脑病的有效生物标志物。另有研究报道,血清中抗 NAE 抗体阳性或高滴度的桥本脑病患者对类固醇激素的治疗反应明显优于抗体阴性或低滴度者。需要注意的是,ENO1Ab 也可存在于其他自身免疫病,因此不能仅将此抗体阳性作为桥本脑病的诊断标准,但可以通过监测 ENO1Ab 滴度的变化来评估桥本脑病的治疗反应和预后。

3. **脑脊液检测** 因为血清甲状腺自身抗体对诊断桥本脑病的特异度较低,建议疑似桥本脑病的病例同时检测脑脊液中的自身抗体。62%~75% 的桥本脑病患者脑脊液中可检测到甲状腺自身抗体异常升高,经治疗临床症状改善后抗体仍可持续存在。85% 的桥本脑病患者脑脊液中蛋白水平升高,治疗后可下降。

4. **磁共振检查** 桥本脑病患者的脑部磁共振检查多为正常。少数可见皮质和/或皮质下白质改变等非特异性的表现,可随临床症状缓解而消失。也可出现缺血性病变、脱髓鞘、水肿等表现。此外,记忆丧失或癫痫发作者可在海马和颞叶检测到异常信号。

5. **脑电图检查** 大多数桥本脑病患者脑电图存在弥漫性慢波或局灶性慢节律等非特异性改变,以颞叶、额叶多见,通常在 δ 波范围内,如弥漫性慢波节律异常并双侧颞部棘波放电;此外,还可见三相波、癫痫波、光肌源性反应。脑电图很少出现癫痫样放电。脑电图改变常与疾病临床过程相关,可以反映中枢神经系统的病变程度、判断病情进展、监测类固醇激素治疗效果,多于症状改善 2 周后恢复正常。脑电图检查还可用于排除其他疾病。

6. **单光子发射计算机断层成像检查** SPECT 常见脑灌注血流减少,在皮质和/或基底节区可见局灶性或全面性低灌注区。

7. **脑组织活检** 对高度怀疑桥本脑病,但对激素治疗反应不佳者,可考虑行脑组织活检以明确诊断。组织病理检查可见炎症改变,还可见与阿尔茨海默病和脑淀粉样血管病等类似的改变。

(四)诊断

桥本脑病发病率较低,临床表现多样,确切发病机制不详,而且是一个排除性诊断,目前尚无公认的诊断标准。目前各国学者提出的诊断依据主要有以下几个方面。

1. **必须具备的条件** 存在神经系统受累的临床表现和甲状腺自身免疫反应证据,血、脑脊液及影像学检查可排除其他脑病。

2. **有助于诊断的条件** 脑电图表现为弥漫性慢波;脑脊液中蛋白升高,尤其甲状腺自身抗体和/或抗 NAE 自身抗体阳性;脑 CT 及磁共振检查无明显异常,或仅存在非特异性改变;类固醇激素治疗反应良好;血清抗 NAE 自身抗体阳性;血清和脑脊液中未检测到其他中枢神经系统疾病特征性的抗神经元抗体。

56 什么是无痛性甲状腺炎？

无痛性甲状腺炎(painless thyroiditis,PT)又称寂静性甲状腺炎、亚急性淋巴细胞性甲状腺炎、自发缓解的淋巴细胞性甲状腺炎等,属于损毁性甲状腺炎的一种。PT的甲状腺淋巴细胞浸润较桥本甲状腺炎轻,表现为短暂、可逆性的甲状腺滤泡破坏。PT是一种自限性疾病,主要临床特征为一过性甲状腺毒症伴甲状腺摄碘率降低、淋巴细胞性甲状腺炎伴甲状腺毒症的自发缓解。其最经典的临床病程包括甲状腺毒症期、甲状腺功能正常期、甲减期、甲状腺功能恢复期4个阶段。20%的患者可遗留永久性甲减,10%的患者可以复发。任何年龄段均可发病,女性发病率高于男性。

(一)病因和发病机制

PT是自身免疫性甲状腺炎的一种,其具体病因和发病机制尚不明确,可能与遗传因素、自身免疫及环境因素有关。

1. **遗传因素**　PT发病与特定*HLA*等位基因相关,*HLA-DR3*和*HLA-DR5*为其主要的易感基因,提示该病存在遗传易感性。

2. **自身免疫**　50%的PT患者存在甲状腺自身抗体,尤其是TPOAb。在临床中可观察到PT与淋巴细胞性垂体炎、系统性红斑狼疮和免疫性血小板减少性紫癜等其他自身免疫疾病相关。研究报道,20%~25%的PT患者的一级亲属患自身免疫病。此外,分娩后免疫抑制解除,潜在的自身免疫性甲状腺炎转变为临床显性,可发生产后甲状腺炎,它是PT的变异型。

3. **环境因素**　研究报道,摄入过多的碘,以及应用胺碘酮、锂剂、IL-2、α干扰素、酪氨酸激酶抑制剂等药物均可诱发PT。

(二)临床表现

PT典型的甲状腺功能变化及临床表现:①甲状腺毒症期,一般持续1~3个月,可出现疲乏无力、心悸、怕热、出汗、手抖、易激等症状,大多数症状较轻。②甲状腺功能正常期,FT_3、FT_4水平逐渐回归正常,TSH初期可低于正常水平。该阶段可持续数周,甲状腺毒症表现基本消失。③甲减期,持续1~6个月,甲状腺激素水平低于正常值,TSH逐渐升高,可表现为怕冷、便秘、乏力和水肿等。④甲状腺功能恢复期,甲状腺功能恢复正常,临床症状消失。少数患者甲减可持续6个月以上,甚至发生永久性甲减。需要注意的是,PT患者实际临床表现多样,轻者可无任何症状和体征,仅在常规甲状腺功能检查时发现;严重者可出现明显的甲状腺毒症或甲减症状。甲状腺一般轻度弥漫性肿大,无疼痛及触痛,有时质地坚硬,无结节,无血管杂音。

(三)辅助检查

1. **甲状腺摄^{131}I率和核素扫描**　甲状腺毒症期出现摄^{131}I率降低,PT患者摄^{131}I率常常低于1%;之后随着病情恢复,摄^{131}I率升高。^{99m}Tc摄取率在PT甲状腺毒症期低于正常水平,甲状腺轮廓显像模糊，成像弥漫且稀疏；而在甲减期或甲状腺功能恢复期 ^{99m}Tc 摄取率并不降低。

2. **甲状腺功能检测** PT 患者典型的甲状腺功能检测结果随不同病程阶段而变化：甲状腺毒症期，FT_3、FT_4 升高，TSH 下降；随着病程的发展，FT_3、FT_4 逐渐降低，TSH 逐渐升高，进入甲减期；最终甲状腺滤泡细胞再生修复，T_3、T_4 和 TSH 均恢复正常。

3. **甲状腺自身抗体检测** 研究发现，超过 50% 的 PT 患者 TPOAb 阳性，而 1/3 的患者 TgAb 阳性，同时少数患者的血清中还可检测到 TRAb。甲状腺自身抗体阳性不作为诊断 PT 的必备条件。

4. **其他实验室检查** 在甲状腺毒症期，因炎症破坏甲状腺滤泡细胞，造成甲状腺球蛋白（Tg）释放入血，因此可检测到 Tg 明显升高，且一直持续到甲状腺功能恢复后。甲状腺损伤可致尿碘释放增加，尿碘排泄增加 2～3 倍。白细胞计数通常正常，红细胞沉降率和/或 C 反应蛋白正常或轻度升高，但第 1 小时红细胞沉降率很少超过 40 mm/h。

5. **甲状腺超声检查** PT 典型的超声表现：甲状腺正常或轻度增大，表面粗糙欠光滑，单侧或双侧腺体发现多个低回声区（或甲状腺弥漫性改变），形状不规则、边界不清晰；低回声区内光点粗、分布不均，腺体周围组织及血管均正常。

6. **甲状腺穿刺细胞病理学检查** 病理学检查可见大量炎症细胞弥漫性或局灶性浸润，主要以淋巴细胞为主，但浸润的程度较桥本甲状腺炎轻，无 Hurthle 细胞、生发中心及肉芽肿形成。除非有特殊指征，甲状腺穿刺不作为常规检查。

（四）诊断

PT 的诊断主要基于临床表现及相关辅助检查，并排除其他疾病：①首先应询问病史，明确是否存在自身免疫病、病毒感染、妊娠、碘过量及其他环境和遗传因素等可能的发病原因；②查体时一般不伴有甲状腺明显肿大、触痛和质地坚韧；③典型的发病过程包括甲状腺毒症期、甲状腺功能正常期、甲减期和甲状腺功能恢复期，少数患者可发生永久性甲减；④甲状腺超声一般表现为单叶或双叶轻度肿大，表面可见多个低回声团区，腺体周围组织及血管均正常；⑤甲状腺毒症期摄 ^{131}I 率、^{99m}Tc 摄取率与甲状腺功能呈分离现象；⑥必要时可行甲状腺穿刺病理检查明确诊断；⑦既往诊断为甲亢，但服用抗甲状腺药物后甲状腺功能很快恢复正常甚至变为甲减者，应警惕 PT 的可能。

【**病例 4-4**】患者，老年男性，因“乏力 1 个月，体重下降 10 d”入院。患者 1 个月前无明显诱因下出现四肢乏力，伴心悸，无胸闷、胸痛，无头晕、头痛，无黑矇、晕厥，无发热，无颈部疼痛，无怕热、多汗，无手抖，无口干、多饮、多尿，无明显食欲减退，无恶心、呕吐，无腹痛、腹泻等不适，当时未重视就诊。10 d 前开始自觉明显体重下降，近期体重减轻约 4 kg，仍有乏力、心悸症状。2 d 前至当地医院就诊，查甲状腺功能示甲状腺毒症：FT_3>50 pmol/L↑，FT_4 54.06 pmol/L↑，TSH 0.026 mIU/L↓。今为进一步诊治来我院，否认既往糖尿病、高血压、肝肾疾病等慢性病病史，否认吸烟、饮酒及长期用药史。入院查体：耳温 36.5 ℃，呼吸 20 次/min，脉搏 108 次/min，血压 118/74 mmHg，体重 68 kg，身高 166 cm；甲状腺未触及明显肿大；双肺呼吸音粗，未闻及明显干、湿啰音；心率 108 次/min，律齐，未闻及明显病理性杂音；其余查体未见明显异常。复查甲状腺功能：TSH 0.02 mIU/L↓，FT_3 4.89 ng/L↑，FT_4 17.68 ng/L↑；TPOAb、TgAb、TRAb、TSAb 均为阴性。甲状腺超声（图 4-10）检查：甲状腺回声欠均匀，请结合实验室检查。甲状腺功能显像示：双侧甲状腺摄锝功能明显降低，考虑“甲状腺炎”（图 4-11）。胸部 CT 示两肺散在多发小结节，考虑炎性增殖灶可能，建议年度复查。红

细胞沉降率、血常规、肝肾功能、电解质、心肌酶谱、肿瘤标志物、尿常规、大便常规、心电图、心脏超声等未见明显异常。结合患者临床表现及相关辅助检查结果，考虑无痛性甲状腺炎，予普萘洛尔片口服控制心率等对症治疗，治疗后患者心悸、乏力症状好转而出院，嘱患者门诊随诊。

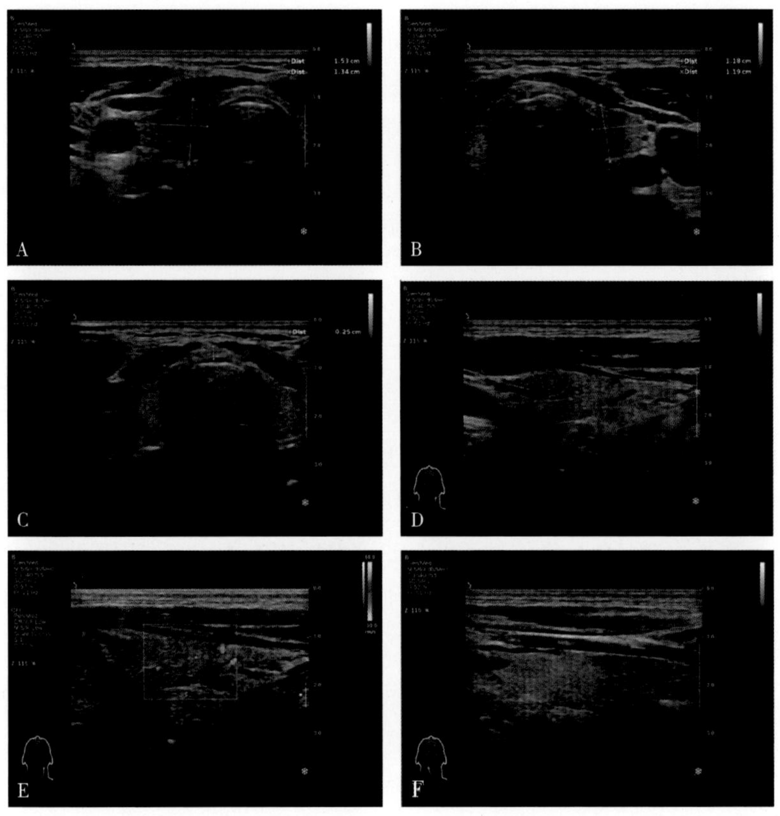

甲状腺横切面左叶大小为12 mm×12 mm(A)，右叶大小为15 mm×13 mm(B)，峡部厚约2.5 mm(C)，内部光点增粗，分布欠均匀(D)，CDFI显示实质内未见异常血流信号(E)。双侧颈部超声检查未见明显肿大淋巴结回声(F)。

图4-10　甲状腺及颈部淋巴结超声显像

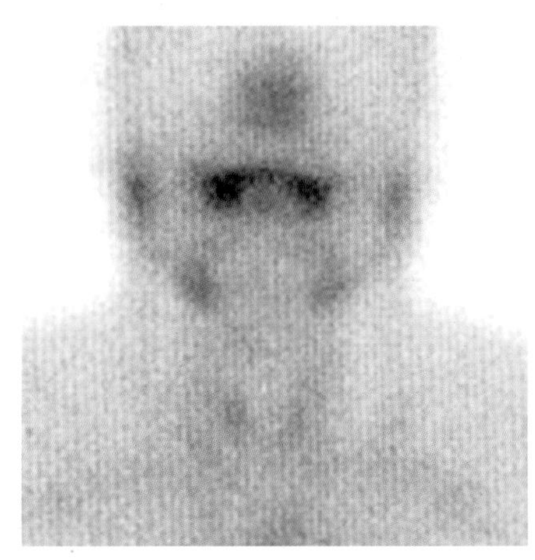

静脉注射^{99m}Tc后20 min行甲状腺前位平面显像，结果如下：甲状腺两叶摄取示踪剂明显减少，甲状腺两叶形态、轮廓显示不清，正常甲状腺部位放射性分布稀疏，近似本底水平。

图4-11　甲状腺功能显像

57 什么是产后甲状腺炎？

产后甲状腺炎（postpartum thyroiditis，PPT）是妊娠前甲状腺功能正常的女性在产后 1 年内出现的甲状腺功能异常。PPT 是无痛性甲状腺炎的一种变异型，两者都属于自身免疫性甲状腺炎。典型病例病程分甲状腺毒症期、甲减期和恢复期 3 期。非典型者可仅有甲状腺毒症期或甲减期。文献报道，PPT 的患病率为 8.1%（1.1%~16.7%）。妊娠早期 TPOAb 阳性及患有其他免疫性疾病的女性患 PPT 的风险明显增加。

（一）病因和发病机制

目前认为 PPT 是原已存在的隐匿性甲状腺炎在产后因免疫反跳所致，TPOAb 和/或 TgAb 滴度越高，患 PPT 的风险越大。细胞免疫及体液免疫均参与了其发病机制。具体的致病因素可能包括以下几个方面。

1. **遗传因素** 文献报道，HLA 单倍体 B8、DR3、DR4、DR5、DRW3、DRW8 和 DRW9 都可能增加 PPT 的发生风险，而 DR2 单倍体发生 PPT 的风险明显降低。不同 HLA 单倍体 PPT 患病率不同，可能与地域及人种差异有关。

2. **免疫因素** 细胞免疫在 PPT 发病机制中发挥了重要的作用，T 淋巴细胞（简称 T 细胞）及杀伤性 T 细胞可导致甲状腺细胞损伤。母体的免疫系统在孕期免疫抑制增强，抑制性 T 细胞（Ts 细胞）的活性增加，产后母体的免疫抑制逐渐解除，辅助性 T 细胞（Th 细胞）活性增强，Th 和 Ts 细胞的比例增高，这种免疫反跳可导致 PPT 的发生。Th1、Th2 细胞分泌的细胞因子在 PPT 发生发展中存在动态变化。妊娠期 Th2 细胞分泌的细胞因子占优势，而产后阶段 Th1 细胞分泌的细胞因子占主导地位，该现象提示产后可能存在细胞毒免疫效应机制的激活。同甲状腺功能正常对照及格雷夫斯病患者相比，PPT 患者循环血中外周大颗粒的杀伤性 T 细胞及细胞毒活性的淋巴细胞数目明显增加。

发生 PPT 的女性通常在妊娠早期 TPOAb 滴度较高，妊娠期间因免疫耐受增强出现 TPOAb 水平降低，分娩后再次上升。TPOAb 水平与疾病严重程度相关，高滴度者后期发展至甲减的可能性更高。此外，15% 的 PPT 患者 TgAb 阳性。甲状腺自身抗体可以激活补体系统，补体和淋巴细胞相关的机制可介导甲状腺免疫损伤。

3. **其他因素** 长期高碘摄入可能是 PPT 的危险因素之一。我国学者研究发现，高尿碘水平的产妇 PPT 患病率显著高于适碘组。产后 6 个月 TPOAb 阳性者尿碘水平显著高于 TPOAb 阴性者。

吸烟是 PPT 发生的独立危险因素（RR=3.1），每天吸烟 20 支以上的女性，PPT 的发生率显著上升。烟草中的硫氰酸盐通过甲状腺代谢，并可抑制碘转运，同时硫氰酸盐是 TPO 的竞争底物。吸烟还可能影响免疫系统，改变肺单核吞噬细胞的清除功能，并产生较多的炎症因子。

研究发现，催乳素能显著诱导 ICAM-1 和 TPO 在甲状腺细胞上高水平表达，因此，产后哺乳女性分泌的催乳素很可能是 PPT 的致病因素之一。

此外，还有文献报道，PPT 患者血清瘦素和转化生长因子-β（TGF-β）水平在产后较同月份对照产妇显著升高，提示瘦素、TGF-β 等可能也参与了 PPT 的发病。

（二）临床表现

PPT 的临床表现和无痛性甲状腺炎类似，但病程更多变。根据病程中甲状腺功能异常的类型，PPT 可分为甲状腺毒症甲减双相型、甲状腺毒症单相型和甲减单相型 3 型。PPT 患者甲状腺毒症通常发生在产后 2～6 个月，是甲状腺组织被炎症破坏，储存的甲状腺激素释放入血所致，可自行缓解。最主要的症状为心悸和乏力，还可出现体重减轻、怕热、焦虑、易饥、心动过速和颤抖等症状，约 50% 的 PPT 患者伴甲状腺肿。甲减期出现在产后 3～12 个月，患者可出现无力、怕冷、便秘、皮肤干燥、记忆力和注意力下降等症状。产后甲减可能导致母乳减少。与甲状腺功能正常产妇相比，PPT 甲减患者出现抑郁症状的概率及抑郁评分均有所增加。在产后抑郁的女性中，与甲减及甲状腺自身抗体相关的情绪低落较多见。对于产后抑郁的患者，应考虑到甲减的可能。随后是恢复期，大部分患者甲状腺功能在 1 年之内恢复正常，10%～20% 的患者转归为永久性甲减。

（三）辅助检查

1. **甲状腺功能检测**　甲状腺毒症期 FT_4 和 FT_3 升高或在正常高限，TSH 降低；T_4/T_3 值升高有助于鉴别 PPT 和格雷夫斯病甲亢。甲减期 FT_4 降低或在正常低限，TSH 升高。

2. **甲状腺自身抗体检测**　约 90% 的 PPT 患者 TPOAb 阳性，滴度在产后 6～12 个月逐渐增加，15% 的患者 TgAb 阳性。相比于其他无痛性甲状腺炎，PPT 患者自身抗体滴度较高，更易复发并进展为慢性自身免疫性甲状腺炎。

3. **甲状腺超声检查**　表现为弥漫或多灶性低回声，与淋巴细胞浸润程度一致。彩色多普勒可见甲状腺血流减少。甲状腺炎缓解后低回声区消失。永久性甲减患者可观察到持续的低回声区。

4. **其他实验室检查**　甲状腺毒症期，尿碘排泄增加，血清甲状腺球蛋白（Tg）升高，符合破坏性甲状腺炎特征。病变活动期，IL-6 或 C 反应蛋白不升高，但可有 TGF-β_1 升高。

5. **核医学检查**　甲状腺毒症阶段摄 ^{131}I 率降低、核素摄取能力降低，有助于区分 PPT 和轻度格雷夫斯病甲亢。但对哺乳期患者很少用具有放射性的检测方法来协助诊断。^{99m}Tc 的半衰期较短，可用于哺乳期女性，但需在同位素扫描之后的数天中断哺乳，并将母乳吸出弃之。^{131}I 禁用于哺乳期女性。

6. **甲状腺细针穿刺细胞学检查和甲状腺组织活检**　细胞学检查可见淋巴细胞、甲状腺滤泡细胞和胶质团。恢复期可见淋巴细胞浸润，可伴少许纤维化，甲状腺滤泡大多正常。甲状腺组织活检可见淋巴细胞浸润，偶有生发中心、甲状腺滤泡破坏和塌陷。除非有特殊指征，甲状腺组织活检一般不作为常规检查。

（四）诊断

PPT 诊断基于妊娠前甲状腺功能正常的女性在产后 1 年内出现甲状腺功能异常。甲状腺毒症期需与产后发生的格雷夫斯病甲亢进行鉴别。格雷夫斯病有甲状腺肿伴血管杂音，可有眼病、胫前黏液性水肿等表现，血清 TRAb 阳性。PPT 患者通常 TRAb 阴性，但有时亦可和格雷夫斯病并存，T_4/T_3 值增高提示 PPT 可能。格雷夫斯病摄 ^{131}I 率升高或正常，而 PPT 甲状腺毒症期摄 ^{131}I 率降低，但哺乳期患者禁用^{131}I 检查,同位素扫描之后需数天中断哺乳,并将母乳吸出弃之。

【病例4-5】患者,中年女性,因“发现甲状腺功能异常2周”就诊。患者2周前体检时查甲状腺功能,结果示甲状腺毒症:TSH 0.01 mIU/L↓,FT_3 4.72 ng/L↑,FT_4 16.39 ng/L↑;TPOAb 156.3 IU/mL↑,TgAb阴性。甲状腺超声检查:甲状腺回声改变,请结合实验室检查,甲状腺左叶中上部结节,ACR TIRADS 4类(图4-12)。患者无颈部疼痛,无怕热、多汗,无心悸、手抖,无易饥、体重减轻等不适。既往体检发现甲状腺结节4年、甲状腺功能正常,否认其他慢性病病史、吸烟、饮酒及长期用药史,否认相关家族史,现产后3月余,哺乳中。为进一步诊治来我科门诊就诊。查体:双侧甲状腺对称,未及明显肿块,颈部未及明显肿大淋巴结。TRAb低滴度阳性(1.8 IU/L),TSAb阴性,红细胞沉降率、血常规正常;甲状腺功能显像示:双侧甲状腺摄锝功能明显降低(图4-13)。考虑产后甲状腺炎,嘱门诊定期随诊。1个月后复查甲状腺功能,结果示甲减:TT_4 49.68 μg/L↓,FT_4<2.5 ng/L↓,TSH 73.12 mIU/L↑;TPOAb 434.2 IU/mL↑,TgAb 5.0 IU/mL↑。患者无自觉特殊不适,予左甲状腺素钠片75 μg(1次/d)口服替代治疗,后长期门诊随诊复查甲状腺功能维持在正常值,TPOAb、TgAb持续阳性。

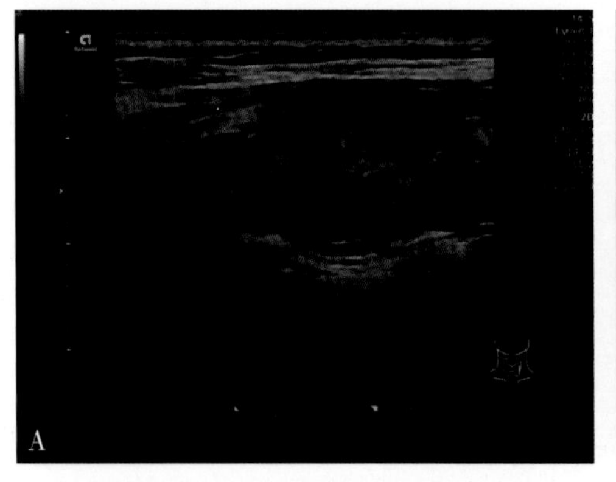

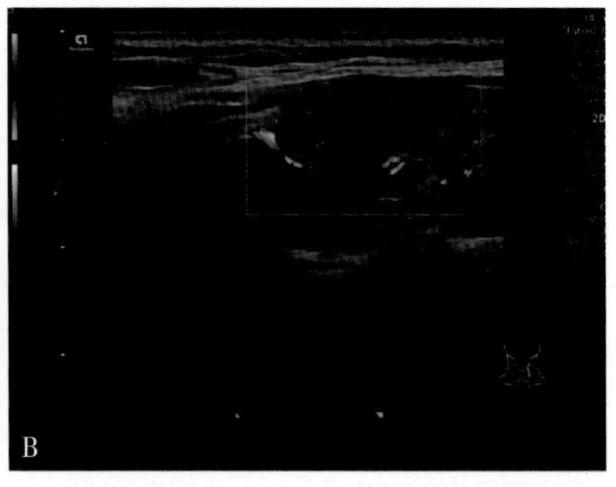

甲状腺切面大小正常,包膜完整,内部光点减少、增粗,分布不均匀,呈结节状。甲状腺左叶内可见一个低回声区,大小约9.4 mm×7.2 mm×8.1 mm,位于中上部,靠近前包膜,边缘模糊,形态欠规则,占位感不明显,纵横比<1,内部可见数个强光斑,较大的长径约1.7 mm(A),CDFI显示内部未见血流信号(B)。

图4-12 甲状腺超声显像

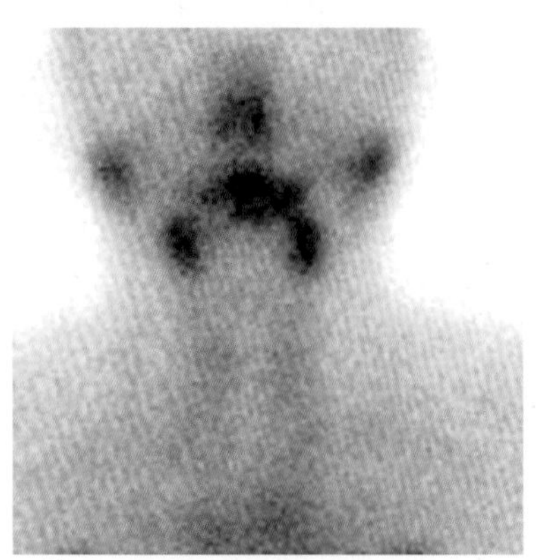

静脉注射^{99m}Tc-淋洗液5 mCi,20 min后行甲状腺平面显像,前位采集,结果如下:甲状腺两叶摄取示踪剂明显减少,甲状腺形态、轮廓显示不清,正常甲状腺部位放射性分布稀疏,近似本底水平。

图4-13 甲状腺功能显像

第四节　Riedel 甲状腺炎

58 什么是 Riedel 甲状腺炎？

Riedel 甲状腺炎（Riedel thyroiditis，RT）也称为慢性纤维性甲状腺炎、侵袭性纤维性甲状腺炎、慢性木样甲状腺炎等。本病在 1896 年由德国外科医生 Bernhard Riedel 首次报道，是一类以侵袭性炎性纤维化过程为特征的慢性硬化性甲状腺炎。RT 主要特征为甲状腺和邻近组织结构发生纤维化，出现气管、食管、喉返神经等邻近组织压迫表现。纤维化也可以累及腹膜后区域等其他部位，临床表现多样。RT 非常罕见，目前关于 RT 的文献都是单个病例或系列病例报道，缺乏强有力的流行病学资料。研究报道，RT 多发于 30～60 岁人群，男女发病比例为 1∶4。

（一）病因和发病机制

RT 的病因和发病机制尚不明确。遗传因素、EB 病毒感染和吸烟均作为潜在的致病因素被提出并讨论，但都缺乏令人信服的证据。更可信的观点是，RT 可能代表一种自身免疫过程和一种原发性纤维原性疾病。RT 与 HT 的相似之处及与其他自身免疫病的关联也已被探讨。

目前比较盛行的观点是将 RT 归于 IgG_4 相关疾病（IgG_4-related disease，IgG_4-RD）。IgG_4-RD 中 IgG_4 阳性的淋巴细胞在多种组织器官中浸润，导致组织纤维化及功能障碍。组织病理学可见间质和小静脉受累，导致闭塞性静脉炎。多项研究显示，RT 的临床病理特征与 IgG_4-RD 相似：RT 患者的纤维炎性过程不仅涉及甲状腺和邻近组织，还可累及全身多发器官，并可发生闭塞性静脉炎；病变组织样本中存在 IgG_4^+ 浆细胞浸润。因此，有日本学者提议将 RT 归类到 IgG_4 相关性甲状腺疾病（IgG_4-related thyroid disease，IgG_4-RTD）并制订了相应的诊断标准。但目前已经报道的 RT 病例中，有效的 IgG_4 检测数据并不充分，而且并不是所有病例炎性组织中均发现 IgG_4^+ 浆细胞，血清中 IgG_4 水平也并未升高。所以目前 RT 与 IgG_4-RD 的相关性还有待进一步研究确认。

此外，成纤维细胞增殖是 RT 发病中关键的环节，但刺激纤维化发生发展的具体机制尚未完全阐明。研究发现，成纤维细胞或成纤维细胞样细胞可能通过 B 淋巴细胞和/或 T 淋巴细胞释放的细胞因子作用增殖，并且嗜酸性粒细胞及其脱颗粒产物也可能在纤维化形成过程中发挥作用。

（二）临床表现

RT 起病隐匿，进展缓慢，起初表现为无症状性甲状腺肿，之后逐渐进展为典型的甲状腺及其周围组织纤维化。甲状腺通常双侧受累,质地坚硬如石,无触痛,和周围组织广泛粘连固定,偶尔有局部淋巴结肿大。纤维化病变可突破甲状腺包膜累及颈部组织并引起相应的压迫症状。气管和食管受压可出现呼吸困难、窒息、吞咽困难等症状。病变累及喉返神经可出现声音嘶哑或失声,两侧喉返神经同时受累可出现喘鸣。局部血管受累,可出现头颈部静脉怒张。累及迷走神经时,可出现心动过缓,甚至晕厥。偶尔也可累及颈部交感神经干,出现霍纳(Horner)综合征。RT患者还可同时或序贯出现其他组织器官的纤维化。据报道,大约1/3的RT患者患有与胰腺、纵隔、肺、泪腺、眼眶、唾液腺和胆囊纤维化有关的疾病。

部分RT患者可能会发生甲减,其程度一般较轻,发生甲亢比较罕见。还有较少RT患者的纤维化病变累及甲状旁腺,引起甲减,出现手足抽搐、感觉异常、束臂加压试验和面神经叩击征阳性等表现。此外,研究报道,RT可与甲状腺乳头状癌、间变性甲状腺癌、甲状腺肉瘤和淋巴瘤等恶性肿瘤共存。

(三)辅助检查

1. **实验室检查** RT无特异性的生化指标,白细胞计数可正常或升高,红细胞沉降率中度升高。大部分患者甲状腺功能正常,但确诊时也可表现为甲减或甲亢。部分患者可检测到甲状腺自身抗体。偶可发生甲状旁腺功能减退症,出现血钙降低、血磷升高。

2. **影像学检查**

(1)超声检查 RT多表现为甲状腺不对称性肿大,病变双侧或单侧不均质低回声或实质内弥漫性低回声。受累部位血流信号减少或未见血流信号。弹性超声成像显示炎性组织部位具有很强的硬度。颈动脉外壳是RT的独特表现。

(2)CT检查 RT典型表现为受累甲状腺组织不均质低密度影,增强扫描后不能强化。可用于评估甲状腺及周边组织病变累及范围,以及评估其他部位纤维化的情况。

(3)MRI检查 MRI平扫时表现为T1、T2加权像均一低密度信号,增强后强化程度不一。

(4)^{18}F-脱氧葡萄糖正电子发射断层显像(PET/CT) RT患者甲状腺病变组织中^{18}F-脱氧葡萄糖代谢明显增强,可用于病变活动度及对治疗反应性的评估。

3. **核医学检查** 表现为受累甲状腺组织放射性核素摄取不均匀降低或不摄取,但鉴别诊断意义不大。

4. **甲状腺细针穿刺活检** 其对RT的诊断意义不大,因为大部分时候细针穿刺只能取到滤泡细胞,并未取到RT特征性的纤维组织。

5. **活检或手术后病理** 大体标本可见甲状腺呈块状,不规则,无包膜,质地坚硬。切面呈灰白色,可见广泛的纤维组织浸润。纤维组织可突破甲状腺累及神经、肌肉、血管、气管和食管等,组织间界限不清。早期,组织学检查可见大量淋巴细胞、浆细胞、中性粒细胞、嗜酸性粒细胞浸润,之后甲状腺被大量致密的纤维条索分隔成越来越小的小叶,最终正常的甲状腺组织被致密透明样纤维组织及少量淋巴细胞、浆细胞和嗜酸性粒细胞代替。静脉血管发生炎症反应是RT较为特征性的表现。

RT的诊断主要依赖于手术后病理,手术后病理可见甲状腺及周围组织炎症侵犯,有闭塞性静脉炎,无肉芽肿形成,无巨细胞或淋巴滤泡,无甲状腺恶性肿瘤征象。

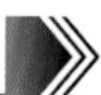

（四）诊断

RT 的临床特征不典型，临床诊断较困难，活检或手术后病理是其最佳确诊方式。既往文献报道的 RT 组织病理学诊断标准如下：①甲状腺的纤维炎性病变累及周围组织；②炎性病灶无巨细胞、淋巴滤泡、肿瘤细胞或肉芽肿；③有闭塞性静脉炎的证据；④没有甲状腺恶性肿瘤的证据。

近来观点认为 RT 是 IgG_4-RD 的一种，建议将甲状腺组织 IgG_4 免疫组化染色和血清 IgG_4 水平测定纳入常规检查，但目前 RT 与 IgG_4-RD 的相关性还有待进一步研究确认。

参考文献

[1]刘丽波，陈强. 放射性甲状腺疾病诊断解析[J]. 中国辐射卫生，2019，28(5)：477-479，484.

[2]滕卫平，单忠艳. 甲状腺学[M]. 沈阳：辽宁科学技术出版社，2021.

[3]中华医学会内分泌学分会，中国医师协会内分泌代谢科医师分会，中华医学会核医学分会，等. 中国甲状腺功能亢进症和其他原因所致甲状腺毒症诊治指南[J]. 国际内分泌代谢杂志，2022，42(5)：401-450.

[4]BASOLO A，MATRONE A，ELISEI R，et al. Effects of tyrosine kinase inhibitors on thyroid function and thyroid hormone metabolism[J]. Semin Cancer Biol，2021，79：197-202.

[5]BARROSO-SOUSA R，BARRY W T，GARRIDO-CASTRO A C，et al. Incidence of endocrine dysfunction following the use of different immune checkpoint inhibitor regimens：a systematic review and meta-analysis[J]. JAMA Oncol，2017，4(2)：173-182.

[6]LEE-SHING C，ROMUALDO B-S，SARA M T，et al. Endocrine toxicity of cancer immunotherapy targeting immune checkpoints[J]. Endocr Rev，2018，40(1)：17-65.

[7]JOHN E P，KENNETH D B，JAMES C，et al. Acute bacterial suppurative thyroiditis：a clinical review and expert opinion[J]. Thyroid，2010，20(3)：247-255.

[8]NICOLE L，DIANA L，STEPHEN F，et al. Suppurative thyroiditis：systematic review and clinical guidance[J]. Clin Endocrinol，2021，95(2)：253-264.

[9]MIYAUCHI A. Thyroid gland：a new management algorithm for acute suppurative thyroiditis? [J]. Nat Rev Endocrinol，2010，6(8)：424-426.

[10]MAGDALENA S，ANDRZEJ L. New aspects in the pathogenesis and management of subacute thyroiditis[J]. Rev Endocr Metab Disord，2021，22(4)：1027-1039.

[11]中华医学会内分泌学分会《中国甲状腺疾病诊治指南》编写组. 中国甲状腺疾病诊治指南：甲状腺功能亢进症[J]. 中华内科杂志，2007，46(10)：876-882.

[12]LI Y S，TENG D，SHAN Z Y，et al. Antithyroperoxidase and antithyroglobulin antibodies in a five-year follow-up survey of populations with different iodine intakes[J]. J Clin Endocrinol Metab，2008，93(5)：1751-1757.

[13]WILLMS A,BIELER D,WIELER H,et al. Correlation between sonography and antibody activity in patients with Hashimoto thyroiditis[J]. J Ultrasound Med,2013,32(11):1979-1986.

[14]RALLI M,ANGELETTI D,FIORE M,et al. Hashimoto's thyroiditis:an update on pathogenic mechanisms,diagnostic protocols,therapeutic strategies,and potential malignant transformation[J]. Autoimmun Rev,2020,19(10):102649.

[15]AHMED R,AL-SHAIKH S,AKHTAR M. Hashimoto thyroiditis:a century later[J]. Adv Anat Pathol,2012,19(3):181-186.

[16]LI Y Q,INOMATA K,NISHIHARA E,et al. IgG_4 thyroiditis in the Asian population[J]. Gland surgery,2020,9(5):1838-1846.

[17]ZHANG J,ZHAO L L,GAO Y,et al. A classification of Hashimoto's thyroiditis based on immunohistochemistry for IgG_4 and IgG[J]. Thyroid,2014,24(2):364-370.

[18]YU Y,ZHANG J,LU G Z,et al. Clinical relationship between IgG_4-positive Hashimoto's thyroiditis and papillary thyroid carcinoma[J]. J Clin Endocrinol Metab,2016,101(4):1516-1524.

[19]ZAO Z T,LEE Y J,ZHENG S W,et al. IgG_4-related disease of the thyroid gland requiring emergent total thyroidectomy:a case report[J]. Head Neck Pathol,2018,13(3):523-527.

[20]LAURENT C,CAPRON J,QUILLEROUB,et al. Steroid-responsive encephalopathy associated with autoimmune thyroiditis(SREAT):characteristics,treatment and outcome in 251 cases from the literature[J]. Autoimmun rev,2016,15(12):1129-1133.

[21]GRAUS F,TITULAER M J,BALU R,et al. A clinical approach to diagnosis of autoimmune encephalitis[J]. Lancet Neurol,2016,15(4):391-404.

[22]TAGN X J,LIU X J,JING J,et al. Hashimoto's encephalopathy presenting as Wernekinck commissure syndrome:a case report[J]. Clin Neuropathol,2022,41(3):128-134.

[23]刘逸夫,李静,单忠艳. 无痛性甲状腺炎的规范化诊治[J]. 临床内科杂志,2019,36(8):511-513.

[24]WANDA K N,KAREN A R,ROBERT C S,et al. Prevalence of postpartum thyroid dysfunction:a quantitative review[J]. Thyroid,2006,16(6):573-582.

[25]《妊娠和产后甲状腺疾病诊治指南》(第 2 版)编撰委员会,中华医学会内分泌学分会,中华医学会围产医学分会. 妊娠和产后甲状腺疾病诊治指南(第 2 版)[J]. 中华内分泌代谢杂志,2019,35(8):636-665.

[26]CZARNYWOJTEK A,KRZYSZTOF P,THOMPSON L,et al. IgG_4-related sclerosing thyroiditis (Riedel-Struma):a review of clinicopathological features and management[J]. Virchows Arch,2023,483(2):133-144.

[27]CARSOTE M,NISTOR C. Reshaping the concept of Riedel's thyroiditis into the larger frame of IgG_4-related disease(spectrum of IgG_4-related thyroid disease)[J]. Biomedicines,2023,11(6):1691.

[28] TAKESHIMA K, LI Y, KAKUDO K, et al. Proposal of diagnostic criteria for IgG_4-related thyroid disease[J]. Endocr J, 2021, 68(1): 1-6.
[29] JAMES V H. Riedel's thyroiditis: a clinical review[J]. J Clin Endocrinol Metab, 2011, 96(10): 3031-3041.
[30] ALAM A, NOURAH BIN S, BANDAR A. Riedel's thyroiditis as a diagnostic dilemma—a case report and review of the literature[J]. Ann Med Surg, 2020, 52: 5-9.

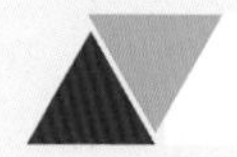

第五章

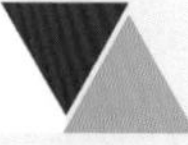

甲状腺炎的影像学

影像学在甲状腺炎的诊断、鉴别诊断、病情评估和监测病情变化等方面具有重要作用。

第一节　甲状腺炎的超声诊断

59 甲状腺疾病超声诊断的优缺点有哪些?

随着高频超声、彩色多普勒血流成像、彩色能量图成像、弹性成像、超声造影、人工智能技术的应用,超声诊断甲状腺疾病的及时性和效用得到了认可。超声检查甲状腺主要有以下优点:①无辐射。②无须检查前准备。③操作时间短,可即刻诊断,并及时出具专科报告。④可重复性好。⑤超声常规扫查属于非侵入性检查方法,受检者无不适感。⑥可检出临床触诊和核扫描遗漏的结节;为结节的良恶性鉴别提供依据;对甲状腺癌术后患者,可发现临床常不能扪及的复发性癌结节。⑦可提供甲状腺腺体和结节的血流信息,如有无血流及其分布,动脉或静脉流向、流速及阻力指数等有关参数。近年来,超声已广泛用于甲状腺疾病的筛查、术前诊断及术后随访;超声造影的适应证广泛,不良反应少,为甲状腺疾病的诊断和评估提供了重要的信息;超声引导下甲状腺腺体及结节穿刺活检,通过提供细胞组织学标本,指导甲状腺疾病的诊疗。

60 正常甲状腺超声声像图有何特征?

(一)甲状腺形态

颈前正中甲状软骨下方横切面顺序扫查时,甲状腺被膜呈薄层高回声带,表面光滑整齐、边界清晰,靠近气管侧略不明显。甲状腺形态呈蝶形或马蹄形,两侧叶形态近似,似三角形,但多不完全对称,分别位于气管两侧,中间由较薄、扁长形的峡部连接,部分患者可见与峡部相连的锥状叶。气管位于峡部后方中央,两侧为颈动静脉(图 5-1、图 5-2)。

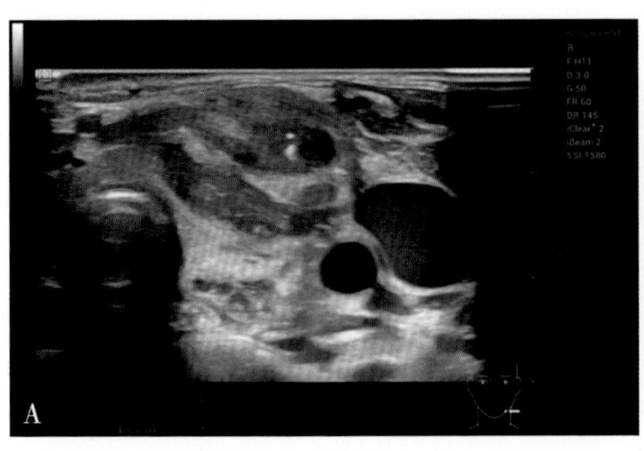

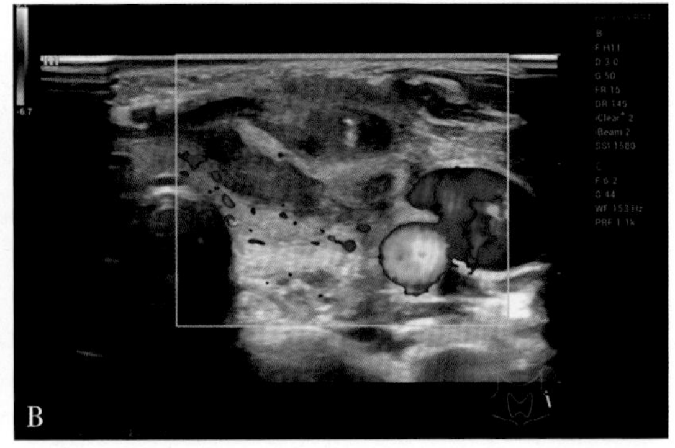

A. 患者甲状腺左叶内见低回声区，内部回声不均匀，与周围正常甲状腺腺体组织分界不清；B. CDFI 显示甲状腺左叶低回声区内见点状血流信号。

图 5–8　急性化脓性甲状腺炎超声显像（3）

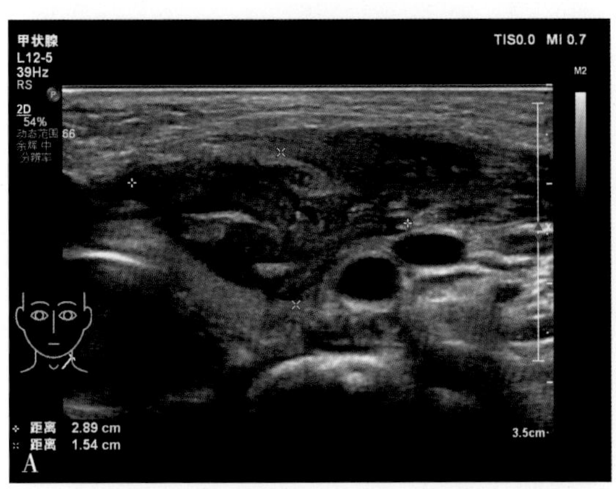

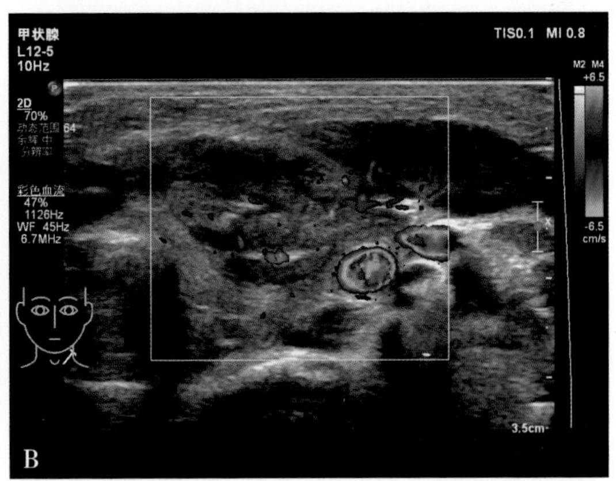

A. 患者甲状腺左叶内见低回声区，内部回声不均匀，与周围正常甲状腺腺体组织分界不清；B. CDFI 显示甲状腺左叶低回声区内较丰富血流信号。

图 5–9　急性化脓性甲状腺炎超声显像（4）

62　亚急性甲状腺炎有哪些超声征象？

不同疾病时期的亚急性甲状腺炎的病变表现不同。疾病早期，甲状腺实质内出现低回声区或偏低回声区，单个或多个病灶，也可散在分布，单侧叶多见，偶有双侧叶同时出现；随着病程进展，部分低回声区范围可增大，甚至融合呈较大范围的低回声，严重时可累及整个侧叶或腺体。部分患者也可在发病 1 个月后对侧叶出现病变，呈现游走性。在恢复期或者治疗后，病灶可逐渐变小或消失（图 5–10 ~ 图 5–14）。

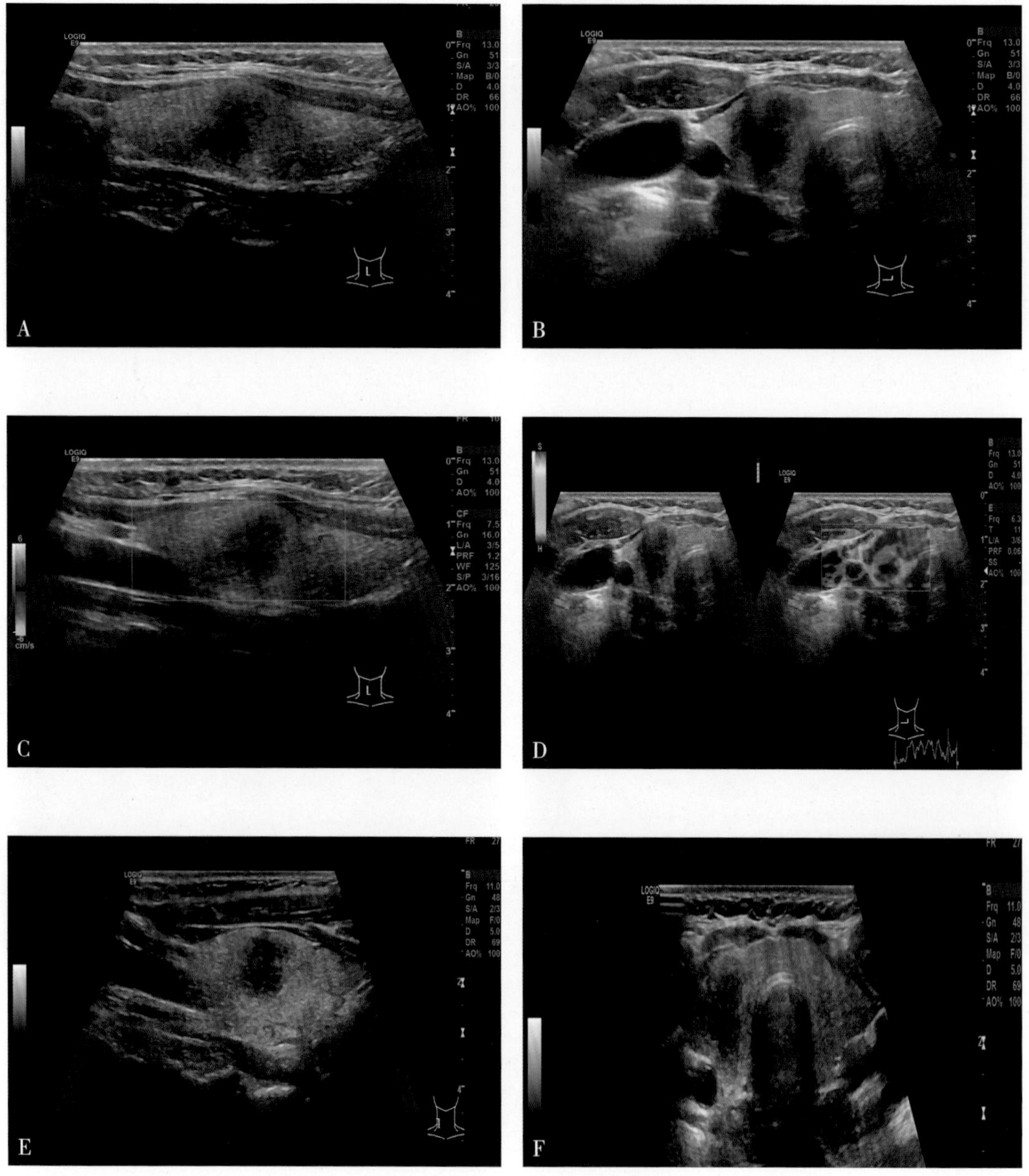

2022 年 9 月超声检查：A. 纵切面扫查，甲状腺右叶见低回声区，边界模糊；B. 横切面扫查；C. 甲状腺右叶低回声区 CDFI 显示无明显血流信号；D. 弹性成像中等硬度。2022 年 10 月超声检查：E、F. 甲状腺右叶低回声区范围较前缩小。

图 5-10　亚急性甲状腺炎超声显像(1)

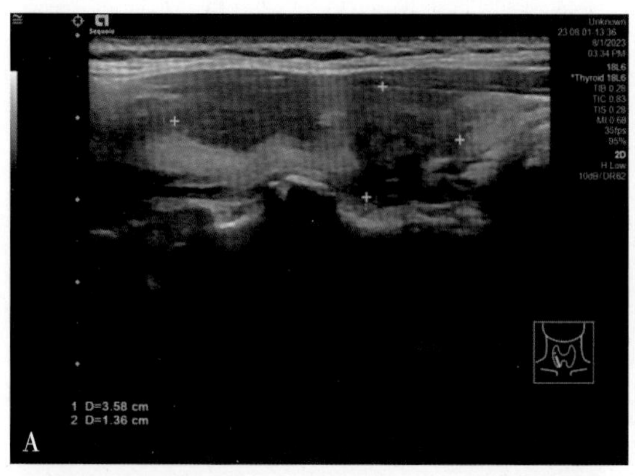

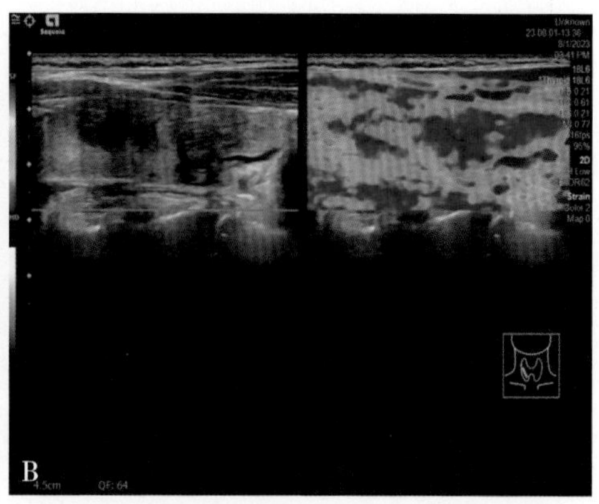

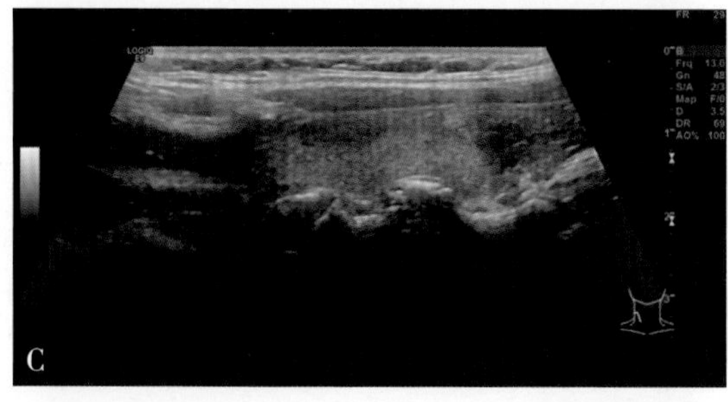

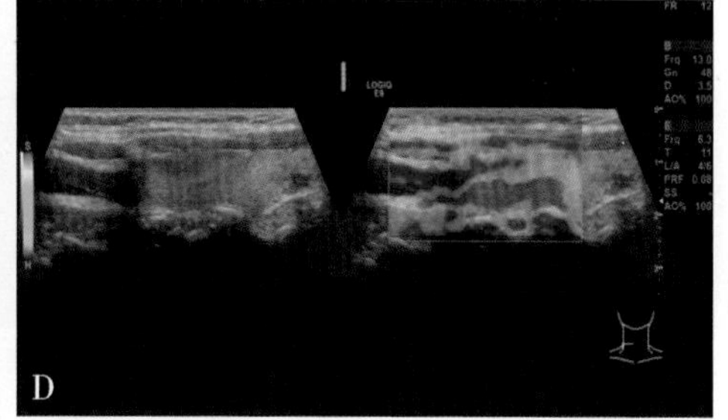

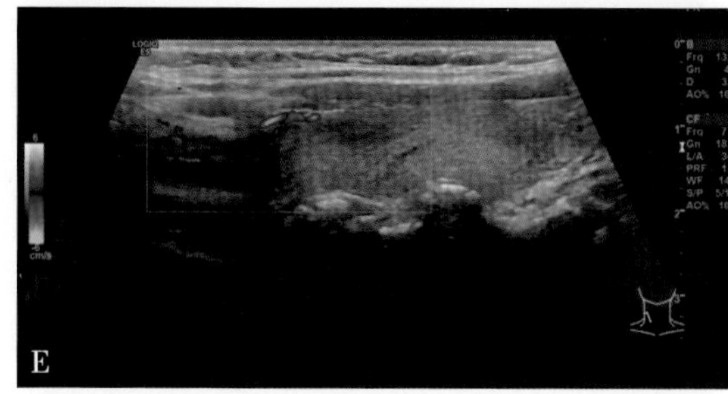

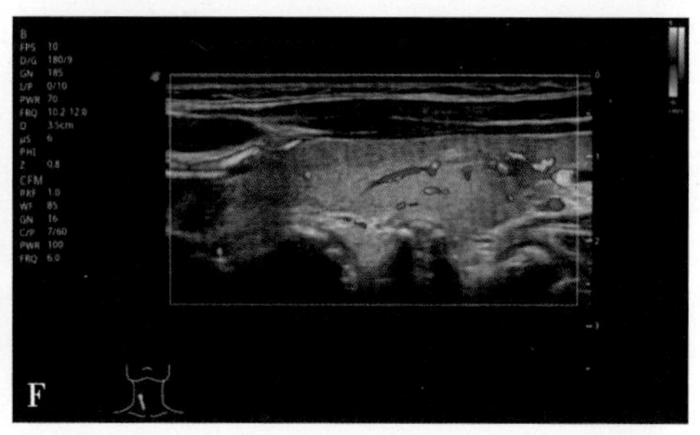

患者颈部疼痛伴咽部疼痛 1 周，2023 年 8 月超声检查：A. 甲状腺右叶融合大片低回声区，边界模糊；B. 甲状腺右叶低回声区弹性成像硬度较高。2023 年 10 月治疗后复查，超声检查：C. 甲状腺右叶低回声区，边界模糊，范围较前缩小；D. 甲状腺右叶低回声区弹性成像较前变软；E. CDFI 显示甲状腺右叶低回声区无明显血流信号。2024 年 3 月超声检查：F. 甲状腺右叶低回声区已不明显。

图 5-11　亚急性甲状腺炎超声显像（2）

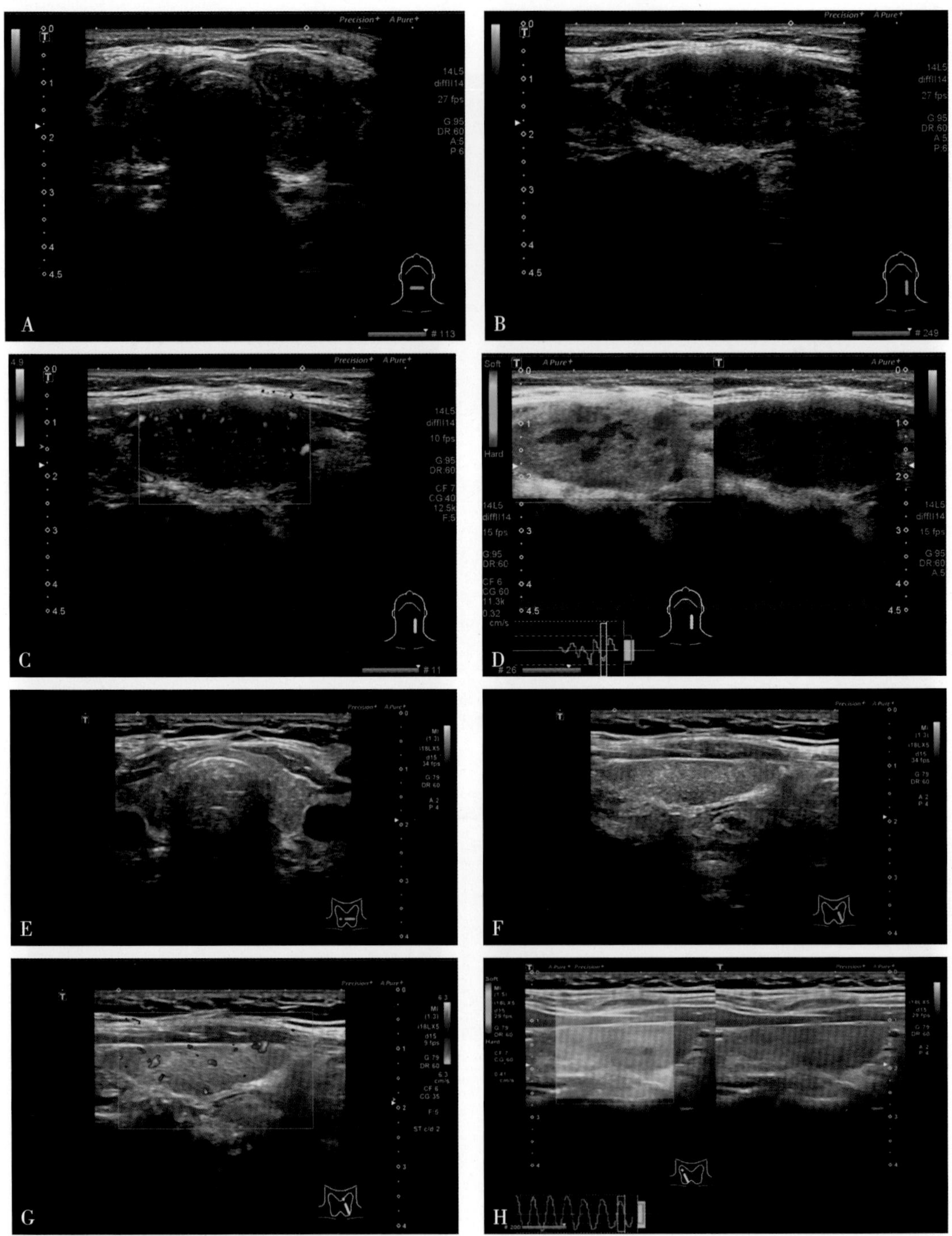

2023 年 7 月超声检查：A. 甲状腺体积偏小，回声不均匀，与颈前肌群界限模糊；B. 甲状腺左叶体积偏小，回声不均匀；C. CDFI 显示甲状腺左叶见散在点状血流信号；D. 弹性成像质地偏软。2024 年 8 月超声检查：E. 甲状腺体积偏小，回声均匀；F. 甲状腺左叶体积偏小，回声均匀；G. CDFI 显示甲状腺左叶腺体内见少量血流信号；H. 弹性成像中等硬度。

图 5-12　亚急性甲状腺炎超声显像(3)

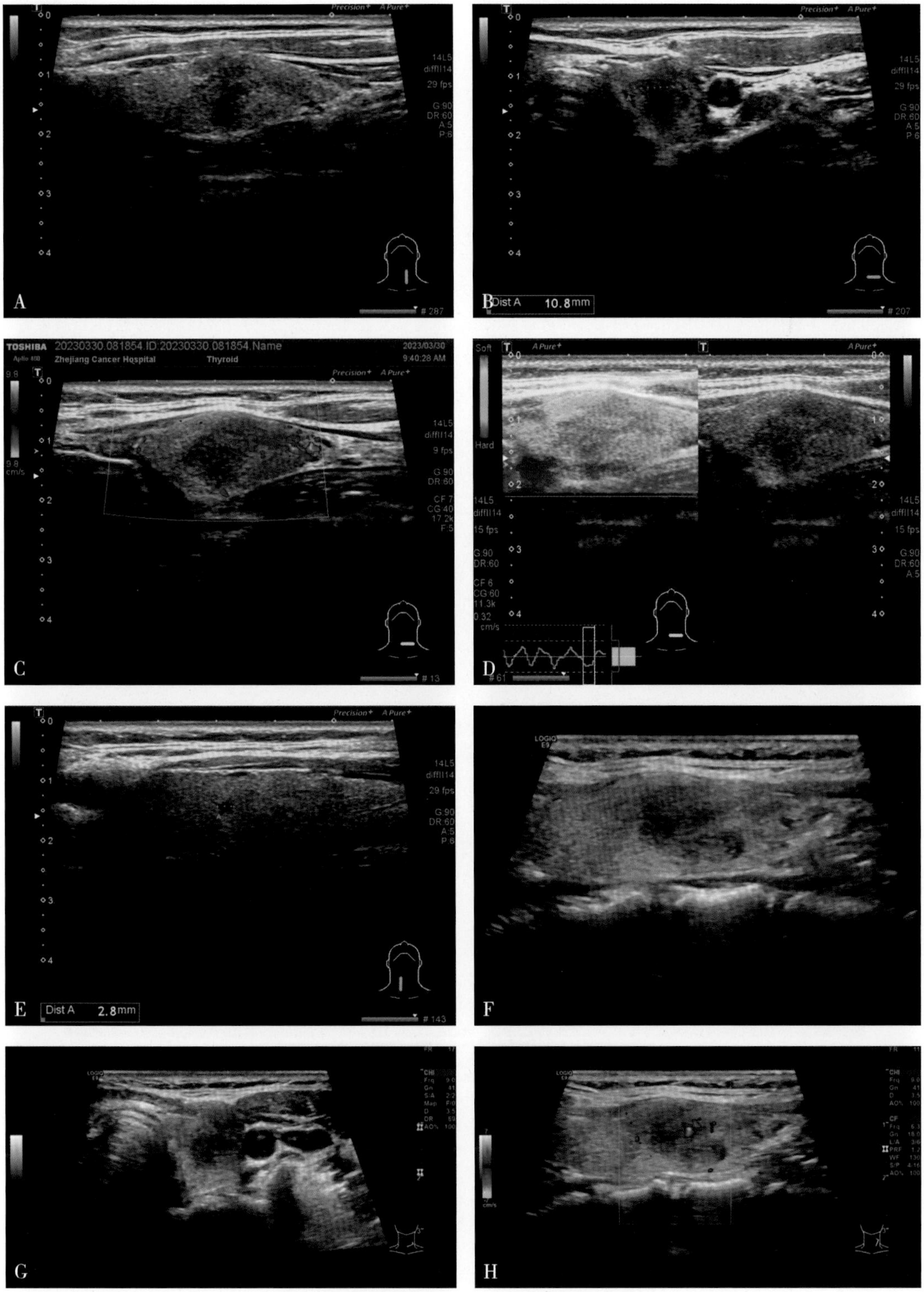

A B

C D

E F

G H

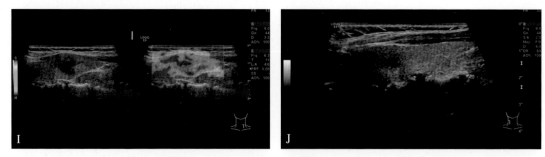

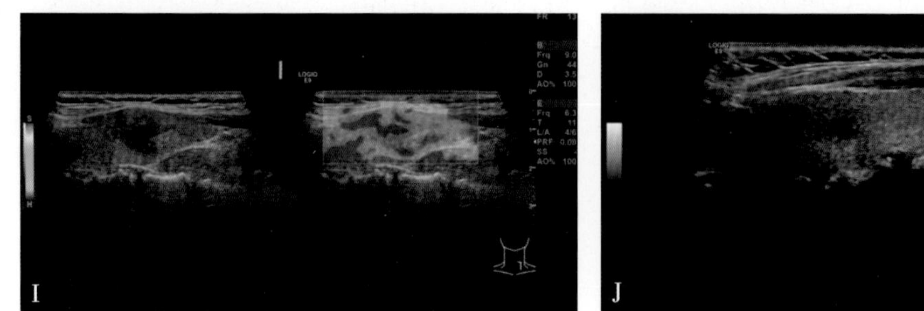

2023 年 3 月超声检查：A、B. 甲状腺左叶见低回声区，边界模糊；C. CDFI 显示甲状腺左叶低回声区未见明显血流信号，周边血流信号增多；D. 弹性成像中等硬度；E. 甲状腺右叶低回声区，比较模糊。2023 年 4 月超声检查：F、G. 甲状腺左叶低回声区范围较前缩小；H. CDFI 显示甲状腺左叶低回声区见少量血流信号；I. 弹性成像硬度较软；J. 甲状腺右叶低回声区范围较前增大。

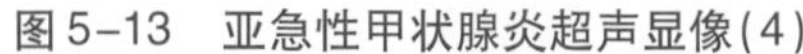

图 5-13　亚急性甲状腺炎超声显像(4)

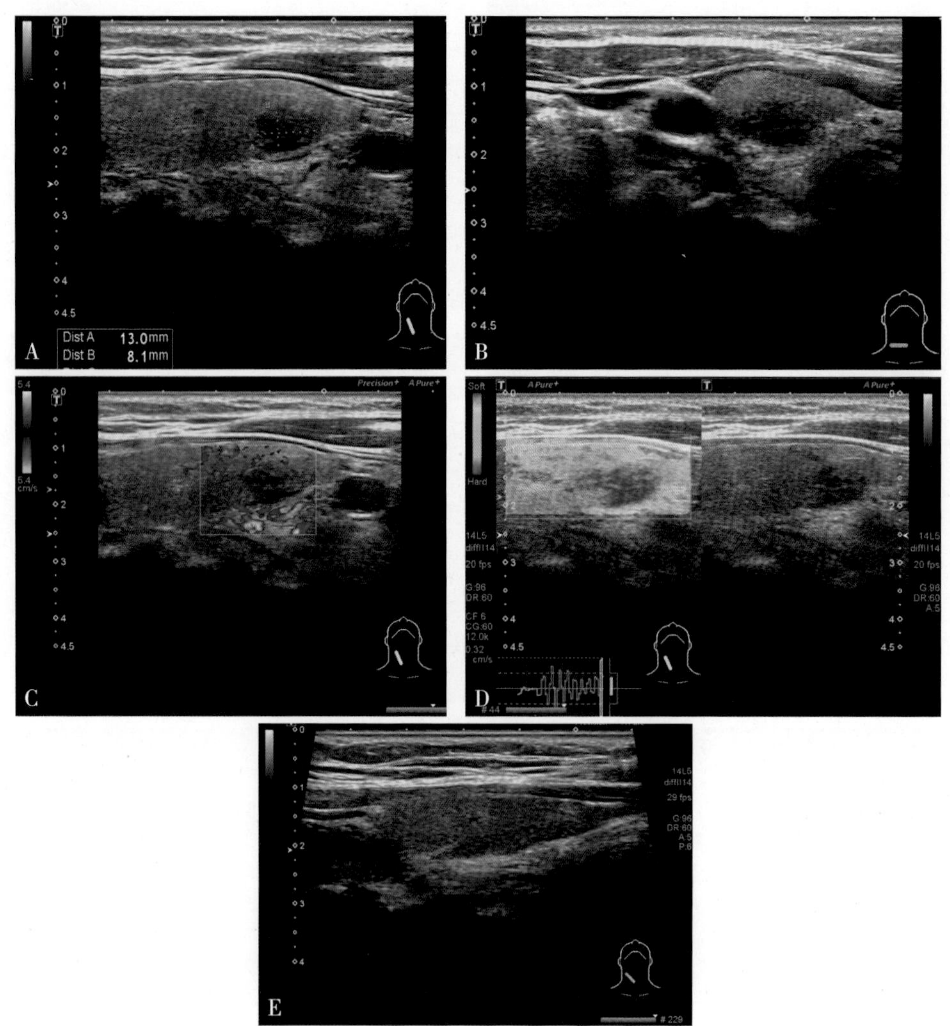

2023 年 10 月超声检查：A. 纵切面扫查，甲状腺右叶见低回声区，边界模糊；B. 横切面扫查；C. CDFI 显示甲状腺右叶低回声区见少量血流信号，周边可见较多量血流信号；D. 弹性成像硬度较高。2024 年 8 月超声检查：E. 甲状腺右叶未见明显异常回声。

图 5-14　亚急性甲状腺炎超声显像(5)

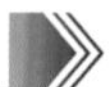

63 桥本甲状腺炎有哪些超声征象？

桥本甲状腺炎(Hashimoto's thyroiditis)，又称慢性淋巴细胞性甲状腺炎、桥本病，是一种自身免疫病。桥本甲状腺炎超声表现：①通常累及整个腺体，一般甲状腺大小正常，部分可出现两侧叶弥漫性对称性轻度肿大，表面光滑，边界完整。峡部增大明显。②内部回声较正常减低，呈不均质的弱光点和多个小的低回声区。③彩色多普勒血流成像(CDFI)，伴甲亢时，腺体实质内血流信号非常丰富；不伴甲亢时，腺体实质内无明显血流信号或仅浅表约1/3范围内有血流信号分布。如有小结节，则其边缘及内部缺乏血流信号，少数结节边缘可见到低速血流信号。频谱多普勒显示血流多为平坦、持续的静脉血流频谱和低阻抗的动脉血流频谱，流速偏低。其甲状腺上动脉的流速明显慢于甲亢(图5-15～图5-18)。

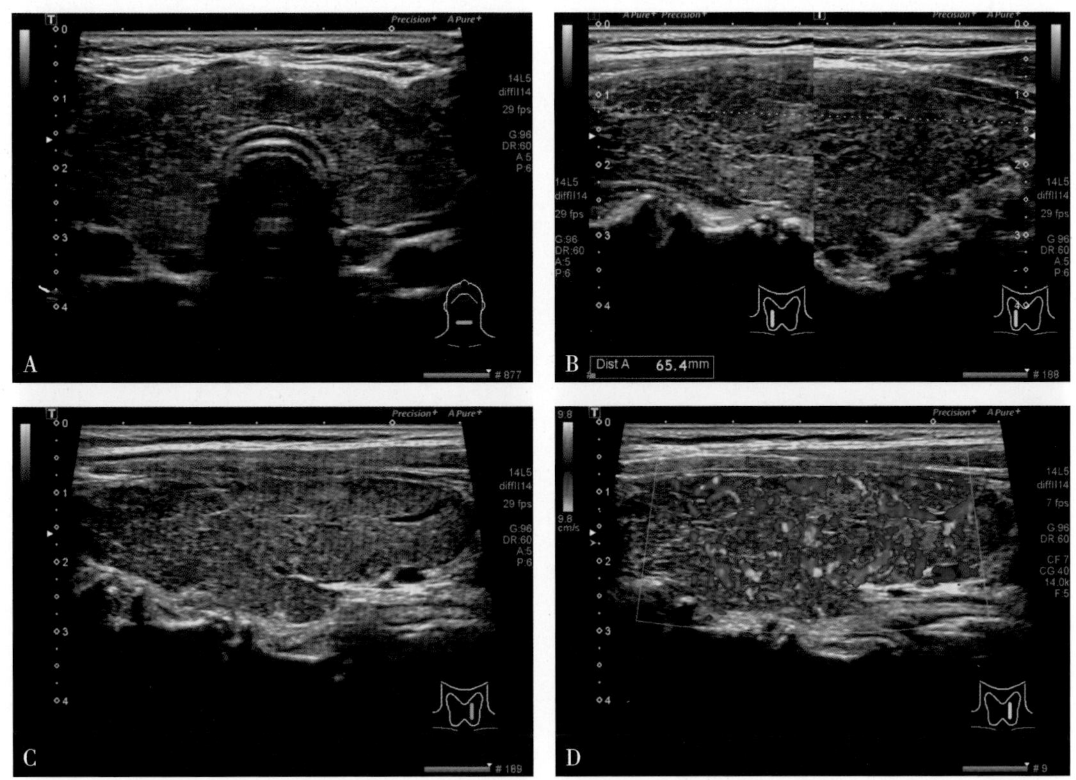

A. 甲状腺两侧叶弥漫性对称性轻度肿大，表面光滑，边界完整，峡部明显增大；B. 甲状腺右叶肿大；C. 甲状腺左叶肿大；D. CDFI显示甲状腺左叶腺体实质血流信号丰富。

图5-15 桥本甲状腺炎超声显像(1)

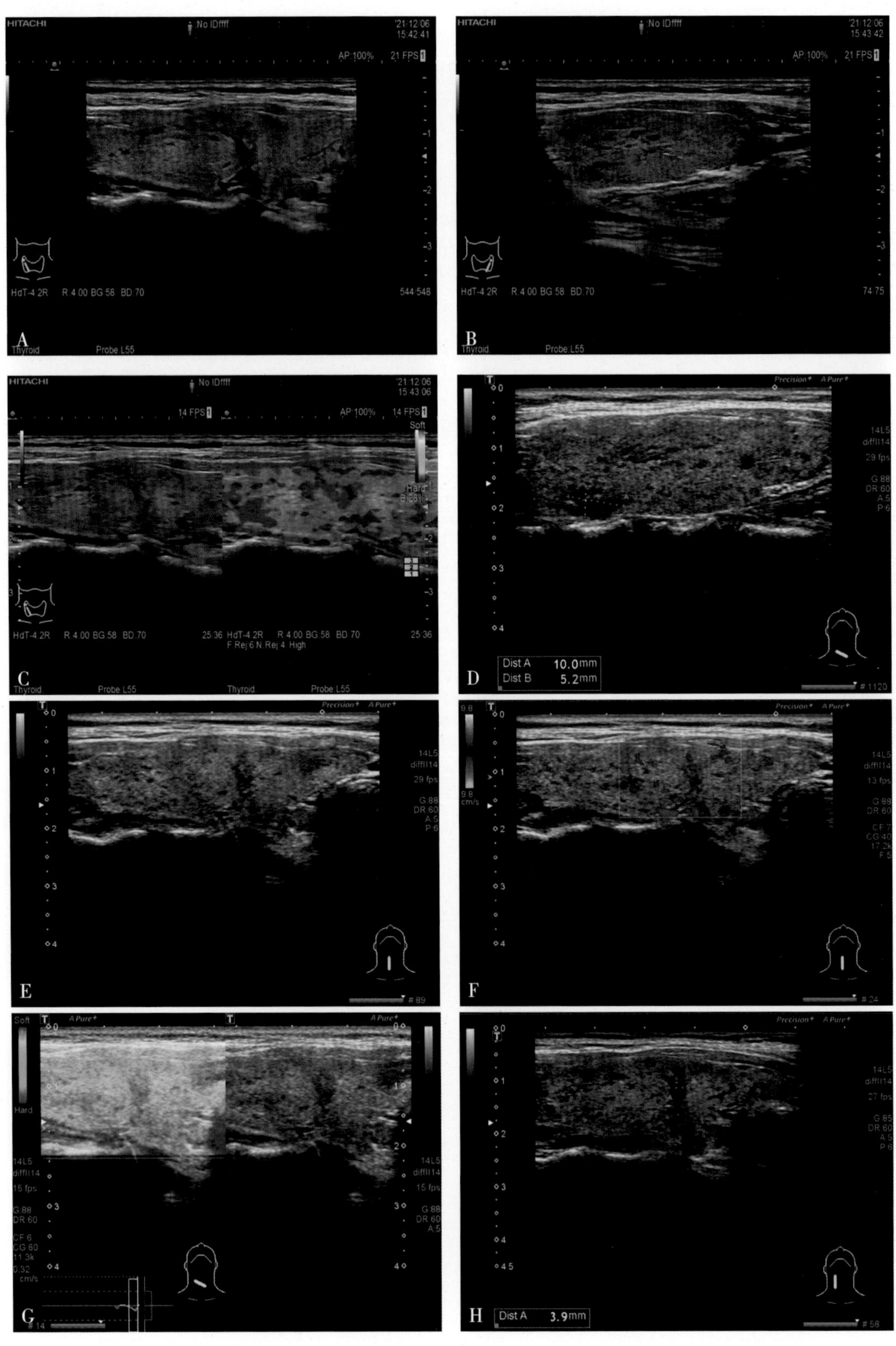
A
B
C
D
Dist A 10.0mm
Dist B 5.2mm
E
F
G
H
Dist A 3.9mm

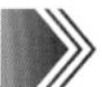

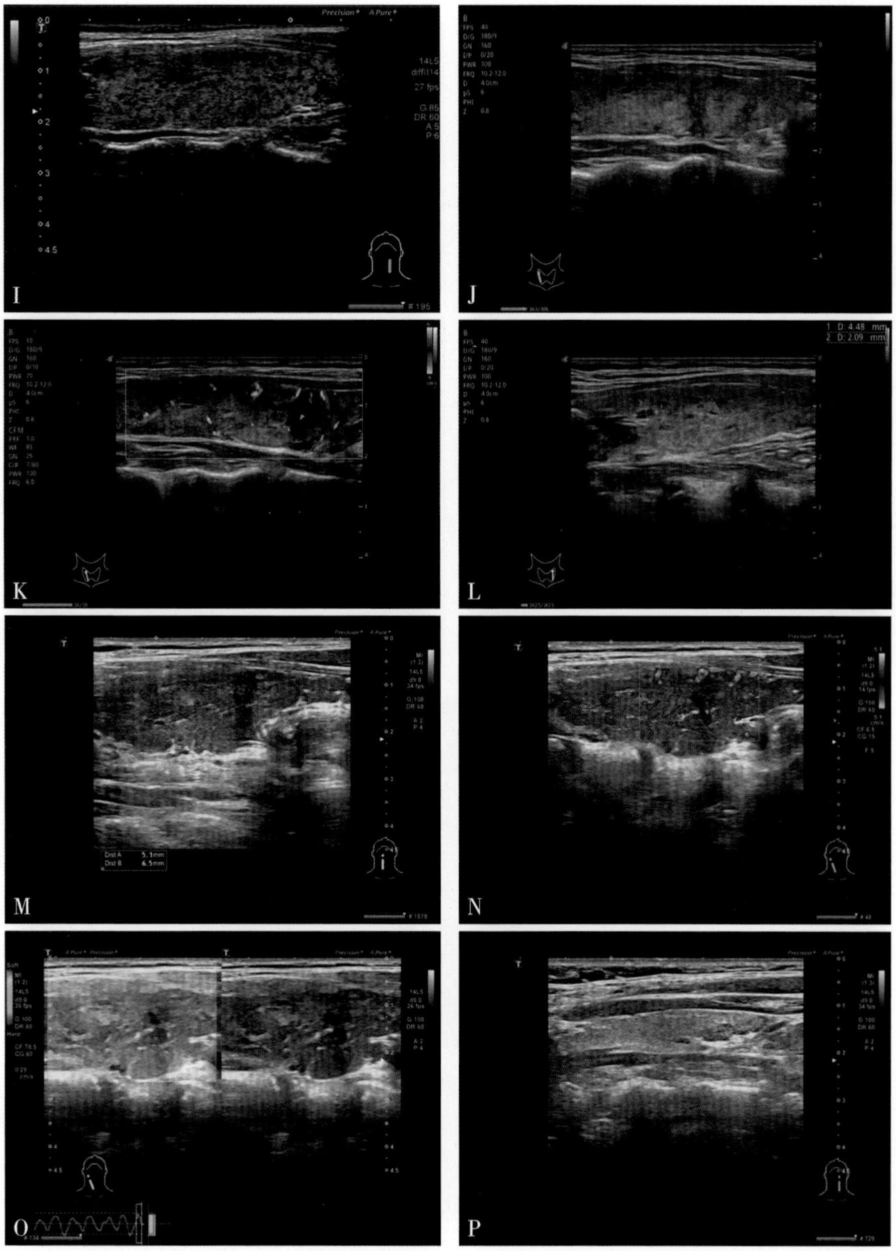

2021 年 12 月超声检查：A. 甲状腺右叶回声不均匀，呈不均质的弱光点和低回声区；B. 甲状腺左叶回声不均匀，呈不均质的多个小低回声区改变，中下部局部呈类结节样改变；C. 甲状腺右叶弹性成像硬度偏软。2022 年 7 月超声检查：D. 甲状腺右叶回声不均匀，中上部背侧局部可见低回声结节，边界模糊；E. 甲状腺右叶中下部类结节较前明显；F. CDFI 显示甲状腺右叶中下部类结节未见明显血流信号；G. 弹性成像结节质地中等，甲状腺右叶质地偏软。2023 年 7 月超声检查：H. 甲状腺右叶原中下部类结节较前明显；I. 甲状腺左叶较前回声更加不均。2024 年 2 月超声检查：J. 甲状腺右叶中下部类结节内似可见点状强回声；K. 甲状腺右叶回声更加紊乱，可见多个片样低回声；CDFI 显示腺体内血流信号略增多；L. 甲状腺左叶可见多发弱无回声区。2023 年 7 月超声检查：M. 甲状腺右叶回声较前减低，中下部结节轮廓清晰，结节感强；N. CDFI 显示甲状腺右叶中下部类结节未见明显血流信号，腺体内血流信号略增多；O. 甲状腺右叶结节弹性成像较前硬度增加；P. 甲状腺左叶回声欠均匀，未见明显异常肿块回声。

图 5-16　桥本甲状腺炎超声显像(2)

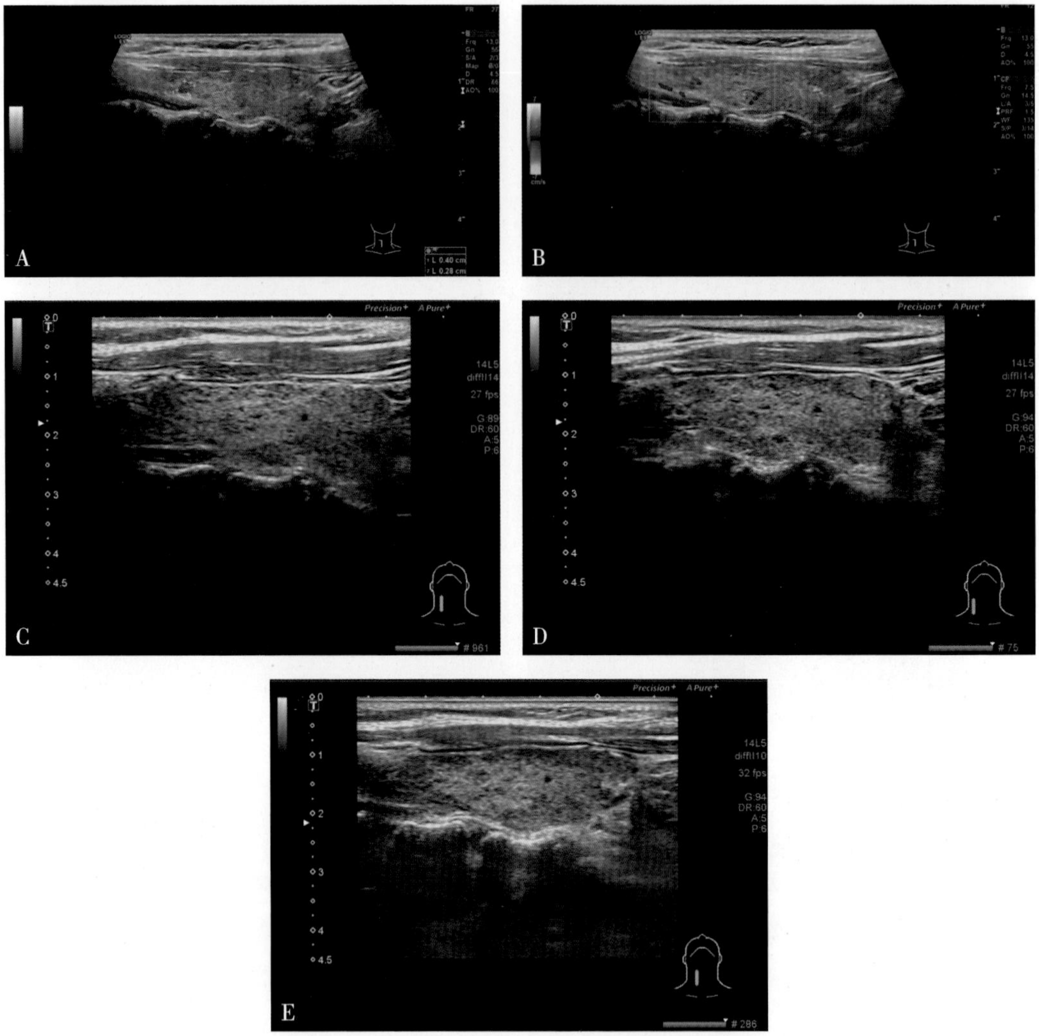

2022 年 2 月超声检查：A. 甲状腺右叶回声不均匀，上极背侧见低回声区，边界清晰，形态不规则；B. CDFI 显示甲状腺右叶结节未见明显血流信号。2022 年 7 月超声检查：C. 甲状腺右叶回声不均匀，局部见弱无回声。2023 年 1 月超声检查：D. 甲状腺右叶回声不均匀较前明显。2023 年 8 月超声检查：E. 甲状腺右叶回声不均匀较前相仿。

图 5-17　桥本甲状腺炎超声显像（3）

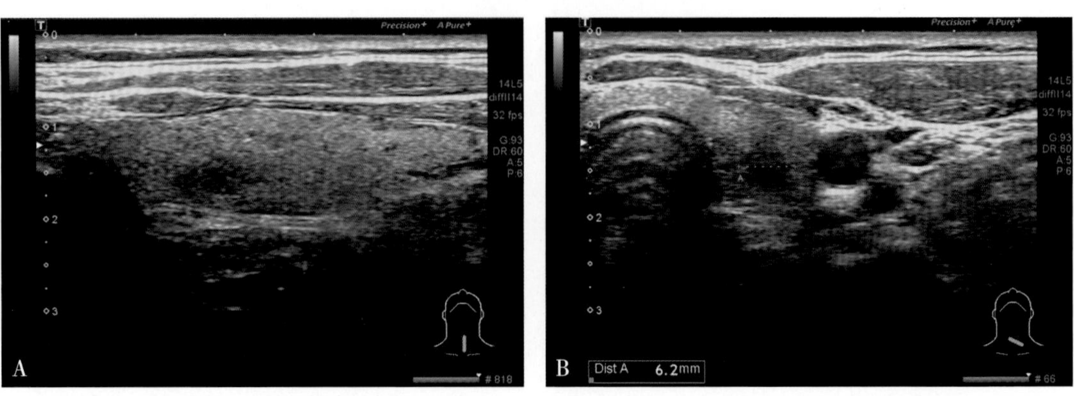

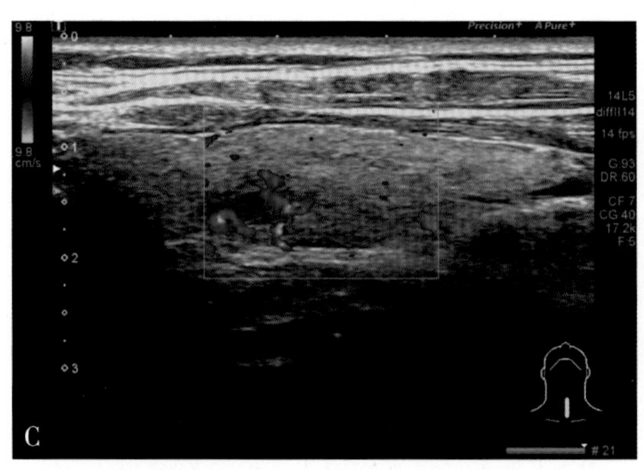

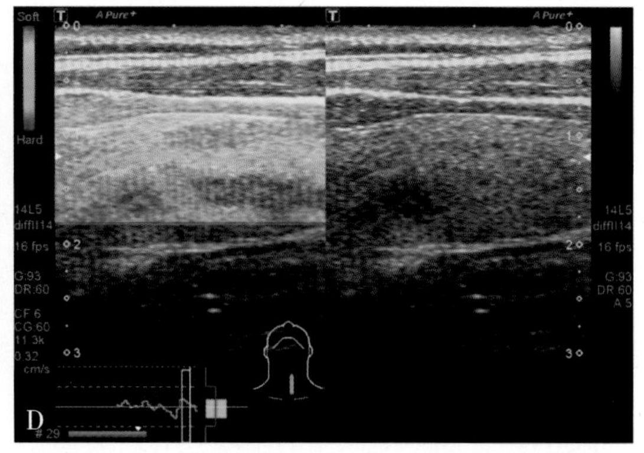

A、B. 甲状腺左叶回声欠均匀，上极背侧见低回声结节，边界模糊；C. CDFI 显示甲状腺左叶结节周边血流信号较多；D. 甲状腺左叶结节弹性成像中等硬度。

图 5-18　桥本甲状腺炎超声显像(4)

64 超声能诊断自身免疫性甲状腺炎吗？

超声在诊断自身免疫性甲状腺炎中起着重要作用。在甲状腺肿的基础上，腺体低回声区是自身免疫性甲状腺炎的特征性表现，甚至有助于发现甲状腺过氧化物酶抗体阴性的患者。低回声区的范围及程度间接反映了甲状腺实质内淋巴细胞浸润的范围及程度。甲状腺实质内广泛淋巴细胞浸润、滤泡细胞破坏及滤泡内胶质减少是其病理基础。随着疾病的进展，淋巴细胞浸润程度加重、范围扩大，滤泡细胞破坏、萎缩，滤泡腔内胶质减少，间质纤维结缔组织广泛增生形成纤维间隔，超声上呈网格样或蜂巢样回声改变。根据超声的特点，自身免疫性甲状腺炎有以下 4 种超声类型：①弥漫型，表现为甲状腺肿，形态正常，边缘清晰，实质回声弥漫性改变；②局限型；③弥漫结节型，表现为一个或多个结节样改变伴整个腺体弥漫性回声改变；④混合结节型，表现为真正的甲状腺结节并伴有自身免疫性甲状腺炎。

局灶性自身免疫性甲状腺炎可以发生在弥漫性病变的背景下，也可以发生在正常甲状腺背景下，绝大部分呈实质性低回声，较难与甲状腺乳头状癌相鉴别(图 5-19 ~ 图 5-21)。同时，局灶性亚急性甲状腺炎超声也可表现为低回声区，但常呈片状，可多个互相融合，边界模糊；有“冲洗征”、短期复查变化较大可用于与自身免疫性甲状腺炎相鉴别(图 5-22、图 5-23)。

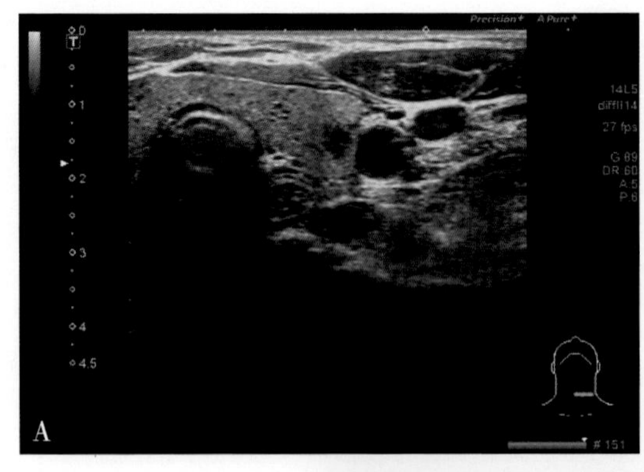

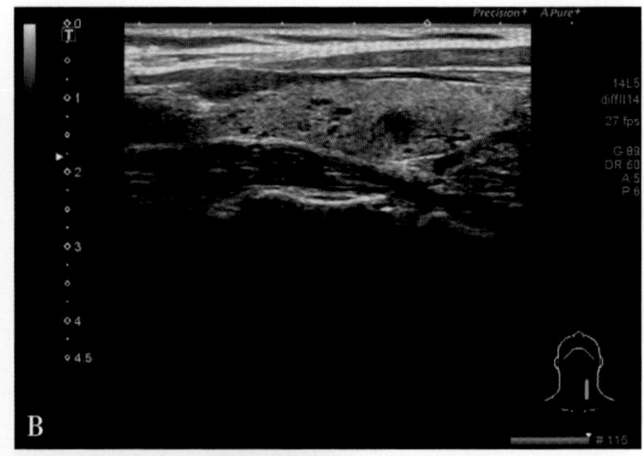

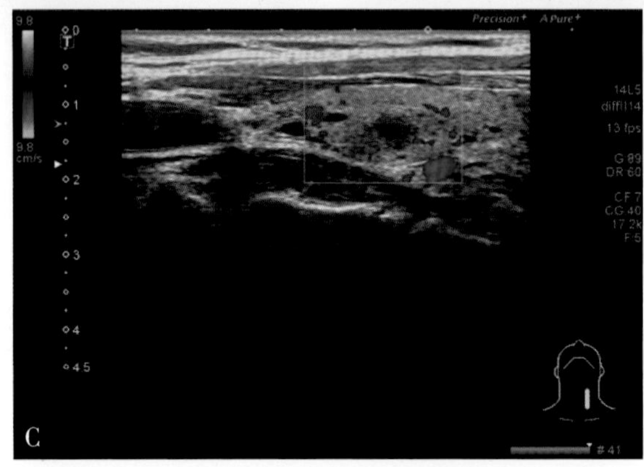

A. 甲状腺左叶横切图，可见局灶性桥本甲状腺炎病灶，呈实质性低回声，边界不清；B. 甲状腺左叶纵切图，局灶性桥本甲状腺炎与甲状腺癌超声特征相似；C. 彩色多普勒超声图，局灶性炎性病变内血流信号不明显。

图 5-19 局灶性桥本甲状腺炎超声显像

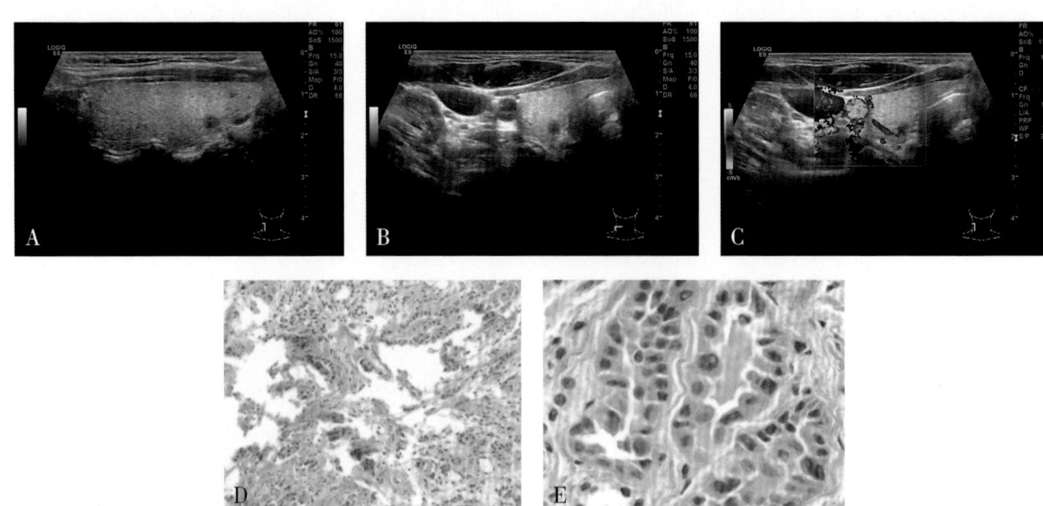

A. 甲状腺右叶横切图，可见甲状腺乳头状癌结节，与周围桥本甲状腺炎组织较难分辨；B. 甲状腺右叶纵切图，甲状腺微小乳头状癌与周围炎症组织分界不清；C. 彩色多普勒超声显示乳头状癌内血流信号不明显；病理检查显示，甲状腺组织内可见乳头状癌细胞（D，×100；E，×400）。

图 5-20 弥漫性病变合并甲状腺乳头状癌超声及病理

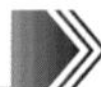

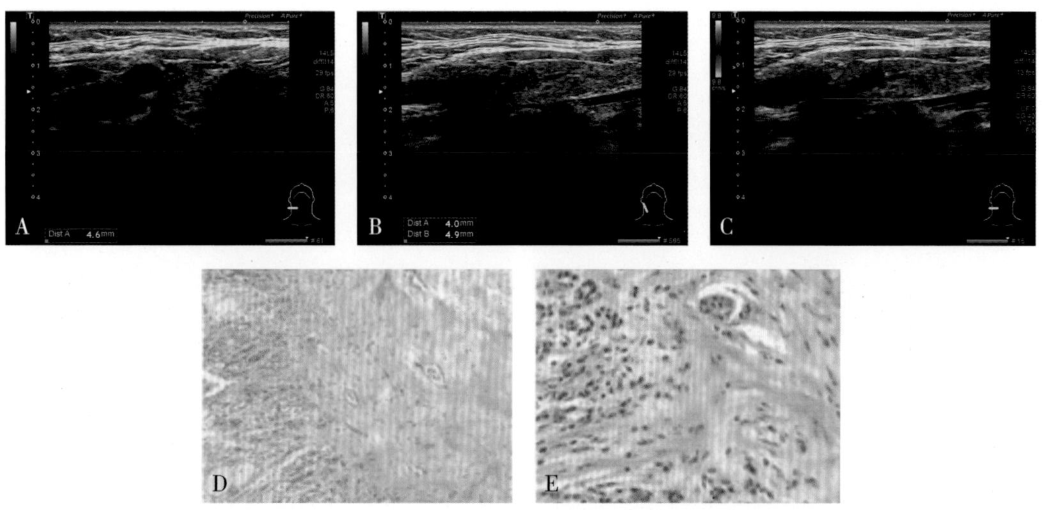

A. 甲状腺右叶结节纵切图，呈实质性低回声，边界欠清，与局灶性炎症较难鉴别；B. 甲状腺右叶结节横切图；C. 彩色多普勒超声显示结节内血流信号不明显；病理检查显示，甲状腺组织内可见乳头状癌细胞（D，×100；E，×400）。

图 5-21　甲状腺乳头状癌超声及病理

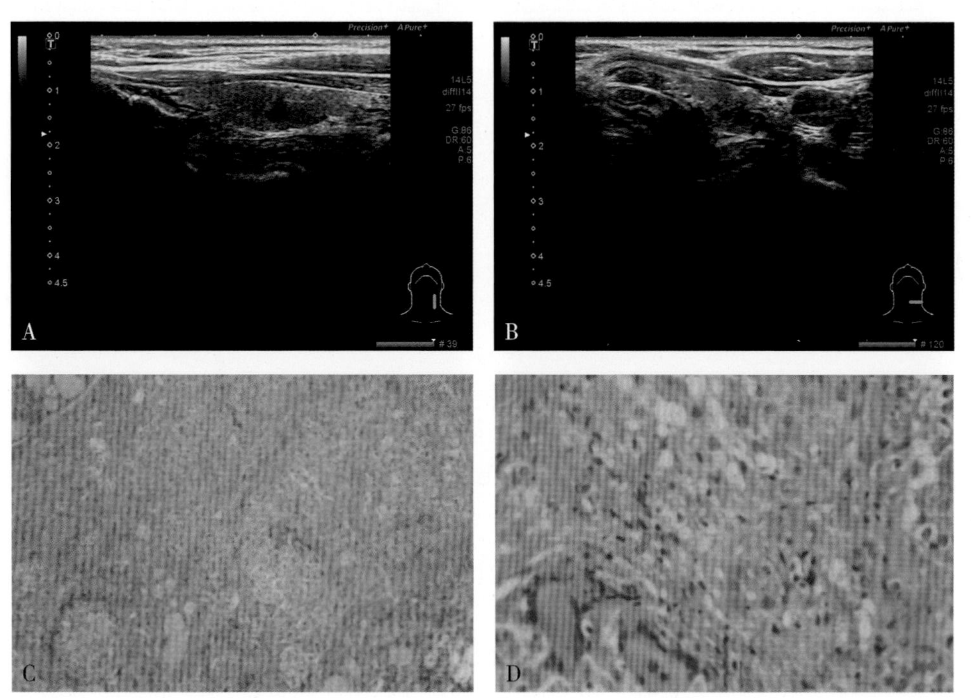

A. 甲状腺左叶结节横切图，结节呈实质性低回声，边界不清，与局灶性桥本甲状腺炎或甲状腺癌较难鉴别；B. 甲状腺左叶结节纵切图；病理检查显示，结节性甲状腺肿合并亚急性甲状腺炎（C，×100；D，×400）。

图 5-22　亚急性甲状腺炎超声及病理（1）

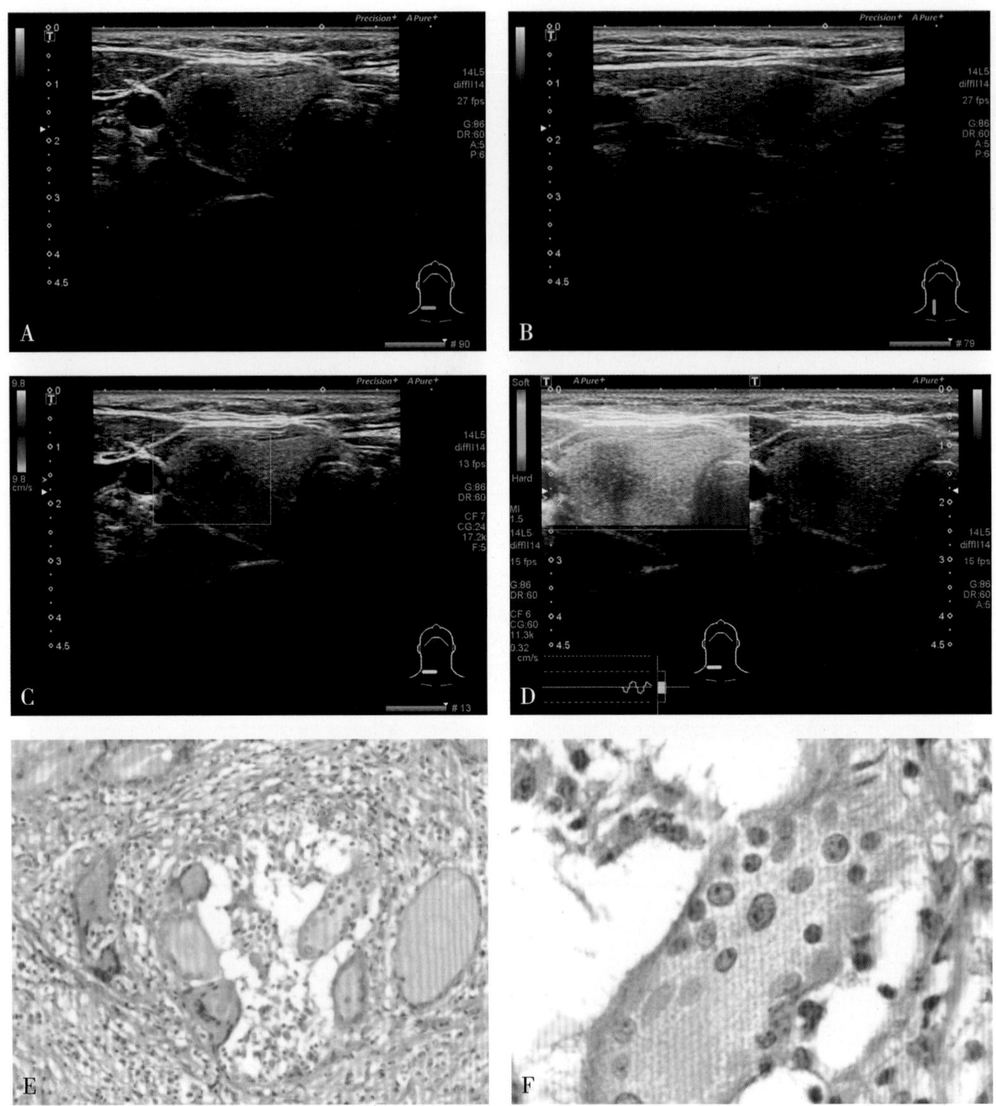

A. 甲状腺右叶横切图，内部可见低回声区，边界模糊，呈“冲洗征”；B. 甲状腺右叶纵切图，内部可见低回声区，边界模糊，呈“冲洗征”；C. 彩色多普勒超声显示低回声区血流信号稀少；D. 弹性超声提示结节较软；病理检查显示，肉芽肿性甲状腺炎（亚急性甲状腺炎），甲状腺组织内可见多核巨细胞浸润（E，×100；F，×400）。

图 5-23　亚急性甲状腺炎超声及病理（2）

弥漫性是所有类型的自身免疫性甲状腺炎中最常见的超声表现，实质的回声呈网格样或蜂巢样改变（图 5-24、图 5-25），并覆盖整个甲状腺。病程不同，甲状腺可体积可增大、正常或萎缩；甲状腺体积增大者以前后径增大为主，峡部增厚是其特征之一（图 5-26）。此类型超声表现具有特征性，较容易诊断与鉴别诊断。但也需与甲状腺淋巴瘤鉴别，部分甲状腺淋巴瘤也可见网格样或线状高回声（图 5-27），桥本甲状腺炎和甲状腺淋巴瘤同时存在使诊断难度增加。

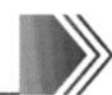

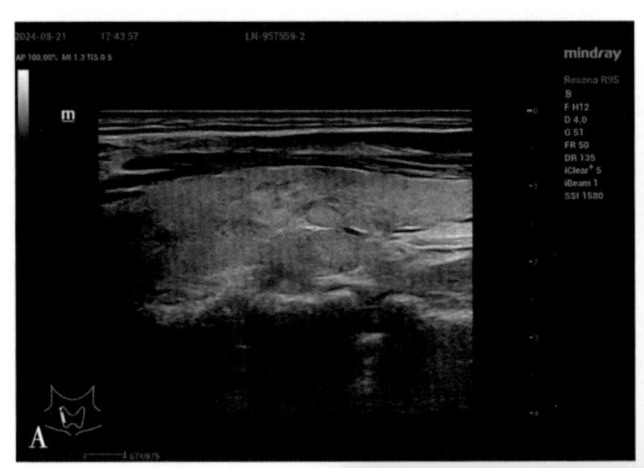

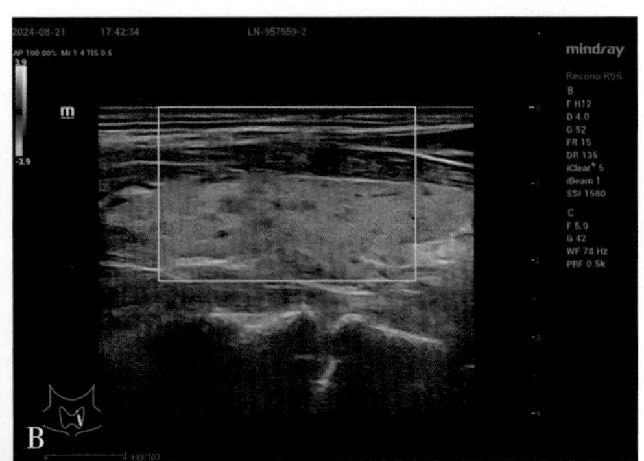

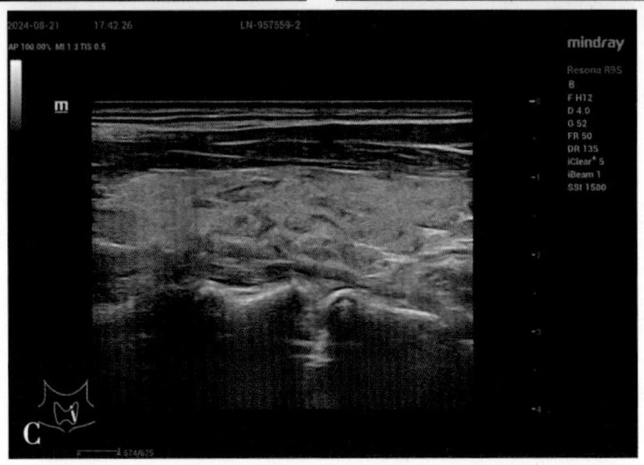

A. 甲状腺右叶二维超声纵切图，形态未见明显增大，内局部呈网格样改变，程度较轻；B. 彩色多普勒超声提示甲状腺腺体内血流信号未见明显增多；C. 甲状腺左叶二维超声纵切图，回声也呈网格样改变，程度较轻。

图 5-24　桥本甲状腺炎超声显像(1)

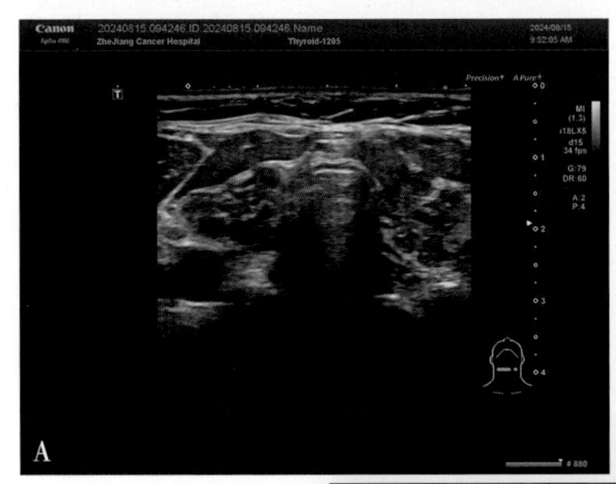

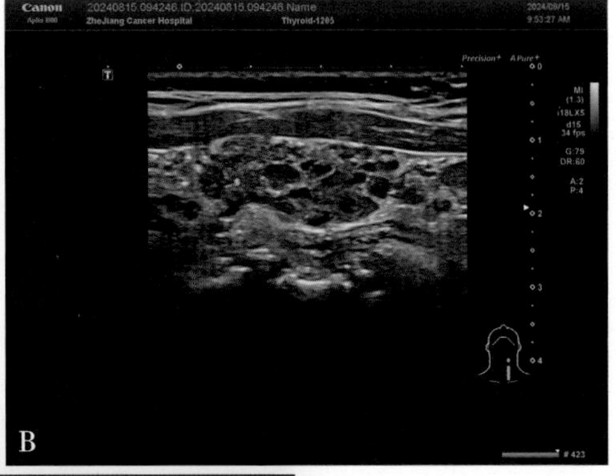

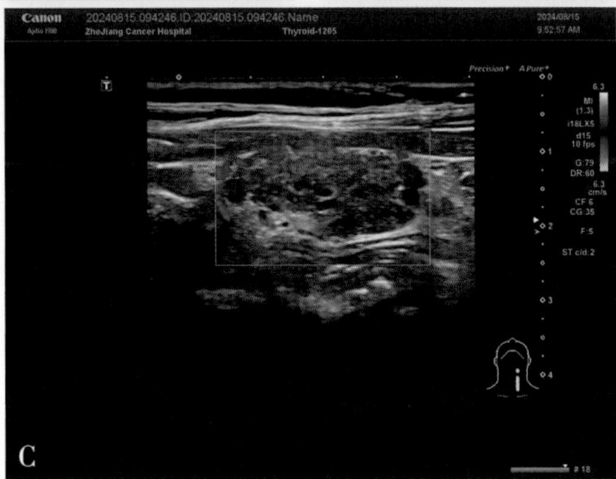

A. 甲状腺横切图，甲状腺外形偏小，弥漫性回声减低，呈网格样改变；B. 甲状腺左叶纵切图，外形偏小，弥漫性回声减低，呈网格样改变；C. 甲状腺左叶 CDFI 显示甲状腺实质内血流信号稍增多。

图 5-25　桥本甲状腺炎超声显像(2)

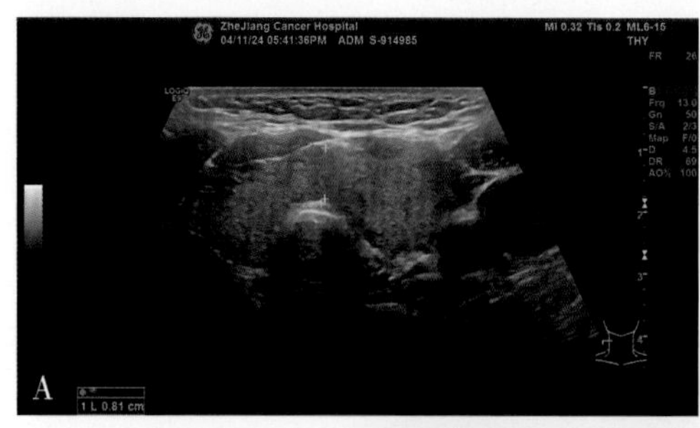
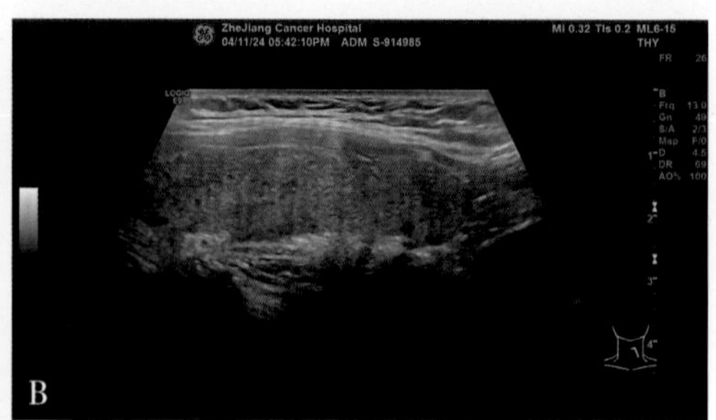
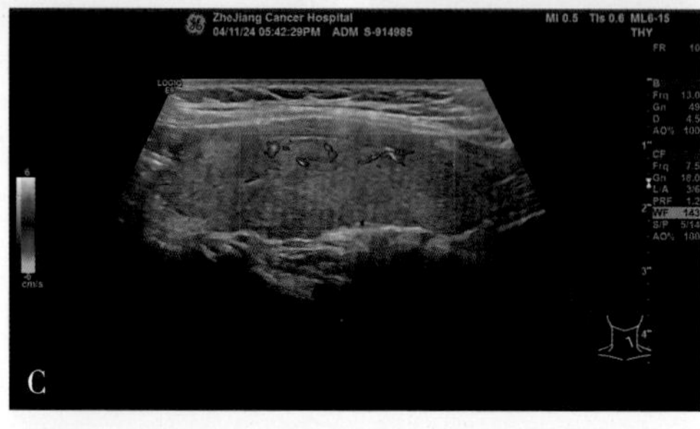

A. 甲状腺横切图，可见甲状腺外形饱满，峡部增厚明显；B. 甲状腺左叶纵切图，可见甲状腺回声不均匀；C. 甲状腺左叶 CDFI，甲状腺实质内血流稍增多。

图 5-26 桥本甲状腺炎超声显像(3)

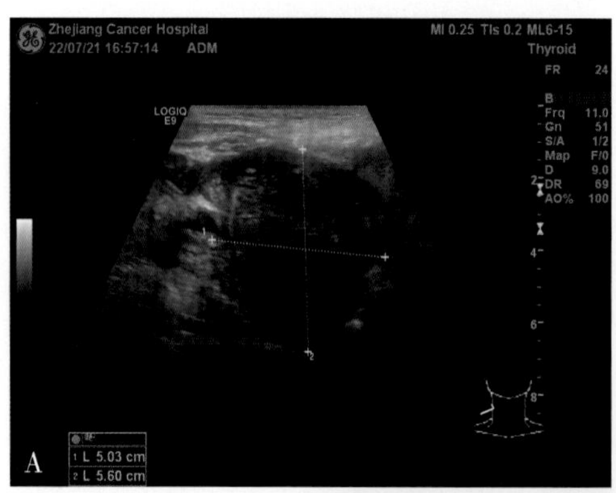
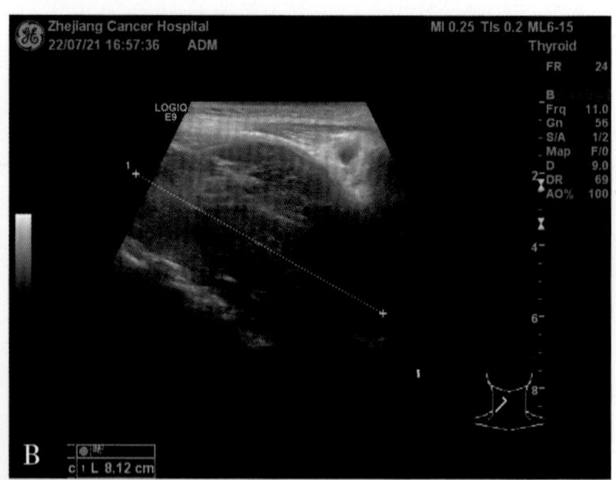
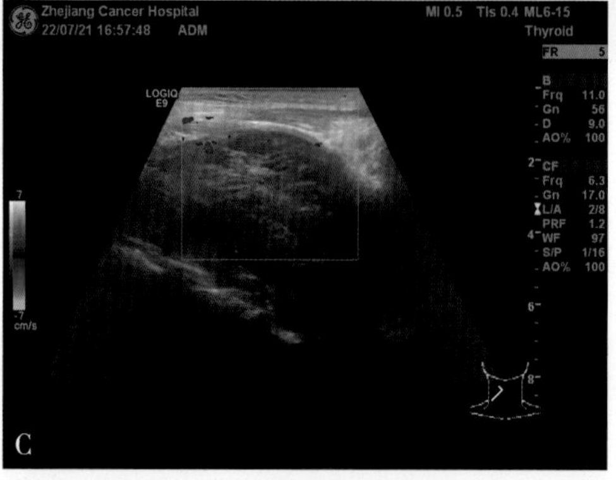

A. 甲状腺右叶淋巴瘤横切图，右叶外形增大，弥漫性回声减低、不均匀，内部可见细线样分隔；B. 甲状腺右叶淋巴瘤纵切图；C. 甲状腺右叶淋巴瘤内可见少许血流信号。

图 5-27 甲状腺淋巴瘤超声显像

【**病例5-1**】患者，男性，57岁，因“颈部疼痛2个月”就诊于我院。患者2个月前无明显诱因出现颈部疼痛，无发热、寒战、吞咽困难、多汗、易怒等。外院超声检查：甲状腺左叶回声不均匀伴结节，颈部淋巴结肿大。我院复查超声：甲状腺左叶结节，内部回声不均匀，可见多发低回声结节，边界不清，CDFI显示结节内未见明显血流信号，提示甲状腺左叶回声不均匀伴结节（炎性可能）。未予处理，建议随访。3个月后复查超声，结果示：甲状腺左叶回声不均匀，原结节已基本消失，CDFI显示甲状腺内血流信号丰富（图5-28）。

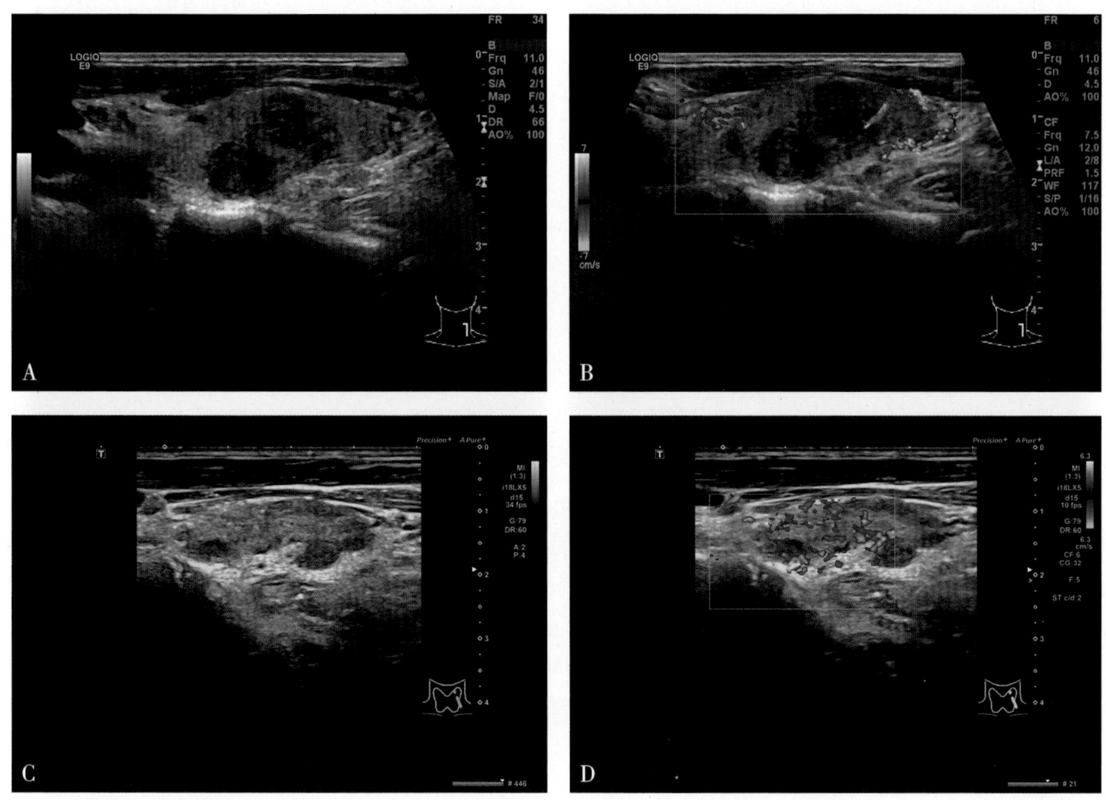

A. 甲状腺左叶纵切图，呈多发低回声改变，低回声结节形态欠规则，边界不清；B. 甲状腺左叶实质内血流增多，低回声区血流信号不明显；C. 3个月后复查，甲状腺左叶低回声区已较前明显缩小，甲状腺回声不均；D. 3个月后复查，甲状腺左叶实质内血流信号增多。

图5-28　甲状腺左叶亚急性甲状腺炎超声显像

【**病例5-2**】患者，女性，47岁，因“乳腺癌3年余，肺转移1年余”随访。2024年3月15日在我院进行超声检查，结果显示：甲状腺未见明显异常。2024年5月18日于我院复查超声，结果示：甲状腺右叶低回声区，范围约16 mm×6 mm×9 mm，边界不清，内部回声不均匀，CDFI显示低回声区内未见明显血流信号，提示甲状腺右叶低回声区（考虑炎性）（图5-29）。

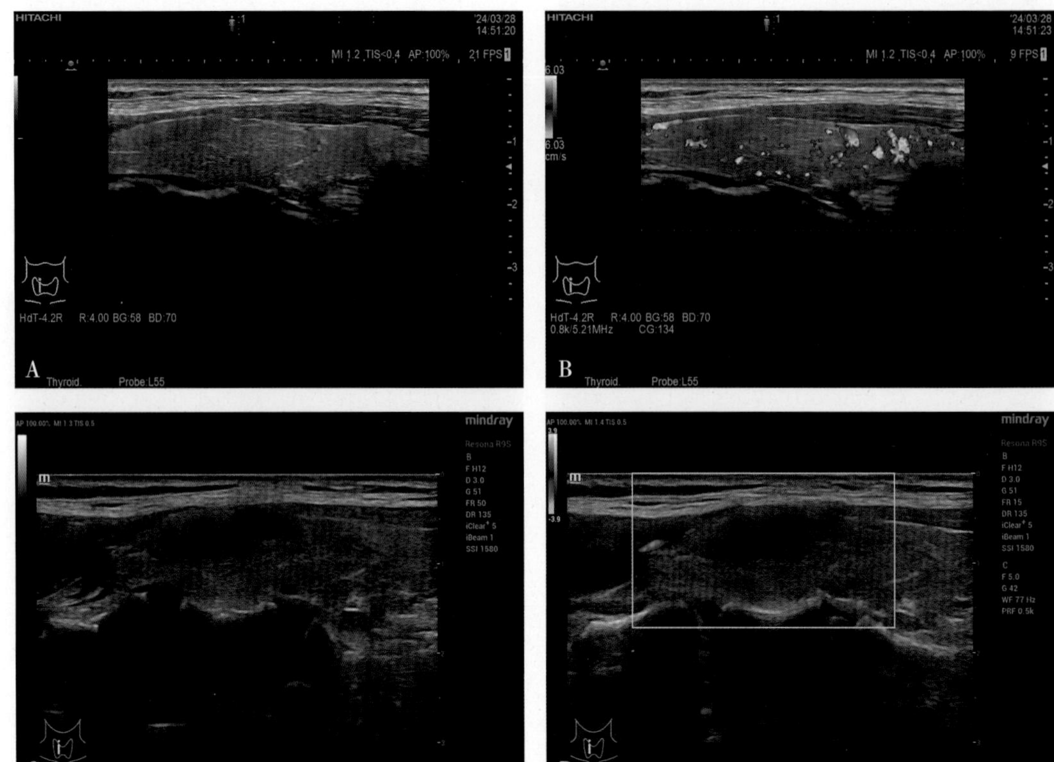

A. 甲状腺右叶纵切图，大小、形态正常，内部回声均匀，未见明显异常回声；B. 甲状腺右叶彩色多普勒超声图，实质内血流信号未见异常；C. 3 个月后复查，甲状腺右叶出现片状低回声区，形态不规则，边界不清，考虑甲状腺炎性病变；D. 甲状腺右叶彩色多普勒超声显示低回声区未见明显血流信号。

图 5-29 甲状腺右叶炎性病变超声显像

 65 Riedel 甲状腺炎有哪些超声征象？

Riedel 甲状腺炎(RT)超声检查多表现为甲状腺不对称性肿大，甲状腺内有形态规则、边界欠清的巨大低回声肿块，内部回声均匀或不均匀，可有结节样中高回声区，可单侧叶或双侧叶受累，CDFI 多表现为血流信号稀少，少数表现为囊实性结节；邻近颈总动脉的组织增厚并包绕颈总动脉，形成“颈动脉外壳”。颈动脉外壳是 RT 的特有表现，很少在多结节性甲状腺肿和桥本甲状腺肿中发现。超声弹性成像显示 RT 的病变部位较硬。RT 不伴有颈部异常淋巴结肿大。

66 超声如何鉴别甲状腺炎？

高频超声对甲状腺炎的鉴别具有较高的敏感性。对于急性化脓性甲状腺炎与亚急性甲状腺炎，超声检查均可发现两者甲状腺单侧叶或双侧叶肿大，内部可见局灶性或弥漫性回声减低区，形态不规则，边界不清，内部回声不均匀，累及周围组织者可见颈部软组织增厚，间隙增宽；但急性化脓性甲状腺炎在晚期因组织变性坏死，可有脓肿形成（图 5-30），超声表现为无回声区伴后方回声增强，这有别于亚急性甲状腺炎，后者炎症相对较轻，一般无脓肿形成。同时亚急性甲状腺炎低回声区呈“片状改变”，以病灶中心部位回声最低，周边逐渐增强，呈“冲洗征”，后方无增强效应，部分病灶可延伸至被膜，与颈前肌群粘连、融合而导致分界不清，病灶内血管走行正常，无扭曲、推挤现象，病灶实质内血流信号稀少甚至无明显血流信号（图 5-31），而病变周边血流信号较丰富。超声有助于急性化脓性甲状腺炎与亚急性甲状腺炎的鉴别诊断，但是部分病例的超声图像不够典型，鉴别困难。

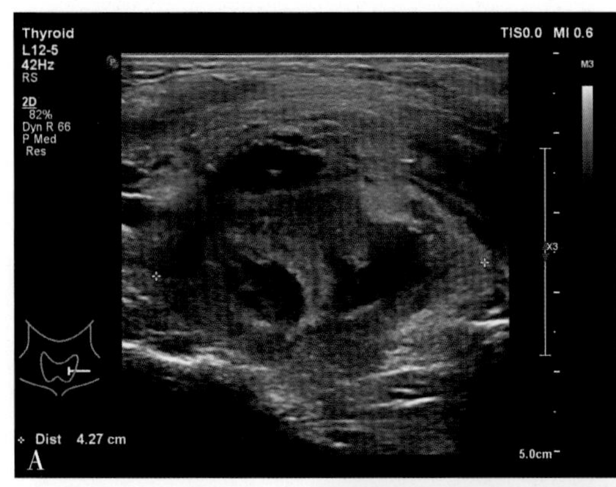

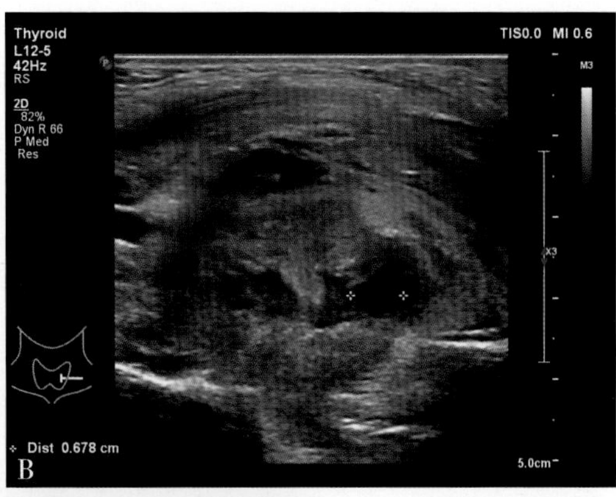

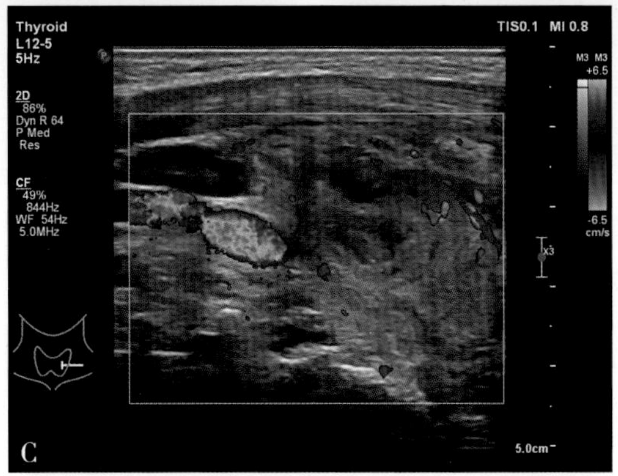

A. 甲状腺左叶内不均匀回声包块，形态不规则，边界不清，内部可见无回声区，考虑脓肿形成；B. 甲状腺左叶另一层面，可见脓肿累及周围软组织；C. 彩色多普勒超声提示坏死区内未见明显血流。

图 5-30　化脓性甲状腺炎超声显像

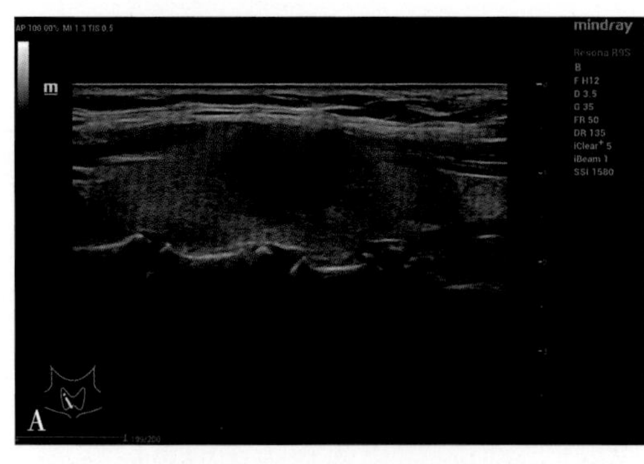

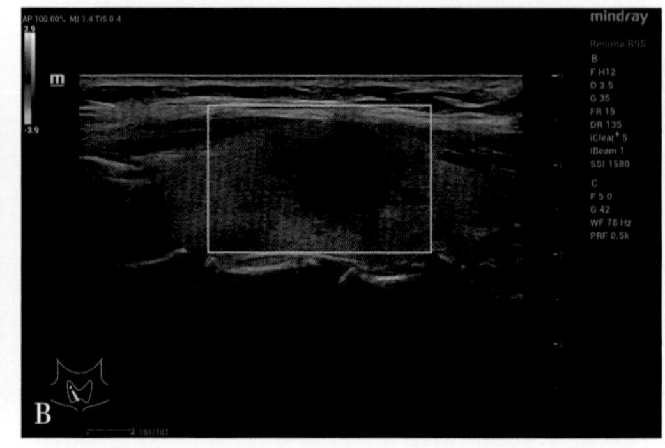

A. 甲状腺右叶纵切图，内部可见低回声区，边界不清，呈“冲洗征”，累及甲状腺周围组织，与带状肌分界不清；B. 彩色多普勒超声显示低回声区血流不明显。

图 5-31　亚急性甲状腺炎超声显像

局限型自身免疫性甲状腺炎较少见，超声特征不典型，表现为甲状腺内单个或多个不均匀低回声区，分布于一侧或双侧腺叶，边界清或不清，与其他局灶性甲状腺炎较难鉴别，但前者起病隐匿，无明显临床症状，随访过程中大小无明显变化，且部分结节内可见分隔（图 5-32）；部分患者随访过程中可出现甲状腺弥漫性病变（图 5-33），两者可以此相鉴别。典型的自身免疫性甲状腺炎具有独特的“弥漫性回声减低，内部可见细线样或网格样改变”超声特征，具有鉴别意义。急性化脓性甲状腺炎、亚急性甲状腺炎、自身免疫性甲状腺炎的鉴别见表 5-1。

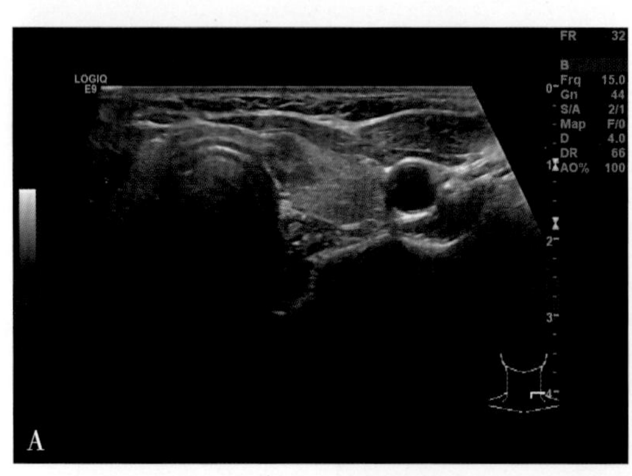

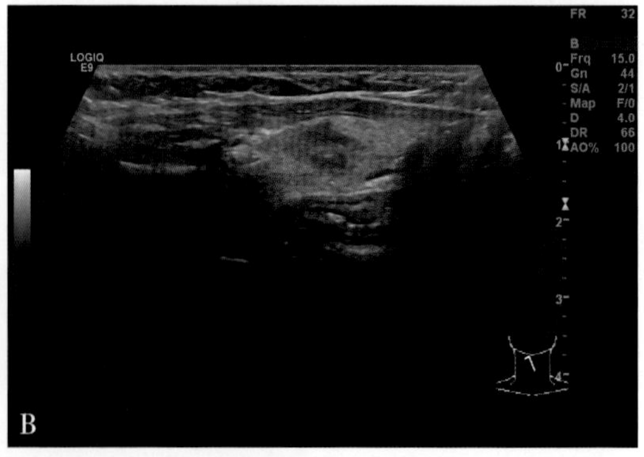

A. 甲状腺左叶横切图，内部可见低回声区，形态不规则，边界不清，声像图类似甲状腺癌，但结节内可见分隔样回声；B. 甲状腺左叶结节纵切图，结节内可见正常甲状腺回声分隔。

图 5-32　局灶性桥本甲状腺炎超声显像（1）

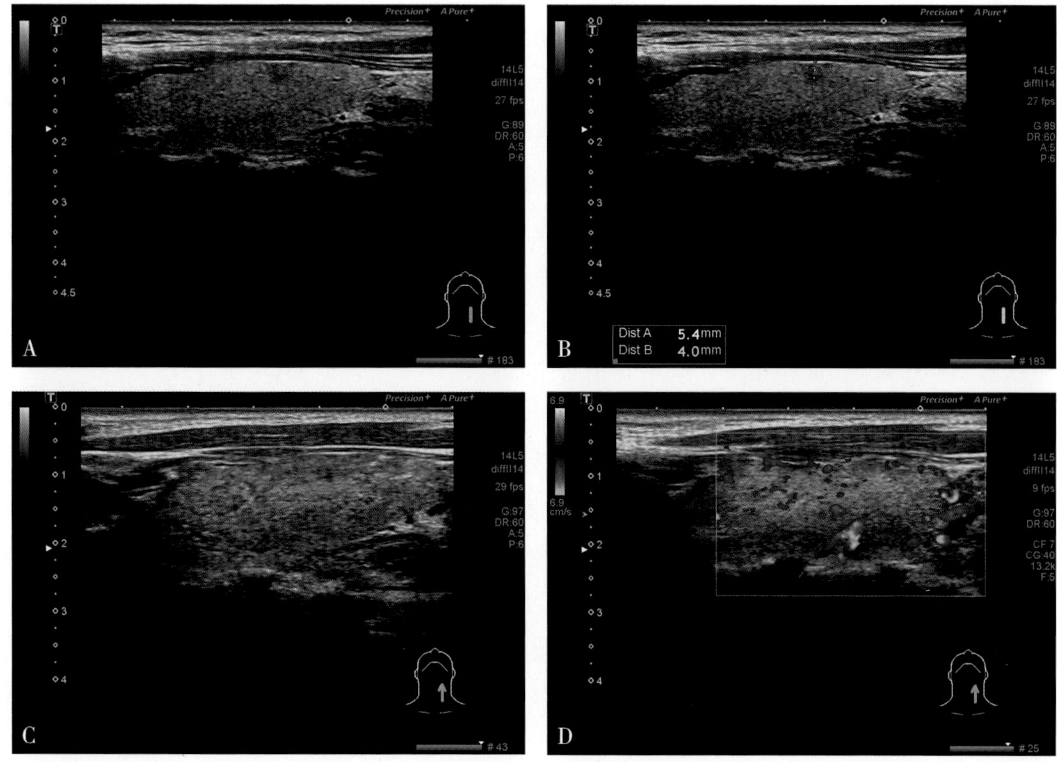

A、B. 局灶性炎症，边界不清，余甲状腺回声尚均匀；C. 原结节较前不明显，余甲状腺出现弥漫性回声不均匀；D. 甲状腺内血流信号增多。

图 5-33　局灶性桥本甲状腺炎超声显像(2)

表 5-1　急性化脓性甲状腺炎、亚急性甲状腺炎、自身免疫性甲状腺炎的鉴别

疾病	病因	发病方式	主要症状	实验室检查	超声特征	治疗
急性化脓性甲状腺炎	细菌感染	急性起病	突发颈部疼痛、压痛，多为单侧，伴有发热、寒战及感染的其他症状和体征	白细胞、C 反应蛋白增高，甲状腺功能、甲状腺球蛋白通常正常	甲状腺肿，内部可见不均匀低回声区，后期可有脓肿形成，血流信号增多	抗生素治疗，必要时脓肿引流或手术干预
亚急性甲状腺炎	病毒感染	发病较急	颈部疼痛、压痛，甲状腺肿，甲亢症状	甲状腺激素水平升高、甲状腺球蛋白增高，白细胞计数一般正常	甲状腺内单侧或双侧单发或多发，散在的低回声区，部分可相互融合，呈地图样或“冲洗征”，血流信号可增多	轻症者对症治疗，严重者可用糖皮质激素治疗
自身免疫性甲状腺炎	自身免疫	起病隐匿，进展缓慢	早期无明显临床症状，晚期出现甲减的表现	TPOAb、TgAb 滴度增高，甲状腺功能可正常、增高或减退	甲状腺弥漫性肿大，以峡部为主，晚期可能缩小，典型者实质回声呈网格样或蜂巢样改变	对症治疗，后期可出现甲减

67 哪些甲状腺肿瘤性疾病的超声征象需与甲状腺炎相鉴别?

早期桥本甲状腺炎需与弥漫性毒性甲状腺肿相鉴别,前者有甲状腺肿、回声减低、血流呈“火海征”,也可有甲状腺激素升高及甲亢的临床症状,易被误诊为格雷夫斯病甲亢,不同的是,前者TPOAb、TgAb显著升高,而促甲状腺激素受体抗体(TRAb)呈阴性,后者TPOAb、TgAb轻度升高,而TRAb呈阳性(图5-34、表5-2;图5-35、表5-3)。此外,还可做甲状腺摄碘率检查,桥本甲状腺炎患者甲状腺摄碘率降低,而格雷夫斯病甲亢患者甲状腺摄碘率明显升高,可资鉴别。

局灶性甲状腺炎超声特征表现多样,部分与甲状腺癌相似,尤其炎症病灶中合并钙化等其他超声特征(图5-36),更容易引起误诊。Wu等研究发现局灶性桥本甲状腺炎结节最大直径为18 mm,最小直径为3 mm,平均(9.00±4.33)mm,基本都很小,呈实质性低回声,边界不清,结节内血流一般或乏血供,且随访过程中大部分大小无明显变化,这些特征与微小乳头状癌非常类似。结节内细分隔和富血供在局灶性炎症中更常见(图5-37),其中纤细分隔回声代表了纤维化,具有高度特异性,但并不是所有局灶性炎症都有这种纤细分隔,导致鉴别困难。

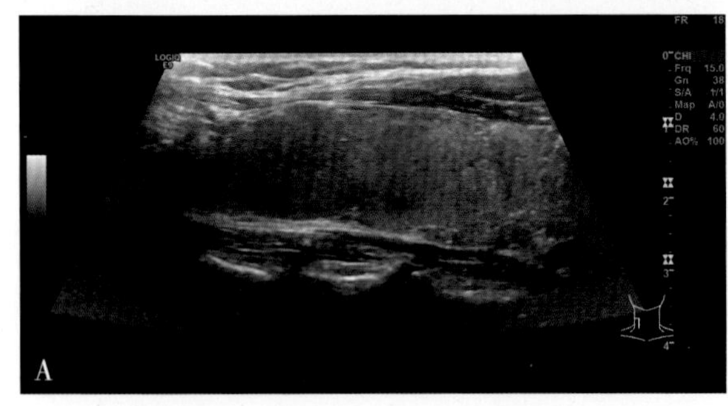

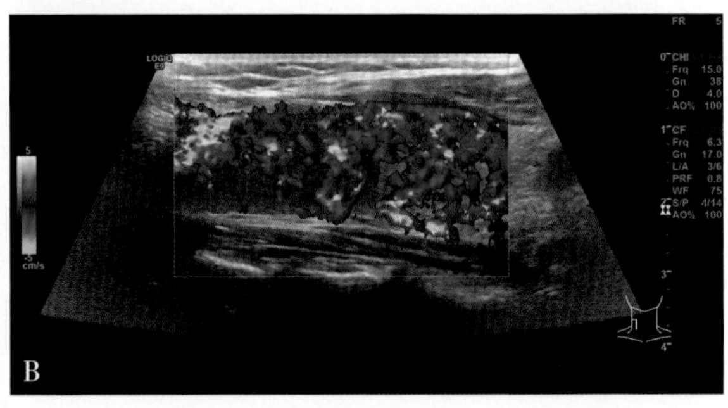

A. 甲状腺右叶二维超声纵切图,可见甲状腺实质弥漫性回声不均匀;B. 彩色多普勒超声提示甲状腺实质内血流丰富。

图5-34 桥本甲状腺炎超声显像

表5-2 桥本甲状腺炎患者甲状腺功能检查结果

检测项目	单位	检测值	参考值
甲状腺素(T_4)	nmol/L	98.50	66.00~181.00
三碘甲腺原氨酸(T_3)	nmol/L	1.86	1.30~3.10
促甲状腺激素(TSH)	mIU/L	5.670↑	0.270~4.200
游离甲状腺素(FT_4)	pmol/L	14.80	12.00~22.00
游离三碘甲腺原氨酸(FT_3)	pmol/L	4.83	3.10~6.80
甲状腺过氧化物酶抗体(TPOAb)	IU/mL	<9.00	<34.00
甲状腺球蛋白(Tg)	ng/mL	2.65↓	3.50~77.00
甲状腺球蛋白抗体Ⅱ(TgAbⅡ)	IU/mL	561.00↑	<115.00

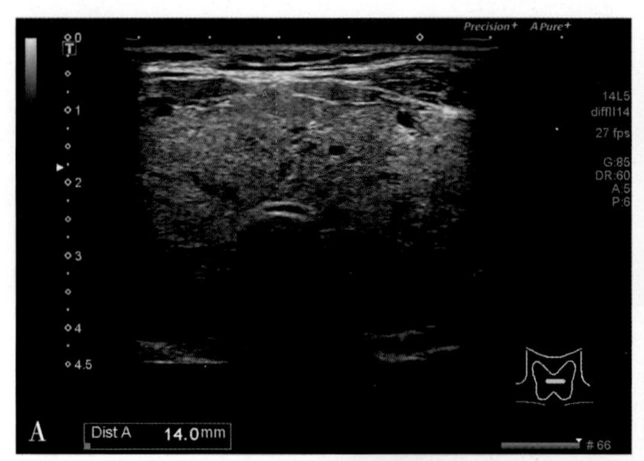

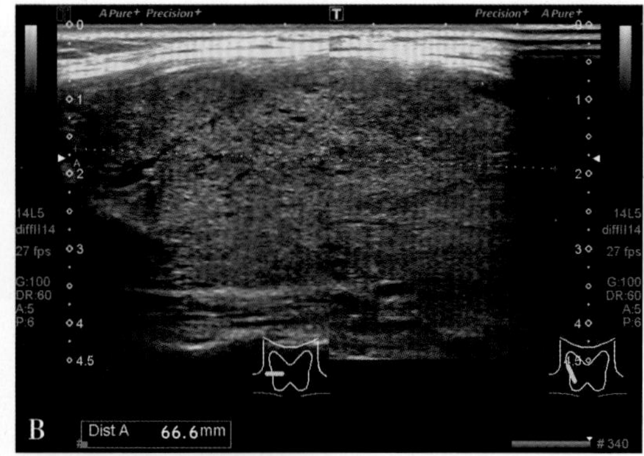

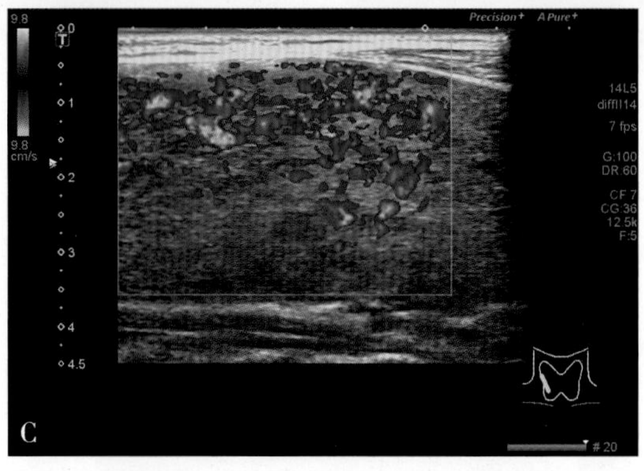

A. 甲状腺横切图，可见甲状腺外形增大，弥漫性回声不均匀；B. 甲状腺右叶纵切图，可见甲状腺弥漫性回声不均匀，内部可见散在低回声区；C. 彩色多普勒超声提示甲状腺血流丰富。

图 5-35 甲亢超声显像

表 5-3 甲亢患者甲状腺功能检查结果

检测项目	单位	检测值	参考值
甲状腺素(T_4)	μg/dL	4.30	4.30～12.50
三碘甲腺原氨酸(T_3)	ng/mL	1.14	0.66～1.92
促甲状腺激素(TSH)	mIU/L	1.305	0.380～4.340
游离甲状腺素(FT_4)	ng/dL	0.81	0.81～1.89
游离三碘甲腺原氨酸(FT_3)	pg/mL	3.61	1.80～4.10
甲状腺过氧化物酶抗体(TPOAb)	IU/mL	>1 300.00↑	≤60.00
甲状腺球蛋白(Tg)	ng/mL	2.74	1.40～78.00
甲状腺球蛋白抗体Ⅱ(TgAbⅡ)	IU/mL	638.80↑	≤4.50
促甲状腺激素受体抗体(TRAb)	IU/L	9.04↑	<1.90
甲状旁腺激素(PTH)	pg/mL	33.10	15.00～65.00

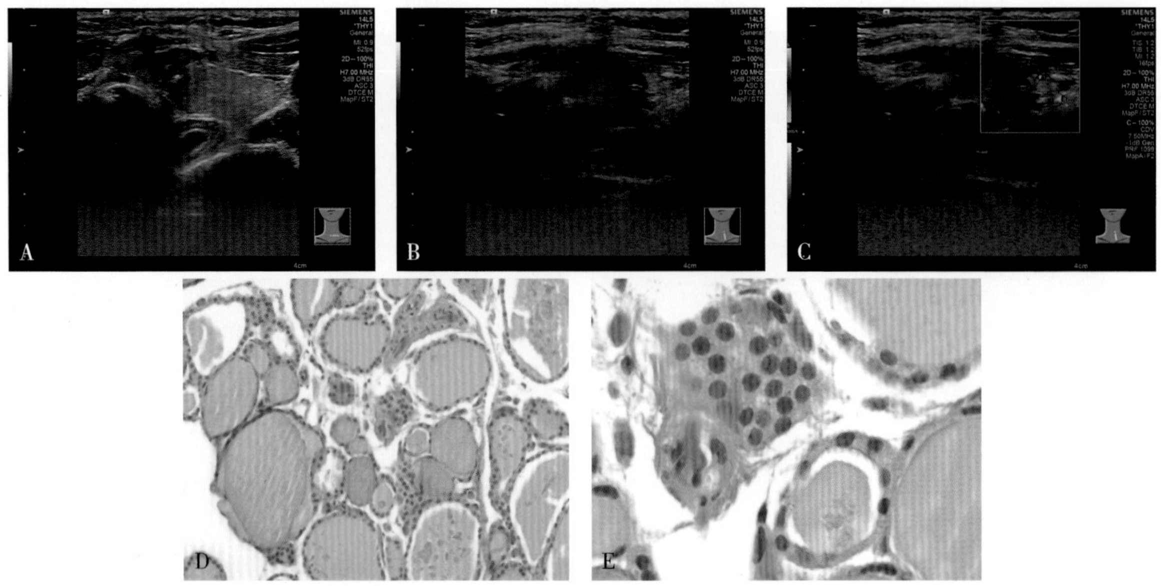

A. 甲状腺左叶结节横切图，结节呈实质性低回声，边界不清，纵横比失调，结节内可见强回声光点，超声特征与甲状腺癌类似；B. 甲状腺左叶结节纵切图；C. 彩色多普勒超声提示结节内血流信号不明显；病理检查显示，亚急性甲状腺炎，甲状腺滤泡间可见多核巨细胞浸润（D，×100；E，×400）。

图 5-36　亚急性甲状腺炎超声和病理

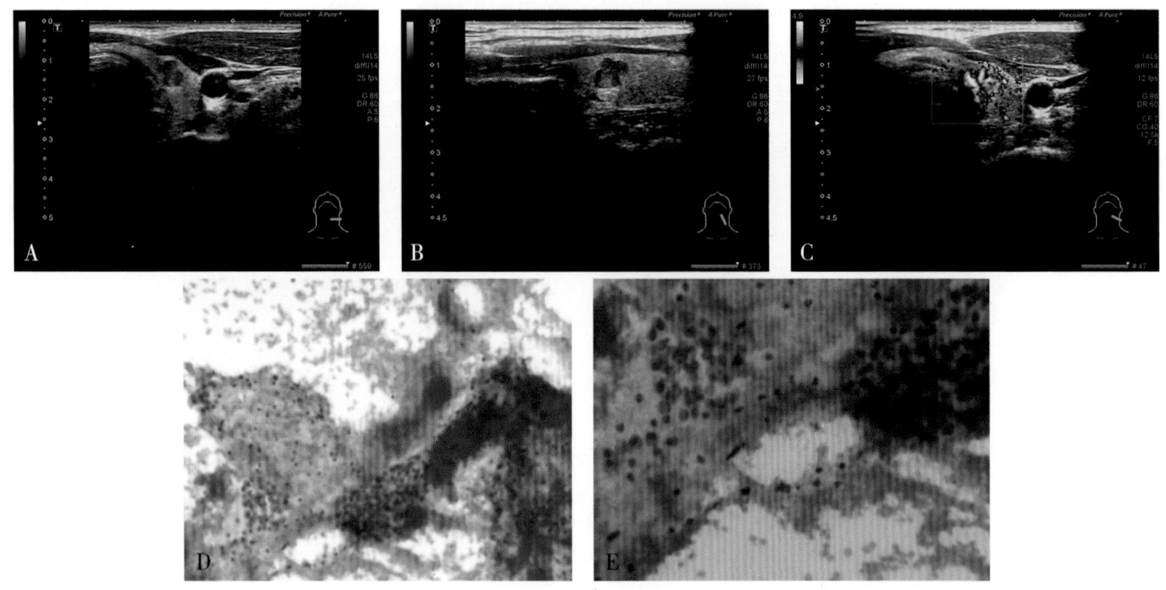

A～C. 甲状腺左叶实质性低回声结节，形态不规则，内部血流丰富；甲状腺结节细针穿刺细胞病理显示，结节内可见大量淋巴细胞浸润，考虑淋巴细胞性甲状腺炎（D，×100；E，×400）。

图 5-37　甲状腺炎超声和病理

甲状腺淋巴瘤的超声表现为甲状腺内低回声或极低回声区，内夹杂着网格状或条索状高回声，与桥本甲状腺炎超声特征类似，容易误诊。甲状腺淋巴瘤进展迅速，可表现为短期内迅速增大的颈前肿块，压迫气管及喉部引起呼吸困难、声音嘶哑等症状，而桥本甲状腺炎进展缓慢，呈渐进式甲状腺肿大或萎缩。桥本甲状腺炎患者发生甲状腺淋巴瘤的风险是普通人群的 40～80 倍，甲状腺淋巴瘤合并桥本甲状腺炎的患者约占甲状腺淋巴瘤的 25%，两者同时存在时诊断难度加大。

68 超声对甲状腺功能减退症的诊断有何帮助?

超声检查能在一定程度上反映甲状腺功能状态,对甲减有一定的诊断价值。Schimann 曾报道桥本甲状腺炎早期病理改变以淋巴细胞浸润、滤泡破坏为主导,且甲状腺实质回声的减低程度与甲状腺激素水平呈正相关,与促甲状腺激素(TSH)呈负相关;随着病程进展,弥漫性低回声内出现多个直径为 1 ~6 mm 的低回声微小结节征象或描述为网格样改变,认为其产生的病理基础是甲状腺间质内不同程度的纤维组织增生。轻度增生时形成纤细的纤维间隔,小叶结构明显;增生显著时形成粗大的纤维间隔,伴明显的玻璃样变性,甲状腺滤泡大量消失,甲状腺外形缩小(图 5-38、表 5-4)。发生甲减时,90% 的甲状腺滤泡被破坏,故甲减患者甲状腺回声多呈弥漫性减低,多数病例可见中到大量的条索状高回声,使腺体呈典型的网格样改变,部分病例可见结节形成。Kurita 等认为,运用灰阶超声定量分析甲状腺实质内低回声的分布范围可以预测甲减的发生,当范围小于 38.0% 时不会发生甲减(敏感度为 100%),>68.9% 时一定会发生甲减(特异度为 100%),48.3% 是预测发生甲减的截断值;对诊断甲减的敏感度、特异度及准确性分别是 88.9%、86.3% 和 87.6%,阳性和阴性预测值分别是 0.87、0.89。

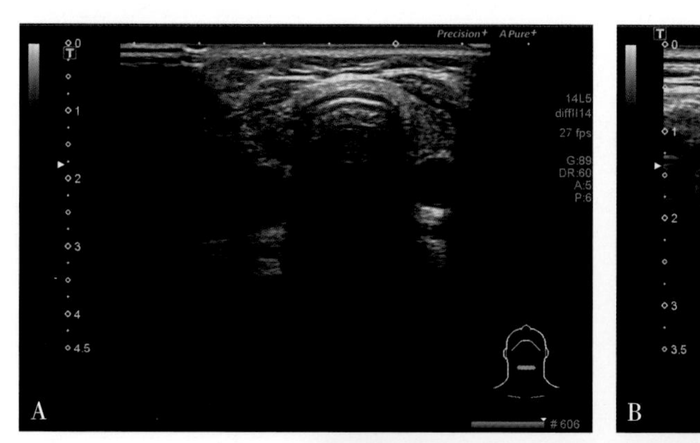

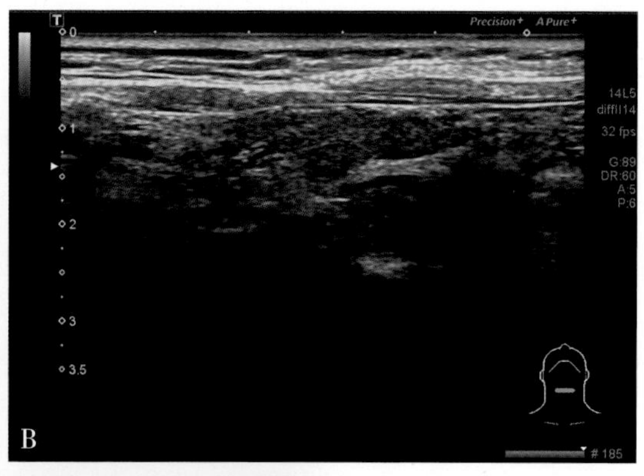

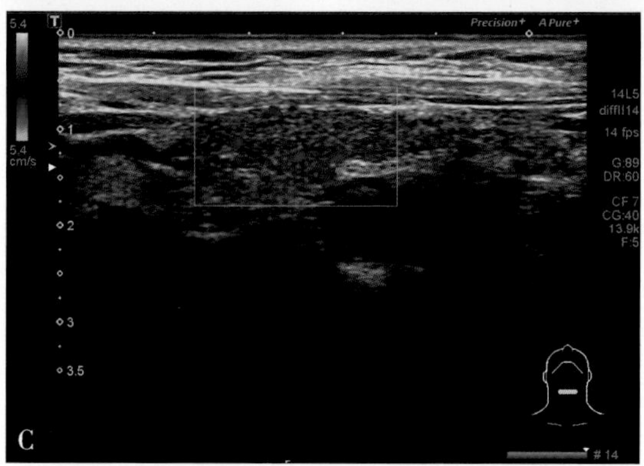

超声显示甲状腺缩小,回声不均匀(A 为横切图,B 为纵切图,C 为血流显像)。

图 5-38　亚临床甲减超声显像

表 5-4　亚临床甲减患者甲状腺功能检查结果

检测项目	单位	检测值	参考值
甲状腺素(T_4)	μg/dL	9.60	4.30～12.50
三碘甲腺原氨酸(T_3)	ng/mL	0.90	0.66～1.92
促甲状腺激素(TSH)	mIU/L	7.692↑	0.380～4.340
游离甲状腺素(FT_4)	ng/dL	1.15	0.81～1.89
游离三碘甲腺原氨酸(FT_3)	pg/mL	2.26	1.80～4.10

第二节　核医学相关影像学在甲状腺炎诊治中的应用

核医学在甲状腺炎诊断中有何具体应用?

核医学在甲状腺炎的诊断中具有重要作用,主要通过放射性核素显像技术来评估甲状腺的功能和形态变化。核医学在甲状腺炎诊断中的具体应用包括核医学甲状腺功能显像、甲状腺摄^{131}I功能试验、甲状腺静态显像、甲状腺血流显像、正电子发射断层显像。

什么是核医学甲状腺功能显像?

使用放射性碘(如^{131}I或^{123}I)或锝-99m(^{99m}Tc)标记的放射性药物,核医学扫描可以显示甲状腺的摄取功能。不同类型的甲状腺炎(如亚急性甲状腺炎、桥本甲状腺炎等)在显像中的放射性摄取图像会有所不同。

亚急性甲状腺炎(图5-39):亚急性甲状腺炎的不同阶段可有不同的影像表现。在病程的初期,通常表现为局部低放射性摄取,或不均匀的放射性分布,甚至双叶弥漫型放射性分布稀疏,也可以不显影,因为炎症导致甲状腺功能抑制。如果病情恢复,甲状腺显像可逐渐恢复正常。

桥本甲状腺炎(图5-40):在疾病的初期可能显示为正常或高摄取,但随着炎症的进展和甲状腺组织的破坏,放射性摄取逐渐减少、分布稀疏或者不均,最终表现为低摄取。

在以下情况临床医生可以建议患者做甲状腺功能显像检查。

1. **功能状态评估**　核医学技术可用于评估甲状腺的功能状态,如判断是否存在甲亢或甲减。放射性核素显像有助于区分不同类型的甲状腺炎,并帮助判断治疗效果或疾病进展。

2. **炎症部位定位**　核医学显像可以帮助识别炎症在甲状腺内的具体位置,这对于区分弥漫性甲状腺炎和局灶性炎症性病变(如甲状腺炎性结节)具有临床意义。

3. **确定炎症活动性**　甲状腺功能显像有助于判断炎症的活动性。在一些甲状腺炎中,如桥本甲状腺炎,放射性摄取的变化可以反映炎症的活跃程度。通过显像,医生可以评估是否需要进一步的治疗或调整现有治疗方案。

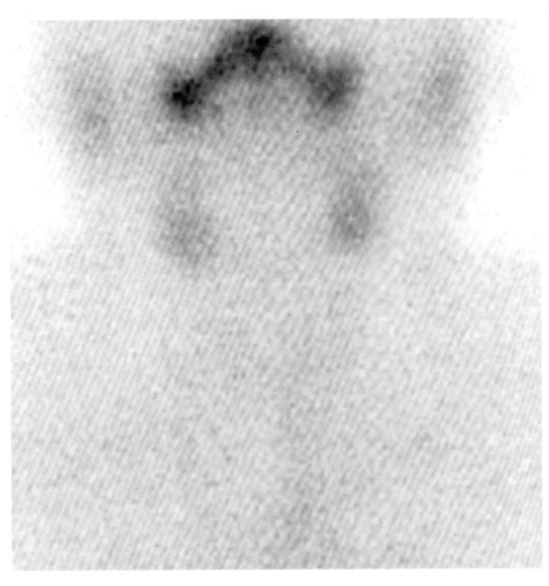

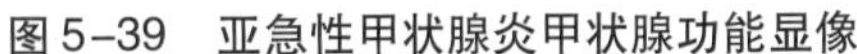
图 5-39　亚急性甲状腺炎甲状腺功能显像

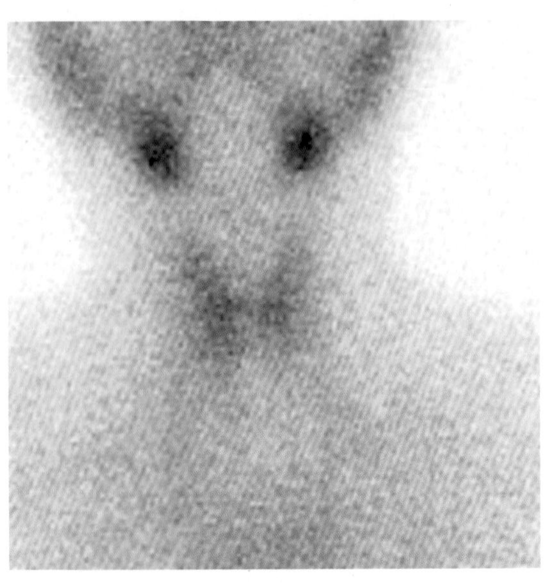
图 5-40　桥本甲状腺炎甲状腺功能显像

4. **鉴别诊断**　甲状腺功能显像可以帮助区分不同类型的甲状腺疾病，如区分甲状腺炎与其他甲状腺功能异常（如甲亢或甲状腺结节）。在亚急性甲状腺炎患者中，甲状腺显像通常显示为低放射性摄取区，而在甲亢（如格雷夫斯病）患者中，则显示为高摄取。

5. **监测治疗效果**　在甲状腺炎的治疗过程中，功能显像可以用于监测治疗的效果。例如，在使用抗炎药物或激素治疗亚急性甲状腺炎后，功能显像可能显示甲状腺功能的逐渐恢复，放射性摄取恢复正常。

6. **识别并发症**　在某些情况下，甲状腺功能显像可以帮助识别因炎症导致的并发症，如甲减或其他甲状腺结构异常。

总之，核医学提供了甲状腺炎的功能和形态学信息，有助于医生在早期做出准确诊断，并制订适当的治疗策略。

71 什么是甲状腺摄^{131}I 试验？

甲状腺炎通常会影响甲状腺激素的合成，可通过甲状腺摄^{131}I 试验评价甲状腺功能。

1. **原理**　空腹口服^{131}I 经胃肠吸收后随血液进入甲状腺，迅速被甲状腺滤泡细胞摄取，摄取的量和速度与甲状腺的功能密切相关，通过测定不同时间的甲状腺摄^{131}I 率，绘制出摄^{131}I 率曲线，并据此来评价甲状腺的功能状态。

2. **操作方法**　受检者检查前需停用可影响甲状腺功能的药物或食物［如含碘药物（包括碘油造影剂）和食物（海带、紫菜等）、含溴的药物、甲状腺激素、抗甲状腺药物等］2～4 周。

受检者空腹状态下口服^{131}I 溶液 74～370 kBq（2～10 μCi），服药后继续禁食 1～2 h，并在之后

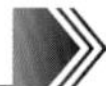

的第2、6、24 h测定甲状腺部位的放射性计数。如需要进行有效半衰期测定时，可加测48、72 h甲状腺部位的放射性计数。

3. **结果判读**　不同地区饮食中含碘量有显著差异，另外，测量仪器和方法也存在一定程度的差异，这使得甲状腺摄^{131}I率的正常值有较大差异。因此，各实验室需建立自己的正常值。正常人甲状腺摄^{131}I率随时间延长逐渐上升，24 h达高峰。一般来说，女性多高于男性，儿童及青少年较成人高，且年龄越小越明显。

4. **临床意义**　鉴别甲亢和甲状腺炎引起的破坏性甲状腺毒症所致的高甲状腺激素血症。急性或亚急性甲状腺炎因甲状腺滤泡遭受炎性破坏而出现甲状腺摄^{131}I功能降低，同时血清甲状腺激素水平升高，呈现摄^{131}I能力与血清甲状腺激素水平分离现象。对于慢性淋巴细胞性甲状腺炎，甲状腺显像剂分布可正常、稀疏或不均。但存在碘的有机化障碍，因此甲状腺功能显像（显像剂^{99m}Tc）和^{131}I显像结果可以不一致，即^{99m}Tc显像为“热结节”，而^{131}I显像为“冷结节”。

72　什么是甲状腺静态显像？

1. **使用的放射性核素**　静态显像常用放射性碘（如^{123}I）或锝（^{99m}Tc）等放射性核素。^{99m}Tc因其物理特性，广泛用于静态显像，因为它具有较短的半衰期和良好的图像质量。

2. **图像显示**　静态显像产生的图像显示甲状腺的形态、大小、位置，以及放射性核素在甲状腺内的分布。通过这些图像，可以发现甲状腺的结节、囊肿、肿瘤等结构异常，以及甲状腺功能的整体状况。

3. **用途**

（1）诊断甲状腺结节　静态显像可以区分功能性（热结节）和非功能性（冷结节）结节，帮助诊断结节的良恶性。

（2）评估甲亢或甲减（图5-41）　通过分析甲状腺摄取放射性核素的程度，判断甲亢或甲减。

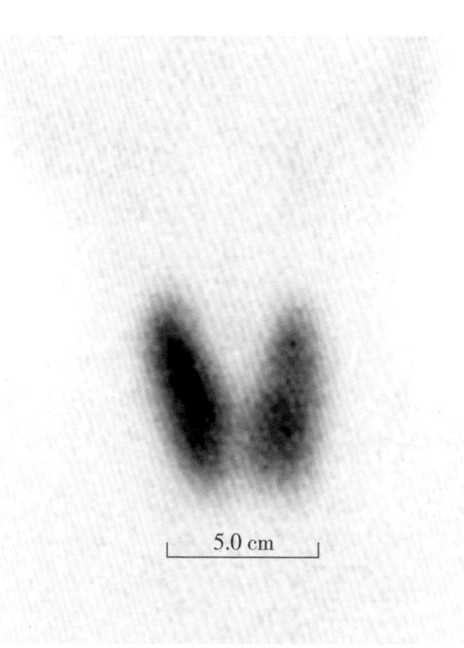

图5-41　甲亢患者甲状腺功能显像

（3）定位甲状腺组织　在异位甲状腺或甲状腺外分泌组织的诊断中，静态显像能准确定位这些组织。

正常影像：甲状腺双叶呈蝴蝶状，放射性分布均匀，双叶上极因甲状腺组织较薄，放射性分布略有些稀疏，峡部一般不显影或其浓聚程度明显低于双侧甲状腺叶，偶尔可见到锥状叶。

异常影像：主要表现为甲状腺位置异常、体积增大或减小、形态不规则或不完整、显像剂分布异常。显像剂分布异常通常表现为弥漫性分布异常或局灶性浓聚或稀疏，甚至甲状腺可不显影。

4. 图像解读

（1）急性甲状腺炎　甲状腺细胞被破坏，显像剂分布弥漫性减低。

（2）亚急性甲状腺炎　病程初期核医学检查表现为“分离现象”，即甲状腺显像见局限性稀疏、缺损区，或单叶/双叶弥漫稀疏改变甚至完全不显影，此时血中甲状腺激素水平升高且甲状腺摄^{131}I率降低。到疾病恢复后期，甲状腺显像逐渐恢复正常。

（3）慢性淋巴细胞性甲状腺炎　临床无明显症状时，甲状腺显像也可表现正常。当出现甲减症状时，甲状腺显像可出现显像剂分布浓聚、稀疏不均，有的甚至为“冷”结节。由于存在碘的有机化障碍，慢性淋巴细胞性甲状腺炎可出现^{99m}Tc 和^{131}I 显像结果不一致的情况。

（4）无痛性甲状腺炎　可表现为显像剂摄取减少或不摄取。

73 什么是甲状腺血流显像？

甲状腺血流显像主要用于评估甲状腺的血液供应情况。这项技术通过检测放射性示踪剂在甲状腺内的血流分布，帮助医生诊断和管理与甲状腺血液供应相关的疾病。

（一）显像剂及原理

经肘静脉“弹丸”式注射^{99m}Tc 后，^{99m}Tc 将迅速通过心脏，进入甲状腺动脉系统，灌注到甲状腺组织，其在甲状腺的流量和流速反映甲状腺及其病灶部位的血流灌注和功能状态。应用 γ 相机或 SPECT 进行动态采集，观察其随动脉血流经甲状腺的流量及流速，以及被甲状腺摄取的情况，判断甲状腺及其病灶部位的血流灌注及功能状态，为甲状腺弥漫性或局限性疾病的诊断提供依据。

（二）甲状腺血流显像的用途

1. 评估甲状腺炎症　在某些类型的甲状腺炎（如亚急性甲状腺炎）中，炎症会影响甲状腺的血液供应。通过血流显像，医生可以观察到甲状腺区域的血流增加或减少，这有助于区分不同类型的甲状腺炎。

2. 诊断甲状腺肿瘤　恶性甲状腺肿瘤通常伴随异常的血流模式，如血流增加或新生血管的形成。甲状腺血流显像能够帮助医生识别这些异常，辅助肿瘤的早期诊断。

3. 评估甲状腺结节的性质　甲状腺结节是临床上常见的甲状腺病变。通过甲状腺血流显像，医生可以评估结节的血液供应情况，从而判断其是良性还是恶性。通常，良性结节的血流较少，而恶性结节可能显示出丰富的血流。

4. 监测治疗效果　对于接受放射性碘治疗或手术治疗的甲状腺患者，血流显像可以用于评估治疗后的血流变化，帮助医生判断治疗是否成功及是否存在复发的风险。

5. 区分甲亢的类型　甲亢（如格雷夫斯病）常表现为整个甲状腺血流增加，而毒性甲状腺结节（Plummer 病）则表现为局部血流增加。通过血流显像，医生可以更准确地确定甲亢的原因。

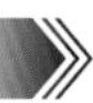

（三）甲状腺血流显像与其他影像学检查的对比

甲状腺血流显像与其他影像学检查（如超声或 CT）相比，具有独特的优势。

1. **功能评估**　血流显像不仅能提供甲状腺的结构信息，还能提供血液流动的动态信息，这对于理解病变的活跃程度非常重要。

2. **无创性**　与手术或活检相比，甲状腺血流显像是一种非侵入性检查，对患者的身体无直接损伤。

（四）图像分析

1. **正常影像**　注射显像剂后，首先见锁骨下动脉显影，8 ~ 12 s 双侧颈动脉对称显影，10 ~ 18 s 甲状腺开始显影，之后颈部血管影逐渐消退，显像剂逐渐在甲状腺内聚集，至 22 s 左右甲状腺内显像剂分布已超过颈动、静脉，显像剂分布均匀。甲状腺功能正常时，颈动脉-甲状腺通过时间平均为 2.5 ~ 7.5 s。

2. **异常影像**　局部灌注出现浓聚、减低或两侧不对称。甲状腺或甲状腺结节部位提前清晰显影，或显像剂分布较正常甲状腺组织明显减少甚至不显影。

甲亢患者血流灌注异常增加，甲减患者血流灌注则减少。当甲状腺结节显示血流灌注增加，且甲状腺静态显像表现为“冷结节”，甲状腺癌可能性大，但局限性炎性病灶也可以出现血流增加。通常在甲状腺炎的初期，甲状腺血流显像显示为腺体血流灌注增加。

74　什么是正电子发射断层显像?

正电子（β^+）与物质的相互作用主要是发生湮灭反应，转变为两个方向相反的 511 keV 的 γ 光子。正电子发射断层显像（PET）设备通过符合探测技术进行 γ 光子对的探测并成像，是专门应用于正电子类放射性药物显像的影像设备。正电子类放射性核素（如 ^{18}F、^{68}Ga、^{11}C 等）都是构成有机体基本元素的同位素，标记生物活性物质后，几乎不改变机体的生理、生化过程。PET/CT 是把 PET 与 CT 两种影像设备有机结合在一起而形成的一种新设备。PET/CT 能将体内功能代谢及解剖信息以同机扫描的方式融合成像。

^{18}F-脱氧葡萄糖（^{18}F-FDG）的 PET/CT 在甲状腺炎的诊断中具有独特的诊断能力。

1. **检测甲状腺炎症活动性**　在某些甲状腺炎（如桥本甲状腺炎或亚急性甲状腺炎）中，炎症导致甲状腺局部代谢活性增加，这在 PET 中表现为高 FDG 摄取区。这有助于判断炎症的活动性及疾病的严重程度。

2. **定位病变**　PET 可以帮助精确定位炎症病变，特别是在常规影像学检查难以辨识的复杂或疑难病例中。

3. **鉴别甲状腺结节的良恶性**　恶性甲状腺结节通常表现为较高的 FDG 摄取，而良性结节的摄取较低。PET 能够辅助判断甲状腺结节的性质，虽然对炎性疾病的特异性较低，但在与其他影像学检查(如超声)联合使用时,可以提供更多诊断信息。

4. **评估甲状腺功能和炎症范围** PET/CT 能够评估甲状腺以外的全身性炎症扩散或转移情况,特别是在涉及全身性疾病(如多灶性自体免疫疾病)时,这对确定治疗策略非常重要。

5. **监测治疗效果** 对于已经接受治疗的甲状腺炎患者(如激素治疗或放射治疗),PET 可以用于监测治疗的效果,通过观察 FDG 摄取的变化,判断炎症是否得到控制或是否存在残余病灶。

PET 在甲状腺炎中的应用为医生提供了更深入的代谢和功能信息,特别是在评估炎症活动性、鉴别结节良恶性及监测治疗效果方面具有独特的优势。尽管 PET 在甲状腺炎中的特异性可能有限,但作为辅助工具,它能够在复杂或疑难病例中提供重要的诊断信息,帮助医生制订更精准的治疗方案。

第三节　甲状腺炎的其他影像学检查

75 甲状腺本身的影像学检查有哪些？各有什么作用？

甲状腺本身的影像学检查包括 CT、MRI 等。CT 根据不同密度的组织对 X 射线有不同的吸收特性，利用计算机数字重建技术将原始 X 射线成像数据转换为不同灰度的二维图像，能反映不同密度组织的断层解剖结构。CT 具有较好的空间及密度分辨率，能准确地显示甲状腺的结构图像，包括大小、形状、位置和密度等信息。此外，CT 扫描速度快，仅需几秒钟到几分钟就能完成，所以在急性情况下快速评估甲状腺病变，例如出血或感染等，非常有效。对于甲状腺病变，CT 检查不仅能显示病变的密度、位置和范围，还能显示病变与周围结构的关系。CT 对甲状腺病变压迫气管、胸骨后延伸情况和有无颈部淋巴结肿大的诊断优于其他影像检查。

正常甲状腺因富含碘，CT 平扫时密度明显高于其他组织，CT 值范围达 79～126 Hu，平均(101±11.5)Hu，而注射对比剂后，又由于血供丰富而表现为明显的高密度。甲状腺病变时，由于甲状腺组织异常或功能障碍，其摄碘能力和血供均受影响，甲状腺病变区会出现平扫(图 5-42)或增强扫描后密度的改变(图 5-43)。CT 可清晰显示病灶的钙化、囊变、出血等异常病理改变。甲状腺疾病的 CT 表现具体可分为 3 种类型：局限性(图 5-44、图 5-45)、弥漫性肿大及混合型。局限性主要见于腺癌、腺瘤等，弥漫性肿大主要见于结节性甲状腺肿、弥漫性甲状腺肿、桥本甲状腺炎(图 5-46、图 5-47)，混合型介于两者之间(图 5-48、图 5-49)。

MRI 检查具有无辐射、多参数成像的特点，具有良好的组织对比和空间分辨率。MRI 常规检查可以提示病变的位置、形态及对邻近组织结构的侵犯，对病灶内出血、囊变敏感。磁共振弥散加权成像(diffusion weighted imaging，DWI)通过测量表观弥散系数(apparent diffusion coefficient，ADC)定量反映组织中水分子的扩散运动情况。甲状腺良、恶性肿瘤 ADC 值不同是基于其细胞构成和组织病理学。恶性肿瘤细胞构成致密、细胞核/细胞质(N/C)比例增高。这一病理特征导致细胞外间隙缩小，组织内水分子的弥散受到限制，进而导致 ADC 值降低，表现在 DWI 上呈高信号。

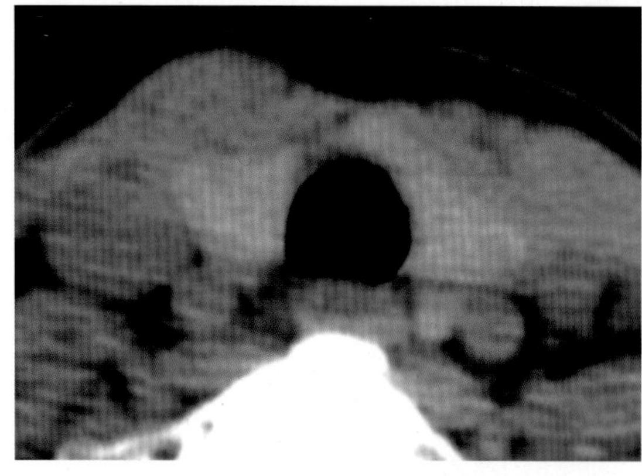

图 5-42　CT 平扫示甲状腺两叶密度稍不均匀

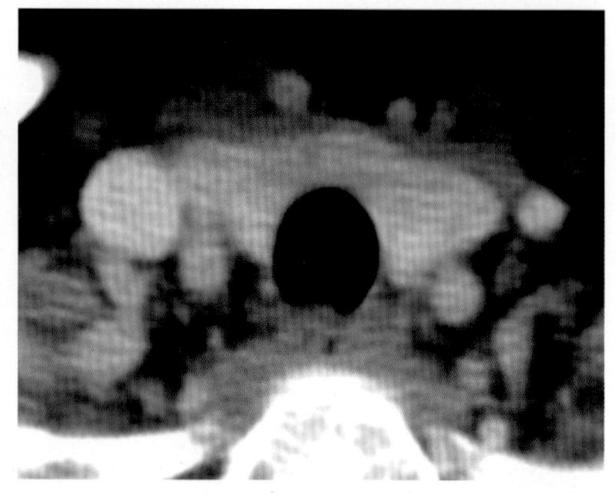

图 5-43　CT 增强扫描示甲状腺两叶密度强化稍不均(手术病理诊断为亚急性甲状腺炎)

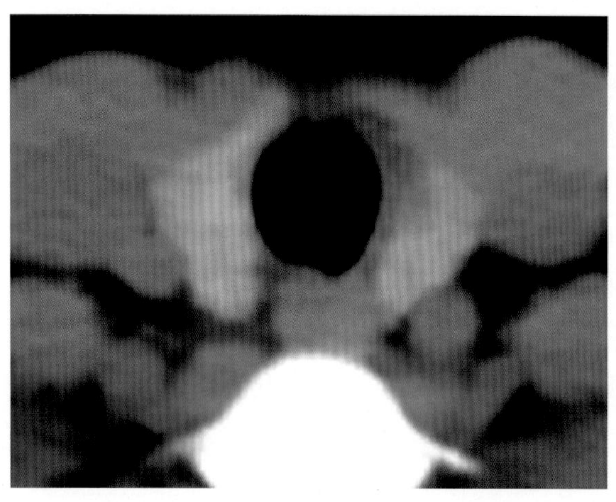

图 5-44　CT 平扫示甲状腺左叶局限性低密度影

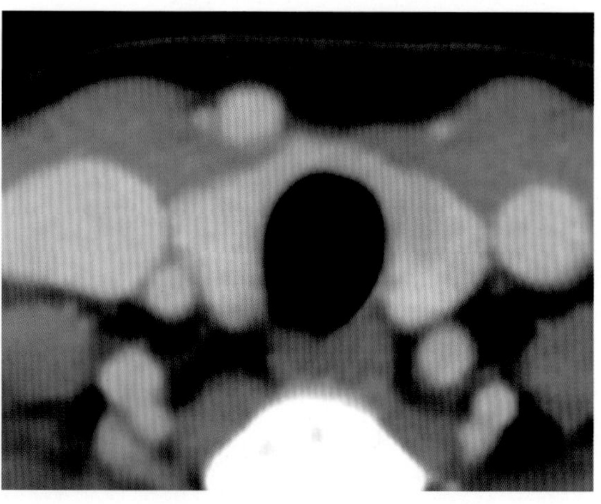

图 5-45　CT 增强扫描示甲状腺左叶局限性稍低密度影(手术病理诊断为结节性甲状腺肿伴炎症)

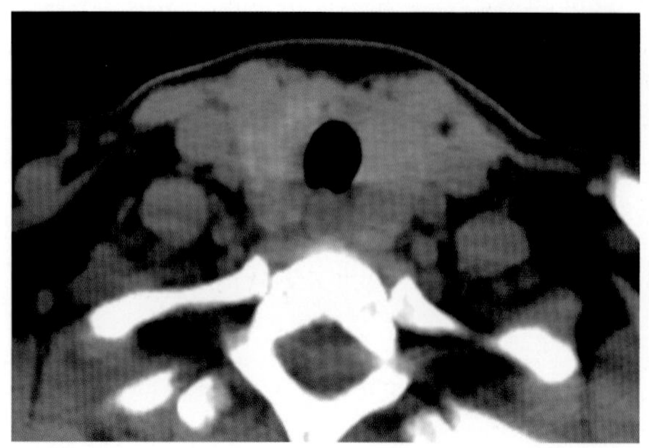

图 5-46　CT 平扫示甲状腺两叶密度减低,密度不均匀

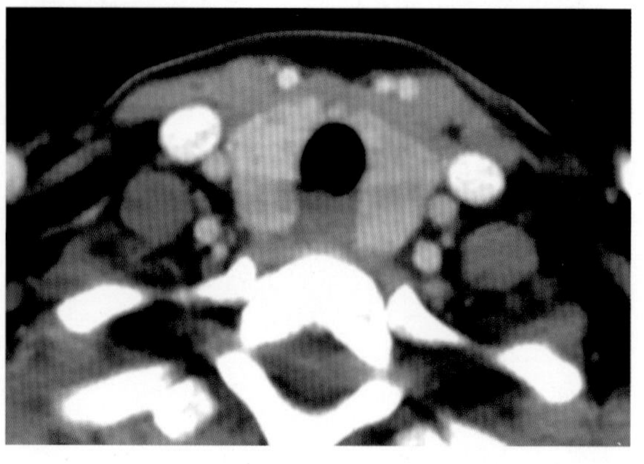

图 5-47　桥本甲状腺炎 CT 增强扫描示甲状腺两叶密度强化不均匀

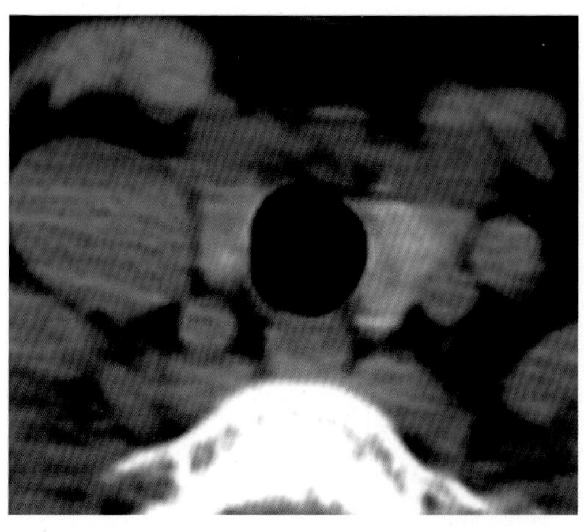

图 5-48　CT 平扫示甲状腺两叶密度不均匀，并见低密度影，以右叶明显

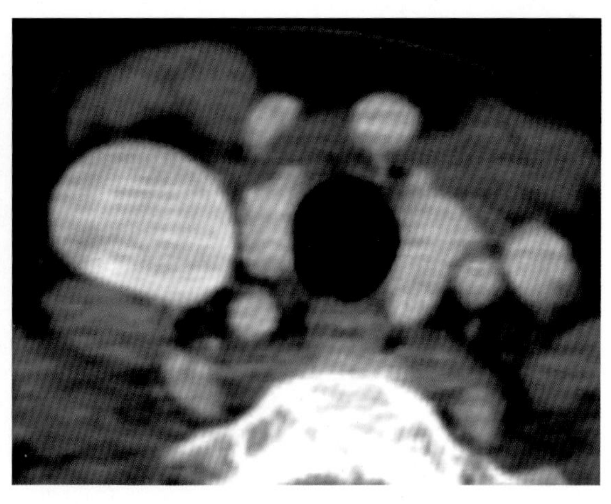

图 5-49　CT 增强扫描示增强后低密度病灶明显强化（手术病理诊断为亚急性甲状腺炎）

76　甲状腺以外的影像学检查有哪些?

（一）骨质疏松的影像学检查

甲状腺疾病是内分泌科的常见疾病，也是影响骨代谢、引起骨质疏松的主要危险因素。适当的甲状腺激素可以促进骨骼生长发育，建立骨峰值，在骨骼生长、骨量的峰值获取和骨量的维持中起着至关重要的作用，是维持骨骼健康的重要调节剂。但甲状腺激素异常会导致机体内分泌与代谢紊乱，影响骨吸收与骨形成，增加患骨质疏松的风险。骨质疏松表现为骨量减少，易发生骨折，影像学检查包括 X 射线平片、CT、MRI、核医学检查和骨密度测量。

1. **X 射线平片**　X 射线平片是最常用的检查方法。骨质疏松在 X 射线平片上可以表现为骨小梁稀少、骨密度降低，但这些影像表现受主观因素影响大，对早期的骨丢失不敏感。若 X 射线平片提示骨丢失，需进一步行骨密度测量。骨质疏松性骨折，尤其是椎体骨折的诊断，X 射线平片是首选方法，可以显示椎体变形和骨折情况。需要注意，因骨质疏松性骨折可以是轻微骨折、功能不全性骨折等 X 射线平片不易显示的类型，故建议采用 X 射线平片结合 CT 和/或 MRI，避免漏诊、误诊。

2. CT　CT 也是诊断骨质疏松常用的影像学检查方法。CT 图像为断面解剖（图 5-50），避免了 X 射线平片的组织重叠投影问题，还可以进行多平面重组（multi-planar reconstruction，MPR），显示细微骨折更敏感。同时，CT 检查在鉴别骨质疏松（图 5-51）与骨肿瘤等其他骨病变方面很有帮助。

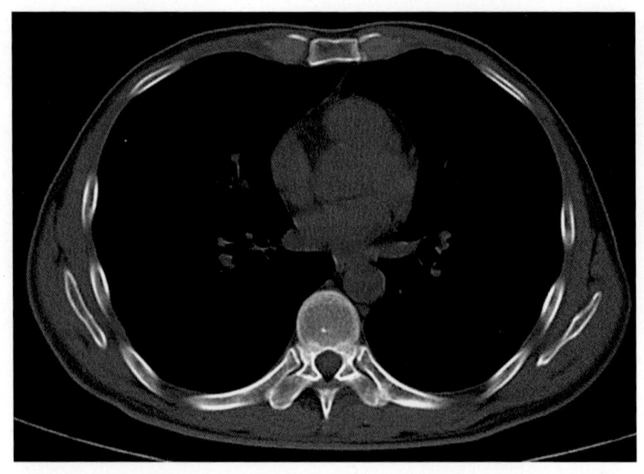

图 5-50　CT 扫描示正常胸椎椎体骨密度均匀，未见骨密度明显降低，未见骨小梁

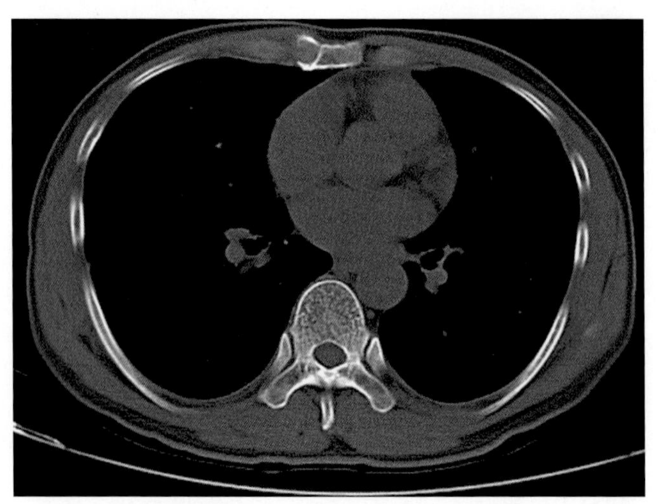

图 5-51　CT 扫描示甲减患者胸椎椎体骨密度降低，可见部分骨小梁，提示骨质疏松

3. MRI　MRI 无辐射，组织对比度高，可较 X 射线平片和 CT 更灵敏地显示骨髓早期改变，并可用于显示骨髓水肿，在显示细微骨折及与骨肿瘤和感染的鉴别方面有独特优势。由于普通 MRI 的信号没有标准化，故测量信号强度本身没有意义。MRI 的脂肪抑制序列可以精准测量骨髓的脂肪含量，可以用于骨质疏松评价和研究，但目前还不能用于骨质疏松的诊断。

4. 核医学检查　放射性核素骨显像对原发性骨质疏松的诊断并无明显价值，椎体压缩性骨折时表现为较强的线状特征性显像剂分布浓聚带。骨显像定量分析可用于骨质疏松治疗过程中的疗效监测。鉴于代谢性骨病（如甲状旁腺功能亢进症、Paget 病、肥大性肺性骨关节病、骨软化症等）患者骨显像呈现特征性影像学表现，骨显像可用于继发性骨质疏松的诊断与鉴别诊断。此外，SPECT 和 SPECT/CT（如甲状腺显像、甲状旁腺显像、肾功能显像等）、^{18}F-FDG PET/CT 或 PET/MRI 对继发性骨质疏松的诊断与鉴别诊断具有价值。

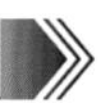

原发性甲减是指各种原因所致的甲状腺功能减退而引起的全身性低代谢综合征。甲状腺激素水平降低可反馈性地引起促甲状腺激素（TSH）增高及垂体反应性增生。垂体 MRI 检查是目前垂体病变的最佳检查方法，可清晰地观察垂体及周围组织的结构。甲减所致垂体增生 MRI 表现为垂体前叶体积增大，信号均匀，呈等 T1 信号，其上缘呈对称性隆起，似钟形，后叶呈高信号，垂体柄未见推移、中断及异常信号；Gd-DTPA 增强后扫描可见垂体明显均匀强化，高度>9 mm，海绵窦未见受侵，强化峰值与正常垂体一致。

参考文献

[1] SHE X, ZHOU Y N, GUO J, et al. Clinical analysis of acute suppurative thyroiditis in 18 children[J]. Infect Drug Resist, 2022(15): 4471-4477.

[2] YUEN H Y, WONG K T, AHUJA A T. Sonography of diffuse thyroid disease[J]. Australas J Ultrasound Med, 2016, 19(1): 13-29.

[3] YOLMO D, MADANA J, KALAIARASI R, et al. Retrospective case review of pyriform sinus fistulae of third branchial arch origin commonly presenting as acute suppurative thyroiditis in children[J]. J Laryngol Otol, 2012, 126(7): 737-742.

[4] CHO M H, KIM C S, PARK J S, et al. Riedel's thyroiditis in a patient with recurrent subacute thyroiditis: a case report and review of the literature[J]. Endocr J, 2007, 54(4): 559-562.

[5] BITKIN E C, TOPRAK N. Diagnostic role of thyroid elastography in pediatric patients with Hashimoto's thyroiditis and Graves' disease: a prospective controlled study[J]. Arch Pediatr, 2023, 30(2): 104-108.

[6] SCHIEMANN U, AVENHAUS W, KONTUREK J W, et al. Relationship of clinical features and laboratory parameters to thyroid echogenicity measured by standardized grey scale ultrasonography in patients with Hashimoto's thyroiditis[J]. Med Sci Monit, 2003, 9(4): MT13-MT17.

[7] SENCHA A N, PATRUNOV Y N. Thyroid ultrasound from simple to complex[M]. Switzerland: Springer, 2019.

[8] WU H X, ZHANG B J. Ultrasonographic appearance of focal Hashimoto's thyroiditis: a single institution experience[J]. Endocr J, 2015, 62(7): 655-663.

[9] 孙寒冰，夏稻子，张文华. 高频超声及背向散射积分对桥本甲状腺炎甲状腺功能变化的诊断价值[J]. 中国超声医学杂志，2010，16(1)：18-21.

[10] KURITA S, SAKURAI M, KITA Y, et al. Measurement of thyroid blood flow area is useful for diagnosing the cause of thyrotoxicosis[J]. Thyroid, 2005, 15(11): 1249-1252.

[11] ANDERSON J. Tumours: general features, types and examples[A]//ANDERSON J R. Muir's textbook of pathology. 13th ed. London: Edward Arnold, 1992.

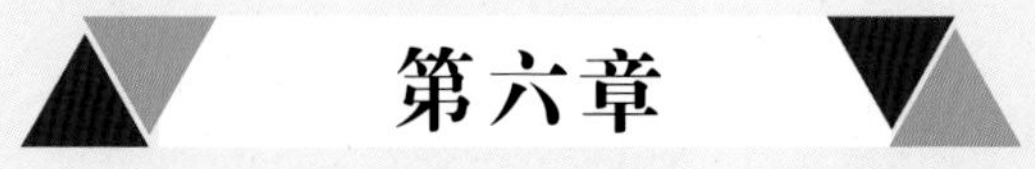

第六章

甲状腺炎的细胞和组织病理

病理学在甲状腺炎诊断中具有深远的意义，它不仅是诊断甲状腺炎的金标准，还是指导治疗、评估预后及推动医学研究进步的重要工具。

第一节　正常甲状腺的病理学特征

77 什么是病理学?

简而言之,病理学(pathology)是研究疾病发生发展规律以探究疾病本质的一门学科,是医学中的一个重要分支,主要采用自然科学方法,系统地研究疾病的原因、发病机制、细胞形态与组织结构、分子、代谢与功能等方面的改变,揭示疾病的发生发展规律,阐明疾病的本质,为疾病临床诊疗提供科学依据。

病理学研究内容主要包括:①疾病原因,如来自机体外的物理因素(高温、辐射、创伤等)、生物因素(细菌、病毒、支原体、衣原体等)和化学因素(强酸、强碱、有害气体)等;②发病机制,即疾病的启动、进展与转归的模式/方式;③细胞、组织与器官改变,主要涵盖细胞、组织和器官的形态、分子、代谢与功能上的改变,这些改变是病理学研究中最重要的内容。病理学研究的核心内容决定了它在医学临床实践中的重要性,尤其在疾病诊断、治疗与预后判断上的重要价值。因此衍生出相应的病理亚学科专业如病理解剖学、病理生理学、诊断病理学、分子/基因组病理学、免疫病理学等。

78 正常甲状腺的细胞与组织病理是怎样的?

正常甲状腺腺体由紧密排列的滤泡组成,滤泡大小不等,呈圆形或不规则形,滤泡腔内含有胶质,是甲状腺的结构和功能单位。滤泡间为少量疏松结缔组织和丰富的毛细血管。滤泡细胞的高度随腺体受刺激程度与功能状态的变化而变化,功能活跃时呈柱状,滤泡腔内胶质减少;反之呈立方或扁平状,滤泡腔内胶质增多(图 6-1)。

良性滤泡结节(benign follicular nodule,BFN)是甲状腺细胞病理学中最常见的病变,包括一组具有相似细胞学特征的良性病变,组织学分类包括甲状腺肿的结节性增生、增生性(腺瘤样)结节、胶质结节、格雷夫斯病的结节,以及主要由大滤泡或正常滤泡结构组成的滤泡性腺瘤。甲状腺穿刺细胞学检查可能无法区分这些不同的组织学类型,但因为它们都是良性的,可以用类似的保守方式进行治疗。

良性滤泡结节的定义可用于细胞学报告,根据细胞形态学的表现和相关的临床表现,也可以采

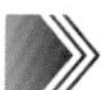

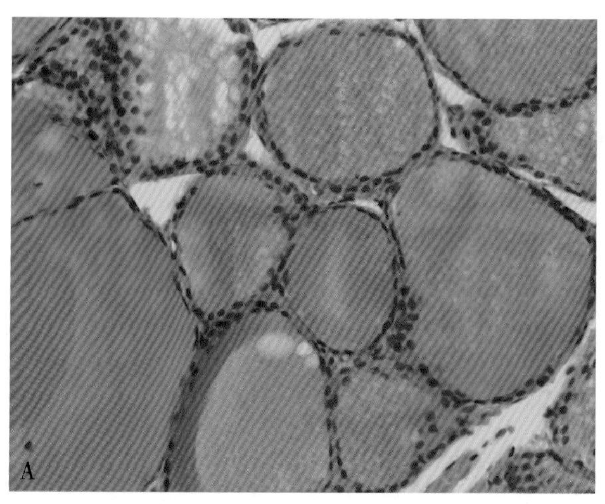

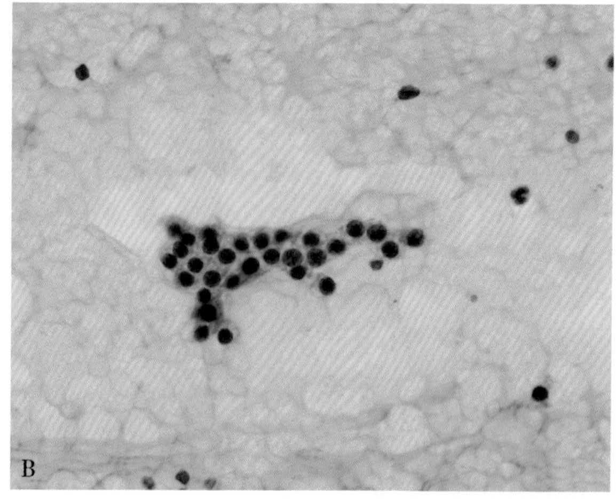

A. 正常甲状腺组织学图像，滤泡细胞紧贴基底膜，呈单层分布，滤泡腔内含胶质。滤泡细胞通常为立方形，功能活跃时呈柱状且核位于基底，萎缩时细胞呈薄层扁平状。B. FNAC 示正常甲状腺滤泡细胞，单层排列、平铺，细胞间隔均匀（"蜂窝状"）。

图 6-1　正常甲状腺组织学图像与 FNAC

用更具体的良性诊断，如胶质结节、结节性甲状腺肿、增生性/腺瘤样结节或格雷夫斯病。

良性滤泡的穿刺细胞学形态接近正常甲状腺滤泡细胞：细胞平铺排列，似蜂窝状，细胞大小一致，无明显异型性，胞质丰富，核质比接近正常（1∶1）或与正常差别不大，细胞核呈圆形，染色质可深染，呈细颗粒状，无核仁或核仁不明显。背景中可存在稀薄的水样或浓稠的胶质，胶质形成特征性褶皱和裂缝时更易鉴别（图 6-2）。

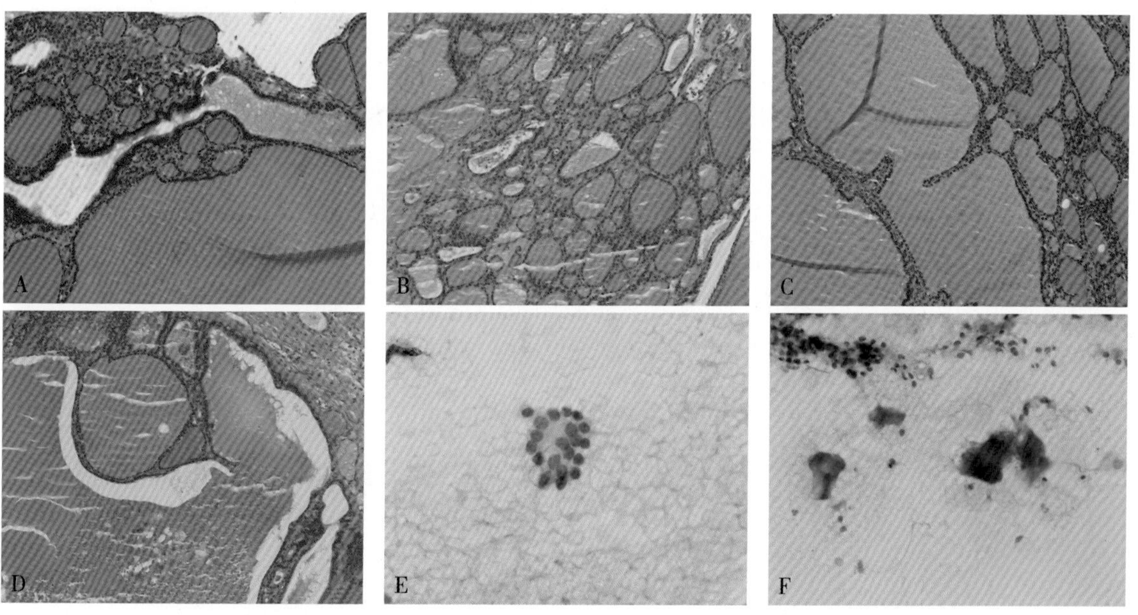

A. 结节性甲状腺肿组织学图像；B. 结节性甲状腺肿伴腺瘤样增生组织学图像；C. 格雷夫斯病组织学图像；D. 胶质结节组织学图像；E. 良性滤泡 FNAC 图像，水样胶质的背景中见滤泡结构，滤泡细胞平铺，细胞核均匀分布，保持极性；F. 胶质结节 FNAC 图像，致密浓缩胶质及无细胞异型性的滤泡细胞。

图 6-2　良性甲状腺病变组织学图像

第二节 甲状腺炎的细胞病理

79 甲状腺细针穿刺细胞学检查能够诊断的甲状腺疾病有哪些?

在甲状腺结节性病变尤其是肿瘤性病变的辅助诊断中,细刺穿刺细胞学(fine needle aspiration cytology,FNAC)检查结果最接近病理组织诊断,是肿瘤性病变的有效诊断手段。超声引导下 FNAC 检查是评估甲状腺结节良恶性的重要方法,适用于首诊可疑恶性的甲状腺结节、考虑复发、转移性甲状腺癌的术前明确诊断,可有效避免不必要的手术,提高甲状腺手术恶性肿瘤比例。

甲状腺 FNAC 检查的适应证:①甲状腺肿瘤;②腺瘤伴弥漫性甲状腺肿;③超声检查发现腺瘤样低回声部分;④甲状腺自身抗体阴性的弥漫性甲状腺肿;⑤颈部淋巴结肿大。甲状腺乳头状癌、髓样癌、低分化癌、未分化癌、恶性淋巴瘤等恶性肿瘤,均能通过 FNAC 检查明确病理组织类型。但滤泡状癌与滤泡性腺瘤、腺瘤样甲状腺肿(又称结节性甲状腺肿)及具有乳头状核特征的非浸润性甲状腺滤泡性肿瘤(non-invasive follicular thyroid neoplasm with papillary-like nuclear features,NIFTP)鉴别比较困难,往往仅能诊断为滤泡性肿瘤。胸腺样分化癌、转移性肿瘤、畸胎瘤等罕见的肿瘤也能在细胞学检查中得到线索。良性甲状腺病变如慢性甲状腺炎(桥本甲状腺炎)、亚急性甲状腺炎和急性化脓性甲状腺炎等炎症性病变也适用于细胞学检查诊断,但细胞学检查无助于甲亢(包括毒性甲状腺腺瘤)、甲减等功能异常的诊断。

甲状腺 FNAC 检查能够诊断的甲状腺疾病包括:①恶性肿瘤,如乳头状癌、髓样癌、未分化癌、鳞状细胞癌、转移癌;②良性疾病,如结节性甲状腺肿、慢性淋巴细胞性甲状腺炎、胶质结节、格雷夫斯病。

80 甲状腺细针穿刺细胞学检查鉴别困难的甲状腺疾病有哪些?

甲状腺 FNAC 检查鉴别困难的甲状腺疾病包括:①滤泡性腺瘤和滤泡状癌;②透明变梁状肿瘤和乳头状癌;③慢性淋巴细胞性甲状腺炎和恶性淋巴瘤。

甲状腺 FNAC 检查并没有明确的特征性病理学表现,这是 FNAC 鉴别诊断中的一个重要问题。例如,核内假包涵体常见于甲状腺乳头状癌,但也见于其他甲状腺肿瘤,如透明变梁状肿瘤(hyalinizing trabecular tumor,HTT)、甲状腺髓样癌(medullarythyroid carcinoma,MTC)、甲状腺低分化

癌(poorly differentiated thyroid carcinoma，PDTC)、甲状腺未分化癌(anaplastic thyroid carcinoma，ATC)等(图 6-3)。亚急性甲状腺炎和慢淋巴细胞性甲状腺炎的滤泡细胞在增生的情况下可具有不典型性，在 FNAC 中也容易与甲状腺乳头状癌相混淆。甲状腺的滤泡性病变，包括腺瘤状结节(结节性甲状腺肿)、甲状腺滤泡性腺瘤(良性)、甲状腺滤泡性腺癌(恶性)和 NIFTP 的鉴别，需要判断是否存在包膜及是否存在包膜血管侵犯，因此在细胞学水平只能做到初步筛查而无法明确诊断(图 6-4)。

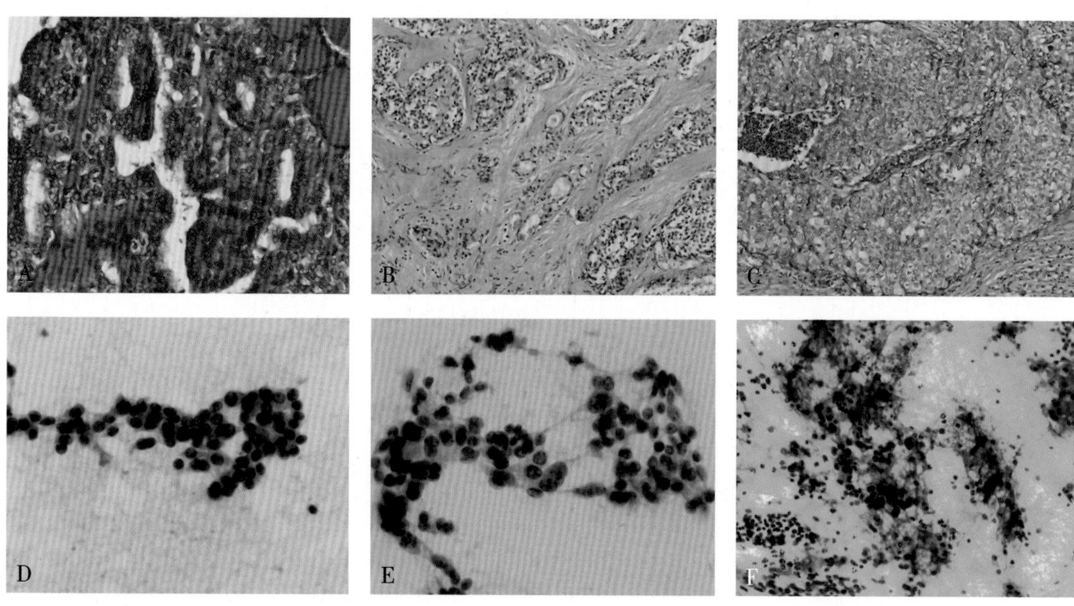

A. 甲状腺乳头状癌组织学图像，伴有纤维血管轴心的乳头状结构，表面被覆肿瘤性滤泡细胞，这些滤泡细胞的细胞核增大，细胞核重叠、拥挤，细胞核伸长，核膜不规则，可见核沟和核内假包涵体；B. 甲状腺髓样癌组织学图像，肿瘤呈巢片状生长，中间有纤维间质穿插，癌细胞的细胞核呈圆形、卵圆形，大小相对一致，染色质呈细颗粒状，间质内可见明显的淀粉样物沉积；C. 甲状腺低分化癌组织学图像，肿瘤呈实性生长，癌细胞异型性显著，体积大，核质比高，含有单个至多个具有明显核仁的怪异细胞核；D. 甲状腺乳头状癌 FANC 图像，滤泡细胞的细胞核增大、重叠，核膜不规则，可见纵行核沟和核内假包涵体；E. 甲状腺髓样癌 FANC 图像，癌细胞排列成松散的巢片状，细胞核增大，染色质呈现神经内分泌肿瘤特征性的细颗粒状；F. 甲状腺低分化癌 FNAC 图像，坏死和中性粒细胞背景中见细胞核明显异型的细胞，细胞核增大，核质比高，染色质深染。

图 6-3　常见甲状腺癌的组织学图像

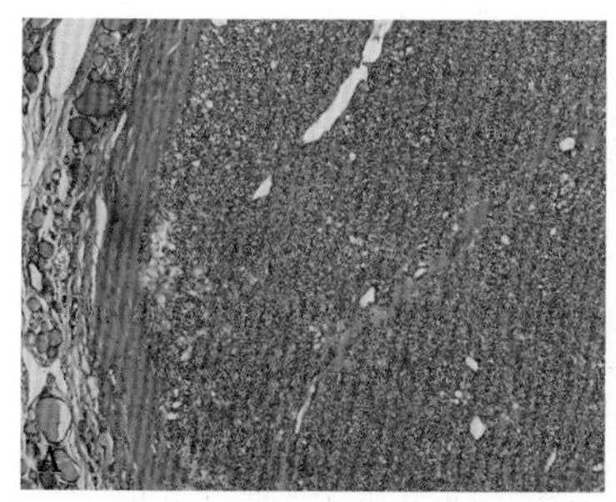

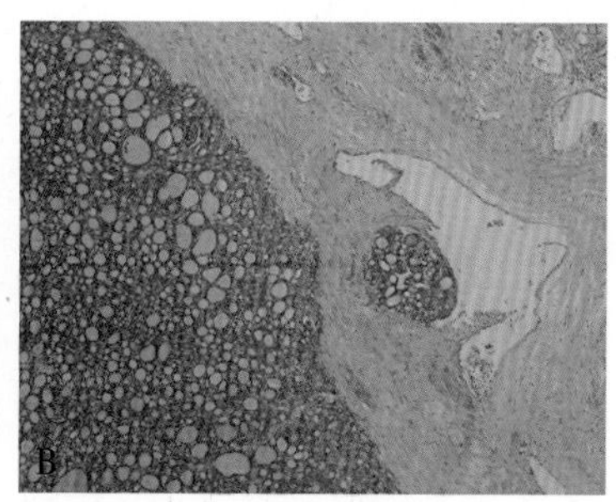

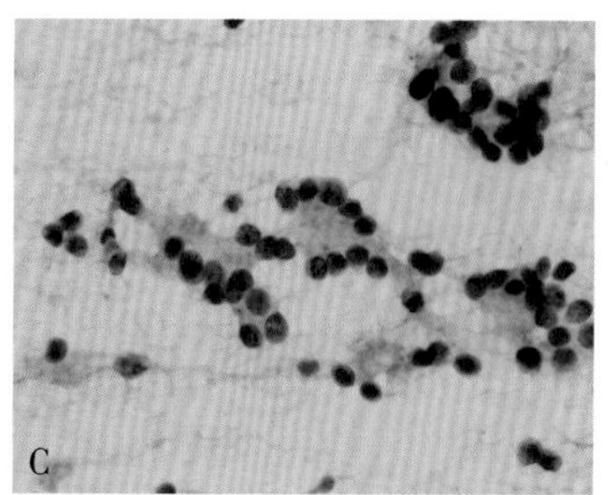

A. 滤泡性腺瘤组织学图像，肿瘤包膜完整、无侵犯；B. 滤泡性腺癌组织学图像，可见肿瘤侵犯包膜，与滤泡性腺瘤相似，均为增生的密集排列的甲状腺滤泡，细胞形态相似，需通过是否侵犯包膜及血管进行鉴别诊断；C. 滤泡性肿瘤 FANC 检查，显示均匀增生的微滤泡，背景中胶质很少或没有胶质，从细胞形态上难以鉴别肿瘤良恶性。

图 6-4　滤泡性肿瘤的组织学图像

81 甲状腺细针穿刺细胞学检查在甲状腺炎的诊断中有何作用?

甲状腺 FNAC 检查是甲状腺结节术前评估中必不可少的方法,对实际需要手术的患者进行分流具有重大意义,减少不必要的甲状腺切除术和可能的术后并发症。根据 Bethesda 系统,FNAC 检查对恶性肿瘤的阳性预测值为 97%~99%。甲状腺乳头状癌是最常见的甲状腺恶性肿瘤。FNAC 检查的主要目标是不漏诊甲状腺癌,但也不能过度诊断。甲状腺乳头状癌的细胞学诊断必须具备以下特征:①是含有弥漫的非典型细胞的细胞学标本;②非典型细胞必须含有椭圆形的、拉长的核,核增大且大于红细胞 2 倍;③核膜通常不规则增厚,有显著的核沟;④核染色质细腻、浅染;⑤必须存在核内假包涵体(图 6-5)。

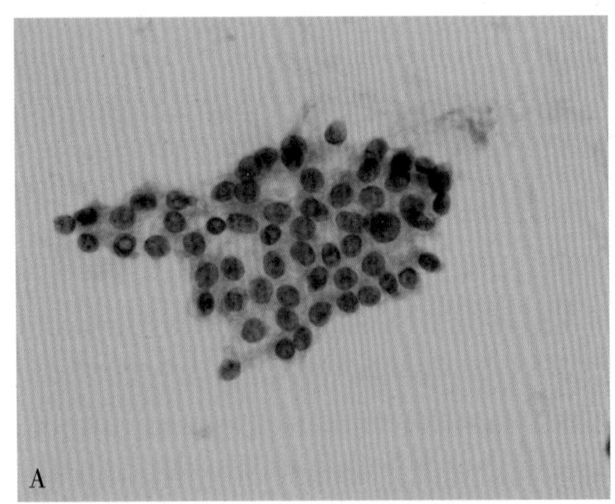

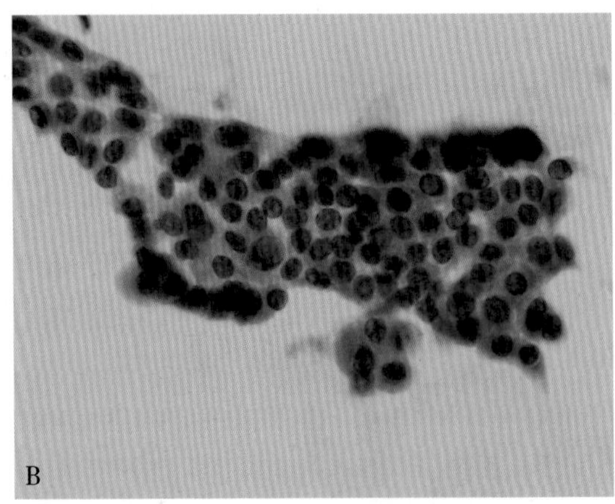

A、B. 甲状腺乳头状癌细胞学特征:有典型的核特征,细胞核呈卵圆形,染色质浅染,染色质边集,可见核沟和核内假包涵体。

图 6-5 甲状腺乳头状癌 FNAC 图像

尽管具有明确的特征,甲状腺乳头状癌的细胞学诊断仍然需要与一系列甲状腺病变相鉴别,这些病变 FNAC 检查容易出现假阳性结果。特别是甲状腺炎,大部分患者不需要进行手术切除治疗。因此,掌握这些疾病的细胞学鉴别诊断要点尤为重要。

甲状腺炎包括急性甲状腺炎、亚急性甲状腺炎(肉芽肿性甲状腺炎)、慢性淋巴细胞性甲状腺炎(桥本甲状腺炎)和 Riedel 甲状腺炎等。一般情况下 FNAC 检查对这些病变不适用,但这些病变常伴有结节形成,FNAC 检查能很好地作为鉴别诊断的手段(图 6-6)。

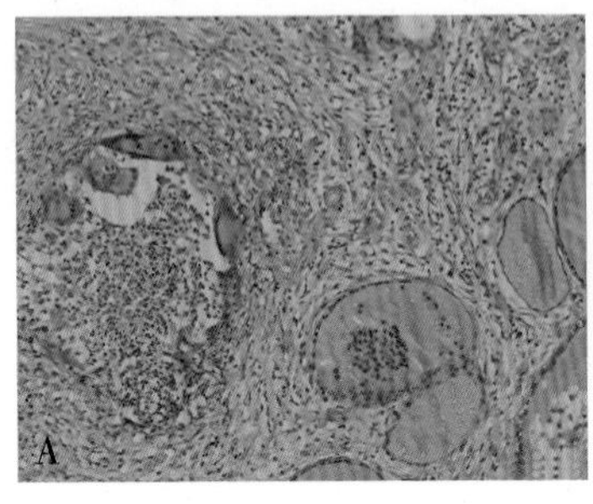

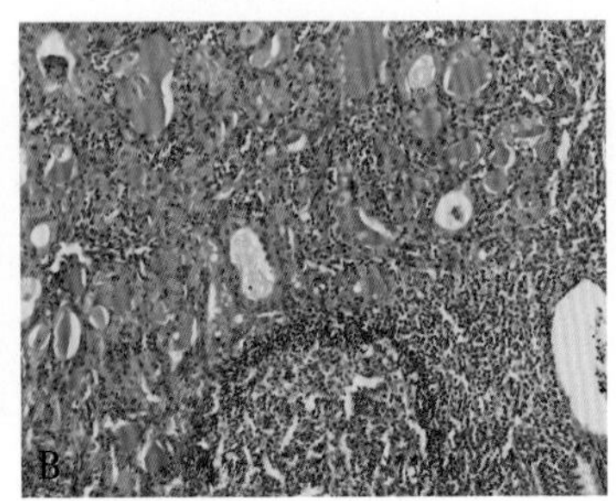

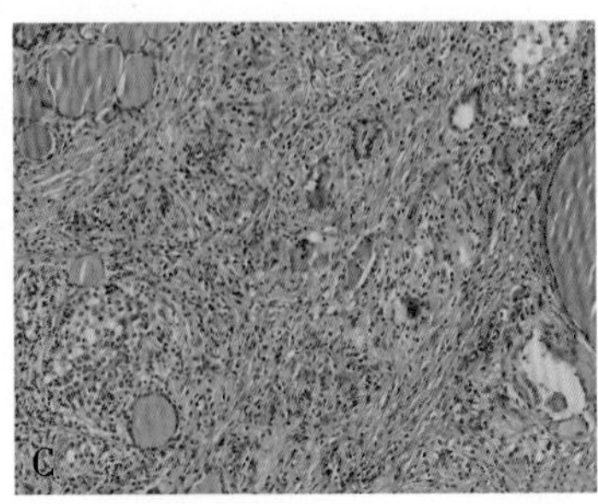

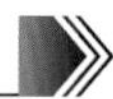

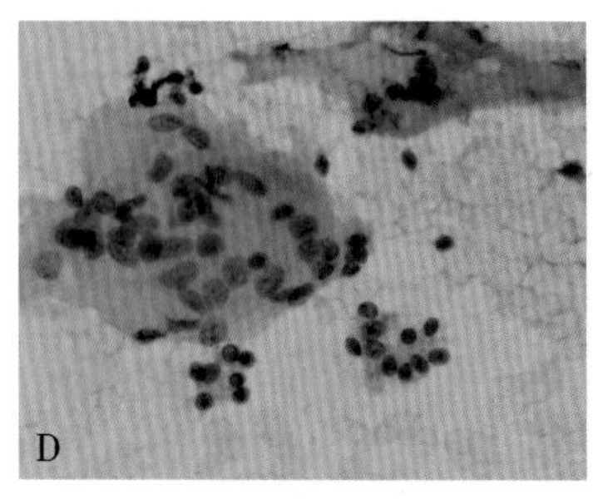

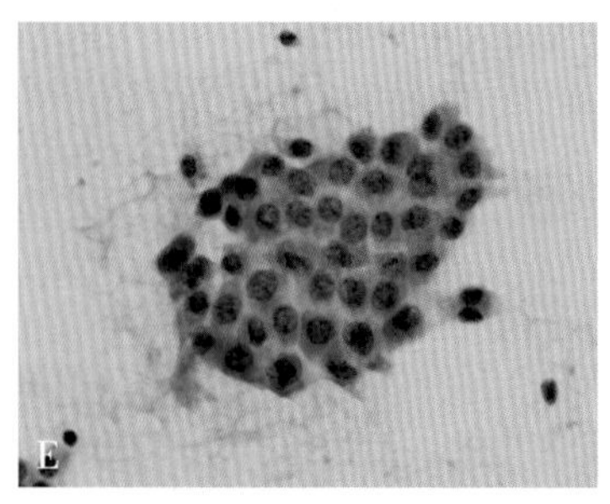

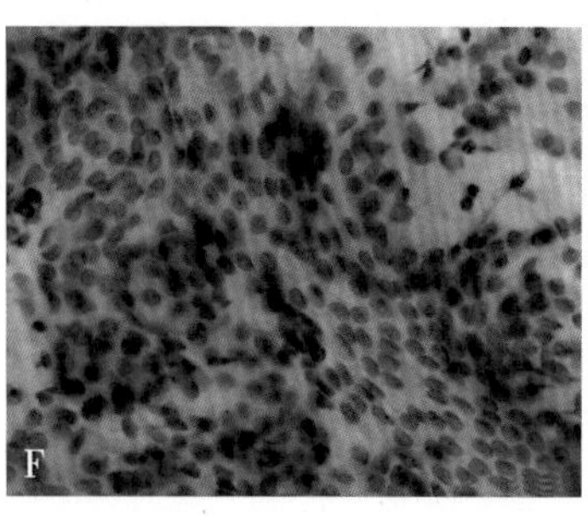

A. 亚急性甲状腺炎组织学图像，甲状腺内有肉芽肿形成，肉芽肿中央可见残留的胶质，间质伴有大量炎症细胞浸润；B. 慢性淋巴细胞性甲状腺炎组织学图像，甲状腺组织内见大量淋巴细胞、浆细胞和组织细胞浸润，形成许多有生发中心的淋巴滤泡，滤泡细胞嗜酸性变，胞质丰富、嗜酸性颗粒状，细胞核增大，核仁明显；C. Riedel 甲状腺炎组织学图像，甲状腺滤泡萎缩或破坏，间质大量纤维组织增生并纤维化，伴少量慢性炎症细胞浸润；D. 亚急性甲状腺炎 FNAC 图像，上皮样组织细胞及多核巨细胞呈肉芽肿样排列，上皮样组织细胞的细胞核折叠，具有丰富的颗粒状至泡沫状细胞质，部分滤泡细胞呈反应性改变，细胞核轻度增大，但缺乏甲状腺乳头状癌特有的细胞核特征；E. 桥本甲状腺炎 FNAC 图像中的嗜酸性滤泡细胞团，细胞核染色质细腻，伴明显的核仁，偶有多形性；F. FNAC 意义不明确的不典型病变，滤泡细胞略增大，细胞核形状略不规则，核沟及核内假包涵体不明显，非肿瘤性病变和肿瘤性病变的可能性均存在，需要结合分子检测结果或细胞免疫化学检测综合诊断。

图 6-6　常见甲状腺炎的组织学图像

（一）急性化脓性甲状腺炎

急性化脓性甲状腺炎相对罕见，可起源于退行性的结节，表现为局部性的肿块。临床上通常表现为剧烈疼痛、发热、乏力和红细胞沉降率（ESR）升高，但这种临床表现可能类似于亚急性甲状腺炎或迅速增生的未分化癌。未分化癌常有坏死和中性粒细胞聚集，有时炎性渗出物很明显而掩盖了肿瘤细胞，这些肿瘤细胞也可能形似组织细胞或纤维细胞，增加了与急性化脓性甲状腺炎的鉴别难度。因此，在组织细胞和中性粒细胞的背景中，我们要注意查找异型的肿瘤细胞，并密切联系临床症状和抗感染治疗反应。

（二）亚急性甲状腺炎

亚急性甲状腺炎，或称奎汶氏甲状腺炎（De Quervain thyroiditis），是由病毒感染等引起甲状腺形成以慢性肉芽肿为特征的自限性疾病，又名肉芽肿性甲状腺炎，引起的肉芽肿性反应比其他甲状腺肉芽肿性疾病如真菌感染、结核病或结节病等更常见。临床症状与感冒相似，起病急，发热，肌肉酸痛，颈部有压痛，病程 2 ~ 3 个月。其超声特点与癌相似，见边界不清的低回声区或极低回声区。早期为活动性炎，滤泡被破坏，中性粒细胞浸润，可形成微小脓肿。进展期为非干酪样坏死性慢性肉芽肿性炎，滤泡被破坏，胶质外溢，形成伴异物巨细胞反应，形成由上皮样组织细胞和多核巨细胞组成的肉芽肿结节，间质纤维化，伴有淋巴细胞、浆细胞浸润。愈复期巨噬细胞消失，滤泡上皮再生，间质纤维化，瘢痕形成。

FANC 检查滤泡细胞通常稀少且可伴非典型性，上皮样组织细胞不易辨识，可能误认为是非典型细胞。这些穿刺抽吸出来的细胞核淡染、核拉长并可见小核仁，更容易让人误诊为甲状腺乳头状癌。正确识别在急性、慢性炎症和碎片形成的混杂背景下的多核巨细胞、上皮样组织细胞和退变的纤维性的基质间质碎片的细胞形态学细节，对防止亚急性甲状腺炎的假阳性诊断非常重要。

（三）慢性淋巴细胞性甲状腺炎

慢性淋巴细胞性甲状腺炎又名桥本甲状腺炎（Hashimoto thyroiditis，HT），是一种与自身抗体升高相关的免疫性甲状腺炎。临床多见于中年女性，表现为甲减，血清学检查示甲状腺自身抗体升高，T_3、T_4 降低，双侧甲状腺弥漫性对称性增大。组织学表现为甲状腺滤泡上皮萎缩、嗜酸性变，或呈修复性增生，间质大量淋巴细胞浸润，可见淋巴滤泡形成，伴有明显的生发中心，可有纤维化。

慢性淋巴细胞性甲状腺炎被认为是最容易假阳性诊断为甲状腺乳头状癌的病变。FNAC 见嗜酸性变的滤泡细胞，这种嗜酸性变可导致细胞核非典型性，细胞核增大、染色质细腻、核膜明显、大核仁，甚至可见核沟和核内假包涵体。当甲状腺滤泡上皮出现鳞状细胞化生，也可能被误认是恶性肿瘤。而慢性淋巴细胞性甲状腺炎中出现甲状腺乳头状癌并不罕见，细胞形态学上出现明确的甲状腺乳头状癌时，不应该因背景中存在甲状腺炎而降级诊断为“非典型性”或“可疑恶性”。慢性淋巴细胞性甲状腺炎中的结节是 FNAC 穿刺的主要定位点，这样的穿刺抽吸液主要由大滤泡、小滤泡、梁状或实性片状的嗜酸细胞构成，易误诊为嗜酸性滤泡性肿瘤。也可能完全由淋巴细胞组成，这一点可能与低级淋巴瘤混淆，非常有必要参考详细的临床检查结果。

（四）Riedel 甲状腺炎

Riedel 甲状腺炎（Riedel thyroiditis，RT）又称慢性木样甲状腺炎、侵袭性纤维性甲状腺炎等，累及成年及老年患者，女性发病率略高。RT 是一种以甲状腺及其周围组织广泛纤维化为特征的慢性纤维炎性病变，可突破甲状腺包膜侵犯邻近组织和器官。被认为是与 IgG_4-RD 关系最密切的甲状腺疾病。部分 Riedlel 甲状腺炎为 IgG_4-RD，但 IgG_4-RD 并不能解释所有 Riedlel 甲状腺炎的病理变化，二者并不完全等同。

RT 病变呈局限性、结节状，质硬的甲状腺肿物形成，突破被膜并侵犯邻近组织和器官，导致局部压迫而出现喘鸣、吞咽困难、声音嘶哑等症状。甲状腺受累部分坚硬如石，难以切割。组织学显示广泛玻璃样变性的纤维组织取代受累部位的腺体，大部分甲状腺滤泡萎缩消失，小叶结构消失，常侵犯邻近的骨骼肌细胞，诊断特征是纤维组织包绕的中等大小的静脉管壁可见炎症改变（即闭塞性静脉炎）。RT 与 IgG_4-RD 典型病理特征（席纹状纤维化和闭塞性静脉炎）存在部分重叠。RT 可能与 IgG_4-RD 相关，但目前病理组织中是否存在 IgG_4^+ 浆细胞浸润并没有被纳入 RT 的诊断标准。

第三节　甲状腺炎的组织病理

82 甲状腺炎的组织病理诊断样本是如何获取的?

甲状腺炎的组织病理诊断样本可以来源于粗针穿刺或手术切除活检,以下几种状况可以考虑进行粗针穿刺:①甲状腺结节的评估。当甲状腺超声检查发现结节,且高度怀疑恶性病变并需要进一步明确结节性质时,可进行粗针穿刺。尤其是对直径>1.0 cm且超声检查显示有恶性征象(如边界不清晰、形态不规则、伴有血流信号等)的结节,粗针穿刺将是明确诊断的重要手段。②甲状腺炎的诊断。当临床表现和实验室检查不足以明确诊断甲状腺炎时,或需要排除其他甲状腺疾病时,粗针穿刺能提供更有价值的组织病理学证据,如淋巴瘤。③甲亢的鉴别诊断。对于甲亢患者,粗针穿刺可以帮助区分是由毒性弥漫性甲状腺肿(格雷夫斯病)还是由其他原因(如甲状腺炎、甲状腺高功能腺瘤等)引起,为治疗方案的制订提供依据。

以下几种情况,需要考虑进一步手术切除病变并活检:①当粗针穿刺诊断为恶性病变,或超声、CT和MRI等影像学检查高度怀疑恶性结节时,需尽早手术治疗。②巨大肿块。当甲状腺肿大到一定程度,压迫周围组织或器官(如气管、食管、喉返神经等),引起呼吸困难、吞咽困难、声音嘶哑等症状时,需要考虑手术治疗以解除压迫症状。③在甲状腺炎的治疗过程中,若出现严重并发症如甲状腺脓肿形成等,可能需要手术治疗并进行病理诊断。

83 甲状腺炎的大体与组织病理有何特征?

(一)急性化脓性甲状腺炎

1. **大体特征**　病变可累及一叶或两叶,甲状腺明显肿大,质地较软,有波动感,局部红、肿、热和明显触痛,严重时可形成脓肿并穿破皮肤。可以分为弥漫型和局限型。局限型是在甲状腺结节、腺瘤、囊肿等病变的基础上发生感染所致。切面灰白灰黄,可见坏死液化区。

2. **组织学特征**　显微镜下具有急性化脓性炎的特点,可见甲状腺内有大量的中性粒细胞浸润和组织坏死,可见微脓肿的形成,甲状腺滤泡被破坏,血管扩张充血,有时可见细菌菌落,慢性期可见不同程度的纤维化。

（二）亚急性甲状腺炎

1. **大体特征** 甲状腺单侧或双侧轻至中度肿大，质地较硬，伴显著触痛，可触及单个或多个结节，切面灰白，可见纤维包膜。

2. **组织学特征** 镜下可见单叶或多叶甲状腺组织内形成灶状肉芽肿性病变，可见大量慢性炎症细胞、组织细胞和吞有胶性颗粒的巨细胞形成的局限性病变。早期病变可见完整滤泡结构，晚期病变滤泡被破坏伴纤维化形成。

（三）慢性淋巴细胞性甲状腺炎

1. **大体特征** 甲状腺呈轻至中度弥漫性肿大，质较韧，表面可光滑或呈细结节状，边缘清晰，包膜完整，与周围组织无粘连。切面呈分叶状，灰白或灰黄色。

2. **组织学特征** 镜下可见甲状腺组织中淋巴细胞和浆细胞呈弥漫性浸润，同时可见巨噬细胞、自然杀伤（NK）细胞和一些B淋巴细胞等炎症细胞。早期可见部分滤泡增生，滤泡腔内胶质增多。随着病变进展，滤泡萎缩变小，腔内胶质少。可见滤泡细胞肿胀增大，胞质呈嗜酸反应，被称为Askanazy细胞或Hurthle细胞。此外，可见甲状腺滤泡被破坏与不完整的修复性滤泡，伴明显淋巴细胞浸润形成淋巴滤泡及纤维化改变。

（四）Riedel甲状腺炎

1. **大体特征** 单侧或双侧甲状腺肿块，质地坚硬如石样或木样改变，表面与切面可呈结节状，与周围组织粘连，切面灰白。

2. **组织学特征** 甲状腺滤泡萎缩或破坏，被大量纤维组织替代而纤维化，伴少量的淋巴细胞和浆细胞浸润，无典型的肉芽肿形成。甲状腺组织常被纤维组织分割成大小不等的结节状结构。患者甲状腺自身抗体（如TgAb和TPOAb）常阳性。

84 容易与甲状腺癌混淆的甲状腺非肿瘤性病变有哪些？

容易与甲状腺癌混淆的甲状腺非肿瘤性病变主要包括结节性甲状腺肿和甲状腺炎等。这些病变在临床表现、影像特征及病理学上与甲状腺癌存在相似之处，诊断时需要仔细鉴别。

（一）结节性甲状腺肿

结节性甲状腺肿常累及双侧甲状腺，呈多发结节状，大小不一，平滑，质软，切面呈暗红色、囊性变。组织学上，结节性甲状腺肿的结节内细胞排列较规则，无明显的异型性和核分裂象。而甲状腺癌的细胞常表现出明显的异型性、核沟、核内假包含体、核分裂象及浸润性生长等特点。

(二)甲状腺炎

临床上各种类型的甲状腺炎都可能被误诊为甲状腺癌，如亚急性甲状腺炎、淋巴细胞性甲状腺炎(桥本甲状腺炎)、硬化性甲状腺炎等。这些甲状腺炎在临床表现上可能出现甲状腺不对称性增大、结节状改变、与周围组织粘连和固定等症状，与甲状腺癌相似。病理上，甲状腺炎的病变往往以淋巴细胞浸润、滤泡细胞损伤及修复共存、间质纤维化为主，但缺乏甲状腺癌的异型细胞、特征性细胞核及核分裂象等；同时，甲状腺炎的病变常常弥漫性分布，而甲状腺癌常局部浸润性生长。此外，通过免疫组化检测甲状腺炎相关抗体表达水平有助于鉴别诊断。

总体上，病理诊断鉴别甲状腺癌与甲状腺非肿瘤性病变时需要注意以下几方面特征。

1. **细胞学特征** 首先要注意观察病变细胞形态、排列和异型性。甲状腺癌细胞往往表现出明显的异型性、核沟等特征性核改变、核分裂象、浸润性生长、细胞拥挤排列等特点；而结节性甲状腺肿和甲状腺炎等非肿瘤性病变的细胞则相对规则且无异型性。

2. **组织结构** 甲状腺癌的病变往往呈浸润性生长，破坏周围正常组织如侵袭包膜或入侵脉管；而结节性甲状腺肿的结节多为多发且相互独立；甲状腺炎的病变则呈弥漫性分布。

3. **免疫组化** 免疫组化检测病变组织中的特异性抗体和标记物。甲状腺癌可表达一些与肿瘤相关的标记物如 CK19、Galectin-3、BRAF(V600E)、CD56 等，但不表达 TPO 等。而甲状腺炎则可能表达与自身免疫相关的抗体如 TgAb 和 TPOAb。

4. **影像学检查及其他临床资料** 结合超声、CT 或 MRI 等影像学检查结果，观察病变的形态、大小、位置、血流状况及病变与周围组织的关系等。

85 病理学在甲状腺炎诊治中有何作用?

需要重视甲状腺肿瘤与非肿瘤性病变的细胞学和组织病理学诊断要点，在细胞学检查中发现可疑病变结节，但临床与超声检查提示良性特征时，应仔细研究以避免假阳性诊断。因为恶性肿瘤的细胞学诊断一旦确定后，需要进行侵袭性的手术治疗(如甲状腺全切术伴或不伴中央区淋巴结清扫)，因此正确的细针穿刺活检诊断对于指导正确管理患者和避免过度治疗极为重要。值得注意的是，细针穿刺活检的准确诊断关键取决于样本的代表性、细胞的充足性及标本的正确处理和染色。当不符合上述条件时，应考虑在手术治疗前进行重复穿刺采样。即使细胞学评估不理想，术中冷冻切片病理学检查也不可成为管理患者的首选方法。然而当 FNAC 提示某处病灶可疑恶性肿瘤且病灶具有代表性并处理良好时，冷冻切片病理学检查可以在术中指导医生做出正确的手术决策。当对细胞病理学进行解读时，需要考虑到假阳性的可能，必要时可组织会诊讨论，尤其是当患者有甲状腺炎的临床或影像学病史时，需要临床医师、影像医师与病理医师进行密切的沟通讨论，为患者提供更好的诊疗建议。

参考文献

[1]小原孝男. 内分泌外科[M]. 2 版. 董家鸿,译. 北京:人民卫生出版社,2011.

[2]肯尼奇·卡库多. 甲状腺细针穿刺细胞学:鉴别诊断与局限(原书第 2 版)[M]. 北京:中国科学技术出版社,2021.

[3]滕卫平,单忠艳. 甲状腺学[M]. 沈阳:辽宁科学技术出版社,2021.

[4]刘志艳. 重视甲状腺肿瘤病理分类在临床诊疗中的应用[J]. 临床与实验病理学杂志,2023,39(12):1415-1419.

[5]刘志艳. 甲状腺细针穿刺细胞学诊断与陷阱[M]. 北京:科学出版社,2018.

[6]伯尔纳,阿萨. 甲状腺病理活检解读[M]. 王炜,薛德彬,译. 北京:科学技术出版社,2015.

[7]格瑞斯·C. H. 杨. 甲状腺疾病病理诊断图谱[M]. 杨栋,主译. 沈阳:辽宁科学技术出版社,2017.

[8]刘志艳,刘书佚,王馨培,等. 第 5 版 WHO 甲状腺滤泡源性肿瘤分类解读[J]. 中华病理学杂志,2023,52(1):7-12.

[9]焦琼,刘志艳. 第 3 版甲状腺细胞病理 Bethesda 报告系统解读[J]. 中华医学杂志,2023,103(41):3238-3244.

[10]BALOCH Z W, ASA S L, BARLETTA J A, et al. Overview of the 2022 WHO classification of thyroid neoplasms[J]. Endocr Pathol,2022,33(1):27-63.

[11]ZHU Y, LI Y Q, JUNG C K, et al. Histopathologic assessment of capsular invasion in follicular thyroid neoplasms—an observer variation study[J]. Endocr Pathol,2020,31(2):132-140.

[12]ZHOU J, LIU Z Y. Interpretation of the pathological diagnostic criteria and characteristics of high-grade thyroid follicular-derived carcinoma in the 5th edition WHO classification[J]. Zhonghua Yi Xue Za Zhi,2024,104(18):1578-1583.

[13]沈勤,王康,张红莺,等. 甲状腺滤泡上皮癌病理诊断的实用策略[J]. 临床与实验病理学杂志,2023,39(12):1420-1423.

[14]ALI S Z, BALOCH Z W, COCHAND-PRIOLLET B, et al. The 2023 Bethesda system for reporting thyroid cytopathology[J]. Thyroid,2023,33(9):1039-1044.

[15]焦琼,刘志艳. 第 3 版甲状腺细胞病理 Bethesda 报告系统解读[J]. 中华医学杂志,2023,103(41):3238-3244.

[16]张晓芳,刘志艳. 2018 版甲状腺细针穿刺活检细胞病理学 Bethesda 报告系统解读[J]. 中华病理学杂志,2018,47(9):729-732.

[17]周隽,刘志艳. 第 5 版 WHO 高级别甲状腺滤泡源性癌病理诊断标准及特征解读[J]. 中华医学杂志,2024,104(18):1578-1583.

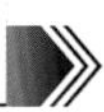

[18]甲状腺细针穿刺细胞病理学诊断专家共识编写组,中华医学会病理学分会细胞病理学组.甲状腺细针穿刺细胞病理学诊断专家共识(2023 版)[J].中华病理学杂志,2023,52(5):441-446.

[19]CIBAS E S,ALI S Z. The Bethesda system for reporting thyroid cytopathology[J]. Thyroid,2009,19(11):1159-1165.

[20]刘志艳,觉道健一.第五版 WHO 甲状腺肿瘤分类中低风险肿瘤的解读[J].中华医学杂志,2022,102(48):3806-3810.

[21]HU C F,JING W W,CHANG Q,et al. Risk stratification of indeterminate thyroid nodules by novel multigene testing:a study of Asians with a high risk of malignancy[J]. Mol Oncol,2022,16(8):1680-1693.

[22]MCLACHLAN S M,RAPOPORT B. Discoveries in thyroid autoimmunity in the past century[J]. Thyroid,2023,33(3):278-286.

[23]WEISSEL M. Highlights in thyroidology:a historical vignette[J]. Wien Klin Wochenschr,2014,126(9/10):311-319.

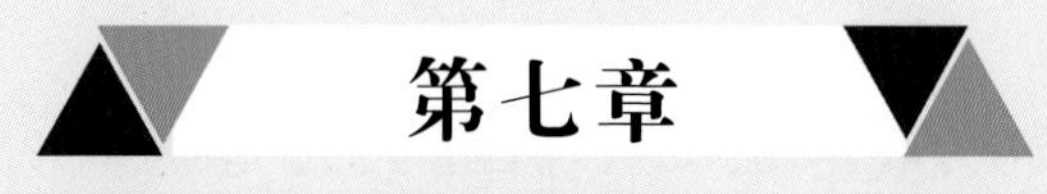

第七章

甲状腺炎的鉴别诊断及治疗

甲状腺炎的鉴别诊断及治疗体现了哲学中世界观和方法论在医学中的应用，需要对甲状腺炎做出病因的鉴别，才能采取有针对性的治疗。

第一节　甲状腺炎的鉴别诊断

引起甲状腺功能减退的甲状腺炎有哪些?

甲状腺功能减退症(简称甲减)是指任何原因引起的血液循环、组织中甲状腺激素过低或甲状腺激素抵抗而引起的全身性低代谢综合征。原发性甲减最常见,约占甲减总数的95%,是指甲状腺自身病变引起的甲状腺功能减退。

1. **桥本甲状腺炎**　桥本甲状腺炎(HT)是最常见的引起甲状腺功能减退的甲状腺炎类型,患者体内的免疫系统错误地攻击甲状腺组织,导致甲状腺滤泡逐渐被破坏,最终发生甲减。该病常伴有甲状腺肿,呈弥漫性、对称性,表面光滑,质地较硬,有的可形成增生性结节。HT 患者早期无临床症状,70%以上的患者因甲状腺肿和局部压迫症状来医院就诊,20%~30%的患者以甲减的症状来诊。甲状腺自身抗体(如 TPOAb、TgAb)阳性是诊断本病的一线指标。

2. **无痛性甲状腺炎**　作为自身免疫性甲状腺炎的一个变异型,无痛性甲状腺炎(PT)是亚临床 AIT 在环境、药物、妊娠等因素作用下的急性发作,碘充足地区高发。临床特点类似亚急性甲状腺炎,但病程较短且无明显疼痛,典型病程分为4个阶段。①甲状腺毒症期。②甲状腺功能正常期:甲状腺毒症之后甲状腺功能短暂正常,呈一过性。③甲减期。④甲状腺功能恢复期。近1/3无痛性甲状腺炎患者有典型的临床经过,临床表现多样,约40%的患者在一过性的甲状腺毒症期后进入为期2~9个月的甲减期,出现怕冷、便秘、乏力、抑郁等甲减相关的症状。若甲减期持续6个月以上,发生永久性甲减的可能性较大,大约5%的患者发生永久性甲减。

3. **产后甲状腺炎**　产后甲状腺炎(PPT)是无痛性甲状腺炎的一个变异型,多发生在产后1年内,典型病程分为3个阶段:甲状腺毒症期、甲减期和恢复期。甲减期多出现在产后3~12个月,一般集中在产后3~6个月。甲减的症状很轻微,患者可表现为无力、怕冷、便秘、呆滞、皮肤干燥、记忆力和注意力下降。产后甲减可导致母乳量减少。与甲状腺功能正常的产妇相比,PPT 甲减期患者出现抑郁症状的概率及抑郁评分均是增加的。PPT 的诊疗重点是产后监测甲状腺功能,警惕永久性甲减,80%的女性在1年之内甲状腺功能恢复正常,产后1年时仍遗留甲减者占8.6%。

4. **萎缩性甲状腺炎(Riedel 甲状腺炎)**　该病多发生在老年女性,绝大多数患者有甲减的表现。不少患者以黏液性水肿和心包积液首诊。萎缩性甲状腺炎仅有甲减,无甲状腺肿。

5. **亚急性甲状腺炎恢复期**　亚急性甲状腺炎是最常见的痛性甲状腺疾病,半数患者发病前数天到数周有上呼吸道前驱感染病史,以春秋季更多见。起病迅速,突出表现为甲状腺区域的肿痛,

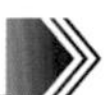

疼痛可双侧，也可从一侧转移到另一侧，向上颈部、咽喉部、下颌、耳部放射，且随吞咽、咳嗽或转头加重。有些患者出现声音嘶哑和吞咽困难，可伴有疲乏、无力、发热等全身症状表现，往往首诊于五官科或感染科。发热多数为低热，少高热。甲状腺轻中度肿大，质地韧，触痛明显。随着病情好转，甲状腺肿大减轻或消失，质地恢复，触痛逐渐减轻直至消失。甲状腺肿痛持续时间为4～6周，部分患者肿痛反复或持续。从甲状腺功能角度看，病程可被分为4个阶段，依次为甲状腺毒症期、甲状腺功能正常期、甲减期和恢复期，总病程为2～4个月，有些病程持续1年甚至更长。甲减期一般持续时间为6～8周，通常为一过性，少数形成永久性甲减，需终身 $L\text{-}T_4$ 替代治疗。

6. 药物性甲状腺炎　某些治疗非甲状腺疾病的药物如胺碘酮、利福平、含碘剂药物、α干扰素、锂剂、分子靶向类药物（如酪氨酸激酶抑制剂舒尼替尼、伊马替尼等）可能导致甲状腺炎，引起暂时性甲状腺毒症，或导致甲减，一般根据临床表现及甲状腺功能改变给予对症处理。药物性甲状腺炎在停用药物后多可完全恢复。

7. Riedel 甲状腺炎　发生率为0.06%～0.30%，多发于中年女性。病理特征为甲状腺和毗邻结构纤维化，也可伴有其他部位纤维化，特别是腹膜后。在疾病的早期阶段，有淋巴细胞、浆细胞、嗜酸性粒细胞和中性粒细胞的浸润，而在疾病的后期，腺体被透明化的纤维组织浸润，几乎无正常的甲状腺滤泡。随着疾病进展，纤维化的范围超出甲状腺包膜至邻近的脂肪组织、肌肉和其他结构。有30%～40%的病例甲状腺明显破坏，导致甲减。甲状腺自身抗体的阳性率和滴度均较桥本甲状腺炎低。

87 出现甲状腺毒症的甲状腺炎有哪些？

甲状腺毒症（thyrotoxicosis）是指任何原因导致的血液循环中甲状腺激素过多，引起以神经、循环、消化等系统兴奋性增高和代谢亢进为表现的一组临床综合征，可分为甲状腺功能亢进症（简称甲亢）和非甲状腺功能亢进症类型。甲亢是指甲状腺合成、分泌甲状腺激素过多所引起的一组临床综合征，最常见为毒性弥漫性甲状腺肿（格雷夫斯病）。而非甲状腺功能亢进症是指非甲亢原因导致的甲状腺毒症，如亚急性甲状腺炎、无痛性甲状腺炎、桥本甲状腺炎急性发作、产后甲状腺炎等，是由炎症破坏甲状腺滤泡使滤泡腔内甲状腺激素过量释放入血导致，称为破坏性甲状腺毒症（destructive thyrotoxicosis）。甲状腺毒症和甲亢的概念不同，但二者常常被混淆，望大家注意避免。

导致甲状腺毒症的甲状腺疾病主要有以下几种。

1. 格雷夫斯病　约占甲亢患者的85%。

2. 亚急性甲状腺炎急性期　疾病初期，由于甲状腺滤泡细胞被破坏，各种碘化物释放到间质和血液循环，出现血清甲状腺激素、甲状腺球蛋白、碘水平增加，尿碘排泄增加，引起不同程度甲状腺毒症。50%的患者有甲状腺毒症表现，如焦虑、紧张、怕热、多汗、心悸、体重下降。罕有甲亢危象，合并心脏病者可引发心力衰竭或心脏病加重。持续3～6周。甲状腺内储备的甲状腺激素释放出来后甲状腺毒症表现消失。

3. 无痛性甲状腺炎急性期　无痛性甲状腺炎属于破坏性甲状腺毒症之一。甲状腺炎症损伤了甲状腺滤泡细胞，导致大量的 T_4 和 T_3 释放入血液循环，甲状腺毒症的症状常常在 1 ~2 周发生，持续 2 ~8 周后消退。患者可出现如无力、疲乏、易激、怕热、心悸、凝视和眼睑回缩、心动过速等症状，这些症状常常比较轻微，甚至仅在诊断甲减时才被回忆起来，而体重减轻、严重的肌肉无力等持续性甲状腺毒症的相关表现并不常见。甲状腺往往轻度对称性弥漫性肿大，有时质地坚硬，无结节，无血管杂音，无疼痛及触痛为其特征，无浸润性突眼、胫前黏液性水肿和甲状腺肢端病。

4. 桥本甲状腺毒症 桥本甲状腺炎（HT）合并甲状腺毒症有两个原因。一个是破坏性甲状腺炎。HT 进入活动期，甲状腺炎症加重，甲状腺滤泡结构被破坏，甲状腺激素释放进入血液循环增加，临床表现为甲状腺毒症。此时的鉴别要点是甲状腺摄碘率降低，B 超的低回声显著扩大。另一个原因是桥本甲状腺毒症患者有甲亢的临床表现，甲状腺的摄碘率升高，且不受 T_3 抑制。病理学同时有 HT 和格雷夫斯病的特征性改变。与格雷夫斯病甲亢治疗相比，治疗中易发生甲减，目前解释的机制可能是 TSH 受体抗体的类型转换，甲状腺刺激性抗体（TSAb）占优势时表现为格雷夫斯病甲亢；甲状腺刺激阻断抗体（TSBAb）占优势时则出现甲减。

5. 产后甲状腺炎 约 70% 的产后甲状腺炎（PPT）患者有一过性甲状腺毒症的特征，多在产后 6 周 ~3 个月开始，持续 1 ~2 个月。PPT 患者甲状腺毒症的症状轻微且持续时间短，常常在诊断甲减时才被回忆起来，常被忽略或被认为是母体的适应性改变。心悸和乏力可能是最主要的症状，其他症状还包括体重减轻、怕热、焦虑、易激、心动过速和颤抖。约 50% 的 PPT 患者会伴有甲状腺肿。

6. 急性化脓性甲状腺炎 急性化脓性甲状腺炎（AST）是一种甲状腺非特异性感染性疾病，临床罕见，起病迅速，病情急剧发展，脓肿可在短时间内迅速长大，如不及时正确诊断及治疗，可引起呼吸及吞咽困难，甚至危及生命。主要发生在儿童、老年人及免疫力低下的成年人。病原体主要有细菌、真菌或寄生虫。AST 发病初期有类似上呼吸道感染、咽炎、中耳炎等症状，急性期主要表现为不同程度的畏寒、发热、白细胞增高等全身中毒症状，甲状腺疼痛、肿大是首要且突出的表现。发病急，可伴有耳后、颈侧、下颌或头、枕部放射痛，吞咽、打喷嚏、转动颈部时甲状腺疼痛加重。若既往存在甲状腺疾病，可自觉原有甲状腺包块、结节或囊肿等病变加重，可产生压迫症状，引起吞咽和呼吸困难。若感染控制不佳，脓肿进展可穿破周围组织，播散到胸腔，导致坏死性纵隔炎和心包炎，脓肿也可破裂到食管和气管。甲状腺功能一般正常，但据报道也有 8%~12% 会表现为甲状腺毒症，可能与受损甲状腺组织一过性释放甲状腺激素有关，一般无须治疗即可自愈。儿童和成人均有报道发生甲状腺毒症。

7. 碘致甲状腺功能亢进症 碘致甲状腺功能亢进症（iodine-induced thyrotoxicosis）是指摄入过量碘所导致的甲亢。常发生在碘缺乏区人群及非毒性多结节性甲状腺肿、有高功能腺瘤或自主功能结节、老年亚临床甲亢、隐匿性格雷夫斯病患者。任何来源的碘，包括食物（碘盐、海带等含碘食物）、药物（胺碘酮、含碘造影剂）、环境因素（碘酊、碘伏等含碘消毒剂）等均可造成这种现象。碘致甲亢一般发生在服碘 6 个月后，也可发生在服碘 1 ~2 个月。甲亢临床表现相对较轻，甲状腺无压痛，多数可触及多个结节，一般无突眼，也很少有甲状腺部位的血管杂音和震颤，通常存在自限性，近一半患者停止碘的摄入后可自愈，平均时间约 5.5 个月。甲状腺功能改变以 T_4 增高为特点，TRAb 阴性，24 h 尿碘或尿碘/肌酐可监测碘负荷。轻者可单用 β 肾上腺素受体阻滞剂，重者可以短期应用抗甲状腺药物（20 ~40 mg/d 甲巯咪唑），一般不需要外科手术。由于甲状腺摄碘率低，不宜行放射性碘治疗。

8. 放射性甲状腺炎 放射性甲状腺炎是指甲状腺遭受电离子、核辐射后产生的放射性炎症性

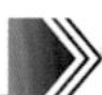

变化，主要见于因甲状腺疾病接受放射性同位素^{125}I 或^{131}I 治疗及因颈段食管癌、鼻咽癌、头颈部恶性肿瘤接受放射治疗的患者，分为急性期、亚急性期和慢性期。急性期患者可出现颈部不适、压迫感、甲状腺局部疼痛、吞咽困难，以及发热、乏力、心慌、手抖等一过性甲状腺毒症表现。

9. **药物性甲状腺炎** 药物引起的甲状腺炎为破坏性甲状腺炎，由于甲状腺毒症只是一过性的表现，通常应用 β 肾上腺素受体阻滞剂就可以控制甲状腺毒症的症状。

88 哪些甲状腺炎是无症状的？

某些甲状腺炎患者无任何临床症状，多数因健康体检或其他原因就诊而发现。比如，桥本甲状腺炎(HT)：早期无临床症状，有的仅有甲状腺肿。95% 的 HT 患者甲状腺自身抗体阳性且高滴度，这是诊断本病的一线指标。无痛性甲状腺炎：临床表现轻微。IgG_4 相关甲状腺炎：多发生在50 岁，男性多发，男性∶女性为 3∶1。该病特征是病程进展快，亚临床甲减。血清甲状腺自身抗体滴度高，甲状腺超声低回声和稀疏回声区广泛。甲状腺组织内淋巴细胞、浆细胞、巨细胞浸润，IgG_4免疫组化染色阳性(20 个/高倍视野)。Riedel 甲状腺炎(RT)：起病隐匿，进展缓慢，从最早发现到确诊需要 4～10 个月，先表现为无症状性甲状腺肿，然后逐渐进展为典型的甲状腺及其周围组织纤维化。RT 的临床诊断较困难。临床特征不典型，甲状腺肿大，无疼痛或压痛，质地坚硬如石，与周围组织粘连固定，颈部组织受压症状明显，无局部淋巴结肿大和全身表现，甲状腺功能大多正常，少数呈甲减的表现。活检或手术后病理是最佳的确诊方式。

也有些患者存在亚临床甲状腺毒症或者亚临床甲减的情况。引起亚临床甲状腺毒症的常见原因如下。①外源性：医源性甲状腺素摄入过多。②甲状腺功能亢进较轻的格雷夫斯病。③毒症较轻的功能性结节。④亚急性甲状腺炎、无痛性甲状腺炎等破坏性甲状腺炎急性期。引起亚临床甲减的常见原因如下。①自身免疫性甲状腺炎：桥本甲状腺炎占总数的 60%～80%。②碘摄入过多：如过多摄入海带、含碘的药物、碘造影剂等。③既往甲状腺切除或碘治疗。④格雷夫斯病抗甲状腺药物治疗后。⑤高龄。⑥亚急性甲状腺炎、无痛性甲状腺炎等的恢复期。⑦抑制甲状腺功能的药物：碳酸锂、苯巴比妥、卡马西平等。⑧颈部外照射后。在临床上，亚临床甲状腺毒症发病率低于亚临床甲减。

89 哪些甲状腺炎的甲状腺功能是持续异常的？

1. **桥本甲状腺炎** 甲状腺功能异常常表现为持续性的甲减，需要长期甚至终身的甲状腺激素替代治疗。

2. **药物性甲状腺炎** 药物诱发的甲状腺炎可能导致持续性的甲亢或甲减，具体表现取决于药物的类型和剂量，以及患者的个体反应。停药后，有些患者的甲状腺功能可能恢复正常，也有一些需要长期管理。

3. **放射性甲状腺炎** 放射性甲状腺炎常导致甲状腺功能逐渐减退，患者可能需要长期的 L-T_4 替代治疗。

4. **亚急性甲状腺炎** 少数亚急性甲状腺炎患者在急性期过后甲状腺功能不能完全恢复，可能会发展为持续性的甲减，需长期或永久性 L-T_4 替代治疗。5%~15% 的患者在病程 12 个月时遗留甲减。

5. **产后甲状腺炎** 虽然多数产后甲状腺炎患者的甲状腺功能异常是暂时的，但有些患者可能会发展为持续性甲减，尤其是在有桥本甲状腺炎或其他自身免疫性甲状腺病背景的情况下。产后 1 年时仍遗留甲减者占 8.6%。

90 哪些甲状腺炎的甲状腺功能异常是一过性的？

1. **亚急性甲状腺炎** 根据疾病的进程可分为炎症期和恢复期两个阶段。亚急性甲状腺炎预后良好，绝大多数甲状腺功能可以恢复正常。

2. **无痛性甲状腺炎** 典型病程分为 4 个阶段。①甲状腺毒症期。②甲状腺功能正常期：甲状腺毒症之后甲状腺功能短暂正常，呈一过性。③甲减期。④甲状腺功能恢复期。仅约 5% 的患者发生永久性甲减。

3. **产后甲状腺炎** 80% 的女性在产后 1 年之内甲状腺功能恢复正常。

4. **药物性甲状腺炎** 多为一过性。

5. **放射性甲状腺炎** 多为一过性。

91 伴随颈部疼痛的疾病有哪些？

常见的颈部疼痛性疾病见表 7-1。

表 7-1 常见的颈部疼痛性疾病

疼痛性甲状腺疾病	疼痛性非甲状腺疾病
亚急性甲状腺炎	咽后脓肿
（个别）甲状腺癌	颈部蜂窝织炎
甲状腺囊肿内出血	颈淋巴结炎或脓肿
疼痛性桥本甲状腺炎	甲状舌骨囊肿感染
放射性甲状腺炎	感染性囊性淋巴管瘤
甲状腺肿瘤内出血	气管囊肿感染
甲状腺囊肿破裂	胸锁乳突肌脓肿
	甲状旁腺出血

1. 亚急性甲状腺炎　亚急性甲状腺炎是最常见的痛性甲状腺疾病，以颈前区疼痛或压痛、弥漫性甲状腺肿和甲状腺功能可预测性变化为特征，有甲状腺肿、颈前疼痛伴放射痛、体温升高等表现。病程呈自限性，对糖皮质激素治疗敏感。穿刺物镜检可见富含多核巨细胞的肉芽肿及单核细胞浸润，穿刺物培养无病原菌。有甲状腺激素与甲状腺摄碘率分离现象。

2. 急性化脓性甲状腺炎　急性化脓性甲状腺炎（AST）又称为感染性甲状腺炎，是一种甲状腺非特异性感染性疾病，最常见原因是先天性梨状窝瘘。甲状腺疼痛、肿大是首要且突出的表现。发病急，可伴有耳后、颈侧、下颌或头、枕部放射痛，吞咽、打喷嚏、转动颈部时甲状腺疼痛加重，并伴有不同程度的畏寒、发热、白细胞增高等全身中毒症状。AST 起病迅速，病情急剧发展，脓肿可在短时间内迅速长大，伴表皮红肿等炎症表现；脓肿发展可穿破周围组织，播散到胸腔，导致坏死性纵隔炎和心包炎，脓肿也可破裂到食管和气管。

3. 甲状腺囊性结节内出血　结节内出血的具体原因目前尚不明确，可能与颈部剧烈活动、外伤等相关，出血导致结节局部疼痛，伴结节突然肿大，严重时还可出现压迫症状；甲状腺超声检查可明确甲状腺内囊性出血。

4. 桥本甲状腺炎急性发作　桥本甲状腺炎急性发作需要与亚急性甲状腺炎相鉴别，无上呼吸道感染病史，多为弥漫性，红细胞沉降率正常，甲状腺自身抗体水平明显升高；细胞学和病理学检查表现为自身免疫性甲状腺炎改变，无巨细胞或组织细胞改变。

5. 甲状腺癌　甲状腺未分化癌生长迅速，若合并局部的梗死及坏死继发感染也会表现为颈部疼痛。当病变发展迅速、甲状腺穿刺液培养未得到细菌、抗生素不能改善症状时需高度警惕恶性肿瘤。

92 甲状腺炎会引起甲状腺毒症吗？

有些类型的甲状腺炎也会引起甲状腺毒症，主要是由炎症破坏甲状腺滤泡，滤泡腔内甲状腺激素过量释放入血引起，这种情况通常是一过性的，需要与引起甲亢的病因相鉴别（表 7-2）。

表 7-2　可能引起甲状腺毒症的甲状腺疾病的鉴别

疾病	甲状腺疼痛	ESR	T_3 或 T_4	TSH	TRAb	TPOAb/TgAb	摄^{131}I 率	甲状腺 ECT	甲状腺超声
格雷夫斯病	-	未测	↑↑	↓↓	+	+/-	↑	弥漫性高摄取率	甲状腺弥漫性肿大，血流增多
无痛性甲状腺炎急性期	-	未测	↑	↓	-	+/-	↓	弥漫性低摄取率	甲状腺轻度肿大
亚急性甲状腺炎急性期	+	↑	↑	↓	-	-	↓	弥漫性低摄取率	甲状腺片状或虫蚀样低回声
桥本甲状腺炎毒症	-	未测	↑	↓	-	++	↓	弥漫性低摄取率	甲状腺弥漫性低回声

续表 7-2

疾病	甲状腺疼痛	ESR	T_3 或 T_4	TSH	TRAb	TPOAb/TgAb	摄^{131}I 率	甲状腺 ECT	甲状腺超声
产后甲状腺炎	-	未测	↑	↓	-	+/-	↓	弥漫性低摄取率	甲状腺轻度肿大
急性化脓性甲状腺炎	++	↑	↑	↓	-	-	↓	弥漫性低摄取率	甲状腺局部增大，可能有脓肿，低回声区
碘致甲状腺功能亢进症	-	未测	↑	↓	-	-	↓	弥漫性低摄取率	甲状腺大小正常或轻度增大，血流增多
放射性甲状腺炎	-	未测	↑	↓	-	-	↓	弥漫性低摄取率	甲状腺大小正常或轻度增大，血流减少
药物性甲状腺炎	-	未测	↑	↓	-	-	↓	弥漫性低摄取率	甲状腺大小正常或轻度增大，血流减少

93 有哪些特殊人群的甲状腺疾病?

不同人群甲状腺疾病的症状和诊断标准可能不一样，了解特殊人群的甲状腺疾病是有必要的。

1. **产后甲状腺炎** 产后甲状腺炎（PPT）发生在产后，目前认为 PPT 是患者原已存在的隐匿性甲状腺炎在产后因免疫反弹所致，细胞免疫及体液免疫均在其发病机制中发挥重要作用。典型病程表现为甲状腺毒症期、甲减期和恢复期。甲状腺毒症期多在产后 6 周 ~ 3 个月开始，持续 1 ~ 2 个月，甲减期出现在产后 6 个月，随后是恢复期。80% 的女性在产后 1 年之内甲状腺功能恢复正常，产后 1 年时仍遗留甲减者占 8.6%。摄^{131}I 率低虽然有助于诊断，但是处于哺乳期的患者不宜采用。TPOAb 有助于 PPT 的诊断，其滴度在产后 6 周升高。15% 的患者 TgAb 阳性，小于 5% 的患者仅 TgAb 阳性。治疗往往基于临床观察和实践经验。无症状或轻度甲状腺功能异常者无须治疗，因为甲状腺功能异常往往不严重，且为一过性和自限性，但是应当每 4 ~ 8 周监测 1 次甲状腺功能，确保甲状腺功能完全恢复，并及时发现更严重的甲减。

2. **妊娠一过性甲状腺毒症** 妊娠一过性甲状腺毒症（gestational transient thyrotoxicosis，GTT）患病率占妊娠期女性的 1% ~ 3%。病因是由于妊娠期人绒毛膜促性腺激素（HCG）产生过多，HCG 分子类似一种弱甲状腺激素刺激物，可以与 TSH 受体结合，刺激甲状腺激素合成增加。妊娠期 HCG 高峰出现在 7 ~ 11 周，表现为高代谢症状，剧烈的恶心、呕吐，体重减少 5% 以上，脱水和尿酮体阳性。GTT 需要与格雷夫斯病相鉴别。前者无甲状腺疾病既往史，无甲状腺肿，无眼征，血清 HCG 水平升高，病程自限。剧烈呕吐支持 GTT 的诊断，实验室检查 FT_4 升高，TSH 降低，TRAb 阴性。

3. **新生儿甲亢** 新生儿甲亢是一种发生于新生儿期少见的疾病，在新生儿中的患病率为 1/50 000，在格雷夫斯病甲亢的母亲所生的胎儿中占 5%。因为孕母的 TRAb 可以通过胎盘到达胎儿，刺激胎儿的甲状腺组织大量合成、分泌甲状腺激素，从而引起新生儿甲亢。本病在出生后 2 ~ 5 d 发病。大多数在出生后 2 周内诊断，持续 1 ~ 3 个月，待 TRAb 从患儿体内完全清除后，症状缓解。临床表现:出生时体格较小,肌肉无力,心动过速,发热,常伴有呼吸窘迫或新生儿黄疸。在^{131}I 治疗后甲亢缓解,甲状腺功能正常的女性妊娠期也存在因 TSAb 阳性导致胎儿甲亢的风险。

4. **老年人甲亢** 老年人在生理方面处于衰退状态,血液对甲状腺激素结合力下降,组织对该激素的反应能力减弱。老年人甲亢缺乏典型的高代谢症候群,起病隐匿,易漏诊、误诊。老年人甲亢常以心血管相关症状为首发和主要表现,如心悸、心房颤动、收缩压增高、脉压增大、心力衰竭及在冠心病基础上诱发的心绞痛。老年人"淡漠型甲亢"更常见,表现为明显消瘦、心悸、腹泻、厌食,严重时神志淡漠、嗜睡甚至神志错乱。

94 如何鉴别甲状腺炎与肿瘤?

(一)病史

以亚急性甲状腺炎为例,患者在发病前常经历上呼吸道感染,如咽炎、扁桃体炎、气管炎等,这些症状可能在发病前 1 ~3 周出现。对于放射性甲状腺炎,其病史特点通常涉及放射暴露史,可能是因接受放射治疗或意外暴露于放射性物质;而外伤性甲状腺炎患者则往往有明确的外伤史,这是其最显著的病史特征。这些病史信息对于医生准确诊断甲状腺炎的类型和制订治疗方案至关重要,而甲状腺肿瘤患者一般没有明显病史。

(二)临床症状

甲状腺炎的临床症状多样,但不同类型的甲状腺炎往往有其特征性的表现。如急性甲状腺炎起病急骤,伴有甲状腺红、肿、疼痛,形成脓肿时,局部有波动感;亚急性甲状腺炎则表现为甲状腺疼痛、肿胀,可伴有低热、乏力等全身症状。部分桥本甲状腺炎患者可出现颈部肿胀感、颈部弥漫性肿大等局部症状,当桥本甲状腺炎患者出现甲状腺功能异常时,可出现甲状腺功能亢进或者减退的临床表现,而甲状腺肿瘤患者一般无明显临床症状,除非肿块较大或者局部侵犯严重可出现颈部压迫症状或声音嘶哑等临床表现。因此,在诊疗过程中,应详细询问患者的病史及仔细观察其临床表现,以便做出初步的诊断。

(三)实验室检查

实验室检查在甲状腺炎的鉴别诊断中起着重要作用。通过检查血常规、C 反应蛋白、红细胞沉降率、甲状腺功能、甲状腺摄^{131}I 率、甲状腺自身抗体等方式,可以了解患者的甲状腺功能和免疫状态,为诊断提供有力依据。例如亚急性甲状腺炎具有特征性"分离现象",即血清 T_3、T_4 水平增高而甲状腺摄^{131}I 率明显降低,同时常伴有炎症指标及红细胞沉降率升高。TPOAb、TgAb 升高对诊断桥本甲状腺炎至关重要。而大部分单纯甲状腺肿瘤患者往往实验室检查无明显异常,小部分甲状腺肿瘤患者如甲状腺髓样癌患者往往伴有降钙素、癌胚抗原升高。

（四）影像学检查

影像学检查也是甲状腺炎和肿瘤鉴别诊断的重要手段之一。超声检查是评估甲状腺炎和肿瘤患者的常用方法，可以显示甲状腺的大小、形态和结构。下面是临床常见甲状腺炎及肿瘤的超声表现。

1. 桥本甲状腺炎 典型的声像图表现为甲状腺弥漫性对称性肿大，同时伴有峡部肿大。它的实质回声多表现为弥漫性不均匀减低，内部有条索状的高回声分隔，显示网格状，回声特点可分成4种类型。第一种是弥漫性低回声型：整个甲状腺以低回声为主，内部夹杂着点状或者条状高回声。第二种是网格状回声型：整个或者局部甲状腺表现为低回声，内部出现网格样的改变。第三种是弥漫性小结节型：显示大量小的低回声结节，无包膜，边界清。第四种是散在结节型：表现为实质部分点状回声增粗增强，内部可见大小不等的结节，结节回声可高可低，可呈实性、囊性变或者钙化的表现。另外，它的质地比较硬，并且常常伴有颈部Ⅵ区的淋巴结反应性增大，表面欠光滑，不与颈部肌群粘连。当病变呈现结节型时，容易导致误诊，尤其当结节存在一项或多项恶性征象时，常规超声诊断时容易与甲状腺乳头状癌混淆，肉眼难以鉴别，必要时需要进行超声引导下细针穿刺细胞学检查，以明确诊断。

近年，人工智能（artificial intelligence，AI）辅助诊断软件得到广泛关注，如何有效地将其优势与影像诊断医师相结合，更好地服务于临床成为热点。既往研究证实AI辅助诊断软件能够直观量化甲状腺结节的超声特征，可帮助影像诊断医师较好地鉴别桥本结节及甲状腺肿瘤。

【病例7-1】患者，中年女性，以“体检发现甲状腺结节1个月”入院。1个月前于当地医院行颈部彩超检查时发现甲状腺结节（未见具体报告），无声音嘶哑、饮水呛咳、局部压痛、吞咽困难等不适，无心悸、手颤、消瘦等伴随症状。至我院行颈部彩超，结果示：甲状腺体积增大并弥漫性回声改变，甲状腺右叶实性结节（TI-RADS 4级）。门诊行甲状腺细针穿刺活检，病理提示：意义不明确的滤泡性病变，BRAF（V600E）（-）。AI辅助超声提示恶性可能性大（图7-1），故建议住院治疗。

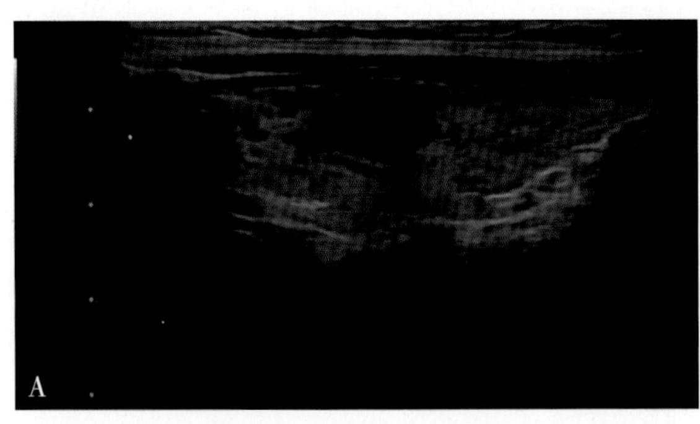

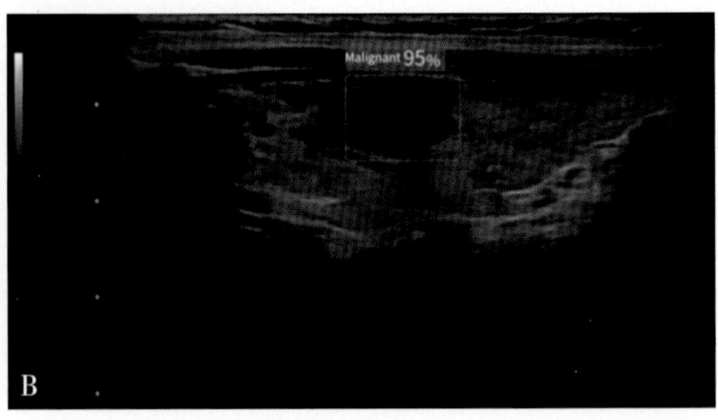

A. 于右叶中部近浅包膜探及一实性结节，大小约9.5 mm×8.0 mm×10.3 mm（上下径×左右径×前后径），纵横比<1，边缘模糊，有毛刺，内未及点状强回声；B. AI辅助超声提示恶性可能性为95%。

图7-1 普通超声显像及AI辅助下超声显像

入院后复查甲状腺功能及抗体：TPOAb>1 300 IU/mL；TgAb>1 300 IU/mL。在全身麻醉下行甲状腺右侧腺叶切除及中央区淋巴结清扫术。术中病理：右侧甲状腺乳头状癌，桥本甲状腺炎。术后病理：肿瘤情况，右甲状腺 1 个，最大径 0.6 cm；组织学类型，甲状腺乳头状癌；区域淋巴结，可见癌转移（右颈中央区 2/9、右喉返神经后方 0/4）；周围甲状腺伴随病变，桥本甲状腺炎。

2. **亚急性甲状腺炎**　常表现为甲状腺两叶不对称肿大，或仅一叶肿大，内部散在片状分布的低回声区或极低回声区，边界模糊欠清，但与 Riedel 甲状腺炎不同，亚急性甲状腺炎通常不与周边组织发生粘连；占位效应不明显，内部回声欠均匀，虽整体表现为低回声，周边区域回声常略高于中心区域；CDFI 上，病灶周边血流可稍增多，而病灶内部往往无血流信号或仅探及少量血流信号，这与病灶内部充斥着肉芽肿和纤维化区域而微血管较少有关。但多呈自限性，病程持续几周至几个月，声像图随之变化较为迅速。单纯从影像上有时难以与甲状腺肿瘤鉴别，但一般通过结合病史、实验室检查及临床表现易与甲状腺肿瘤相鉴别。

3. Riedel **甲状腺炎**　多表现为形态规则、边界欠清的巨大低回声肿块，少数表现为囊实性结节，回声均匀或不均匀，内部可有中高回声，可向周围组织延伸，CDFI 多表现为乏血供。一般不伴有颈部异常肿大淋巴结。邻近颈总动脉的组织增厚并包绕颈总动脉。弹性成像显示病变较硬，极易误诊为甲状腺肿瘤。无论临床及超声表现均类似甲状腺淋巴瘤或未分化癌，但甲状腺淋巴瘤或未分化癌病程进展较快，多数可伴有颈部肿大异常淋巴结，而且甲状腺淋巴瘤或未分化癌血流更丰富。可通过穿刺或者手术取得病理鉴别甲状腺肿瘤。Riedel 甲状腺炎皮质类固醇治疗有效，如临床怀疑 Riedel 甲状腺炎，也可行短期皮质类固醇治疗后复查甲状腺超声，方可与甲状腺肿瘤相鉴别。

此外，甲状腺放射核素扫描、颈部 CT 和 MRI 也可以帮助鉴别甲状腺炎及甲状腺肿瘤。

（五）穿刺活检

对于难以鉴别的甲状腺病变，穿刺活检是一种相对可靠的诊断方法。它大部分情况下可以鉴别不同类型的甲状腺炎，也可以帮助排除甲状腺癌等恶性病变。但当碰到较复杂的案例尤其是合并甲状腺炎的情况，可选择联合基因检测或者粗针穿刺来帮助鉴别诊断，必要时可选择手术处理明确诊断。

95 如何鉴别各种甲状腺炎？

甲状腺炎是甲状腺的一种炎性疾病，其发生与自身免疫、病毒侵犯、细菌感染等有关。根据其发病缓急可分为急性甲状腺炎、亚急性甲状腺炎、慢性甲状腺炎；根据发病原因可分为感染性甲状腺炎和非感染性甲状腺炎（包括自身免疫性甲状腺炎、放射性甲状腺炎、药物及化学物诱导的甲状腺炎等）；根据病理类型可分为化脓性甲状腺炎、淋巴细胞性甲状腺炎、肉芽肿性甲状腺炎等。患病期间，甲状腺功能可保持正常，也可发生一过性甲状腺毒症或甲减。亚急性甲状腺炎、桥本甲状腺炎急性发作、无痛性甲状腺炎、产后甲状腺炎等由于炎症破坏甲状腺滤泡，滤泡腔内甲状腺激素过量进入血液循环内，出现一过性甲状腺毒症，这类甲状腺炎统称为破坏性甲状腺炎。各种甲状腺炎的鉴别见表 7-3。

表 7-3 各种甲状腺炎的鉴别

疾病	症状	ESR	T_3 或 T_4	TSH	TRAb	TPOAb/TgAb	Tg	摄^{131}I 率	甲状腺 ECT	甲状腺超声
格雷夫斯病	心悸、怕热、消瘦	未测	↑↑	↓↓	+	+/-	-	↑	弥漫性高摄取率	甲状腺弥漫性肿大，血流增多
无痛性甲状腺炎	早期甲亢，后期甲减	未测	早期↑，晚期↓	早期↓，晚期↑	-	+/-	+	↓	弥漫性低摄取率	甲状腺轻度肿大
亚急性甲状腺炎	发热、明显甲状腺疼痛	↑	早期↑，晚期↓	早期↓，晚期↑	-	-	+	↓	弥漫性低摄取率	甲状腺片状或虫蚀样低回声
慢性淋巴细胞性甲状腺炎	甲状腺逐渐增大，后期甲减	未测	正常或轻度降低	正常或升高	-	++	-	↓	弥漫性低摄取率	甲状腺弥漫性低回声
产后甲状腺炎	先甲亢后甲减	未测	早期↑，晚期↓	早期↓，晚期↑	-	+/-	-	↓	弥漫性低摄取率	甲状腺轻度肿大
急性化脓性甲状腺炎	发热、明显甲状腺疼痛及红肿	未测	↑	↓	-	-	+	↓	弥漫性低摄取率	甲状腺局部增大，可能有脓肿，低回声区
萎缩性甲状腺炎（Riedel 甲状腺炎）	甲状腺逐渐萎缩、严重甲减	未测	↓	↑	-	+	-	↓	弥漫性低摄取率	甲状腺萎缩，回声减弱
慢性纤维性甲状腺炎	甲状腺硬化、甲减	未测	↓	↑	-	-	-	↓	弥漫性低摄取率	甲状腺硬化，形态不规则，回声减弱
放射性甲状腺炎	放射后先甲亢后甲减	正常或轻度升高	早期↑，晚期↓	早期↓，晚期↑	-	-	正常或升高	↓	弥漫性低摄取率	甲状腺大小正常或轻度增大，血流减少
药物性甲状腺炎	药物相关甲亢或甲减	正常或轻度升高	早期↑，晚期↓	早期↓，晚期↑	-	-	正常或升高	↓	弥漫性低摄取率	甲状腺大小正常或轻度增大，血流减少

【病例 7-2】急性化脓性甲状腺炎。

患者，男性，20 岁，因“间断左侧颈前肿痛伴发热 1 个半月”入院。患者 1 个半月前无明显诱因出现左侧颈前疼痛，局部肿大，皮肤发红，伴发热，体温最高为 38.5 ℃左右，多次于当地医院就诊，被诊断为“亚急性甲状腺炎”，经解热、镇痛等对症治疗后上述症状无明显缓解，自述每日均有发热，服用退热药物后体温降至正常，但颈前疼痛加重。为进一步诊治，今来我院就诊。甲状腺及周围淋巴结超声检查：甲状腺左叶区巨大包块（脓肿形成？）。门诊以“急性化脓性甲状腺炎”收住我科。

入院查体：体温 38.1 ℃，脉搏 117 次/min，呼吸 19 次/min，血压 128/75 mmHg，意识清楚，精神

差。双侧扁桃体无肿大，咽无充血。左侧甲状腺Ⅲ度肿大，可触及包块，伴有局部皮肤发红，局部皮温增高，触痛明显，可随吞咽上下移动（图7-2）。气管居中，听诊双肺呼吸音清，未闻及干、湿啰音。心率117次/min，律齐，各瓣膜听诊区未闻及病理性杂音。

辅助检查：白细胞计数15.5×10^9/L，中性粒细胞百分比85.5%，淋巴细胞百分比6.3%，C反应蛋白212.8 mg/L，红细胞沉降率102 mm/h。甲状腺功能正常。

甲状腺及周围淋巴结超声检查（2020年4月13日）：甲状腺左叶区巨大包块（脓肿形成?），双侧颈部淋巴结探及，左侧部分肿大（图7-3）。

食管钡剂造影（X2431506）考虑左侧梨状窝瘘道形成，请结合临床（图7-4）。

治疗上给予彩色超声引导下左颈部脓肿穿刺引流术，即刻引流出脓液50 mL（图7-5）。脓液培养：肺炎克雷伯菌。根据药敏试验结果给予哌拉西林/他唑巴坦钠针抗感染治疗（4.5 g/次，每8 h 1次）及补液等对症支持治疗，治疗后患者体温逐渐恢复正常，炎症指标下降，疼痛缓解。

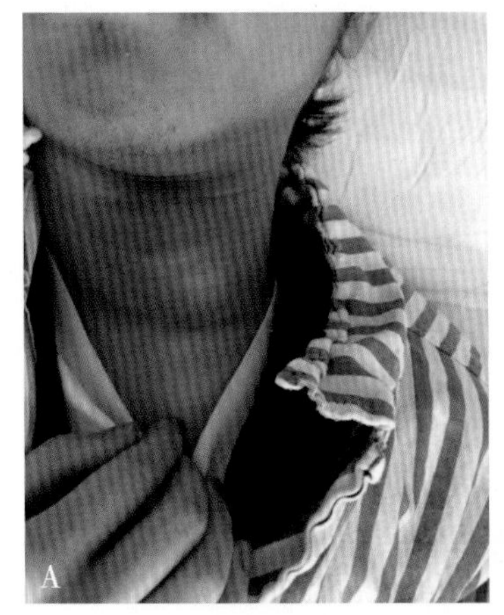

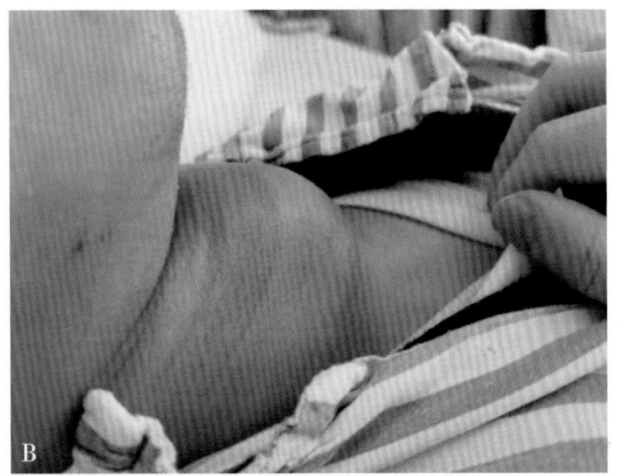

A. 正面观；B. 侧面观。

图7-2 急性化脓性甲状腺炎局部红肿

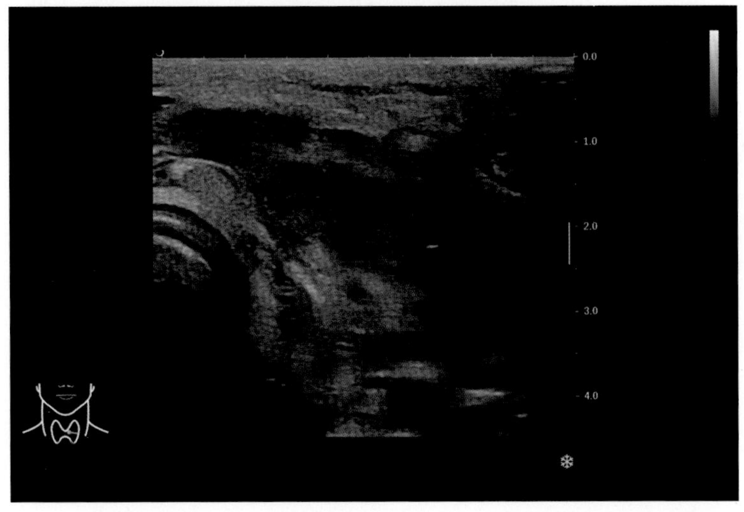

甲状腺左侧区未见明显正常腺体回声，可见一巨大包块（范围较大，无法测量），边界模糊，内部可见不规则液性暗区，液稠，CDFI显示局部血流较丰富。

图7-3 急性化脓性甲状腺炎超声显像

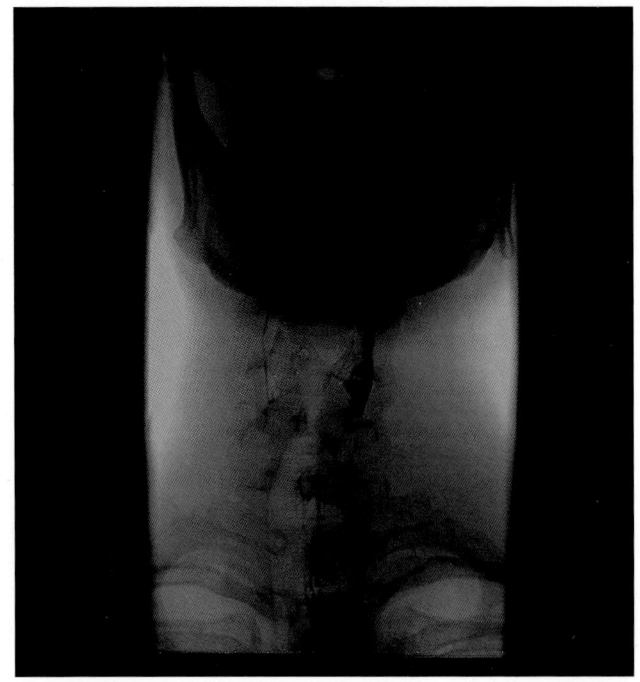

钡剂造影所见：左侧梨状窝积液，吞钡后其下方可见线状钡剂流通影。

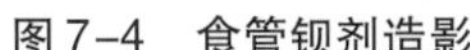

图7-4　食管钡剂造影

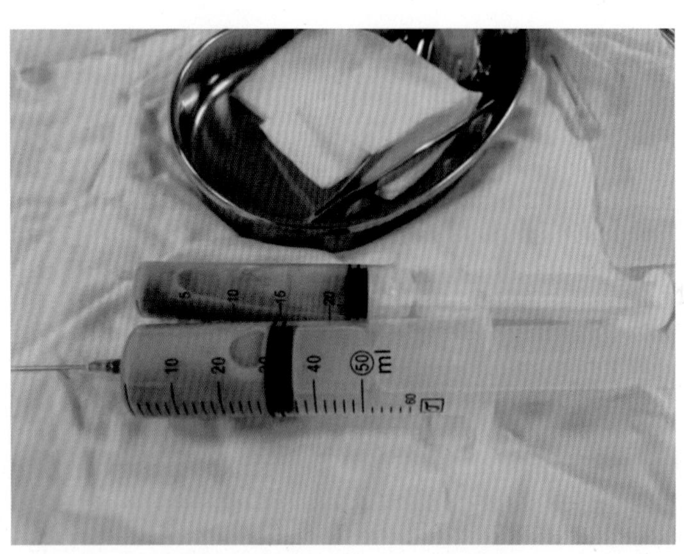

图7-5　急性化脓性甲状腺炎脓液

第二节　甲状腺炎的治疗

96 甲状腺炎有哪些内科治疗手段?

甲状腺炎是一组累及甲状腺的以炎症为主要表现的异质性疾病,由自身免疫、病毒感染、细菌或真菌感染、放射损伤、肉芽肿、药物、创伤等多种原因所致甲状腺滤泡结构破坏,其病因不同,组织学特征各异,临床表现及预后差异较大。临床上较常见的甲状腺炎有亚急性甲状腺炎、桥本甲状腺炎、产后甲状腺炎,急性化脓性甲状腺炎较少见。

(一)急性化脓性甲状腺炎

1. **一般治疗**　休息,补充高热量、高蛋白食物,对症支持治疗。对于高热、甲状腺疼痛明显者,给予物理降温或解热镇痛类药物。

2. **病因治疗**　一旦明确诊断应首选广谱抗生素进行经验性治疗,通常起始选用青霉素,如果近期应用过青霉素或是青霉素过敏,可选用克林霉素。如果怀疑金黄色葡萄球菌感染,需选用万古霉素;存在免疫抑制的患者,可以联合应用耐β-内酰胺酶青霉素和万古霉素。再根据穿刺物病原体培养和药敏试验结果进一步调整抗生素。急性化脓性甲状腺炎若合并基础疾病或先天畸形时,感染较难控制,抗生素疗程应充足,至少2周。

3. **脓肿形成后处理**　若脓肿形成,应在加强抗感染治疗的基础上及时排脓,可选用超声引导下细针穿刺引流以减少损伤。若患者全身中毒症状重、脓肿较大出现压迫症状、脓肿成熟局部波动感明显,应手术清创引流。

(二)亚急性甲状腺炎

本病为自限性疾病,轻的或无症状患者不需要治疗。甲状腺疼痛明显者可服用非甾体抗炎药(NSAID)。当治疗效果不佳时,需使用糖皮质激素,如泼尼松30~40 mg/d,根据症状、体征及炎症指标的变化逐步减量,总疗程为6~8周。过快减量、过早停药可使病情反复,应注意避免。甲状腺毒症为一过性,无须抗甲状腺药物,症状严重者可使用β肾上腺素受体阻滞剂对症处理。恢复期出现轻度、一过性甲减不需要使用甲状腺素治疗,重者需要补充甲状腺素。本病无须使用抗生素。

(三)桥本甲状腺炎

目前桥本甲状腺炎(HT)尚无针对病因的治疗方法,限制碘摄入量在安全范围(尿碘100~200 μg/L)可能有助于阻止甲状腺自身免疫破坏进展,因此提倡低碘饮食。

1.随访 单纯甲状腺肿、甲状腺功能正常的患者,每半年到1年定期随访甲状腺功能和超声即可。

2.甲减和亚临床甲减的治疗 发生临床甲减时,给予 $L-T_4$ 替代治疗,使甲状腺功能恢复至正常范围,这个目标多在6~8周达到。关于HT伴亚临床甲减的 $L-T_4$ 治疗存在争论,一般认为可以阻止亚临床甲减发展为临床甲减,特别在高滴度TPOAb的患者当中,但是循证医学的证据尚不充分。老年(75岁以上)患者亚临床甲减可能对心血管具有保护作用,$L-T_4$ 治疗需要均衡利弊。

3.甲状腺肿的治疗 补充 $L-T_4$ 抑制TSH可能减轻甲状腺肿,对儿童和青年患者效果明显。但是>60岁老年患者,包括绝经期女性不能使用这样大剂量的 $L-T_4$,它会引起心脏和骨骼的并发症。因为甲状腺的纤维化,减轻甲状腺肿的效果也不明显。如果甲状腺肿大明显,伴有压迫症状或怀疑有甲状腺癌者,可以考虑手术切除。术后往往发生甲减,需要 $L-T_4$ 终身替代治疗。

4.甲状腺自身抗体阳性的治疗 主要是TPOAb阳性、甲状腺功能正常的AIT的治疗。一些学者尝试硒制剂治疗,TPOAb滴度显著下降,但是没有发现亚临床甲减的改善,停止补硒后的研究尚缺乏。妊娠期TPOAb阳性的处理:妊娠早期TSH超过2.5 mIU/L,如果合并TPOAb阳性,会增加流产发生风险,建议给予 $L-T_4$ 替代治疗。对于妊娠前已知TPOAb阳性的女性,必须检查甲状腺功能,孕前TSH最佳参考范围是0.37~2.49 mIU/L,低于或高于参考范围与早产、小于胎龄儿和围产儿死亡风险显著增加有关。对于辅助生殖及复发性流产的妊娠女性,甲状腺功能正常时,单纯甲状腺自身抗体阳性,给予 $L-T_4$ 干预治疗不能提高活产率。妊娠期不推荐TPOAb阳性的女性补硒治疗。

5.儿童AIT的治疗 儿童临床甲减和亚临床甲减(TSH>6 mIU/L)是补充 $L-T_4$ 的适应证,这是由于生长发育的需要。服药后每6~8周复查1次甲状腺功能。治疗目标是TSH达到0.3~1.0 mIU/L,而后每6个月定期复查甲状腺功能。

6.甲状腺毒症的治疗 一般不用抗甲状腺药物,可用β肾上腺素受体阻滞剂对症拮抗高代谢症状。个别甲状腺毒症患者症状不能控制者,可予以短期、小剂量抗甲状腺药物。

(四)产后甲状腺炎

本病呈自限性,无症状或轻度甲状腺功能异常者无须治疗,每4~8周动态监测1次甲状腺功能,确保甲状腺功能完全恢复。对于甲状腺毒症期症状严重者,可给予β肾上腺素受体阻滞剂,优先选择普萘洛尔(因为其有较高的血浆蛋白结合率,在乳汁中的浓度低于其他类型的β肾上腺素受体阻滞剂)对症治疗。若患者存在甲减,需给予 $L-T_4$ 替代治疗,治疗的疗程并不统一。因为产后甲状腺功能异常往往是暂时的,很多专家建议在6~12个月后减少 $L-T_4$ 用量。是否停药应基于患者的情况,目前尚无前瞻性、对照研究的数据。停药后6周复查甲状腺功能。对于永久性甲减的高危患者或担心再次出现甲减症状而不愿停药的患者,6周后 $L-T_4$ 剂量减半,如果TSH不上升可停药,并在6周后再次复查甲状腺功能。

（五）无痛性甲状腺炎

无症状或轻度甲状腺功能异常者无须治疗，因为该病往往为一过性和自限性，但是应每4～8周监测1次甲状腺功能以确保甲状腺功能完全恢复，并及时发现更严重的甲减。甲状腺毒症期的处理应避免应用抗甲状腺药物及放射性碘治疗，对于有症状或心房颤动风险增加的无痛性甲状腺炎患者，可应用β肾上腺素受体阻滞剂。甲减期如症状明显或持续时间久，可短期、小量应用甲状腺激素。推荐应用L-T_4 50～100 μg/d，在治疗3～9个月后试停用L-T_4以确定甲状腺功能是否恢复。大约30%的患者甲状腺功能不能恢复，需终生L-T_4替代治疗。

97 考虑手术的甲状腺炎有哪些？

甲状腺炎是一种常见的甲状腺疾病，通常由自身免疫系统异常、病毒感染、细菌或真菌感染、慢性硬化、放射损伤、药物等引起。其病因不同，组织学特征各异，临床表现及预后差异较大。患者可表现为甲状腺功能正常、一过性甲亢或甲减，有时在病程中3种情况均可发生，部分患者最终发展为永久性甲减。例如桥本甲状腺炎则是一种慢性进行性疾病，患者的甲状腺会逐渐受损，可出现甲状腺功能正常、甲状腺毒症甚至二者反复交替出现，但最终将导致甲减。

部分甲状腺炎是自限性的，无须特殊治疗，通常为药物治疗和必要时手术治疗。药物治疗包括甲状腺素替代治疗或抗炎药物等，以帮助控制症状和维持甲状腺功能。此外，在一些情况下，如考虑合并恶性肿瘤、急性化脓性炎症或者炎症伴有影响呼吸等危及健康、生命的情况，可能需要手术治疗。以下将罗列出可能需要手术治疗的甲状腺炎及具体治疗方案。

（一）感染性甲状腺炎

1. 急性化脓性甲状腺炎　由细菌或真菌感染所致。常见致病菌有链球菌、葡萄球菌和分枝杆菌等，少见病菌的感染往往继发于机体免疫功能不全。感染途径主要有：①血源性播散；②甲状腺周围组织的直接感染；③甲状舌管囊肿或瘘；④食管穿孔。本病多见于中年女性，发病前1～2周多有咽痛、鼻塞、头痛、全身酸痛等上呼吸道感染症状。表现为突发性颈前区疼痛、甲状腺肿、局部皮肤红斑及皮温增高、触痛，伴有寒战、高热，疼痛可放射至枕部，活动或吞咽时加重，严重者可有声音嘶哑、气促、吞咽困难等，若化脓则出现胀痛、跳痛，成脓后可出现波动感。腺体组织的坏死和脓肿形成可引起甲减。

治疗上首选对症支持治疗、休息、局部热敷等，高热者需进行物理或药物降温。在急性化脓性甲状腺炎发病初期，一旦明确诊断应首选广谱抗生素进行经验性治疗，兼顾革兰氏阳性菌、革兰氏阴性菌的同时，联用抗厌氧菌药物治疗。脓肿形成后，在加强抗感染治疗的基础上，应及时排脓。目前观点普遍认为尽可能选择损伤小的治疗方法。若脓肿较小、局限在甲状腺包膜内、无明显全身中毒症状、气道通畅，可选用超声引导下穿刺引流。若患者全身中毒症状重、脓肿较大出现压迫症状、脓肿成熟局部波动感明显时，应手术清创或在超声引导下置管引流。若脓肿破溃侵及周围组织,常并发化脓性纵隔炎、气管或食管瘘,严重者脓肿压迫气管、食管发生呼吸或吞咽困难将危及生命,所以一定要注意,避免脓腔破溃使脓液流至气管、食管、颈部蜂窝组织、纵隔等处,一旦出现需立即手术清创引流。

此外,当脓肿发生在甲状腺左叶或儿童患者时,需警惕梨状窝瘘的存在:对于经吞钡、咽喉部内镜、超声或是CT检查发现梨状窝瘘患者,应在急性化脓性甲状腺炎消退后择期手术切除瘘管,同时联合甲状腺部分切除术以进一步降低复发的概率。但这种方法有潜在的危险,而且有时不能完全切除窦道,为了降低这种风险,可以选择内镜下封闭窦道的内部开口。目前认为内镜下化学烧灼法(使用三氯乙酸或硝酸银)简单、可重复性好、可靠、效果佳,且术后并发症发生率较低,已在小样本人群中被证实。还可以选择电烙术封闭窦道内口。新近报道,经口咽入路的可视喉镜手术(transoral video-laryngoscopic surgery,TOVS)和内镜辅助手术治疗梨状窝瘘损伤很小且可信赖。

【**病例**7-3】患者,青年女性,因"左颈部疼痛10 d"入院。体温37 ℃,心率94次/min,呼吸19次/min,血压113/50 mmHg。双侧颈部及腋下浅表淋巴结未触及肿大。颈软,气管居中,左侧甲状腺可触及一3 cm×3 cm肿块,触痛明显,质地软,右侧甲状腺未触及明显肿块,甲状腺听诊未闻及血管杂音。心肺听诊未闻及明显异常杂音。腹平软,未触及肿块,无压痛、反跳痛,肝脾肋下未触及,移动性浊音阴性,肠鸣音4次/min。双下肢无水肿。神经系统检查阴性。甲状腺B超(图7-6)示:甲状腺右叶大小、外形正常,峡部不厚,包膜光整,内部回声均匀,未见明显异常回声;左叶体积增大,内部可见一范围约3.8 cm×2.5 cm×2.5 cm的不均质低回声区,边界不清,形态不规则,其内可见少量液性暗区,透声差。双侧颈部未见肿大淋巴结。甲状腺左叶不均质低回声区,首先考虑炎性病变,请结合临床。颈部CT平扫+增强扫描(图7-7)示:甲状腺左叶弥漫性肿大,累及左侧喉后壁,考虑炎症,请结合临床及超声检查;双侧颈部多发小淋巴结影。排除手术禁忌证,患者于2021年6月15日在我科行"左侧甲状腺脓肿切开引流术+左侧甲状腺部分切除术"治疗,术中探及左侧甲状腺质韧,左侧甲状腺及左咽后区域可触及多发分隔脓肿,界限不清,与周围组织粘连明显,颈部未见明显肿大淋巴结。充分游离后切开脓肿充分引流,并将坏死甲状腺组织清除送常规病理及细菌培养。手术过程顺利,出血可,术中、术后生命体征尚平稳,术后无明显声音嘶哑,手足、颜面无麻木,术后安返病房。心电监护:心率90次/min,血压120/90 mmHg,血氧饱和度98%,呼吸20次/min。术后给予抗感染治疗。术后病理:"左颈部"骨骼肌组织内见较多淋巴细胞、浆细胞浸润伴局灶化脓性间质纤维母/肌纤维母细胞增生。患者恢复可,术后3 d拔出颈部引流管后出院,随访至今情况可。

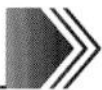

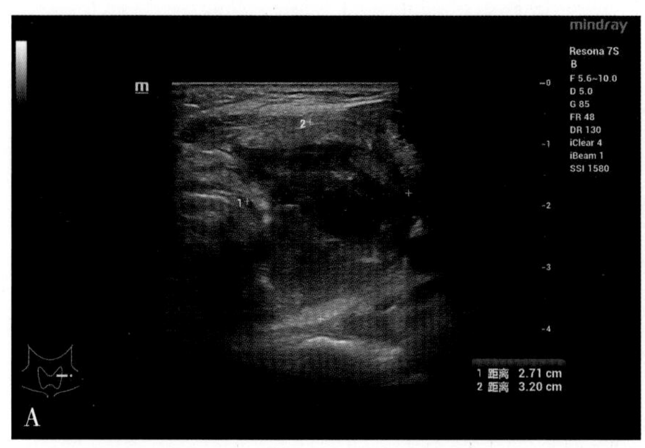

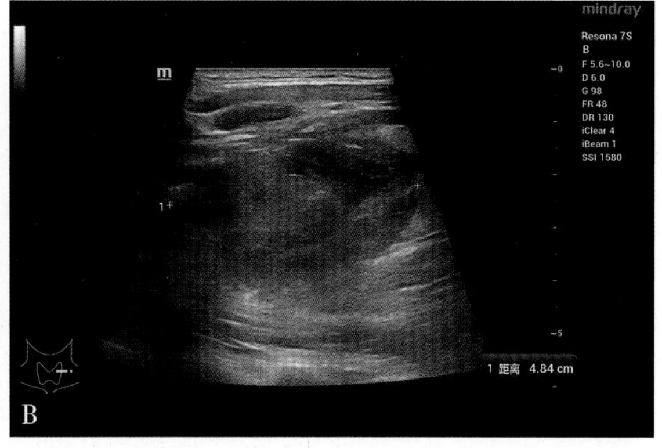

A. 甲状腺右叶大小、外形正常，峡部不厚，包膜光整，内部回声均匀，未见明显异常回声；左叶体积增大，内部可见一范围约 3.8 cm×2.5 cm×2.5 cm 的不均质低回声区，边界不清，形态不规则，其内可见少量液性暗区，透声差。B. 双侧颈部未见肿大淋巴结。

图 7-6　甲状腺超声显像

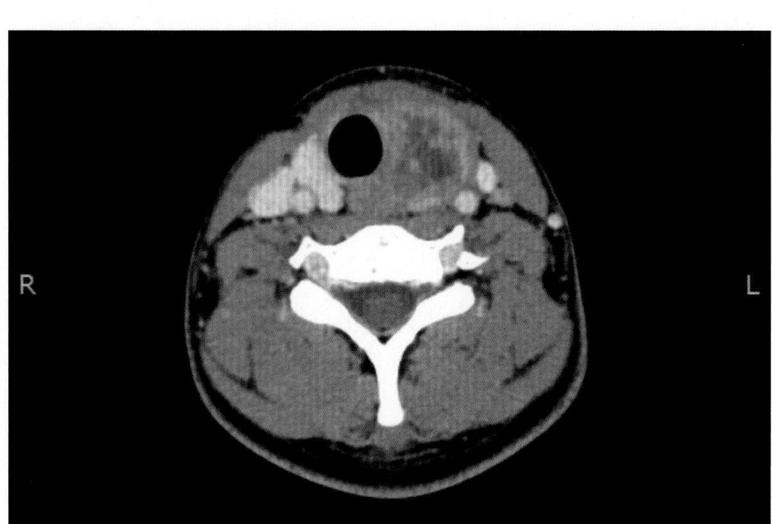

甲状腺左叶弥漫性肿大，累及左侧喉后壁，考虑炎症。双侧颈部多发小淋巴结影。

图 7-7　颈部 CT 增强扫描

2. **甲状腺结核**　甲状腺结核是甲状腺慢性特殊感染性疾病之一，系由结核分枝杆菌引起的特异性感染，为临床罕见甲状腺疾病，1857 年由 Lehrt 于尸检时发现。本病系由结核分枝杆菌侵入甲状腺所致。其侵入途径有两种情况：一种是体内其他部位并无结核病灶，结核分枝杆菌仅侵入甲状腺组织而引起甲状腺的部分或全部甲状腺防卫反应；另一种是体内其他部位有结核病灶，通过血液途径，结核分枝杆菌侵入甲状腺组织引起甲状腺的结核病变。一般是在机体抵抗力降低的情况下发病，与体内其他部位(如肺结核)致病情况相似。本病多见于青壮年，以女性居多。患者往往有甲状腺部位的疼痛不适。甲状腺触诊：甲状腺弥漫性或局限性肿大、触痛，质地较硬，表面不平整，甚至可以扪及结节。原发性甲状腺结核和继发性弥漫型甲状腺结核均不宜手术,应按结核病的治疗原则进行抗结核治疗,特别是合并粟粒性肺结核者应列为手术禁忌。但对峡部肿大明显、有压迫气管导致呼吸道梗阻者,可考虑在抗结核治疗的基础上行峡部切除。原发性结节型甲状腺结核如经甲状腺细针穿刺活检确诊者,可先行抗结核治疗。但如经甲状腺细针穿刺活检不能明确诊断,特别是临床上可扪及明显甲状腺肿块者经B超检查有明确结节,或经SPECT检查有冷结节者,可考虑行甲状腺探查术。在施行甲状腺探查时,宜先做结节所在腺叶的包括结节在内的部分或次全腺体切除,送快速切片检查。峡部也应予以切除。经切片确诊为结核者,则不必再扩大甲状腺腺体切除范围,术毕反复冲洗切口,在甲状腺床内置入链霉素,常规放置引流,切口可一期缝合。本病多能一期愈合,很少形成瘘管及溃疡。术后应坚持抗结核治疗1年以上。

(二)自身免疫性甲状腺炎

1. 桥本甲状腺炎 桥本甲状腺炎(Hashimoto thyroiditis,HT)是一种自身免疫病,主要影响甲状腺,导致其慢性炎症和功能减退。这种疾病最早由日本学者Hakaru Hashimoto于1912年描述,因而得名。HT的发病机制主要涉及免疫系统错误地将甲状腺细胞视为外来物质,从而产生抗体(如TPOAb和TgAb)攻击甲状腺组织。患者可能会出现甲减,通常会经历一系列症状,包括疲劳、体重增加、不耐受寒冷、抑郁及记忆力减退等。诊断方式包括血液检查、甲状腺超声检查及病理检查等。

在治疗方面,本病无特殊治疗方法,原则上不宜采用手术治疗,临床确诊后,应视甲状腺大小及有无压迫症状而决定是否治疗。甲状腺较小又无明显压迫症状者,可暂不治疗而随访观察,甲状腺明显肿大而伴有压迫症状时应进行治疗。单纯HT一般以内科治疗为主,甲状腺肿大明显或伴有甲减时,可给予甲状腺激素治疗,HT合并甲亢时应给予抗甲状腺治疗,需排除一过性甲状腺毒症。但有些情况需要外科手术,具体指征如下:①甲状腺弥漫性肿大且有压迫症状者或胸骨后甲状腺肿;②合并单发结节且可疑恶变者,或穿刺活检或病理活检证实恶变者;③甲状腺激素治疗2~3个月无效,甲状腺缩小不明显并有压迫者。建议术中行冷冻切片病理学检查,如仅为HT,应以解除压迫为目的,只行甲状腺腺叶部分切除或峡部切除,尽量保留甲状腺组织。如病理证实合并恶性肿瘤或可疑恶性,应按甲状腺癌手术原则处理。有学者建议在与患方充分沟通下行甲状腺腺叶切除术或甲状腺全切术,因残留的合并HT的甲状腺组织恶变概率明显大于正常甲状腺组织。

2. 桥本甲状腺炎急性发作 HT在病程中常发生无痛性甲状腺炎及甲减,较少出现急性发作。HT急性发作,又称为HT假性甲亢或HT一过性甲状腺毒症,是指HT患者在某些因素(如感染、应激等)的刺激下,病情突然加重,出现一系列急性症状。这些急性症状包括但不限于甲状腺疼痛、发热、颈部肿大、甲状腺功能异常,与亚急性甲状腺炎的临床表现非常类似。

HT急性发作的病因尚不清楚。急性炎症导致甲状腺滤泡遭到破坏,患者可出现一过性甲状腺毒症表现。但HT常合并甲减,因此甲状腺滤泡即便遭到破坏,甲状腺激素一过性过多进入血液循环,患者也不会出现甲状腺毒症的表现。HT急性发作的持续时间较亚急性甲状腺炎长,病程持续3个月以上者不在少数。既往尚未诊断HT的患者,出现急性发作时与亚急性甲状腺炎难以鉴别。治疗以药物治疗为主。若疼痛长时间未缓解,如发作时间超过1年或者合并压迫症状,可考虑手术。IgG_4型HT的诊断仍然需要依据甲状腺术后组织连续切片的免疫组化染色结果,目前尚无术前无创性的诊断方法。虽然大部分患者可通过药物治疗(如糖皮质激素)有效控制炎症反应,但在某些情况下，尤其是病情严重、伴随明显的压迫症状或者怀疑存在肿瘤性病变时，外科治疗可能是必要的。外科治疗适应证如下。①压迫症状：如果甲状腺肿大造成气道受压、吞咽困难或其他相关症状，可能需要考虑外科手术以缓解这些症状。②怀疑恶性肿瘤：在一些患者中，甲状腺结节的存在可能使医生怀疑恶性肿瘤的可能性，此时通常会进行进一步评估，必要时通过穿刺或者直接手术切除进行病理检查以明确诊断。③药物治疗无效：对于那些药物治疗反应不佳或有明显副作用的患者，外科方式可以作为替代选择。

3. IgG_4 **相关甲状腺炎**　IgG_4 相关疾病（IgG_4-related disease，IgG_4-RD）是一组以密集的淋巴细胞、浆细胞浸润，IgG_4^+浆细胞比例明显升高，席纹状纤维化（storiform fibrosis）及部分患者血清 IgG_4 水平升高为特点的慢性纤维炎性疾病。该疾病临床谱广泛，可以累及多个组织、器官，包括自身免疫性胰腺炎、米库利奇病、Riedel 甲状腺炎、间质性肾炎及腹膜后纤维化等多种疾病。2009 年，Li 等首次提出了“IgG_4 型甲状腺炎”这一概念，该研究组依据 HT 患者术后甲状腺组织病理连续切片中 IgG_4 及 IgG 免疫组化染色结果将 HT 分型，每高倍镜视野下 IgG_4^+浆细胞大于 20 个且 IgG_4^+浆细胞占 IgG^+浆细胞比例大于 30%，定义为 IgG_4 型甲状腺炎，反之则为非 IgG_4 型甲状腺炎。该种分类方法陆续得到多个研究组证实。有学者提出 HT 的 IgG_4 型甲状腺炎可能是 IgG_4-RD 在甲状腺的主要表现形式，即 IgG_4-RD 家族的新成员。但也有学者认为 HT 并不具备 IgG_4-RD 的所有特征性病理表现，其仅为组织及血清中 IgG_4 水平的升高，并不属于 IgG_4-RD。而且在随访研究中，并未发现 IgG_4 型 HT 患者发展至 IgG_4-RD 或出现 IgG_4-RD 其他器官受累的表现。尽管目前 IgG_4 型 HT 是否为 IgG_4-RD 家族成员之一仍存在争议，但 IgG_4 型 HT 具有独特的临床特点，值得加以关注。目前对于 IgG_4 型 HT 尚无统一的命名。在英文中，有 IgG_4 thyroiditis、IgG_4-positive thyroiditis、IgG_4-related HT 等称谓。日本 Watanabe 等曾提出了“IgG_4 相关甲状腺炎（IgG_4-related thyroiditis）”的概念，但特指 IgG_4-RD 患者发生的甲状腺炎。

4. Riedel **甲状腺炎**　Riedel 甲状腺炎又称为木样甲状腺炎、萎缩性甲腺炎、慢性纤维性甲状腺炎、侵袭性纤维性甲状腺炎，以正常甲状腺组织被大量致密的纤维组织所替代为特征。该病是一种病因未明且罕见的慢性硬化性甲状腺炎，主要表现为甲状腺组织和邻近组织结构发生纤维化，压迫邻近组织，包括气管、食管、喉返神经等。纤维化也可以累及其他部位，最常见的是腹膜后区域，缺乏特异性的临床表现。甲状腺组织纤维化可出现甲减。纤维化累及甲状旁腺时可导致甲状旁腺功能减退。Riedel 甲状腺炎确诊主要依赖于手术后病理，甲状腺中存在炎症，炎症可侵犯甲状腺及周围组织，有闭塞性静脉炎，无肉芽肿形成，无巨细胞或淋巴滤泡，无甲状腺恶性肿瘤证据。该病没有标准治疗方案，当出现压迫症状时行手术治疗。手术治疗 Riedel 甲状腺炎有双重作用，一方面可以明确诊断，另一方面则解除气管的压迫症状。通常楔形切除甲状腺峡部已经足够，部分患者可行甲状腺腺叶切除或大部切除。纤维化可累及颈部肌肉、甲状旁腺或喉返神经，并且与上述组织分界不清，完全切除受侵袭的甲状腺组织非常困难，极易造成副损伤。手术后复发也有报道，偶有因术前难以与甲状腺恶性肿瘤鉴别，术中成功将甲状腺完全切除的报道，这提示可能处于疾病早期阶段。所以笔者建议当临床不能排除该病时，可先切除部分甲状腺（建议可选择峡部）取得病理结果后再做决定，谨慎选择腺叶切除。

98 不伴有甲状腺恶性肿瘤的甲状腺炎需要手术时，手术范围如何确定？

甲状腺炎病因不同，治疗方式也不同，大部分保守治疗即可，少部分需要手术治疗，手术指征和范围也不一样，且缺乏统一标准和术式，但手术指征基本分为以下情况：①引流解除感染；②甲状腺肿大，出现压迫症状，如呼吸困难、声音嘶哑，经药物治疗无效；③甲状腺肿大明显，外形突出，影响外观；④甲状腺肿大明显并伴有疼痛，尤其是复发性疼痛，经对症处理无效；⑤甲亢反复发作或并发重度甲亢而药物治疗无效。手术范围则根据不同的目的分为以下几种。

（一）局部引流

局部引流主要针对感染性疾病，例如急性化脓性甲状腺炎等。

脓肿形成后，在加强抗感染治疗的基础上，应及时排脓。目前观点普遍认为尽可能选择损伤小的治疗方法。若脓肿较小、局限在甲状腺包膜内、无明显全身中毒症状、气道通畅，可选用超声引导下穿刺引流。若患者全身中毒症状重、脓肿较大出现压迫症状、脓肿成熟局部波动感明显时，应手术清创或在超声引导下置管引流。若脓肿破溃侵及周围组织，常并发化脓性纵隔炎、气管或食管瘘，严重者脓肿压迫气管、食管发生呼吸或吞咽困难将危及生命，所以一定要注意，避免脓腔破溃使脓液流至气管、食管、颈部蜂窝组织、纵隔等处，一旦出现需立即手术清创引流。

此外，当脓肿发生在甲状腺左叶或儿童患者时，需警惕梨状窝瘘的存在：对于经吞钡、咽喉部内镜、超声或是 CT 检查发现梨状窝瘘患者，应在急性化脓性甲状腺炎消退后择期手术切除瘘管，同时联合甲状腺部分切除术进一步降低复发的概率。但这种方法有潜在的危险，而且有时不能完全切除窦道，为了降低这种风险，可以选择内镜下封闭窦道的内部开口。目前认为内镜下化学烧灼法（使用三氯乙酸或硝酸银）简单、可重复性好、可靠、效果佳，且术后并发症发生率较低，已在小样本人群中被证实。还可以选择电烙术封闭窦道内口。新近报道，经口咽入路的可视喉镜手术和内镜辅助手术治疗梨状窝瘘损伤很小且可信赖。

（二）峡部切除

对峡部肿大明显、有压迫气管导致呼吸道梗阻的患者，通常仅切除峡部来解除症状或明确诊断，例如甲状腺结核、桥本甲状腺炎、Riedel 甲状腺炎等。

当甲状腺结核患者伴有峡部肿大明显并压迫气管导致呼吸道梗阻，可考虑在抗结核治疗的基础上行峡部切除；如仅为桥本甲状腺炎，应以解除压迫为目的，只行甲状腺腺叶部分切除或峡部切除，尽量保留甲状腺组织。同样当 Riedel 甲状腺炎患者出现峡部肿大并压迫气管或者当临床不能排除 Riedel 甲状腺炎时，可先切除部分甲状腺（建议可选择峡部）取得病理结果后再做决定，谨慎选择腺叶切除。

（三）甲状腺部分或腺叶切除

首先，当脓肿发生在甲状腺左叶或儿童患者时，需警惕梨状窝瘘的存在：对于经吞钡、咽喉部内镜、超声或是 CT 检查发现梨状窝瘘患者，应在急性化脓性甲状腺炎消退后择期手术切除瘘管，同时联合甲状腺部分切除术以进一步降低复发的概率。

其次，若考虑甲状腺结核，经甲状腺细针穿刺活检不能明确诊断，特别是临床上可扪及明显甲状腺肿块者经 B 超检查有明确结节，或经 SPECT 检查有冷结节者，可考虑行甲状腺探查术。在施行甲状腺探查时，宜先做结节所在腺叶的包括结节在内的部分或次全腺体切除，送快速切片检查。峡部也应予以切除。经切片确诊为结核者，则不必再扩大甲状腺腺体切除范围，术毕反复冲洗切口，在甲状腺床内置入链霉素，常规放置引流，切口可一期缝合。本病多能一期愈合，很少形成瘘管及溃疡。此外，当甲状腺激素治疗 2～3 个月无效、甲状腺缩小不明显并有压迫者，选择手术方式时建议先切除部分甲状腺组织，术中行冷冻切片病理学检查，如仅为桥本甲状腺炎，应以解除压迫为目的，只行甲状腺腺叶部分切除或峡部切除，尽量保留甲状腺组织以减少并发症及减少药物服用。

（四）甲状腺全切术

一般炎性疾病不选择甲状腺全切术，但如病理证实合并恶性肿瘤或可疑恶性，应按甲状腺癌手术原则处理。如果碰到桥本甲状腺炎急性发作且长时间疼痛未缓解者，当发作时间超过 1 年或者合并压迫症状者，也可考虑行甲状腺全切术。

总之，甲状腺炎首选保守治疗，但因为有些炎症出现难以药物控制的压迫症状或者不能排除恶性肿瘤时，则选择手术治疗。选择手术方式时应该尽量减小切除范围以保留功能，但当术前、术中、术后诊断不一致时，应尽早与患者沟通清楚，并保证在健康安全的前提下尽可能尊重患者的选择。

99 伴有甲状腺炎的甲状腺癌手术范围及入路如何确定？

2022 版中国抗癌协会（CACA）指南建议甲状腺炎伴有甲状腺癌手术切除范围和单纯癌应该一致，笔者也建议大部分遵照单纯甲状腺癌手术范围进行处理。但文献报道桥本甲状腺炎（HT）合并甲状腺癌时容易出现多灶，所以有学者建议合并 HT 的甲状腺癌患者考虑行甲状腺全切术；但也有学者认为合并 HT 的甲状腺癌患者淋巴结转移更少，预后相对更好，建议按照普通甲状腺癌手术方式行患侧甲状腺腺叶切除即可，对此业内同行尚未达成统一意见。

（一）甲状腺切除范围

值得思考的是，对合并 HT 的甲状腺微小乳头状癌（PTMC）患者行甲状腺全切术是否有过度治疗的倾向。2015 年版美国甲状腺协会（ATA）指南指出，PTMC 若不合并腺外浸润，且术前检查不合并淋巴结转移（cN0），推荐初始手术方案选择腺叶切除术。美国国家癌症综合网络（NCCN）指南、日本内分泌外科医师协会（JAES）指南等更新后，对 PTMC 的治疗方式也趋向于保守，对于低危 PTMC 推荐行甲状腺腺叶切除术（若为双叶或多灶性，则行甲状腺全切术）。此外，国内外指南均未将合并 HT 视为 PTMC 应接受扩大手术的指征。笔者认为伴有炎症的甲状腺癌手术范围治疗原则主要依据甲状腺癌的治疗指南，临床应依据肿瘤大小、数量、性质、位置及有无淋巴结转移来制订手术方式：①单侧肿瘤，肿瘤直径≤1 cm，可行单侧腺叶+峡部切除术。②双侧恶性肿瘤，须行甲状腺全切术；此外，若发现侧颈淋巴结转移，除需行患侧甲状腺腺叶切除+患侧中央区、患侧颈淋巴结清扫术外，还可倾向性增加甲状腺全部切除的比例，必要时行碘治疗。鉴于HT合并甲状腺癌本身的特殊性，如甲状腺易发生弥漫性肿大并出现压迫症状、多发结节、多灶癌、隐匿性癌，以及术后残余结节仍易形成新的癌灶而导致再次手术等，术者在术前需和患者充分沟通，告知其HT对甲状腺癌所致影响及甲状腺全切后可能发生的并发症，并根据术中实际情况选择合适的手术方式。

（二）颈淋巴结清扫范围

对于颈淋巴结清扫策略，也应在现有指南的规范下，强调个体化治疗模式。通过影像学检查、细针穿刺活检获取证据或综合分析个体风险因素来决定。合并HT是否为淋巴结转移的高危因素，尚无定论。Oh等对韩国5 378例甲状腺乳头状癌手术患者数据进行分析发现，HT合并甲状腺乳头状癌患者淋巴结受累发生率高于未合并HT者（41.3% *vs.* 35.7%）。Lee等研究显示，合并HT组的淋巴结转移发生率显著低于未合并组（OR=1.3，P=0.041）。分析原因可能是甲状腺淋巴细胞浸润及血浆中淋巴细胞渗出，限制了肿瘤的生长和转移，同时在免疫应答的过程中，癌细胞可能被损伤和破坏。故认为合并HT可对PTMC的转移有一定的限制作用，预后较好，为避免发生手术并发症，可不必同期行预防性淋巴结清扫，待发现淋巴结转移后再行清扫。但也有研究认为初期手术的彻底性十分重要，可降低术后发生淋巴结转移的风险，提高手术效果，又可避免再次手术时因术后瘢痕粘连及淋巴结复发范围较大而使手术风险性增高，故主张同期行中央区淋巴结清扫。笔者单位以往收治176例HT合并甲状腺癌患者，总转移发生率为28.9%（51/176），其中中央区淋巴结转移发生率为27.8%（49/176），明显高于颈侧区淋巴结的7.95%（14/176）（P<0.05）。对此，笔者主张遵循指南原则，在积极行甲状腺癌根治术切除腺叶的同时，常规加行喉前淋巴结和患侧Ⅵ区淋巴结清扫术；对于颈侧区肿大淋巴结，联合二维超声、超声造影、细针穿刺活检及细针穿刺抽吸物洗脱液Tg检测进行诊断，原则上在获取证据后再行清扫，避免预防性清扫和摘除淋巴结的手术方式，以减少术后复发和再次手术。

【病例7-4】患者，青年女性，因“发现甲状腺结节3年”入院。3年前于当地医院行甲状腺彩超检查时发现甲状腺结节，右侧TI-RADS 4c级，左侧多发结节，2枚TI-RADS 4a级，左侧颈部淋巴结探及。无声音嘶哑、饮水呛咳、局部压痛、吞咽困难等不适，无心悸、手颤、消瘦等伴随症状。1 d前患者至我院复查颈部彩超，结果示：甲状腺多发结节，右侧ACR TI-RADS5级，左侧2枚结节ACR TI-RADS 4级，双侧颈Ⅳ、Ⅵ区及右侧锁骨上淋巴结多发肿大。今为求进一步治疗至我院，门诊以“甲状腺结节；桥本甲状腺炎”为诊断收入我科。

入院后完善相应检查，颈部彩超（图7-8）示：右侧ACR TI-RADS 5级，左侧2枚结节ACR TI-RADS 4级，双侧颈Ⅳ、Ⅵ区及右侧锁骨上淋巴结多发肿大。颈部增强CT（图7-9）示：甲状腺右叶结节，考虑肿瘤性病变，颈中央区及右侧颈部多发稍大淋巴结，考虑转移灶。患者拒绝穿刺，遂排除手术禁忌证，于2023年11月6日在我科行“甲状腺全切术+双颈淋巴结清扫术+上纵隔淋巴结清扫”治疗。术中病理示：左甲状腺乳头状癌，最大径为0.1 cm，右甲状腺乳头状癌，最大径为0.7 cm，右颈Ⅳ区淋巴结可见转移灶。术后病理：①肿瘤情况，左甲状腺2个，最大径分别为0.1 cm和0.2 cm；右甲状腺+峡部1个，最大径为0.7 cm；②组织学类型，甲状腺乳头状癌，甲状腺被膜外侵

犯；③区域淋巴结，可见癌转移（左颈Ⅳ区 0/7、左颈中央区 3/9、右颈中央区 8/9、右喉返神经后方 0/4、右颈Ⅶ区 1/2，转移灶最大径为 1.2 cm，上纵隔 1/1，右颈侧区清扫淋巴结 5/31），周围甲状腺伴随病变——桥本甲状腺炎。

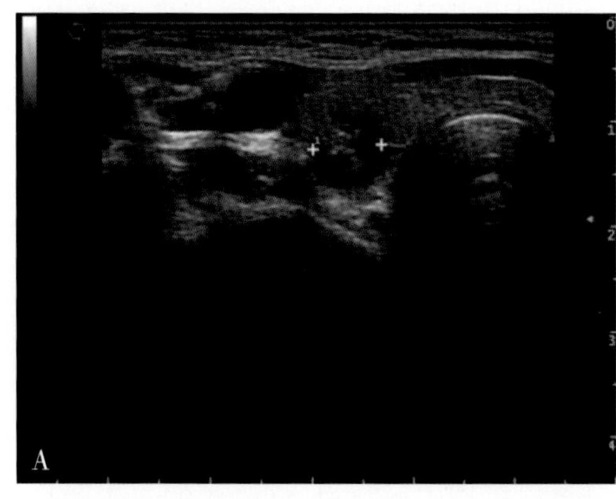
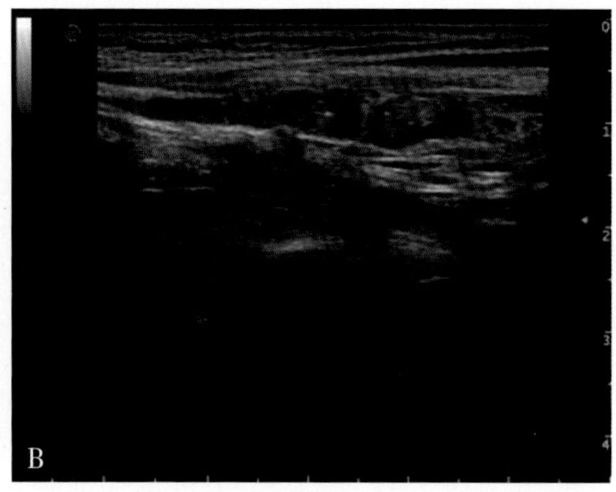

A. 右叶近下极有一枚结节，大小为 0.58 cm×0.66 cm×0.68 cm，呈实性低回声，纵横比失调，边界模糊，内部可见多发强光斑；B. 双侧颈部Ⅳ、Ⅵ区及右侧锁骨上可见多枚淋巴结回声，内部可见多发点状强光斑，右侧大者大小为 1.3 cm×0.5 cm×0.8 cm。

图 7-8　甲状腺结节及颈部淋巴结超声显像

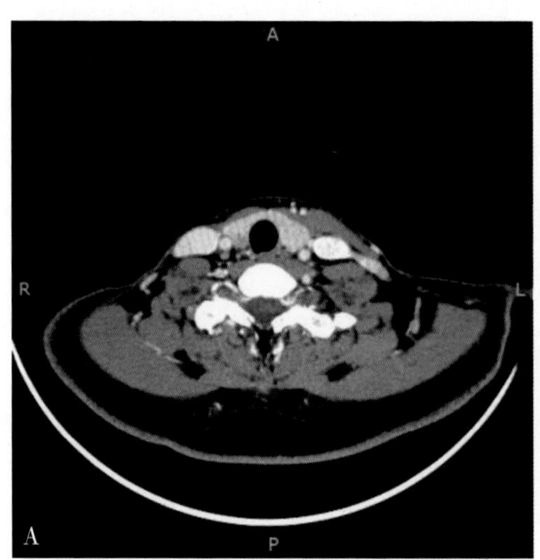
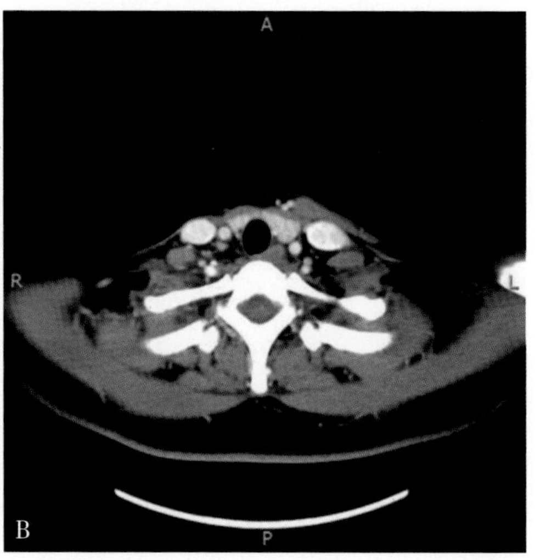

A. 甲状腺右叶结节，考虑肿瘤性病变；B. 颈中央区及右侧颈部多发稍大淋巴结，考虑转移灶。

图 7-9　颈部 CT 增强扫描

（三）手术入路及操作注意事项

目前甲状腺手术的入路方式包括传统的低领弧形开放手术和腔镜手术（锁骨下、腋下、腋乳、胸乳、经口、颈前小切口腔镜辅助等），对于考虑伴有甲状腺炎的甲状腺癌患者，术前常规评估甲状腺功能及相关抗体水平，明确有无甲亢及桥本甲状腺炎。对于这类患者，须评估腺体大小及质地等，当腺体较大（>130 mL）时，手术较困难，为预防术中大出血，术前可以先行超选择性甲状腺上、下动脉栓塞。但合并严重的桥本甲状腺炎或甲亢患者,不推荐常规施行腔镜辅助下的甲状腺癌根治术,但足够熟练的外科医师可做尝试。

由于桥本甲状腺炎患者甲状腺体积较大,组织脆硬,术中容易引起出血和组织残留,因此操作过程中需要仔细、轻柔,注意钳夹手法并及时止血,同时注意保护喉返神经/喉上神经及甲状旁腺。对于一侧腺叶切除的患者,由于桥本甲状腺炎病情变化会引起残留甲状腺功能的不稳定,故需要长期复查甲状腺功能来调整甲状腺素的剂量。

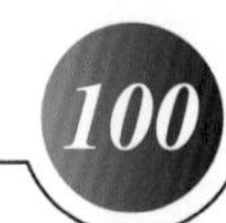

100 伴有甲状腺炎的甲状腺癌与单纯甲状腺癌相比有哪些手术难点?如何处理?

由于甲状腺炎患者腺体长期炎性浸润,伴有甲状腺炎的甲状腺癌一般存在真假被膜界限不清、与周围组织粘连、腺体偏大、质地脆、血供更加丰富、区域淋巴结增生等特点,这些都使手术难度大大增加,尤其是喉上神经和喉返神经的暴露和保护、喉返神经入喉处腺体切除的彻底性、甲状旁腺的识别和保护等方面,即使对于有经验的甲状腺外科医师来说也是挑战。McManus 等回顾性分析了 1 791 例甲状腺手术,其中手术主要病因为桥本甲状腺炎(HT)和非 HT 者分别为 311 例和 1 027 例。结果显示,HT 患者术后并发症的发生率显著高于非 HT 患者(15.1% *vs.* 8.8%,P=0.001),暂时性并发症分别占 11.9% 和 6.8%(P=0.001),永久性并发症分别占 2.6% 和 0.8%(P=0.007)。同样,Wang 等通过回顾性分析 110 例腔镜甲状腺手术也发现类似的现象,其中甲状腺癌伴 HT 患者 44 例,单纯甲状腺癌患者 66 例,两组患者平均手术时间[(105.4±10.7)min *vs.* (98.2±7.4)min,P=0.0001]、平均甲状腺腺叶容积[(12.2±5.8)mL *vs.* (9.6±3.5)mL,P=0.0041]、TSH 水平[(4.1±1.5)mIU/L *vs.* (3.4±0.9)mIU/L,P=0.0028)]、淋巴结清扫数[(4.1±1.5) *vs.* (3.4±0.9),P=0.0028]比较,差异均有统计学意义。估计平均失血量[(31.5±6.8) mL *vs.* (29.5±3.9) mL,P=0.0529]和并发症发生率(15.9% *vs.* 10.6%,P=0.4136)组间差异无统计学意义,本中心也有这样的体会。

(一)甲状腺上极处理和喉上神经保护

喉返神经的保护在甲状腺手术中已得到充分的重视,但喉上神经常常被忽视而易出现损伤。喉上神经损伤亦是甲状腺手术的并发症之一。由于喉上神经的外支是支配环甲肌的唯一运动性神经,其损伤后可出现声调降低和发声疲劳等症状。对于具有专业发音或发声要求的工作者来说,喉上神经损伤是一种严重的并发症,严重影响其工作能力和生活质量;对于普通人群来说,声音的异常也会降低其生活质量。因此,在甲状腺手术中,对喉上神经的保护亦应得到充分的重视。

1. 喉上神经损伤的原因 喉上神经损伤的原因主要包括以下 3 个方面:操作因素、神经因素、腺体因素。首先是操作因素,甲状腺手术中喉上神经损伤的类型主要包括牵拉、钳夹、结扎和切断等。术者对喉上神经与甲状腺区域的解剖结构不熟悉,术中盲目止血和误缝误扎等不规范操作,是导致喉上神经损伤的最常见原因。使用电刀电凝止血时烧灼面积较大而误伤或切断血管神经也是导致神经损伤的重要原因。术中过度牵拉或大幅度翻动甲状腺体也会造成喉上神经的钝性损伤。此外,颈部切口过低或颈部切口过小,导致处理甲状腺上动脉时手术空间狭小、术野暴露困难,在集束结扎甲状腺上动脉时导致喉上神经外支的结扎损伤。其次是神经因素，喉上神经的走行变异未受到重视。喉上神经外支与甲状腺上极血管的解剖关系反映了喉上神经的走行存在较大的变异性，尤其是 Cernea Ⅱ型和 Friedman Ⅰ型喉上神经外支极易在处理甲状腺上极时受到损伤。由于喉上神经外支细小，平均直径<1 cm，因此术中易将其误认为纤细的非神经纤维、环甲肌或咽下缩肌的肌腱纤维而不加以保护地进行牵拉或钳夹，导致其损伤。最后是腺体因素，伴有炎症的甲状腺肿大明显且伴随一定程度的水肿，挤压喉部而使甲状腺上极与喉上神经的解剖关系发生改变，导致解剖暴露甲状腺上极较困难，进而处理上极时易出现喉上神经外支损伤。其他因素包括喉上神经周围组织挫伤、水肿和血肿压迫，以及严重粘连、化脓性感染和淋巴漏等，均可导致喉上神经麻痹，但大多为可逆性损伤，随着血肿和炎症的减轻或吸收，可以解除对喉上神经的压迫而恢复其功能。因此保护喉上神经是非常必要的，尤其是合并甲状腺炎的患者需要更好的操作视野和高超的操作技巧。

2. 保护喉上神经的方法

（1）全面的术前评估　利用术前彩超和颈部 CT 等影像学检查手段，结合甲状腺查体，评估甲状腺的大小、甲状腺上极位置、肿瘤大小、肿瘤位置及移动度，以及患者的颈围和颈长等，可进行声带检查和气管位置评估，从而尽早预判喉上神经位置偏移的可能。间接喉镜已成为甲状腺手术的常规术前检查项目，其目的在于评估甲状腺疾病对喉部的影响。对于巨大甲状腺肿或伴有甲状腺炎的患者，需考虑喉上神经侵犯和粘连的可能，可以在术前喉镜检查时增加对喉上神经功能的检查。喉上神经功能的检查内容包括：①通过声音质量评分（GRBAS 分级）评估主观声音功能；②声带弹性及稳定性测定，包括最大发声频率范围、动态强度范围和最大发声时间；③电声门图；④电视频闪喉镜检测；⑤环甲肌的肌电图检查等。术前喉上神经检测的目的在于记录患者术前喉上神经功能状态，尽管目前在临床上尚开展较少，但对于术前考虑喉上神经损伤可能性较高的患者，笔者建议可在术前检测其喉上神经的功能，从而为术后喉上神经功能的评估提供对比依据，以便准确评估喉上神经的损伤程度，为术后恢复治疗提供指导依据。如果术前判断甲状腺上极位置很高，常规入路难以暴露清楚时，可选择贴近甲状腺上极离断部分颈前肌群以更好地暴露甲状腺上极区域，或者从胸锁乳突肌前缘入路，将颈前肌群向对侧牵拉，以便更好地暴露甲状腺上极。

（2）精细的手术操作　由于喉上神经外支与甲状腺上极的关系十分密切，因此对于喉上神经的保护，很大程度上取决于对甲状腺上极和甲状腺上动、静脉的处理。因此，对于术者而言，必须熟悉甲状腺及其周围组织、血管和神经的走行解剖及毗邻关系，尤其是合并甲状腺炎的患者，更是应在术中做到精细包膜解剖。术中游离结扎甲状腺上动脉时，可将甲状腺腺体向下、外侧牵引，充分暴露胸骨甲状肌-喉三角，在甲状腺真假包膜间分离上极，扩大甲状腺上极与周围组织的距离，为甲状腺上动脉结扎及切断提供较大的操作空间。此外，在分离结扎甲状腺上动脉时，尽可能在直视下，在靠近甲状腺上极腺体的位置分离并逐一结扎甲状腺上动脉各分支的远端，形成骨骼化分支处理甲状腺上动脉，避免整束大块结扎。伴有甲状腺炎时，其上极可能与喉上神经粘连，此时可采取甲状腺包膜下游离神经的方法以防止喉上神经损伤。与此同时，笔者建议伴有甲状腺炎时上极尽量减少能量器械的使用，如果使用也需要能量器械尽量紧贴甲状腺腺体组织，尤其是伴有水肿时尽量及时使用吸引器将多余水分吸掉或者用纱布擦拭掉，否则不仅影响能量器械的凝闭效果，多余的水分还容易传导热量导致误伤喉上神经。

(3)精准的神经监测　精准的神经监测在保护喉上神经中是功不可没的,尤其是在伴有甲状腺炎的甲状腺手术中。肉眼识别喉上神经主要依赖于喉上神经与甲状腺的解剖关系,其中胸骨甲状肌-喉三角是术中寻找喉上神经外支的主要位置。然而,肉眼识别法受到手术视野和术者操作经验的限制,不同术者对喉上神经外支的肉眼识别率差异较大(7.5%~85.7%),尤其是走行于肌肉深层的 Friedman Ⅲ型喉上神经外支,其在直视下无法识别。近年来,术中神经监测技术在喉上神经识别中的发展和应用,已将术中喉上神经外支识别率提高至 80% 以上,使损伤率从 12.3% 降低至 1.5%。根据笔者的经验,在游离甲状腺上极后,在胸骨甲状肌-喉三角内探测引起环甲肌震颤程度最强的位置,即可找到喉上神经外支,并加以保护。在进行甲状腺上动脉的骨骼化分离暴露时,可实时监测喉上神经外支,并且观察环甲肌的震颤情况,从而及时避免对喉上神经外支的过度牵拉、钳夹或误缝误扎,此举可有效降低喉上神经外支的损伤风险。因此,在做伴有甲状腺炎的甲状腺手术时,笔者建议尽量在术中使用神经监测技术(图 7-10),从而更好地保护和预防喉上神经损伤。

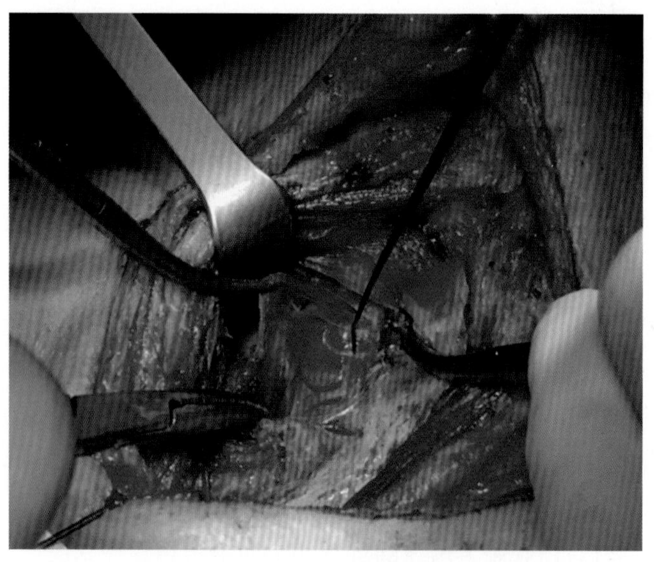

图 7-10　甲状腺炎合并甲状腺肿瘤手术中使用神经监测技术保护喉上神经

(二)喉返神经保护

喉返神经发自迷走神经,右侧在锁骨下动脉之前离开迷走神经,绕经该动脉的前、下,后折向上行,走行于气管食管沟内,在环甲关节后方进入喉内。左侧在经过主动脉弓时离开迷走神经,绕主动脉弓前、下、后,沿气管食管沟上行。右侧喉返神经与气管夹角较左侧大。喉返神经一般在环甲关节后面或内面分为前、后两支。此外,喉返神经的前支和后支常在进入环甲关节以前的气管食管沟即分开,它在环状软骨水平以下也常有喉外分支,与周围如喉上神经存在广泛吻合,且更细,结构更复杂,更易发生损伤。在喉返神经损伤后,这些吻合支可能参与喉内肌运动恢复机制。喉返神经支配除环甲肌以外的喉内各肌,还与喉上神经内支的分支吻合,分布于声门下、气管、食管及部分喉咽黏膜,支配声门下感觉。

由甲状腺下动脉下方开始一直到环甲区入喉为止的这一段喉返神经都易被损伤。很多学者将这一范围又分为3个危险区:甲状腺下动脉附近、环甲区及中段。其实,这3个区也就等于整个行程。下极处之所以易被损伤,是因为该处脂肪结缔组织多,甲状腺下动脉的两个分支分别向上、向下接近并进入腺体,附近的小血管较丰富,使解剖及组织辨认较困难;一旦发生小血管出血,不但使以后的解剖更加困难,还可因试图钳夹止血而导致神经损伤。中段(腺叶外侧的一段)由于行程最长,神经干周围的组织十分疏松,使神经干易于因甲状腺的肿大而发生移位或因解剖该区时将腺叶外后侧过度向前、向对侧翻起,使神经干不知不觉地已被暴露在术野浅部;该处腺体的周围又无其他重要组织,易于分离而使术者大意以致发生误伤。环甲区则因喉返神经位于悬韧带下方,最接近腺体。不少外科医师往往忽略喉返神经在该区的解剖位置,错误地认为损伤好发于下极及中段,切除腺体及缝合残留腺体时未加注意而切除过多或缝合过深;尤其在腺叶上极游离很充分时更易发生损伤。有些统计资料说明,喉返神经的损伤率以环甲区最高。

在颈动脉以内,气管以外,上自甲状腺侧韧带或甲状软骨下角,下至甲状腺下极的区域内都可能遇到喉返神经及其分支。在此区域内,应尽可能使用钝性法做分离。对所有与气管纵轴平行纵走的线条状纤维物均应小心辨认。愈靠近甲状腺上极,神经干愈贴近气管侧壁。甲状腺上极内侧部借侧韧带固定于气管的前外侧壁上,所以该处的腺体也十分靠近喉返神经,游离上极时必须紧贴甲状腺包膜。

采用神经显露法时,应先做适当的上、下极及腺体外侧的游离,以便能较容易地暴露腺叶的后外侧区以寻找神经。书本上或文章中所叙述的寻找喉返神经的方法,有认为最好从甲状腺下动脉处开始,也有认为喉返神经在环甲区的位置最恒定,在寻找有困难时可从环甲区着手。这些不同的方法的前提是一致的,即必须首先得到腺体后外侧区的良好暴露。不要误解从甲状腺下动脉处开始,就只设法暴露该动脉后在一个狭小的术野中去寻找神经。因喉返神经是一根连续的线条状物,而不是一块或一段组织,较宽阔的视野有助于迅速辨认出神经干,尤其注意伴有甲状腺炎时,腺体组织肿大且质地脆,容易出血。笔者建议暴露喉返神经后方时可使用血管钳夹垂直于血管夹住甲状腺侧面做牵引,并使用干纱布压在甲状腺腺体上帮助暴露甲状腺侧面,如果有腺体上出血,当张力比较高时能量器械或者缝扎效果均一般,建议可以先使用纱布按压住,待神经暴露下级动脉离断后比较容易止血。对于伴有炎症的甲状腺手术,建议尽量不要采用不显露神经的方法。

采取显露神经方法时,可先在甲状腺下动脉附近寻找。理由有二:一是甲状腺下动脉作为一个标志较为突出,不易在寻找时误伤神经,且找到神经后再结扎甲状腺下动脉也较安全;二是愈靠下段向上追溯神经干,损伤分支的机会愈少,但伴有甲状腺炎的患者一般伴随着淋巴结肿大,这对从下段开始寻找喉返神经带来了不利影响,故不作首选。此时,可改在环甲区寻找。定位方法:摸到甲状软骨的外下角,其正下方约0.5 cm处即是喉返神经入喉处。因此,在甲状软骨外下角下方1 cm处附近,用血管钳钝性分离该处的脂肪组织及侧韧带纤维,即可找到神经(图7-11)。在该处喉返神经常紧贴喉的外侧壁,且有时较纤细,应注意鉴别。根据这一解剖特点,不难理解甲状软骨外下角至甲状腺下动脉分叉处的两点联线即为喉返神经的走行途径。必要时,按此路线寻找喉返神经将很有裨益。笔者认为,在甲状腺叶外侧靠近入喉点1 cm左右寻找喉返神经往往比在下极寻找更方便。理由是在处理了上下极血管及中静脉之后,用钝性分离法游离腺叶的外后侧以暴露气管食管沟是十分容易的事,如分离时紧贴甲状腺包膜进行,则喉返神经将被留在分离平面后方的气管食管沟的浅面。由于视野宽阔,术野干净,只要根据上述喉返神经的特点细心观察,不难辨认并找到;然后再分别向上、下方各追溯一小段,即可完全保护它免受损伤。在寻找过程中,应不断注意气管外侧壁的位置。如已解剖至气管侧壁尚未发现神经,常属于已过深地进入气管食管沟错过了神经,应再仔细观察术野的外侧部分。

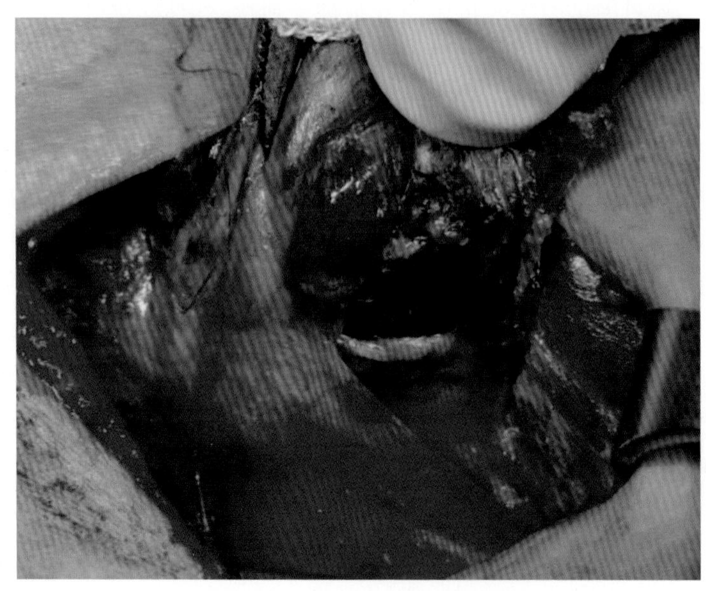

图 7-11　喉返神经暴露及保护

(三)甲状旁腺保护

甲状旁腺是人体内重要的内分泌器官,主要分泌一种激素,叫作甲状旁腺激素,它参与调节钙磷代谢、保护骨质、维持神经系统兴奋性等。如果在甲状腺手术中损伤或切除了部分或全部的甲状旁腺,就会导致血液中钙水平下降,出现低钙血症。低钙血症的临床表现包括口角和四肢麻木、手足搐搦、肌肉抽搐、面肌抽搐、喉部收缩、心律失常等。这些症状不仅影响患者的生活质量,还可能危及生命。因此,保护甲状旁腺及其血供是甲状腺手术中非常重要的一环。

术中精细化解剖和识别甲状旁腺是至关重要的。首先,在解剖学上,甲状旁腺位于甲状腺后方的胶原纤维囊内,与周围的结缔组织相连。因此,在手术中,应该沿着胶原纤维囊的表面进行分离,避免进入胶原纤维囊内部。这样可以保证不会误伤或者切除甲状旁腺,并且可以保留其血供和神经支配。甲状旁腺的脂肪囊被打开时,会有清亮的囊液流出,提醒术者甲状旁腺可能就在旁边,要特别加以注意和保护。无论是(近)全切或者半切,都应该遵循这个原则。但当伴有甲状腺炎时,真假被膜可能存在粘连不好区分,笔者建议此时只要肿瘤没有紧贴操作区域的浅包膜,即可用精细尖头电刀或者双极电刀朝着甲状腺腺体方向划开被膜,随后用纱布轻轻向下擦拭,甲状腺和甲状旁腺之间的组织间隙更容易游离。此动作务必要轻柔,防止出血污染视野和损伤甲状旁腺血供。其次,识别好甲状旁腺的解剖位置和形态。甲状旁腺的数量和位置有较大的变异性,一般为上下 2 对共 4 枚,但也可能多于或少于 4 枚。上甲状旁腺的位置较恒定,一般位于甲状腺腺叶背侧上、中 1/3 交

界处；下甲状旁腺的位置则变化较大，可能位于甲状腺下极附近，也可能位于甲状腺内、胸骨后、胸腺内或颈动脉鞘内等。因此，在手术中应该仔细寻找每一侧的2个甲状旁腺，并记录其位置和状态。甲状旁腺的形态和颜色有一定的特征，可以与周围的脂肪或淋巴结相区别。正常的甲状旁腺呈扁平椭圆形或卵圆形，直径为3～6 mm，厚度为1～2 mm，重量为25～50 mg。其颜色呈土黄色或浅棕色，边缘稍锐利，表面可见细小血管网。当血供不良时，其颜色会变深，呈深棕色或黑色。部分甲状旁腺可能隐藏于脂肪或淋巴结中，应该注意鉴别。此外，除了观察和触摸外，还可以利用一些辅助手段来识别和保护甲状旁腺。如使用高级能量器械（如超声刀、射频刀等），可以减少术中出血和组织损伤，提高视野清晰度；使用纳米碳染料或者米托蒽醌进行术前注射，可以增强甲状旁腺的显影效果；使用甲状旁腺荧光探测仪等设备，可以利用甲状旁腺对荧光染料的吸收特性，实现术中实时动态观察。最后，避免损伤甲状旁腺的血供。甲状旁腺的血供主要来自甲状腺下动脉及其分支，每个甲状旁腺都有一根单独的动脉进入。因此，在结扎或切断甲状腺下动脉时，应该尽量选择供血少的二、三级分支，并保留从甲状腺被膜到其下动脉的这部分组织（图7-12）。

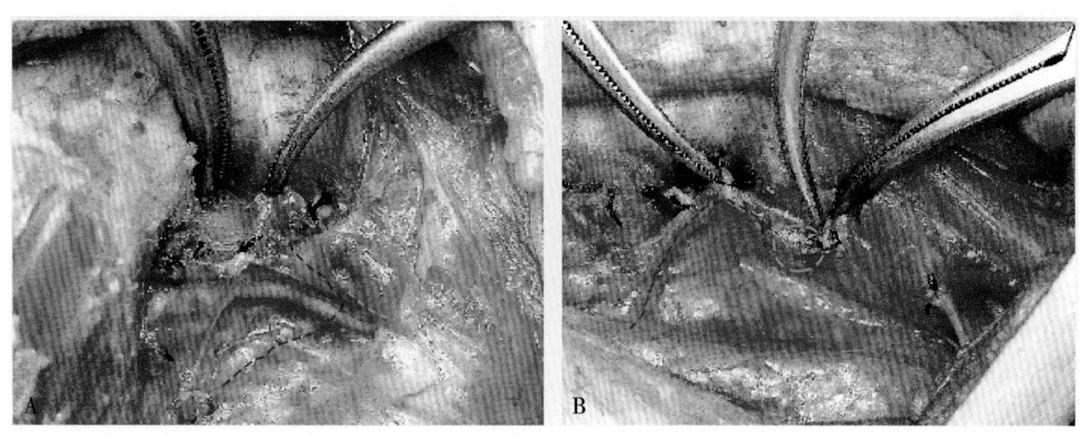

A. 右下甲状旁腺及其血供（蓝色线表示甲状旁腺血供，绿色圈表示甲状旁腺）；B. 左上甲状旁腺及其血供（蓝色线表示甲状旁腺血供，绿色圈表示甲状旁腺）

图7-12　甲状旁腺血供保护

对于甲状腺炎合并甲状腺乳头状癌患者，术中可综合应用多种外科技术保障手术安全。例如，使用能量外科设备减少术中出血；使用纳米碳淋巴结示踪技术确保淋巴结清扫的彻底性；利用负显影技术协助识别甲状旁腺；应用神经监测技术协助定位和保护喉返神经。随着技术的进步，腔镜手术也可作为HT合并甲状腺乳头状癌的治疗方式。由于腔镜手术学习曲线较长且伴有炎症的甲状腺手术难度大，不推荐初学者开展，技术成熟的医师可尝试开展伴有炎症的甲状腺癌根治术。

参考文献

[1]PAES J E,BURMAN K D,COHEN J,et al. Acute bacterial suppurative thyroiditis:a clinical review and expert opinion[J]. Thyroid,2010,20(3):247-255.

[2]郑丽娟,王培松,薛帅,等. 超声引导下穿刺置管引流术治疗急性化脓性甲状腺炎[J]. 中华内分泌外科杂志,2015,9(1):3.

[3]YILDAR M,DEMIRPOLAT G,AYDIN M. Acute suppurative thyroiditis accompanied by thyrotoxicosis after fine-needle aspiration:treatment with catheter drainage[J]. J Clin Diagn Res,2014,8(11):ND12-ND14.

[4]KRUIJFF S,SYWAK M S,SIDHU S B,et al. Thyroidal abscesses in third and fourth branchial anomalies:not only a paediatric diagnosis[J]. ANZ J Surg,2015,85(7/8):578-581.

[5]CHA W,CHO S W,HAH J H,et al. Chemocauterization of the internal opening with trichloroacetic acid as first-line treatment for pyriform sinus fistula[J]. Head Neck,2013,35(3):431-435.

[6]KAMIDE D,TOMIFUJI M,MAEDA M,et al. Minimally invasive surgery for pyriform sinus fistula by transoral videolaryngoscopic surgery[J]. Am J Otolaryngol,2015,36(4):601-605.

[7]XIAO X M,ZHENG S,ZHENG J C,et al. Endoscopic-assisted surgery for pyriform sinus fistula in children:experience of 165 cases from a single institution[J]. J Pediatr Surg,2014,49(4):618-621.

[8]BOELAERT K,HORACEK J,HOLDER R L,et al. Serum thyrotropin concentration as a novel predictor of malignancy in thyroid nodules investigated by fine-needle aspiration[J]. J Clin Endocrinol Metab,2006,91(11):4295-4301.

[9]LI Y Q,BAI Y H,LIU Z Y,et al. Immunohistochemistry of IgG_4 can help subclassify Hashimoto's autoimmune thyroiditis[J]. Pathol Int,2009,59(9):636-641.

[10]LEE J H,KIM Y,CHOI J W,et al. The association between papillary thyroid carcinoma and histologically proven Hashimoto's thyroiditis:a meta-analysis[J]. Eur J Endocrinol,2013,168(3):343-349.

[11]MOON S,CHUNG H S,YU J M,et al. Associations between Hashimoto thyroiditis and clinical outcomes of papillary thyroid cancer:a meta-analysis of observational studies[J]. Endocrinol Metab(Seoul),2018,33(4):473-484.

[12]SONG E,JEON M J,PARK S,et al. Influence of coexistent Hashimoto's thyroiditis on the extent of cervical lymph node dissection and prognosis in papillary thyroid carcinoma[J]. Clin Endocrinol(Oxf),2018,88(1):123-128.

[13]邬一军,朱敏洁,田赫迪. 桥本甲状腺炎合并甲状腺乳头状癌的诊疗进展[J]. 浙江医学,2019,41(15):4.

[14] OH C M, PARK S, LEE J Y, et al. Increased prevalence of chronic lymphocytic thyroiditis in Korean patients with papillary thyroid cancer[J]. PLoS One, 2014, 9(6): e99054.

[15] LEE I, KIM H K, SOH E Y, et al. The association between chronic lymphocytic thyroiditis and the progress of papillary thyroid cancer[J]. World J Surg, 2020, 44(5): 1506-1513.

[16] 王平，项承. 经胸前入路腔镜甲状腺手术专家共识(2017 版)[J]. 中国实用外科杂志，2017, 37(12): 1369-1373.

[17] MCMANUS C, LUO J, SIPPEL R, et al. Is thyroidectomy in patients with Hashimoto thyroiditis more risky? [J]. J Surg Res, 2012, 178(2): 529-532.

[18] WANG M F, XIA H, CAI J. The impact of coexisting Hashimoto's thyroiditis on the feasibility of endoscopic thyroidectomy in papillary thyroid carcinoma[J]. Heliyon, 2024, 10(4): e26793.

[19] LIU C H, WANG C C, WU C W, et al. Comparison of surgical complications rates between LigaSure small jaw and clamp-and-tie hemostatic technique in 1,000 neuro-monitored thyroidectomies[J]. Front Endocrinol(Lausanne), 2021, 12: 638608.

[20] GAVID M, DUBOIS M D, LARIVÉ E, et al. Superior laryngeal nerve in thyroid surgery: anatomical identification and monitoring[J]. Eur Arch Otorhinolaryngol, 2017, 274(9): 3519-3526.

[21] DIONIGI G, KIM H Y, RANDOLPH G W, et al. Prospective validation study of Cernea classification for predicting EMG alterations of the external branch of the superior laryngeal nerve[J]. Surg Today, 2016, 46(7): 785-791.

[22] FRIEDMAN M, LOSAVIO P, IBRAHIM H. Superior laryngeal nerve identification and preservation in thyroidectomy[J]. Arch Otolaryngol Head Neck Surg, 2002, 128(3): 296-303.

[23] DESSIE M A. Variations of the origin of superior thyroid artery and its relationship with the external branch of superior laryngeal nerve[J]. PLoS One, 2018, 13(5): e0197075.

[24] JIN S, SUGITANI I. Narrative review of management of thyroid surgery complications[J]. Gland Surg, 2021, 10(3): 1135-1146.

[25] PARDAL-REFOYO J L, PARDAL-PELÁEZ B, OCHOA-SANGRADOR C, et al. Laryngeal paralysis detected in preoperative laryngoscopy in malignant and benign thyroid disease. Systematic review and meta-analysis[J]. Endocrinol Diabetes Nutr(Engl Ed), 2020, 67(6): 364-373.

[26] ALEKSOVA L, ALI M M, CHAKAROV D I, et al. Identification of the external branch of the superior laryngeal nerve during thyroid surgery[J]. Folia Med(Plovdiv), 2018, 60(1): 154-157.

[27] NAYTAH M, IBRAHIM I, DA SILVA S. Importance of incorporating intraoperative neuromonitoring of the external branch of the superior laryngeal nerve in thyroidectomy: a review and meta-analysis study[J]. Head Neck, 2019, 41(6): 2034-2041.

[28] HURTADO-LÓPEZ L M, DÍAZ-HERNÁNDEZ P I, BASURTO-KUBA E, et al. Efficacy of intraoperative neuro-monitoring to localize the external branch of the superior laryngeal nerve[J]. Thyroid, 2016, 26(1): 174-178.

[29]JI Y B,JEONG J H,WU C W,et al. Neural monitoring of the external branch of the superior laryngeal nerve during transoral thyroidectomy[J]. Laryngoscope,2021,131(2):E671-e676.
[30]金山. 甲状腺疾病进阶[M]. 沈阳:辽宁科学技术出版社,2021.
[31]张木勋,吴亚群. 甲状腺疾病诊疗学[M]. 北京:中国医药科技出版社,2006.
[32]滕卫平,单忠艳. 甲状腺学[M]. 沈阳:辽宁科学技术出版社,2021.

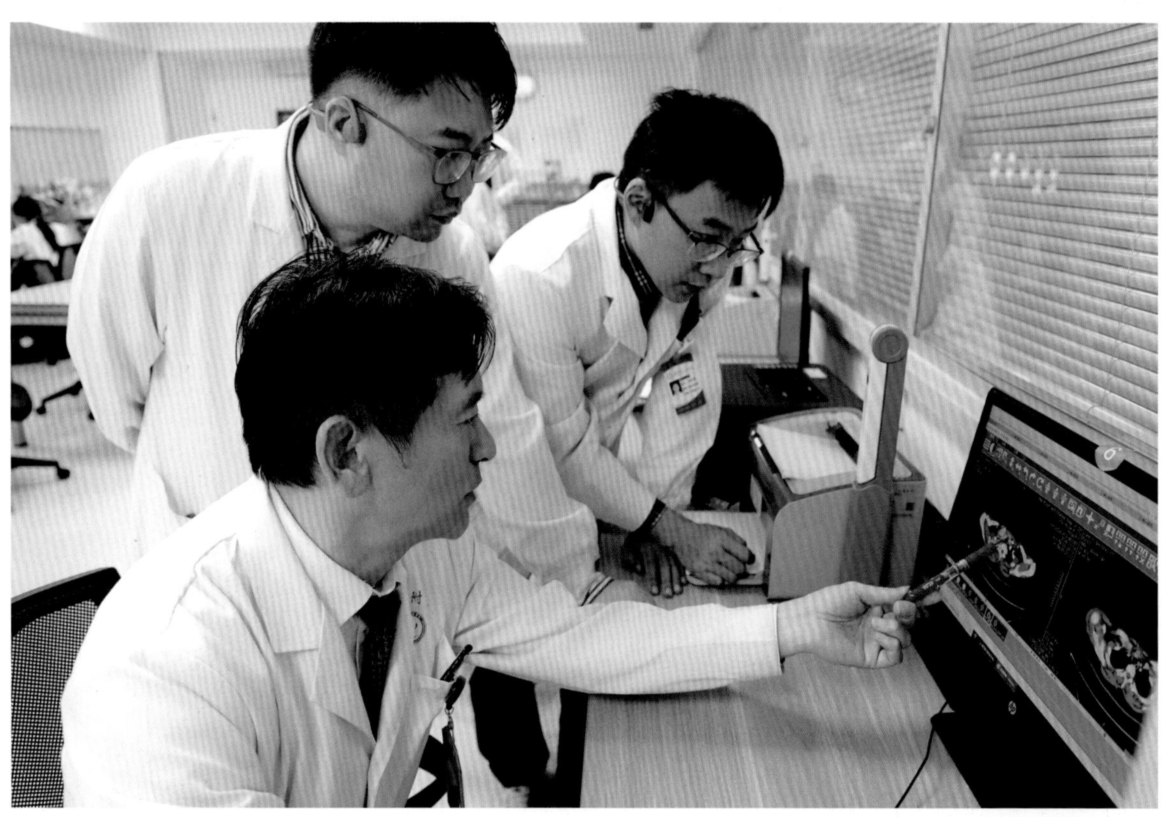

术前讨论

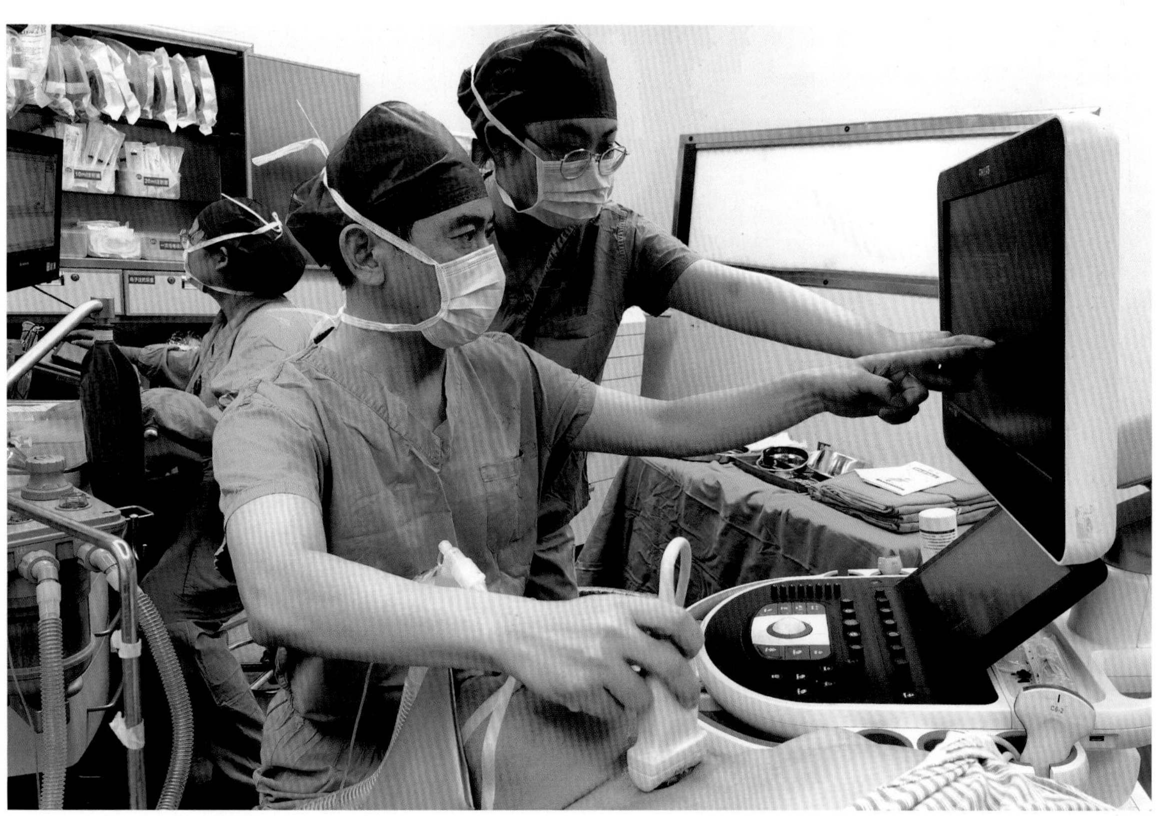

治疗方案研定

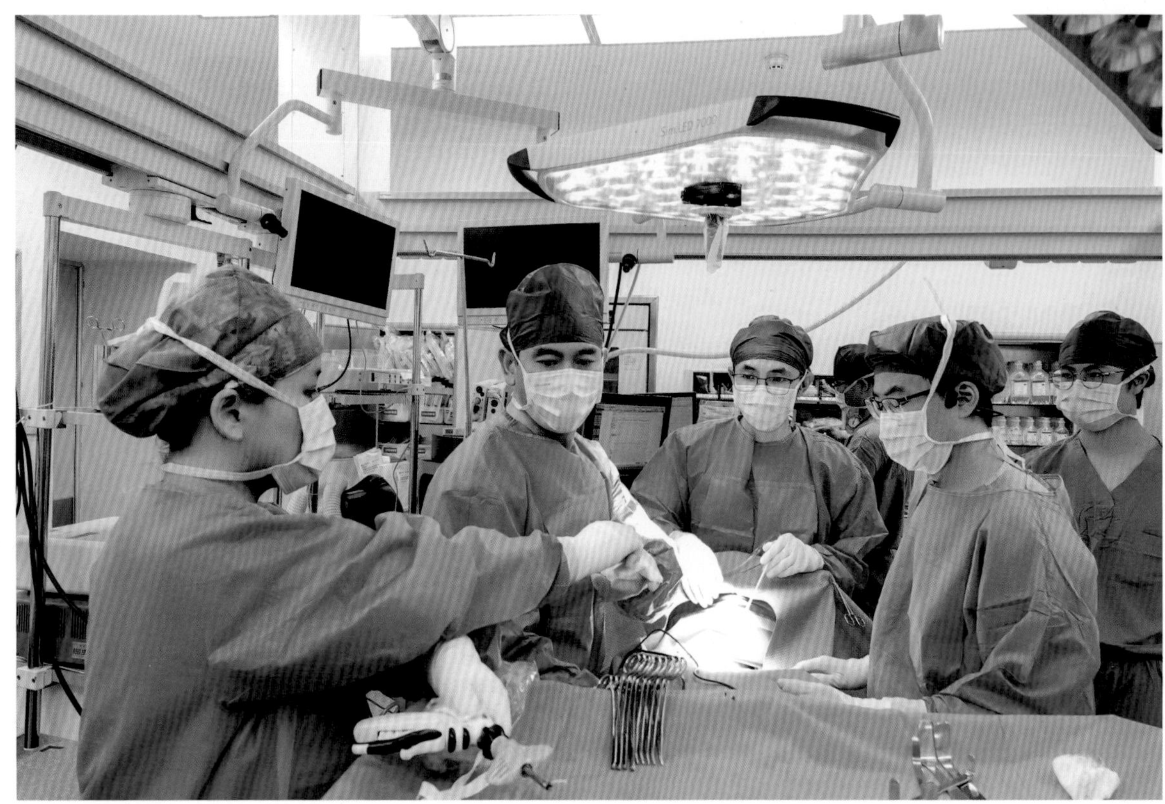

手术

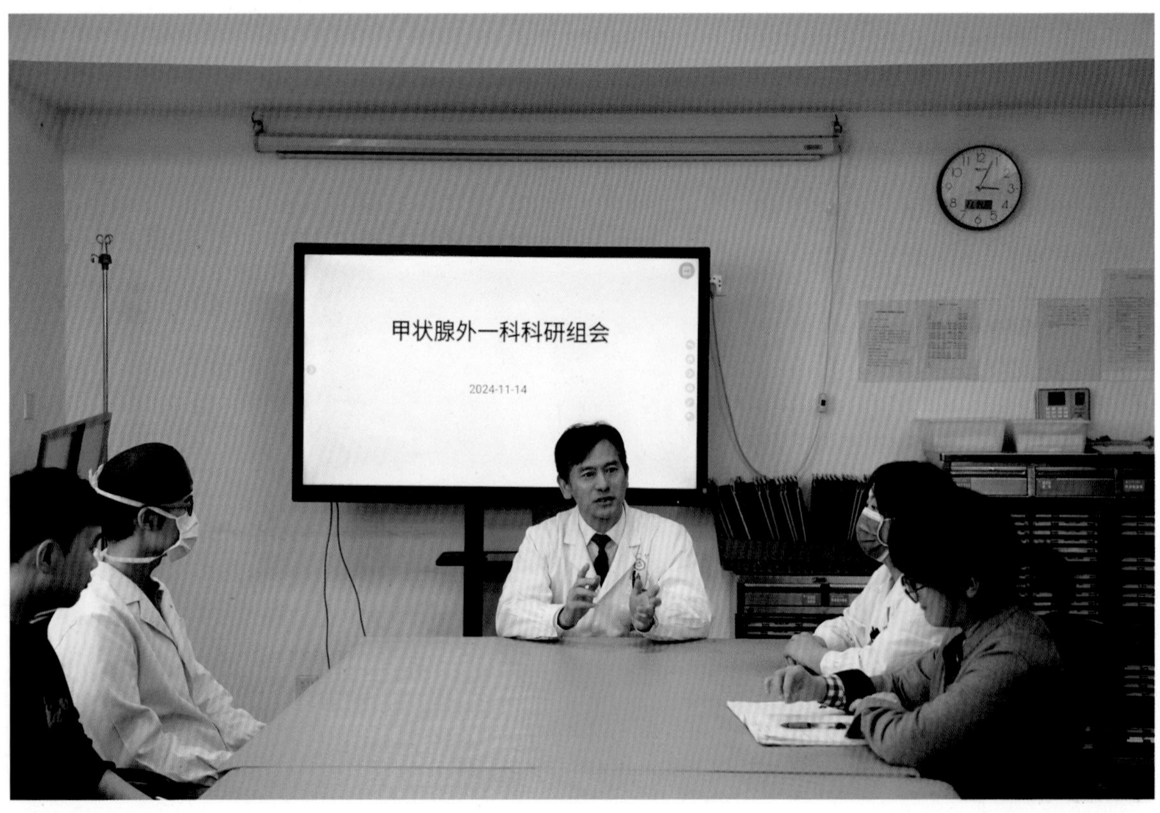

科研组会

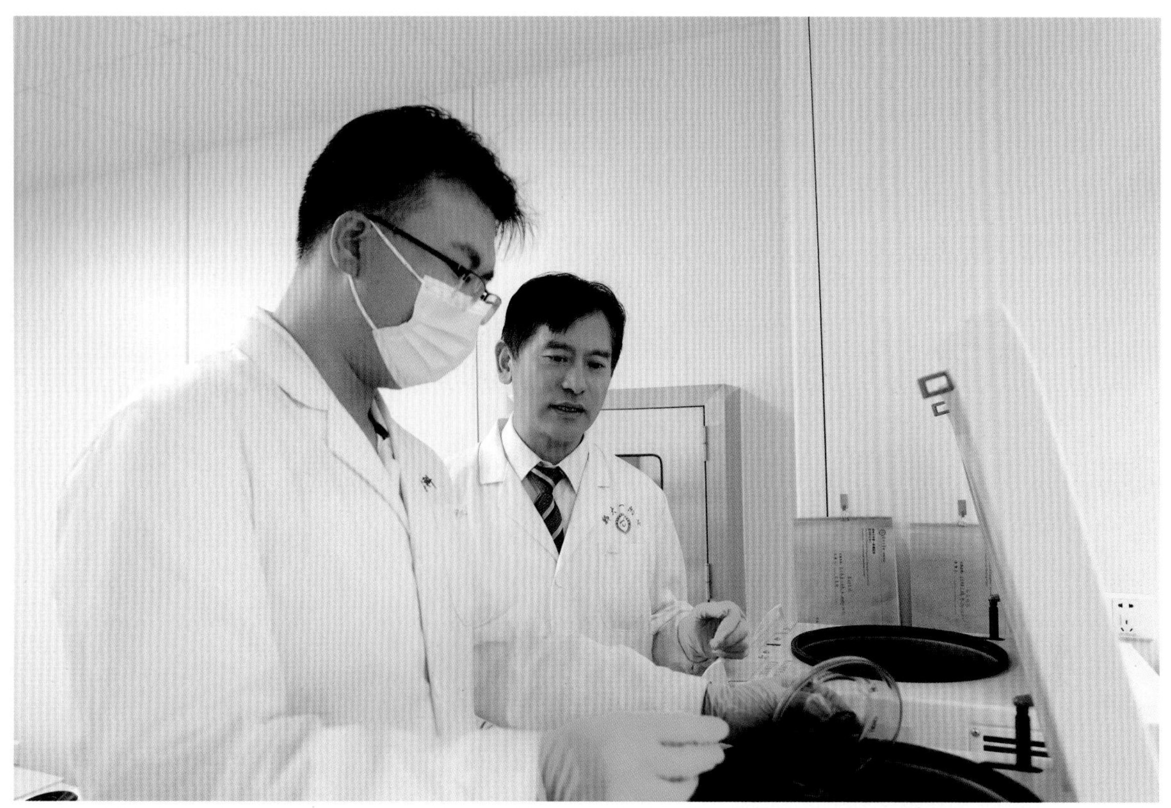

指导实验

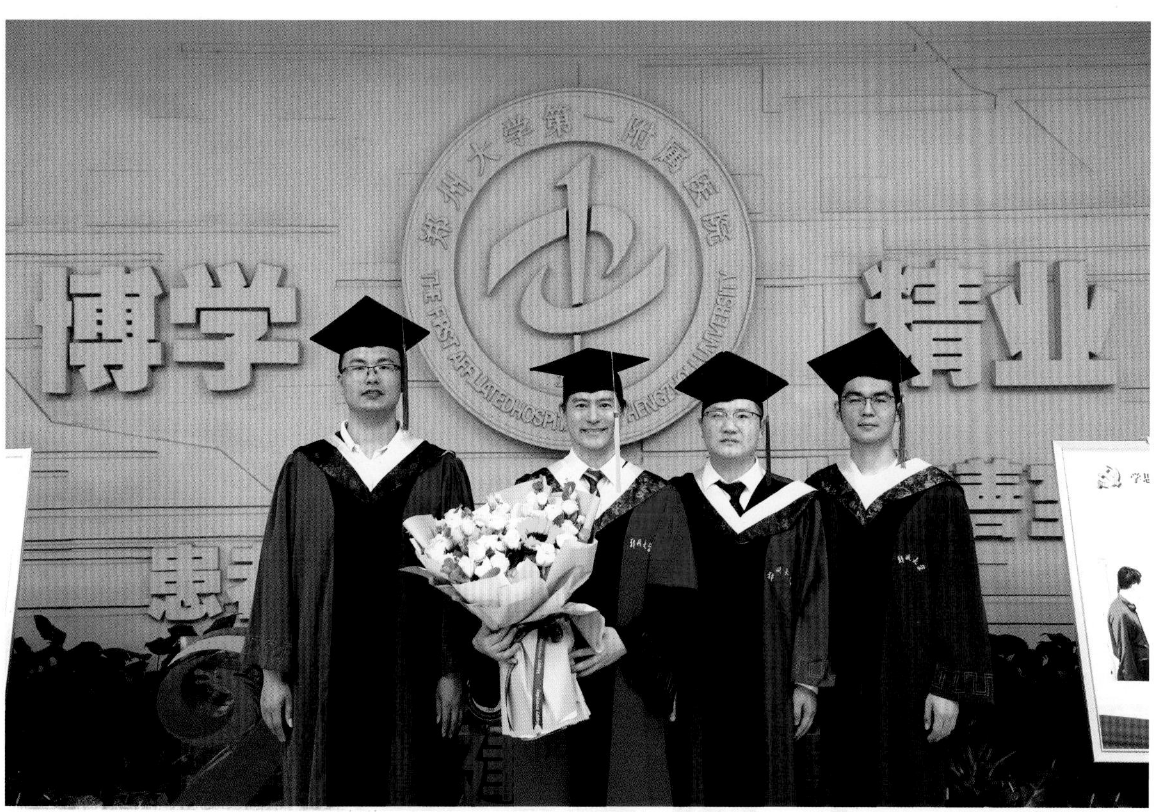

研究生毕业

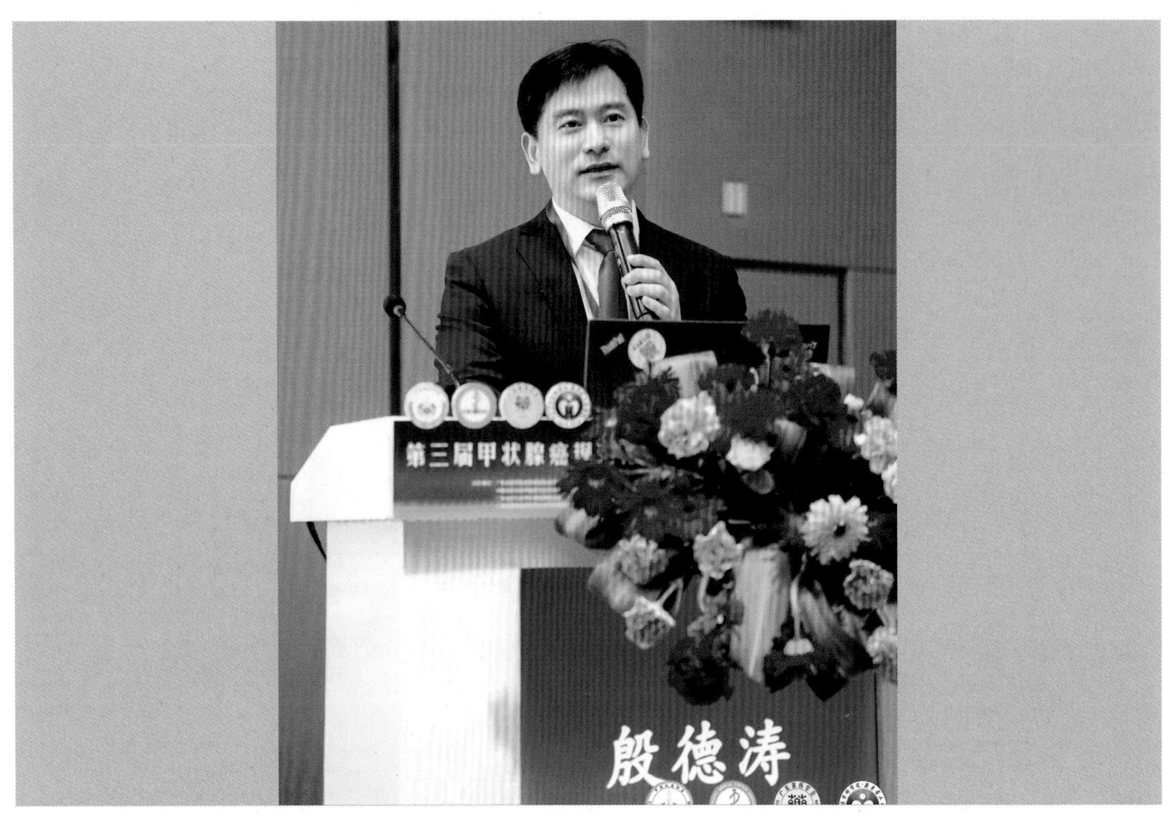

学术演讲

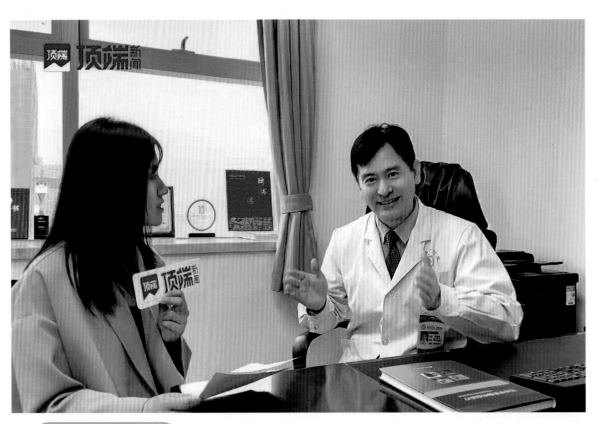

媒体科普